U0287227

肿瘤整体评估

名誉主编　樊代明　刘端祺
主　　编　张宏艳　陈小兵

科学出版社

北京

内 容 简 介

本书共分15章，主要涵盖了肿瘤评估的历史沿革、一般状态评估、器官功能评估、肿瘤心理评估、家庭和社会评估、肿瘤生物特征评估等。包括肿瘤治疗不同阶段的评估及不同年龄人群的评估重点，强调评估的全面性和科学性，为制订个性化治疗方案提供可靠的依据。并以临床案例的方式，更加直观地呈现实际病例的评估和治疗方案，有助于读者深入理解肿瘤整体评估技术。

本书适用于肿瘤学各领域的医学专业人员、研究生、医学生等。

图书在版编目（CIP）数据

肿瘤整体评估 / 张宏艳，陈小兵主编 . -- 北京：科学出版社，2024.7. -- ISBN 978-7-03-079032-3

Ⅰ. R73

中国国家版本馆 CIP 数据核字第 2024FM2633 号

责任编辑：高玉婷 / 责任校对：张　娟
责任印制：师艳茹 / 封面设计：龙　岩

科 学 出 版 社 出版

北京东黄城根北街 16 号
邮政编码：100717
http://www.sciencep.com

三河市春园印刷有限公司印刷
科学出版社发行　各地新华书店经销
*

2024 年 7 月第　一　版　开本：889×1194　1/16
2024 年 7 月第一次印刷　印张：24
字数：773 000

定价：199.00 元
（如有印装质量问题，我社负责调换）

编著者名单

名誉主编　樊代明　刘端祺

主　　编　张宏艳　陈小兵

副 主 编　丛明华　张红梅　周文丽　林榕波　褚　倩　刘　勇　刘　波
　　　　　梁　峰　王慧娟　郭　智　郑　瑾　闵　婕　苗丽霞

编　　者　（以姓氏笔画为序）

于　洋　徐州医科大学附属徐州临床学院/徐州市中心医院

王　飞　解放军总医院第五医学中心

王建正　河南省肿瘤医院（郑州大学附属肿瘤医院）

王倩荣　空军军医大学第一附属医院

王淡瑜　华中科技大学协和深圳医院

王筱雯　空军军医大学第一附属医院

王慧娟　河南省肿瘤医院（郑州大学附属肿瘤医院）

牛媛媛　河南省肿瘤医院（郑州大学附属肿瘤医院）

石丘玲　重庆医科大学

史翔宇　空军军医大学第二附属医院

白引苗　空军军医大学第一附属医院

丛明华　中国医学科学院肿瘤医院

刘　波　山东第一医科大学附属肿瘤医院

刘　勇　徐州医科大学附属徐州临床学院/徐州市中心医院

刘　嵘　首都儿科研究所

苏丽玉　福建省肿瘤医院

李　倩　解放军总医院第五医学中心

李　擎　徐州医科大学附属徐州临床学院/徐州市中心医院

李粉婷　空军军医大学第二附属医院

杨瑞霞　空军军医大学第一附属医院

闵　婕　空军军医大学第二附属医院

张　西　中国医学科学院肿瘤医院

张　峰　空军军医大学第二附属医院

张　锦　空军军医大学第二附属医院

张　鹏　华中科技大学同济医学院附属同济医院

张米娜　河南省肿瘤医院（郑州大学附属肿瘤医院）

张红梅　空军军医大学第一附属医院

张宏艳　解放军总医院第五医学中心

张颖一　海军军医大学第一附属医院

陈小兵　河南省肿瘤医院（郑州大学附属肿瘤医院）

陈贝贝　河南省肿瘤医院（郑州大学附属肿瘤医院）

陈静静　海医军医大学第二附属医院

附　舰　空军军医大学第二附属医院

武文斌　北京医院

苗丽霞　解放军总医院第七医学中心

范亚琼　河南省肿瘤医院（郑州大学附属肿瘤医院）

林榕波　福建省肿瘤医院

金　帅　解放军总医院第五医学中心

周文丽　中国人民解放军海军特色医学中心

郑　瑾　空军军医大学第二附属医院

赵　坤　福建省肿瘤医院

赵参军　空军军医大学第二附属医院

原凌燕　中国人民解放军海军特色医学中心

高旭彤　空军军医大学第二附属医院

郭　智　华中科技大学协和深圳医院

唐　蒙　中国医学科学院肿瘤医院

康艳霞　空军军医大学第二附属医院

黄嘉欣　中国医学科学院肿瘤医院

曹成松　徐州医科大学附属徐州临床学院/徐州市中心医院

常伟华　解放军总医院

崔旭旭　空军军医大学第二附属医院

梁　峰　解放军总医院

蒋继宗　华中科技大学同济医学院附属同济医院

黑　悦　空军军医大学第一附属医院

褚　倩　华中科技大学同济医学院附属同济医院

魏春花　河南省肿瘤医院（郑州大学附属肿瘤医院）

秘　书　陈贝贝

序

肿瘤是整体调控失常的全身性疾病。其病因复杂、多样，各阶段的特征及治疗方式不同，无论是诊断或治疗，都需要整合医学思维。即从人体整体出发，整合现有医学知识和临床经验，整合社会、环境、心理等因素，将数据证据还原成事实，将认识和共识提升为经验，将技术和艺术凝集成医术，然后在事实与经验间反复实践，最终形成新的医学知识体系，以解决目前医学上广泛存在的专科过度细化、专业过度细化和医学知识碎片化带来的问题。

肿瘤难治的主要原因是异质性很高。不同患者得的同一种肿瘤，其特点可能不同。同一肿瘤的不同细胞群体其特征可能不同，同一细胞群体在不同时间对治疗的反应也可能不同。这种空间与时间的不同，通称异质性，它给临床治疗带来极大困难。目前，肿瘤的治疗方法有很多，通常一种方法只适合某些肿瘤的某些个体，或某些个体的某些细胞群体，或处于某个时段的某些细胞群体。如何合理运用各类治疗方法，治疗不同情况的患者，做到"针锋相对、量体裁衣"，这就需要整合肿瘤学。

肿瘤防治，赢在整合。中国抗癌协会组织13000余位专家［其中院士参与331人（次）］，集体编写审核完成我国首部《中国肿瘤整合诊治指南（CACA）》。覆盖53个常见瘤种（瘤种篇）和60个诊疗技术（技术篇），共计113部指南，3000万字。CACA指南有三大亮点。第一，聚焦中国人群流行病学特征、遗传背景、原创成果，适合中国国情，并突出中医特色和我国癌症防控经验；第二，每个癌种秉承"全人、全身、全程、全息"有机整合，在此基础上重视"防-筛-诊-治-康、评-扶-控-护-生"全程管理，实行关口前移，重点后延；第三，围绕跨学科交叉融合、强调个体化整合诊治，即MDT（多学科诊疗模式）to HIM（整合医学），贯彻"整合医学理念"，实现最优化效果。

"控瘤治疗，评估先行"。评估一定要在治疗之前，它既是一个诊断过程，也可避免后续治疗决策失误。具体而言，患者来到肿瘤科后，医师应对患者的疾病状态、营养情况、遗传风险、心理健康等进行全面评估。除肿瘤科及疾病相关科室外，还需要营养科、心理科、生殖医学科、药理科、影像科、病理科、检验科等多学科团队共同协作。肿瘤整体评估国际上是一个全新概念，目前临床上已有的肿瘤整体评估实践离要求还远远不够。一方面，以往肿瘤科医师常用的肿瘤分期、肿瘤生物特征、治疗前的相关检查等可归于整体评估范畴，但目前很多医院缺乏全面的评估服务，如缺乏对患者营养状况、心理状态、基础疾病及药物间互作的评估等。另一方面，不少医院在评估后未行有效干预或不知如何干预，俗称"白评"。

肿瘤整体整合评估（cancer holistic integrative assessment，CHIA）是中国抗癌协会《中国肿瘤整合诊治技术指南（CACA）——整体评估》提出的全新概念，并在2023年2月出版了全球首部《中国肿瘤整合诊治技术指南（CACA）——整体评估》。肿瘤整体评估是基于整合医学理念、采用多维度方法综合评估肿瘤患者的躯体、心理和社会等功能状态，并据此制订个体化整合治疗策略，从而帮助患者延长生存时间，提高生活质量，促进整体康复。CHIA指南有简便性和可操作性优势，但同时存在深度和广度不够等不足。因此，在中国抗癌协会支持指导下，中国抗癌协会肿瘤整体评估专委会组织全国肿瘤领域的中青年专家在整合医学理论指导下共同编写了这部《肿瘤整体评估》专著。

这部专著的发行，旨在让整体评估的理念和方法更加深入人心、广泛传播、学以致用、造福患者。不仅是医务工作者要学，医院管理者要学，在校医学生更要学。我国医学院校使用的教材内容普遍较为陈旧，跟不上医学发展的速度和临床需求。特别是教授的知识碎片化、不系统，教给学生的不是系统思维、整体思维。因此，建议将具有整体思维的CACA指南及专著推广进校园，融入现代医学教育，为健康事业培养出适应需求的新时代人才。

整合肿瘤学是整合医学的重要组成部分，它既可能成为整合医学理论发展的敲门砖，又可能是整合医学临床实践的助跑器。中国抗癌协会正以"肿瘤防治 赢在整合"的共识为己任，力求采用整合医学的思维和方法加快肿瘤学难题的研究探索，这既是编写这部《肿瘤整体评估》的初衷，也是对当下开展肿瘤研究和临床评估的反思，更是对未来肿瘤学发展的深刻思考。

是为序。

中国抗癌协会理事长

樊代明

2024年6月16日

前　言

肿瘤作为一大类极为复杂的慢性病，严重威胁人民群众生命健康。首先，肿瘤不是单因素单阶段引起，而是由多因素多阶段所致；不是单细胞单组织局部病变，而是多器官多系统的全身疾病。其次，肿瘤不仅仅影响患者的躯体，还影响患者的心理、精神；不仅影响患者个体，还影响患者的整个家庭和社会。肿瘤复杂的生物-心理-社会特征，决定了肿瘤诊断治疗需要整合模式，要求多学科协同、全方位联动，需要整体评估和全程管理，以期达到最佳的诊疗效果。

肿瘤防治，赢在整合。在整合肿瘤学理论指导下，近年来我们贯彻"MDT to HIM"整合医学理念（MDT：多学科诊疗模式；HIM：整合医学），秉承"防-筛-诊-治-康-评-扶-控-护-生"十字方针，聚焦中国人群的流行病学特征、遗传背景、原创研究成果及诊疗防控特色，取得了肿瘤整体诊疗水平的大幅提升。同时，我们也应看到，虽然我国的肿瘤防治取得了长足进步，但是与"健康中国2030"的目标要求尚有差距，与公众对健康日益增长的需求尚有差距，肿瘤诊疗不规范、欠精准的问题依然存在。

控癌行动，评估先行。整体评估是实现有效整合的第一步，正所谓"评"为首招。肿瘤整体评估（cancer holistic integrative assessment，CHIA）是中国抗癌协会《中国肿瘤整合诊治技术指南（CACA）——整体评估》提出的全新概念，来源于整合医学大的历史背景。2023年3月出版了全球首部《中国肿瘤整合诊治技术指南（CACA）——整体评估》，指南以"人"为出发点，体现了整体理念和整合概念，是一部具有中国特色的有温度的肿瘤技术指南，也是《中国肿瘤整合诊治技术指南（CACA）》最大的亮点之一。CHIA是肿瘤诊疗必备的一项技术，要求在肿瘤诊疗过程中，针对肿瘤患者个体化诊疗需求，整合现代医学技术和人文关怀，使用多维度方法综合评估其身体、心理和社会等功能状态，结合肿瘤特征、遗传风险、生育需求等，制订个性化的整合治疗策略，旨在提高肿瘤患者生存率、改善生活质量和促进其整体康复。做好了肿瘤整体评估，就下好了肿瘤整合防控先手棋。整体评估，首先要充分了解肿瘤患者的整体状态，因人施策、因病施策，坚持以人为本的精神，是实现多学科整合诊治和个性化"量体裁衣"精准治疗的关键。对于肿瘤患者来说，肿瘤整体评估的意义在于从肿瘤诊断开始，通过评估引导患者将自己的痛苦、需求、社会和家庭支持等信息分享给医师，让决策更贴近实际需求，同时有助于患者理解支持疗法和器官保护的重要性，使肿瘤患者从被动的接受诊疗者，转变为主动的参与诊疗者，实现医患共赢。

在中国抗癌协会肿瘤整体评估专家委员会和中国抗癌协会指导下，我们组织全国肿瘤领域的中青年骨干专家共同编写了这部专著。本书在指南的基础上，聚焦重点，关注热点，对肿瘤整体评估的内容进行再深化、再丰富和再提升。全书共分15章，主要内容涵盖肿瘤整体评估概念、历史沿革、多维度评估方法、个体化综合治疗方案等，重点突出了评估工具的选择和运用，以及个性化评估方案的制订和实施。

作为一部学术专著，本书是集体智慧的结晶，亮点颇多，主要包括：①剖析肿瘤整体评估的历史沿革、概念和意义，阐述全面深刻认识患者生活质量的重要性，探讨目前肿瘤评估存在的问题，展望整体评估未来前景。②详细介绍多维度评估的方法和内容，如一般状态评估、器官功能评估、肿瘤心理评估、家庭和社会支持评估，涵盖身体、心理和社会等功能状态；突出多层面全方位综合评估，如肿瘤生物特征评估、遗传风险评估、生育力保护评估及肿瘤中医病机辨识与评估等；强调肿瘤治疗不同阶段评估，如肿瘤治疗前评估、阶段性评估；分述不同肿瘤与年龄人群的评估，如血液肿瘤评估、儿童青少年肿瘤评估、老年肿瘤综合评估；强调评价指标的全面性和科学性，为制订个性化治疗方案提供可靠依据。③结合实际情况，以更加直观的方式呈现临床实际病例的评估和治疗方案，使读者更易理解接受。④图文并茂，通俗易懂，简单实用，方便读者及时了解肿瘤整体评估的内容和新进展，同时可作为基层肿瘤医务工作者工作培训的标准化教材使用。

鉴于时间和水平有限，或许本书离读者的期望还有一定距离，不足之处在所难免。在此，真诚希望大家多提宝贵意见，以便及时修正。

最后，我们由衷感谢所有为本书付出心血的专家和编辑团队成员。希望本书能成为广大肿瘤医学从业者和研究者的参考工具，为肿瘤整合医学的发展和"健康中国2030"贡献一份力量。

解放军总医院第五医学中心

张宏艳

2024年6月

目 录

第一章

肿瘤评估的历史沿革

第一节　概　　述

人类恶性肿瘤因其难治性甚至不治性而成为久攻不克的世界难题，相关基础研究和临床医疗花费巨大。近百年来，人类对肿瘤的研究始终没有止步，中国抗癌协会现任理事长樊代明院士将其概括归纳为三部分工作：一部分是刨根究底、探寻肿瘤的真正病因或发生机制；一部分是想方设法、思寻肿瘤的预警或早诊技术；还有一部分是不遗余力、找寻肿瘤的根治方法。当然，也不乏从事这三种工作的佼佼者试图对所有资料进行全面审视，不断总结反思，欲采众家之蜜探讨更加合理的肿瘤综合治疗方法。这场从未停歇且愈演愈烈的防癌抗癌大战，凝聚了全球无数科学家与医学家的心血和智慧，他们在解剖学、生理学、生物化学、病理生理学、病理解剖学、分子生物学、遗传学等基础医学领域不懈探索，在流行病学、营养学、手术治疗学、放射治疗学、药物治疗学、介入治疗学、康复医学等多个医学交叉学科领域不断精进，铸就了现代整合肿瘤学的基本面貌。肿瘤防治赢在整合，整合肿瘤学已成为当今医学领域中最蓬勃发展的重要学科。控瘤行动，评估先行。肿瘤整体评估是临床实践中的"首招"，应在诊断前的最初阶段便纳入诊疗流程的各个环节中，以为治疗方案提供关键性决策。

第二节　恶性肿瘤发病机制与治疗现状

一、恶性肿瘤是一种复杂的慢性疾病

（一）恶性肿瘤的发病是一个极其复杂的过程

恶性肿瘤的发生发展涉及多个因素和步骤，通常可以概括为以下几个关键方面。

1.遗传突变　癌症的发病通常涉及DNA的突变。这些突变可以是体细胞突变（体细胞突变只影响个体的一部分细胞）或生殖细胞突变（这些突变可以被传递给下一代）。遗传突变可以是致癌突变，也可以是促癌突变。一些致癌突变会导致肿瘤抑制基因失活，而其他突变则可能引发肿瘤促进基因活化。

2.基因组不稳定性　癌细胞通常具有高度的基因组不稳定性，这意味着它们的DNA经常会发生突变。这种不稳定性可以导致癌细胞不断适应和演化，以适应不同的环境条件。

3.基因调控失调　通常情况下，细胞的生长和分裂受到严格的调控。癌症的发生通常伴随着基因调控失调，包括细胞周期调控基因的异常活化及凋亡（细胞自毁）机制的失活。这使癌细胞可以无限制地分裂和生长。

4.免疫逃逸　健康的免疫系统通常可以检测和消灭异常细胞，包括潜在的癌细胞。癌细胞有时可以避开免疫系统的检测，或者通过不同的机制抑制免疫反应，称为免疫逃逸。

5.微环境影响　癌症发展受到肿瘤微环境的重要影响，包括肿瘤周围的血管、免疫细胞、成纤维细胞和其他细胞。这些细胞和物质可以为癌细胞提供生长和蔓延所需的支持。

6.生活方式和环境因素　也对癌症的发生有重要影响。吸烟、酗酒、高脂饮食、缺乏运动、暴露于致癌物质等因素都被证明与癌症风险增加有关。

7.病毒感染　一些病毒，如乙型肝炎病毒和人乳头瘤病毒（HPV），被认为是特定类型癌症的致病因

素。这些病毒可以影响细胞DNA，并促使癌症发生。无论初始突变是源自先天遗传还是自发变异，从这些突变细胞中衍生出的细胞会形成异常细胞群，称为克隆，或者说是异常细胞的复制体。随着时间推移，这些突变克隆逐渐演变成更加恶性的克隆，癌症因此逐步加剧，伴随着基因损伤和突变的不断积累。

（二）恶性肿瘤与正常组织之间存在许多显著的区别

这些区别涵盖了细胞层面、组织结构、生物学行为及分子水平，以下是正常组织与癌症之间最显著的区别。

1. 细胞增殖和分化　正常组织的细胞具有严格的增殖和分化调控机制，维持组织的稳定和功能。癌细胞失去了这种调控，而具有无限制增殖能力和丧失分化能力。

2. 组织结构　正常组织的细胞排列紧密，形成有序的结构。癌症组织中，细胞通常呈不规则排列，丧失了正常组织结构。

3. 细胞凋亡　正常细胞会在受到损伤或异常情况下凋亡，以维持组织的稳态。癌细胞常逃避凋亡，导致不受控制的细胞增殖。

4. 细胞黏附和迁移　正常细胞受到邻近细胞和基底膜的黏附影响，不易脱离原位。而癌细胞可能失去这种黏附性，使其能够迁移到其他组织部位。

5. 血管生成　癌细胞可以通过促进新的血管生成而获得氧气和营养，支持其不受控制地增殖。正常组织通常不会主动诱导血管生成。

6. 代谢特点　癌细胞的代谢方式可能与正常细胞不同，如产生更多的乳酸（乳酸酸化现象）。这种代谢特点有助于维持癌细胞快速增殖。

7. 基因表达　正常细胞和癌细胞的基因表达模式存在显著差异。癌细胞可能表达特定的癌基因，导致异常的细胞信号传导和生物学行为。

8. 免疫应答　正常组织会受到免疫系统的监测和调控，以保持免疫平衡。癌细胞可以通过不同机制逃避免疫系统的攻击，导致免疫监测失效。

9. 分子标志物　癌细胞通常会表达特定的分子标志物，这些标志物可以用于诊断和分析癌症类型、分级及预后。

10. 侵袭和转移　正常细胞通常不会在体内迁移到其他部位。癌细胞则可以通过侵袭和转移的过程，进入血液或淋巴系统，并在体内形成远处的转移灶。

总体来说，正常组织和癌症之间的这些显著区别揭示了癌症的复杂性和危险性。这些区别为癌症的早期检测、诊断和治疗提供了依据，也强调了癌症研究和治疗的重要性。

综上所述，现代科学的深入研究揭示出了癌症的多元成因及其发展过程，这为我们更好地理解和应对癌症提供了重要的基础。

二、恶性肿瘤治疗手段不断进步

近几十年来，肿瘤治疗领域取得了巨大进步。外科手术技术不断完善，微创技术和腔镜手术普及，放射治疗设备与疗效显著提高，化学治疗药物种类与剂型快速发展，分子靶向治疗及生物免疫治疗逐渐应用，为肿瘤患者带来了福音。展望未来，肿瘤学将以最新分子生物学进展为基础，以循证医学为指导原则，以创新技术和手段为支撑，努力提高治疗效果的同时，更注重提升患者的生活质量。尽管以上治疗方式各有利弊，但随着基础医学与临床医学的不断发展，以及治疗手段的有机整合，肿瘤的多学科综合治疗和个体化整合治疗也必将日臻成熟。

（一）外科治疗

据记载，约在公元前1600年，古埃及已有手术切除肿瘤的记载。作为最古老且最可靠的疗法之一，外科手术在肿瘤治疗中发挥着至关重要的作用，特别是对于局部实体肿瘤的治疗，外科手术通常可以实现完全根治。除了清除病灶外，手术在肿瘤诊断和分期方面也具有重要意义。肿瘤外科手术按其功能可分为预防性手术、诊断性手术、探查性手术及治疗性手术。随着生物学、遗传学和免疫学等学科的发展，肿瘤外科治疗正向着细胞分子水平迈进。随着利用放射性核素或近红外染料进行精确定位，以及腔镜等辅助技术发展，肿瘤治疗逐渐转向微创外科阶段。

（二）放射治疗

放射治疗作为肿瘤治疗的关键方法之一，其起源可追溯至19世纪末，当时伦琴发现了X射线。初期，由于X射线的穿透能力有限，放射治疗仅适用于浅表肿瘤治疗。但随着高能粒子加速器的问世，放射治疗领域得以极大推进。放射治疗方法根据所使用的照射粒子或光子可分为X射线、γ射线、电子线、质子及重离子等。

放射组学和人工智能（AI）的深入研究为放射治疗带来了显著突破。基于AI的智能组学放射治疗（AI-omics radiotherapy）展现出巨大潜力。影像组学与AI的融合使自动区分正常组织和肿瘤成为可能，同时借助虚拟现实（VR）和增强现实（AR）技术，全息放射治疗靶区的构建变得更加具有创新性与精确性。

（三）内科治疗

1.化疗　应用药物治疗肿瘤的历史可追溯到几千年前，而现代肿瘤化疗作为一门系统学科，始于20世纪40年代，并逐渐发展成熟。化疗是利用化学合成药物杀伤肿瘤细胞，或抑制肿瘤细胞生长的治疗方法。常用的化疗药物类型包括烷化剂类、抗代谢类、植物碱类、抗生素类、激素类及铂类药物等。由于肿瘤细胞与正常细胞的代谢差异有限，化疗药物除了对肿瘤细胞有作用外，也会对正常细胞造成一定损伤，引发不良反应。

此外，化疗中出现的原发性和继发性耐药问题也一直困扰着临床医师。为了应对这些挑战，新型的药物剂型被提出，如脂质体多柔比星，以及针对特定靶点的药物与传统化疗药物的组合应运而生。整合用药策略在提高化疗敏感性方面显示出了显著的潜力，而化疗方式也在不断演变，从过去的术后根治性化疗转向了辅助化疗、新辅助化疗、姑息性化疗及研究性化疗等多种治疗模式。

2.内分泌治疗　一些肿瘤细胞的增殖受激素的调控，因此在治疗中可以利用激素或抗激素药物改变肿瘤生长的环境，从而实现对肿瘤增殖的控制，称为内分泌治疗。内分泌治疗适用于与内分泌相关的恶性肿瘤，如乳腺癌、前列腺癌、子宫内膜癌、甲状腺癌等。例如，激素受体阳性乳腺癌患者于根治性治疗后可采用内分泌治疗预防复发和转移，或内分泌治疗可应用于不适宜接受手术或放射治疗的内分泌敏感性晚期患者。前列腺癌是另一种广泛应用内分泌治疗的癌症类型。临床实践表明，抗雄激素治疗可以显著延长前列腺癌患者的无病生存期和总生存期。对于前列腺癌已广泛转移的患者，雌激素治疗辅以双侧睾丸切除术效果最佳。

3.分子靶向治疗　是指通过干预特定分子参与的肿瘤生长和扩散过程，阻断肿瘤发展的治疗方法。这些分子广泛参与肿瘤细胞分化、周期调控、凋亡、迁移、浸润转移等多个生物学过程，覆盖了从DNA到蛋白质水平的各个亚细胞分子。相较于细胞毒性药物，靶向治疗药物具有更强的选择性、更窄的毒性谱和更轻的不良反应。

2001年，酪氨酸激酶抑制剂伊马替尼在治疗费城染色体阳性的慢性髓细胞性白血病中取得了显著效果。这一成功案例归功于其针对这一白血病关键靶点BCR-ABL基因的特异性作用。针对表皮生长因子受体（EGFR）的酪氨酸激酶抑制剂，如吉非替尼、厄洛替尼和埃克替尼，在治疗EGFR敏感突变阳性的非小细胞肺癌方面效果显著，已成为晚期非小细胞肺癌的重要治疗手段。靶向HER2的单克隆抗体曲妥珠单抗不仅可改善晚期HER2阳性乳腺癌患者的疗效，还可提高早期HER2阳性乳腺癌患者的生存率。

分子靶向治疗是基于特定靶点的治疗策略，即使在不同类型的肿瘤中，只要存在相应的靶点，也有望获得治疗效果。举例来说，伊马替尼除了特异性抑制BCR-ABL激酶活性外，还对存在C-kit基因突变的胃肠道间质瘤具有80%以上的治疗效果。抗HER2的靶向药物联合治疗在HER2阳性晚期消化道肿瘤中也显示出显著疗效。这表明了靶向治疗在"异病同治、同病异治"理论方面的显著效果。

分子靶向治疗已经深刻改变了我们对肿瘤的认识和治疗方法的选择，然而，它依然面临许多挑战。耐药问题在分子靶向治疗中是最为常见的困扰。大多数肿瘤的形成机制和调控系统是高度复杂且受多种因素影响的，因此，仅依赖于单一或少数几个靶点的药物通常难以实现根治。

因此，探索多种靶向药物整合应用方案可能是未来研究的方向之一，以应对肿瘤的多样性和复杂性。此外，分子靶向治疗需要明确定位有效的作用靶点，因此寻找适当的分子标志物对成功应用分子靶向药物至关重要。

4.生物免疫治疗　免疫系统与肿瘤之间的关系错综复杂，抗肿瘤免疫治疗在免疫学理论逐渐丰富及肿瘤学、免疫学、分子生物学等领域相互渗透的进程中逐渐崭露头角。追溯至19世纪，美国医师William Coley首次观察到人体对感染产生的免疫反应可能对抗肿瘤具有一定效果。他尝试使用细菌菌液治疗某些肿瘤患者，获得了一定的成功，这一临床实践标志着肿瘤免疫治疗的起步。然而，在随后的1个世纪中，因为放射治疗、化疗等治疗方法的涌现，以及免疫治疗疗效不稳定，研究者开始质疑为何肿瘤免疫治疗有时奏效，有时不奏效，使肿瘤免疫治疗逐渐淡出人们的视野。

进入21世纪后，随着抗原呈递和免疫识别理论的建立、T细胞双信号激活模式的阐明、树突状细胞生物学研究的进展，以及"肿瘤免疫编辑学说"的确立，肿瘤免疫治疗取得了显著进展。如今，它已经成为继传统的手术治疗、放射治疗和化疗之后的又一个重要的肿瘤治疗方式。迄今为止，肿瘤免疫治疗的三大领域主要包括免疫检查点抑制剂、肿瘤疫苗及细胞过继免疫治疗。

T淋巴细胞在抗肿瘤免疫应答中发挥着关键作用。最早被发现的抑制性分子是细胞毒性T淋巴细胞相关抗原4（CTLA-4），随后逐渐发现了程序性死亡蛋白（PD）-1/程序性死亡蛋白配体-1（PD-L1）、T淋巴细胞免疫球蛋白黏蛋白-3（TIM-3）、淋巴细胞活化基因3（LAG-3）等。针对这些免疫抑制性分子的抗体为免疫检查点抑制剂。免疫检查点抑制剂具有广泛的应用，因为它们不仅不依赖于特定肿瘤抗原，也不局限于特定患者群体。此外，它们能够引发长期持续的抗肿瘤免疫反应，因此已成为肿瘤免疫治疗领域最活跃的研究方向。

自2011年美国食品药品监督管理局（FDA）批准第一个免疫检查点抑制剂CTLA-4单抗伊匹单抗用于治疗恶性黑色素瘤以来，目前已有多个免疫检查点抑制剂陆续获得美国FDA批准，用于治疗多种恶性肿瘤，包括肺癌、头颈部鳞癌、食管癌、霍奇金淋巴瘤、肾癌等。

细胞过继免疫治疗是一种被动的免疫治疗方式，通过在体外扩增和激活的大量免疫细胞回输到患者体内抑制肿瘤生长。近年来，经过细胞工程改造的T细胞，如嵌合抗原受体T细胞免疫疗法（CAR-T）和T细胞受体基因工程化的T细胞（TCR-T），逐渐成为细胞过继免疫治疗领域的热点。这些工程化的T细胞具有更强的肿瘤抗原结合能力，并能够产生更持久的杀伤效应，因此它们逐渐发展为抗肿瘤治疗的有力工具。

（四）介入治疗

介入治疗是一种利用影像学技术（如超声、CT、血管造影等）引导，将物理能量（如射频、微波、超声等）或化学物质定向输送到肿瘤部位，以实现肿瘤治疗的方法。肿瘤的血管介入治疗技术主要包括经导管动脉灌注化疗和经导管动脉化疗栓塞术（transcatheter arterial chemoembolization，TACE）。

经导管动脉灌注化疗是指通过导管选择性将抗肿瘤药物直接注入肿瘤供血动脉的治疗方法。而TACE则是通过导管技术将抗肿瘤药物和栓塞剂混合注入肿瘤供养动脉，从而栓塞肿瘤组织末梢血管，同时使药物在肿瘤区域缓慢释放，以实现局部化疗作用。

此外，肿瘤的非血管介入技术主要包括消融术，根据干预方式可分为射频消融术、超声消融术、冷冻消融术（氩氦靶向治疗术）和经皮无水乙醇注射术。这些介入治疗方法为肿瘤患者提供了更多选择，以期实现有效的肿瘤治疗。

（五）中医药治疗

中医学作为祖国传统医学，源远流长，经过数千年的医疗实践逐渐形成并不断完善其独特的医学理论体系。随着对疾病病因、发病机制、治疗和预防等方面认识的不断深入，中医学形成了以"正虚邪实"为基本病机理论，并以"虚""痰""毒""瘀"为基本病因，以"扶正培本"和"扶正祛邪"为基本治疗原则的完善理论体系。其中,"扶正"意味着增强机体抗病能力,调节人体正常生理功能以促进康复。而"祛邪"则是通过驱散疾病邪气,实现恢复正常状态的治疗效果。在肿瘤治疗中,中医药发挥了重要作用,特别是在提升机体免疫功能、促进手术后康复和减轻化疗不良反应等方面,展现出了独特的疗效与优势。

第三节　肿瘤评估的起源和发展历史

一、控瘤治疗评估

作为所有患者控瘤治疗的起点,"评"为首招,在肿瘤诊治的全程动态评估,做到评估有广度、有深度、有精度。回顾控瘤评估的历史沿革,传统化疗药物的实体瘤评价标准如世界卫生组织(WHO)标准、实体瘤疗效评价标准(RECIST标准)已经应用多年。但是随着肿瘤介入治疗、分子靶向治疗、生物免疫治疗等新型治疗手段不断涌现,传统的标准并不能全面、准确地评估,经过肿瘤学专家、影像学专家等不断探索,出现了 m RECIST、Choi、irRC、irRECIST、iRECIST、imRECIST等一系列新的控瘤评效标准。未来相信随着CT灌注成像、MR灌注成像、MR扩散加权成像(diffusion weighted imaging,DWI)等功能影像学检查技术的发展,结合人工智能,影像组学将会对肿瘤治疗的疗效做出更加科学、全面的评价。

1960年,美国国家癌症研究所(National Cancer Institute,NCI)的Zubrod等通过比较氮芥与噻替哌的疗效,首次提出了癌症化疗疗效评价标准的概念和方法。其主要是将治疗前后肿瘤的大小作为评价治疗效果的依据。

1979年WHO发表了新的实体瘤评价标准,即WHO标准。1981年*Cancer*上正式发表了修订的WHO实体瘤疗效标准。通过测量肿瘤的面积(最长径×垂直径)计算肿瘤的负荷,与基线值进行比较,判定疗效。疗效评价分为完全缓解(complete response,CR)、部分缓解(partial response,PR)、疾病稳定(stable disease,SD)和疾病进展(progressive disease,PD)4个等级。由于当时影像学技术的限制,不能准确测量肿瘤的体积。因此该标准是建立在设想肿瘤是球体的数学模型基础上,确定测量方法为二维测量法(或称双径测量法)。然而,经过20余年的应用,发现WHO标准存在不少缺陷。例如,评估肿瘤负荷时缺乏有关需要测量病灶的最小尺寸及总病灶数量的定义,过高评价PD等,这显然会降低评估结果的可比性,从而影响结果的可靠性。此外CT、MRI等三维测量手段进行治疗效果评价的标准尚未确立。因此,迫切需要更为统一、规范的新的治疗效果评价标准的出现。

2000年经欧洲癌症研究与治疗协会(European Organization for Research and Treatment of Cancer,EORTC)、NCI和加拿大国立癌症研究所(National Cancer Institute of Canada,NCIC)进行修改和补充,公布了新的实体瘤疗效评价标准(response evaluation criteria in solid tumors,RECIST)1.0。RECIST采取了单径测量法,简化了测量的步骤,准确性更高,重复性更好;并且仍保留了WHO标准中对肿瘤治疗效果描述的4种分类;更新了对疾病进展的判定标准,即对疾病进展的判定更为严格。2009年更新发布了RECIST 1.1版本,也是目前临床上应用最为广泛的实体瘤疗效评价标准。

在靶向药物伊马替尼治疗胃肠道间质瘤(gastrointestinal stromal tumor,GIST)的临床研究发现,RECIST标准通常会低估GIST患者接受伊马替尼治疗后真正的临床获益,并不能准确而全面反映患者的治疗效果。接受靶向药物治疗的实体瘤不仅表现为肿瘤大小的退缩,同时会出现肿瘤内部坏死,某些肿瘤仅仅表现为肿瘤中心坏死、囊变,而肿瘤的大小未发生改变,甚至出现肿瘤囊变伴体积增大的情况,这为采用RECIST标准评价实体瘤的疗效带来了很大的困难。2007年美国M.D.Anderson癌症中心放射科医师Choi等提出Choi标准,它是基于靶向药物治疗评估GIST而发展起来的,将肿瘤的大小和密度结合起来考虑。虽然Choi标准是为了评估GIST而发展起来的,但很多学者发现该标准同样适用于评估其他实体性肿瘤的靶向治疗或放射治疗、化疗的效果。

肝癌患者就诊时大多已至中晚期,临床上多采取介入治疗和分子靶向药物治疗以促使肿瘤坏死,但有时通常不能缩小病灶的体积,反而可能使其增大,这导致传统的RECIST标准不能准确、全面地评估治疗效果。2009年美国肝病协会最先提出在评价肝癌患者治疗效果时优先应用改良版RECIST标准,即

mRECIST标准。其是在RECIST标准基础上测量在动态CT或MRI动脉期有对比剂摄取的肿瘤病灶的最大径，从而排除坏死肿瘤的干扰。此法简便易行，被广泛应用于临床。

近年来，抗肿瘤免疫治疗发展迅速，临床上发现在接受免疫治疗的部分患者，治疗早期出现病灶暂时性"增大"，随后抗肿瘤药物作用起效后再次出现缩小的现象。经相关活检证实，增大的病灶并非肿瘤细胞，而是大量浸润的炎性细胞。也就是非常规延迟应答及假性进展。如果按照RECIST 1.1标准进行判断，则不准确。因此，实体瘤免疫相关疗效评价标准和免疫相关反应标准应运而生，以有效监测患者的免疫治疗疗效。

2009年Wolchock等用伊匹单抗治疗晚期进展黑色素瘤中，在WHO标准的基础上，结合免疫治疗的自身特点，首次提出免疫相关肿瘤评价标准（immune-related response criteria，irRC）。irRC将可测量的新病灶纳入总体肿瘤负荷，而不是在新病灶出现后就直接判定为疾病进展。然而，irRC使用的双径测量法可重复率较低，在一定程度上可能夸大肿瘤的实际变化程度。2014年Bohnsack等为了获得重复性更好、更简化的治疗效果评估，特意结合RECIST标准制定了新的免疫相关评价标准（immune-related RECIST，irRECIST）。虽然此后使用irRECIST标准的临床试验在不断进行，但仍始终无法获得令人满意的结果。2017年初，RECIST工作组在ASCO会议上提出实体瘤免疫治疗疗效评价标准（immune response evaluation criteria in solid tumors，iRECIST）。iRECIST创新性地提出了一种循环反复评价模式，引入了两个关键概念：待证实的疾病进展（immune unconfirmed progressive disease，iUPD）和已证实的疾病进展（immune confirmed progressive disease，iCPD）。将之前RECIST 1.1评定的PD暂视为iUPD，医师可依据患者的肿瘤类型、疾病分期和临床情况综合判断是否继续治疗，4～8周时再次评价以获得iCPD。值得注意的是，在此评价模式下，iUPD之后可再次出现iSD、iPR或iCR，即只要iCPD未得到证实，就需持续评价并记录未证实的原因。2018年，Hodi等提出了实体肿瘤免疫修饰疗效评价标准（immune-modified response evaluation criteria in solid tumors，imRESICT）。imRECIST标准沿用了将可测量的新病灶计算入总肿瘤负荷的概念以及更为科学的单径测量法。与传统评价标准相比，其最大区别在于评定PD时只计算基线可测量病灶，否定了非靶病灶和新病灶在定义PD时的价值，这一点与irRECIST标准和iRECIST标准明显不同。

二、症状管理评估

在癌症治疗中，精准抗癌控瘤的对因治疗和减轻痛苦提高生活质量的对症治疗同等重要。典型的癌症患者症状涵盖了多种层面，包括疼痛、恶心、呕吐、胸闷、呼吸困难、腹泻、便秘等阶段性躯体症状，以及疲乏、厌食、焦虑、抑郁、神经病变、认知障碍和睡眠障碍等非特异性状态症状。极端的症状对癌症患者而言，常是一种生不如死的折磨，可能导致患者放弃治疗或推迟治疗。症状管理不佳，还可能加剧癌症的复发风险，对患者生活质量、住院日数及预后产生负面影响。因此，癌症症状管理尤其是晚期癌症的症状控制和管理变得更为意义重大。

伴随对癌症病因、病程和治疗方案的深刻理解，对癌症患者的症状问题日益受到关注。尽管通常更关注躯体症状，心理和精神症状却通常被忽视。不容忽视的是，症状多为主观体验，因此准确评估难度较大，尤其多种症状可能同时存在且相互影响。

然而，若能准确评估症状并深入研究其发生机制，将有助于有效控制甚至预防这些症状的出现。这将为无数癌症患者带来潜在的生存益处和显著的生活质量提升。综上所述，推动癌症症状研究显得刻不容缓，从而实现患者的整体健康和幸福。

（一）肿瘤患者体力状态评估历史沿革

体力状态（performance status，PS）评估是反映肿瘤患者整体健康状况和独立（无须他人）完成日常活动能力的指标。这些日常活动包括穿衣、进食、洗澡，以及一些更复杂的活动，如打扫房屋和从事一般性工作。体力状态评估是制订抗肿瘤治疗方案、调整药物剂量及确定姑息治疗强度的重要衡量标准之一。同时，它还是临床试验的筛选标准和生活质量评价中不可或缺的一部分。

1948年，肿瘤学家David A. Karnofsky博士及其同事提出了卡式评分（Karnofsky performance scale，

KPS）。KPS最初被用于评估晚期肿瘤患者的整体功能状态。它提供了一个0～100的数字评分，评分为0～100分，每10分1个等级，得分越高，体力状态越好，越能耐受治疗给身体带来的副作用。KPS分为3级，80分以上为生活自理级（independent），不需要任何护理，治疗后状态较好，生存期较长；50～70分为生活半自理级（semi-independent），不能工作，但能在家中生活自理；50分以下为依赖级（dependent），即生活不能自理。通常KPS低于60分，许多有效的控瘤治疗就无法实施，KPS在70分以下时一般认为不适合化疗。

20世纪60年代末，美国东部肿瘤协作组体力状态评分（eastern cooperative oncology group performance status，ECOG PS）量表被发表，旨在为评估临床试验和肿瘤研究中患者的体力能力提供标准化的评估方法。与KPS类似，ECOG PS评分是恶性肿瘤临床常用的患者体力状态评分，是从患者体力了解一般健康状况和对治疗耐受能力的指标，常用于判断患者可否接受激进控瘤治疗。相比KPS，ECOG PS更简化，将功能状态分为0～5级共6级，每一级都对应相应身体状态。白天卧床时间是关键点，超过50%评为3级，一般认为高于2级的患者不适宜化疗。

20世纪60～70年代，ECOG量表经过改进，将患者分为5个体力状态等级，并被确立为肿瘤学领域中广泛使用的工具。20世纪70～80年代，世界卫生组织（WHO）在ECOG量表的基础上提出了新的体力状态评估量表。相比ECOG PS评分，该量表进一步精简，仅将患者分为4个体力等级，即0（完全活跃）～3（完全失能），患者功能损害的程度不断加重。

1982年，美国的Charles A. Zubrod博士首次提出了Zubrod体力状态量表，用于帮助医师评估肿瘤患者的整体身体状况和治疗适应性。它主要用于确定患者在接受抗肿瘤治疗前后的功能水平，并提供一个标准化的方式来描述患者病情严重程度和对治疗耐受性。该量表共分为4个等级，分别代表着不同程度的体力活动水平。作为ECOG PS量表的替代工具，其内容与ECOG PS量表无实质性差异，广泛应用于肿瘤学领域。

1996年，加拿大Anderson F、Downing GM等研发了原版姑息性表现量表（palliative performance scale，PPS），该量表利用KPS评分中的5个观察性指标，包括行动能力、活动和疾病程度、自我照顾、进食和意识水平，来描述≥18岁肿瘤患者的预测生存期。该量表能够有效评估患者的体能状态，但由于姑息性表观量表评分的判断相对宽泛，使用时出现误判的情况时有发生，因此在2001年对该量表进行了改良，发布改良版姑息性表现量表（palliative performance scale version 2，PPSv2）。改良版PPSv2与原版姑息性表现量表在内容和结构上没有区别，但是对评分的判定进行了更进一步的界定和说明，以提高评分的准确性。其评分为0～100%，以10%递增，0的患者代表已经死亡；100%代表行动健康。但是，关于PPS的预后判断作用，以及该量表与其他常用的预后预测工具的相关性仍需要大规模研究进一步验证。

20世纪90年代至今，临床实践中越来越重视患者报告结局（Patient-Reported Outcomes，PROs）在体力状态评估中的应用。PROs直接获取有关患者症状、体力能力和生活质量等信息。这种以患者为中心的评估方法，为了解患者的观点提供了宝贵的意见，并已纳入临床研究和实践中。

（二）肿瘤患者疼痛评估历史沿革

肿瘤评估在癌症患者的症状管理中具有早期且重要的地位。其中，癌痛作为一项突出问题，备受关注。疼痛是癌症晚期患者最常见的症状之一，然而在相当长的时间中，由于缺乏系统的诊疗标准，疼痛的程度难以准确衡量，导致癌痛患者难以获得有效治疗。

20世纪60年代，现代姑息安宁医学的奠基人之一，英国的西西里·桑德斯女士，多次强调在癌痛评估中需要重视患者的整体感受和需求，并提出了"总疼痛（total pain）"的概念。这一概念将患者视作受多种致痛因素影响的整体，将其视作拥有情感、疼痛症状的立体人体。此理念认为疼痛问题是立体的，因此，治疗方法也应该是多维的、全方位的。对患者疼痛的评估不仅需要涵盖疼痛的性质和程度，还应考虑心理、社会、精神等层面，明确镇痛治疗的目标和预期效果，以及患者对治疗舒适度和生活质量的期待。

20世纪70年代，神经医学专家恩格尔在《科学》杂志上发表文章，首次提出医学模式的转变，引发了广泛反响。肿瘤学界也对诸如"现代医学技术是否真正改善了肿瘤患者的生存状态"等问题进行了深入思考。直到20世纪80年代，WHO成立了癌症部门，将姑息治疗纳入解决癌症问题的重要议程之一，并将癌症疼痛的控制作为推进姑息治疗的切入点。在此背景下，查理斯·克里兰教授（Charles S. Cleeland）创立了简明疼痛量表（brief pain inventory，BPI），通过1～10的疼痛评分指数，将疼痛程度划分为轻度、中度和重度。这一量表使主观疼痛症状得以量化，如今其已成为国际医疗领域评估疼痛症状的基础概念。

克里兰教授作为癌症症状研究的先驱，率先倡导癌症症状的流行病学、评估和治疗，并创造了简明疲劳量表、安德森多重症状评估量表和患者报告结局量表等，这些已成为多数国际医院接诊患者后的标准评估工具。

在此后，WHO组织多学科专家会议首次提出"大多数癌症患者的疼痛可以通过药物治疗得到控制和缓解"的观点，将三阶梯镇痛治疗法作为有效应对癌痛的药物治疗策略，并于1984年出版了《癌症疼痛缓解的方法》（Cancer Pain Relief Method）这一指导性专著，该书在1986年被孙燕教授翻译成中文。综上所述，癌痛的研究和治疗经历了一个逐步深入的过程，涵盖了综合性评估工具的发展及姑息治疗模式的确立。这些进展为癌痛管理提供了重要的理论基础和实践指南。

克里兰教授不仅是早期在美国引领癌症疼痛姑息治疗概念和疼痛量表推广的先驱，还在20世纪90年代将这一概念引入中国学界。当时，中国卫生部与WHO共同支持治疗合作中心签署了合作协议，首个阶段着重于在中国的五个主要城市举办癌症疼痛姑息治疗培训班。1990年，广州举办了全国性癌症疼痛与姑息治疗研讨会。

1992～1998年，多位疼痛专家，包括克里兰教授，多次来中国讲学，并与中国医师合作，共同建立了"培训'培训'者"项目。在此期间，将简明疼痛量表和疼痛管理指南翻译成中文，实际应用于临床实践中。中国卫生部专家草拟了"关于癌症病人三阶梯止痛治疗临床指导原则"，在以刘端祺教授为代表的中国肿瘤学者的领导下，各地陆续举办了数百次不同规模的培训班、研讨会，还推动了"癌症疼痛规范化治疗示范病房"的创建等活动，以推广该治疗理念。通过这一系列努力，中国癌痛的综合评估与规范化治疗迅速在全国范围内得以推广普及。

综上所述，克里兰教授在全球范围内的卓越贡献，不仅在美国，还涵盖了中国，特别是对中国癌痛治疗领域的发展与推广。这一过程在学术界和临床实践中形成了广泛的影响，促进了癌痛疾病管理水平的提升。

（三）肿瘤患者心理状况评估历史沿革

除了癌痛评估外，肿瘤患者心理状况的关注逐渐升温。30%～50%的肿瘤患者在其疾病过程中出现焦虑、抑郁、认知障碍、睡眠障碍等心理问题。然而，在过去很长一段时间中，这些问题常被忽视。直到20世纪70年代中期，美国纪念斯隆-凯瑟琳癌症中心的吉米·霍兰（Jimmie Holland）教授团队创建了心理社会肿瘤学（psycho-oncology）这门交叉学科。该领域研究恶性肿瘤患者及其家属在疾病不同阶段所承受的痛苦和心理反应，以及心理、社会、行为因素在恶性肿瘤的发生、发展及转归中的作用。

1984年，国际心理社会肿瘤学会（International Psycho-Oncology Society，IPOS）成立，旨在确保所有受苦的患者得到足够的关注和帮助。基于这些基础，人们渐渐认识到，对肿瘤患者进行心理状况的筛查与评估是减轻他们痛苦、提升生活质量、增强治疗效果的重要策略。

在中国，心理学的复兴催生了心理社会肿瘤学的发展。在唐丽丽教授等领军者的引领下，这门学科逐步兴起并壮大。1995年，中国的第一家心理社会肿瘤学专业门诊在北京大学肿瘤医院设立，为癌症患者提供心理评估，减轻患者心理痛苦，改善生活质量。此外，美国国立综合癌症网络（National Comprehensive Cancer Network，NCCN）在1997年成立了专家组，制定了第一部恶性肿瘤患者的心理社会疗护和临床实践标准化指南。该指南与疼痛指南类似，首先对所有患者进行评估，检测他们在心理社会方面的"痛苦"程度和性质，以避免患者产生病耻感。其中，心理痛苦温度计（distress thermometer，DT）是一种快速筛查工具，形似温度计，通过十级评分量表进行评分，应用方便，患者和医务人员都能接受。DT评分≥4分时，意味着明显的心理痛苦。该工具还包含一系列问题列表，涵盖癌症患者在疾病后可能面临的问题，分为实际问题、家庭问题、情感问题、灵性/宗教担忧和躯体症状5个部分。

对于痛苦评分在4分以上的患者，进一步应用医院焦虑抑郁量表，结合患者的心理状况、工作状态和口头咨询的实际情况，寻找潜在原因，制订相应的干预方案。总之，肿瘤患者心理状况的筛查与评估逐渐被认识为减轻痛苦、提高生活质量及增强治疗效果的重要举措。

（四）肿瘤患者营养状况评估历史沿革

肿瘤患者营养筛查评估源自20世纪60年代后期，现代营养学理论与临床实践的迅速演进。营养不良对患者产生不良影响，包括错失最佳治疗时机、降低疗效、延长住院时间、增加经济负担，并加剧并发症与病死率。因此，选择精准有效的营养筛查与评估工具成为规范实施肿瘤患者营养治疗的前提，同时也是提高疗效、促进康复、减少并发症、改善预后与提高生活质量的重要保障。

目前，临床上广泛应用的主要评估工具是营养风险筛查2002（NRS 2002）和患者主观整体评估量表（patient-generated subjective global assessment）。最初由加拿大学者Detsky于1984年提出主观整体评估量表（subjective global assessment，SGA）是一种营养风险筛查工具，于1987年发表。SGA通过医师主观判断5个营养问题和3个体检指标，用以评估营养风险。然而，由于SGA完全依赖医师主观评估，易引发误导信息。1994年，美国学者Ottery在SGA基础上改良成PG-SGA，融合分类诊断和评分诊断，成为兼具主客观评估的营养筛查工具。PG-SGA要求医务人员与患者共同完成主客观营养状态评估。临床实践证实，PG-SGA较SGA更为客观且可重复，为有效的特定于肿瘤患者的营养状况评估工具，能迅速发现患者的营养问题并监测治疗效果。PG-SGA是目前国际上最广泛应用的营养风险评估工具。

2002年，丹麦学者Kondrup提出NRS 2002，并于2003年发表。NRS 2002具有清晰的临床参数、明确的评分标准和简便的操作流程，因此被国际广泛认可，适用于各类人群的初级营养风险筛查工具。

在中国，肿瘤营养筛查评估与分阶段治疗得到不断改进与完善，主要由石汉平教授、丛明华教授、崔久嵬教授等领导推动，并广泛应用于临床实践。

（五）肿瘤患者生活质量评估历史沿革

在20世纪60年代，类似于生活质量（quality of life，QoL）的概念首次提出，并在社会福利评估领域得到应用。随后，医学界逐渐接纳了这一概念，于1975年首次以QoL作为关键词出现在医学文献中，并于1977年首次纳入医学索引（index medicus，IM）。在20世纪80年代，美国纪念斯隆-凯特林癌症中心与世界卫生组织（World Health Organization，WHO）合作，共同推进以"提高癌症患者生活质量"为目标的研究项目。1985年，美国食品药品监督管理局（Food and Drug Administration，FDA）决定，新药的评价不仅需要提供关于延长生存时间的数据，还需要提供改善生活质量的数据。此后，QoL测定被纳入美国肿瘤临床试验和慢性病治疗效果的评价方法中。

QoL不仅成为医学领域的重要概念，还在心理社会肿瘤学中占有重要地位。它涵盖多个方面，包括躯体方面（症状、疼痛）、功能方面（活动能力）、家庭幸福、心理健康、社会职能等。作为患者自我评估的结果，QoL在指导临床实践中具备重要的参考价值和意义。随着生物-心理-社会医学模式的发展，为更全面地反映患者在疾病诊疗过程中的重要角色，美国FDA于2009年提出了患者报告结局（patient-reported outcomes，PRO）。PRO定义为患者直接报告其健康状况、功能状态及治疗体验，不受医护人员或其他人员的解释影响。PRO涵盖了健康相关生活质量（health-related quality of Life，HRQoL）、健康状态测量工具、患者满意度和治疗体验、心理困扰、疼痛及自我效能等多个方面。这一范围更加广泛，自我评估更加全面科学，临床应用也更为普遍。

三、肿瘤整体评估

笔者于1993年首次接触癌症诊疗工作，2001年硕士毕业后参加肿瘤内科临床工作，初次接触肿瘤评估临床实践时，最早涉及的是癌痛评估。在参与创建癌痛示范病房的过程中，笔者对癌痛评估有了更为深入的认识。随后，随着营养评估的逐步常态化，笔者在临床实践中开始重视患者的营养情况。近年来，静脉血栓栓塞（VTE）的评估也逐渐成为临床工作的常规。

多年的临床经验，笔者见证了我国从对单一症状的评估，如癌痛评估，逐步发展至对肿瘤患者整体情况的评估。这个发展过程是一个从癌痛到营养，再到VTE，最终到肿瘤精准评估的完整过程。肿瘤评估在这个过程中逐渐融合、演变，为临床提供了更全面、精准的信息。

2011年，MD安德森癌症中心症状学教研室主任查理斯·克里兰教授主编出版了《癌症症状学：评测、机制和管理》一书，被誉为癌症症状学领域的开山之作。该书奠定了肿瘤症状综合评估的基础，为肿瘤评估领域的发展铺平了道路。2019年，张宏艳教授、李小梅教授主译并在我国推广了该书。书中除研究症状发生机制外，还详细解释了症状量表的构建和应用，包括量化评估患者主观症状，以及多个症状共同造成的症状负担，评估症状的严重程度和变化，从而形成可测量的数据，为临床治疗和药物干预效果的研究提供了有力工具，实现了症状的有效管理。症状管理需要将患者置于核心位置，通过及时、多次、全面评估，以跨学科团队合作为支撑，帮助患者获得满意的生活质量。

作为肿瘤评估领域发展的里程碑，克里兰教授的著作产生了深远的影响，并广泛传播。这使肿瘤评估的重要性与整体性更加深入人心。

第四节　肿瘤整体评估的现状

一、整合医学理念的指导

整体整合医学（holistic integrative medicine，HIM）简称整合医学，是一种以人的整体为出发点，将医学领域的前沿理论知识和临床实践经验有机地融合，同时考虑社会、环境和心理等多维因素进行调整和修正，从而构建更适应人体健康和疾病治疗的新医学体系。其理论基础源自整体观、整合观和医学观，将人视为整体，置于更广阔的背景中（包括自然、社会和心理等），将医学研究数据还原成实际事实，将临床实践经验整合成经验知识，将健康探索中的技术与艺术转化为医术实践，从而构筑整体整合医学的框架。作为整体整合医学的重要分支，整合肿瘤学（holistic integrative oncology，HIO）从医学和哲学的角度充分展现了整合观和系统论的理念。

整合肿瘤学深入探索，从分子、基因和蛋白质等层面分析在肿瘤细胞和组织微环境中形成的关键分子网络和核心分子事件。同时，从时间和空间的维度出发，重视基因组学、蛋白质组学和代谢组学等在细胞、组织和机体之间的整合研究，避免陷入"只见树木不见森林"的局限性和碎片性。从管理学和社会学的角度，强调基础研究、药学、临床医学、中医学、环境学等多学科的交叉融合，借助计算机学、影像学和机械工程学等技术支持，实现有机整合。

在整合肿瘤学的推动下，肿瘤基础理论研究与肿瘤药物学、临床肿瘤学之间的鸿沟逐步缩小。其核心理念从整体观、整合观和医学观出发，将肿瘤患者视为整体，同时将患者置于更大的背景中（包括自然、社会和心理等），在肿瘤基础研究和转化研究领域，深入探讨肿瘤的基础机制、分子事件及靶向药物的研发和诊疗新技术的创新；在临床肿瘤诊疗领域，以患者的整体情况为核心，强调调动患者的自然力量抗击肿瘤，建立多学科整合诊疗模式（MDT），制订个体化的整合诊疗方案。虽然每个患者的治疗都是个体化的，但诊断和治疗方案则是整合性的，从而最大程度减少和避免了肿瘤患者诊断和治疗的不确定性，实现整体整合医学治疗效果的最大化，将MDT的理念转化为HIM的实践。整合肿瘤学的核心理念体现了肿瘤的异质性特征及对全人全程管理的迫切需求。

二、中国抗癌协会的领导

回顾肿瘤评估的发展，2018年应该是具有划时代意义的一年。这年1月10日，中国抗癌协会第八届理事会党委成立并召开第一次会议。围绕"肿瘤防治，赢在整合"的主题，中国抗癌协会理事长樊代明院士指出：新的征程，中国抗癌协会任务繁重、光荣而艰巨。"忘记过去，等于背叛；不谋未来，就是误业"。中国抗癌协会第八届理事会和第九届理事会在樊代明院士领导下，重点完成了6件大事，即建大军、开大会、写大书、办大刊、立大规、开大讲，极大促进了中国肿瘤研究和临床实践的大发展，推动了整个中国肿瘤学发展的全局，改变了中国肿瘤学发展的格局，为实现健康中国战略作出了贡献。樊院士领衔主编的《整合肿瘤学》分基础卷和临床卷共6册，是我国乃至全世界规模最大、学科最全、内容最广的肿瘤学专著。协会与Springer Nature出版集团合作创办的 *Holistic Integrative Oncology* 英文期刊成功发行，并入选中国科协卓越期刊高起点新刊项目。

长期以来，我国借鉴或翻译国外的指南作为患者治疗的规范，但不是所有的国外指南都水土相合，不是所有的指南都一成不变，不是所有的医师都根据指南治疗患者，不是所有的大学都按照指南来教学。因此中国必须要建立自己独特的指南。2016年8月26日，习近平总书记主持召开中共中央政治局会议，审议通过"健康中国2030"规划纲要，到2030年我国总体癌症5年生存率提高15%。2022～2023年，中国抗癌协会组织13 000余位权威专家，集体编写完成我国首部《中国肿瘤整合诊治指南（CACA）》，覆盖53个常见瘤种（瘤种篇）和60个诊疗技术（技术篇），共计113个指南。《中国肿瘤整合诊治指南（CACA）》汲取了国外指南的长处，规避了国外指南的短处，更加突出了中国医师的独到之处，横纵维度交叉，秉承"防-筛-诊-治-康、评-扶-控-护-生"十字方针，聚焦中国人群的流行病学特征、遗传背景、原创研究成果及诊疗防控特色，纳入中国研究，注重中国特点，兼顾医疗可及性，体现整合思维，是兼具中国特点和国际视野，适合中国人群的肿瘤指南规范体系，未来一定会与NCCN和ESMO指南三足鼎立，三支力量优势互补，三驾马车并驾齐驱。

为落实国务院时任副总理刘鹤对《中国肿瘤整合诊治指南（CACA）》推广的指示，2023年中国抗癌协会持续发力，组织发布由60个技术手段组成的《中国肿瘤整合诊治技术指南（CACA）》。该指南分为整体评估、支持治疗、诊断技术、治疗技术、器官保护和基础研究六大类，内容涵盖肿瘤的诊疗技术，肿瘤治疗中的器官保护及肿瘤患者的支持疗法。

三、《中国肿瘤整合诊治技术指南（CACA）－整体评估》发布

2023年2月11日，在中国抗癌协会领导下，中国抗癌协会肿瘤整体评估专业委员会在郑州正式成立。《中国肿瘤整合诊治技术指南（CACA）－整体评估》（简称CACA整体评估指南）作为全国首部技术指南也正式发布，该指南强调任何技术在使用前须对患者进行整体、综合的评估。该指南以整合医学理念为基础，以患者为中心，从一般状态与症状、器官功能、心理、社会支持、肿瘤生物学特征等七大方面进行整体评估，为全球首个全面、系统阐述肿瘤患者治疗前评估内容的指南，为个体化控瘤治疗决策的规范化开展提供指导。该指南的发布有助于从整体角度评估肿瘤患者的自身特点，为支持治疗和器官保护提供依据，最终实现提高生活质量和延长生存期的目的，即"评扶控护生"五位一体。

整体评估的概念在全球首次提出，也是"CACA整体评估指南"技术篇的一个最大的亮点。整体评估源于整合医学的大的历史背景。整合医学是指将各专科最先进的知识理论及最有效的实践经验加以整合并且根据患者的心理、社会和环境进行调整和修正，在治疗过程中也要随时根据患者的实际情况进行调整，使之更加符合患者的身体状况及诊疗需求，目的是达到最优的治疗效果。

整体评估是以整合医学的理念为基础，从多维度评估患者身体状况、疾病特点、家庭社会支持情况、遗传风险、生育率需求等，并在合适的时机加入中医评估，帮助患者在控瘤治疗中达到减毒增效的目的。

整体评估对肿瘤患者和家属来说意义深远，要整合目前与患者相关的各方面内容，包含患者的疾病情况、营养水平、心理状态、家庭社会支持情况、治疗需求、个体化需求等，并进行系统全面的评估。整体评估概念的推出是医学理念的一大进步。整体评估将患者从被动接受者变为临床过程中的主动参与者，患者了解整体评估的内容后，会更愿意与医师主动交流目前的实际情况和个人需求，这样的医患互动有利于医师的治疗决策，患者也更愿意配合，从而达到提高患者生活质量和延长患者生存期的目的。

肿瘤治疗目前存在的临床困境：一是存在评估不全导致治疗决策失误，二是评估与干预脱节，评估后并未及时干预。整体评估指南的推出，要求我们从诊断肿瘤开始就要充分了解患者的整体状态，才能使我们因人施策、因病施策，契合了以人为本的精神。对于肿瘤患者来说，肿瘤整体评估的意义在于从肿瘤诊断开始，通过评估引导患者将自己的痛苦、健康状况、需求、社会和家庭支持信息分享给医师，让决策更贴近实际需求，同时有助于理解支持疗法和器官保护的重要价值，使肿瘤患者从被动的接受者转变为主动

的参与者，实现医患共赢。

"CACA整体评估指南"是极具中国特色的指南。概述部分内容，突出的是以整合医学理念为基础，以患者为中心整体评估的概念和意义。这是一个全面、系统阐述肿瘤患者治疗前评估内容的针对我国患者的指南，为个体化控瘤治疗决策的规范化开展提供指导。"评扶控护生"五位一体，评估先行，以评促控，依评施控，异评共护，最终实现提高生活质量和延长生存期（双生）的目的。肿瘤整体评估第一步是四位一体、评估四全的一般状态评估。作为所有患者控瘤治疗的起点，"评"为首招，以人为本，评估疾病、社会、环境与心理相整合，在肿瘤诊治的全程动态评估，做到评估有广度、有深度、有精度。指南中详细阐述了如何让全国医务工作者掌握并践行整体评估，如何让患者及家属了解并配合评估。整体评估中的过程，既是诊断过程，也是避免和减轻肿瘤治疗给患者造成损伤风险的动态过程，需具有整合理念，突出整体、动态。指南中提到要理解"多维度整体评估"的深刻内涵，感悟到诊疗肿瘤患者的复杂性，肿瘤的生物学特征、引发的相关症状，发生肿瘤的器官功能评估，其他器官功能储备功能，患者的共患疾病、药物相互作用、心理状况、经济能力、家庭支持，肿瘤-器官-心理-社会，多维度多因素动态变化、相互依存，必须与时俱进、合零为整、全面评估。整体评估，既是"既见瘤、更见人"医护理念转变，更是全心全意为患者服务的医护使命担当。尽管遗传性肿瘤并不常见，但纵观目前已有的肿瘤诊治指南或共识中遗传性肿瘤评估多处于碎片化、散点化特点，临床急需一部具有整体性、整合性特征的遗传性肿瘤评估指南。辅助生殖技术的进步和各种保存生育力手术方式的不断涌现，在很大程度上解决了肿瘤患者生育的需求。但如何才能实现生育力保护的最终结局，即成功产下健康的胎儿？首先，也是最重要的一步，就是进行全面的生育力保护评估。而目前临床上尚缺乏相应的指南推荐。整体评估指南既包含针对所有肿瘤患者的评估内容，也体现了个体化需求，极大地解决了临床上远未满足的遗传性肿瘤风险与生育力评估需求。

中医在控瘤全程中都发挥着不同的重要角色。"CACA整体评估指南"结合传统中医药临床行为过程中的思维逻辑方式，把握四诊合参、八纲辨证的精髓，在不同肿瘤中抓住共性的证候特点，根据肿瘤疾病虚实夹杂的病机特性，总结出肿瘤中医病机辨识评估量表。该量表根据肿瘤虚实不同的主要证候特点，总结出气虚证、血虚证、阴虚证、阳虚证、气滞证、痰湿证、血瘀证、热毒证，并且将不同证候下的主要症状和兼见症状进行A级推荐和B级推荐，从0～10进行分级，目的在于评估不同肿瘤治疗前后中医证候的情况变化，为中医药的临床科研在控制肿瘤中提供评估工具。

总体来讲，整体评估以"人"为出发点，体现了整体理念和整合概念，是一部具有中国特色的有温度的肿瘤指南。该指南的发布有助于从整体角度评估肿瘤患者的自身特点，为支持治疗、控瘤治疗和器官保护提供依据，最终实现提高生活质量和延长生存期的目的，即"评扶控护生"五位一体。

四、首部整体评估指南的深入

首部整体评估指南"CACA整体评估指南"的发布，确实标志着肿瘤医学领域的重要进展。然而，由于篇幅和焦点的限制，仍然有许多领域需要更深入探讨和进一步阐述。这正是本书要重点阐述的内容，以下是一些首部指南未涉及但需要给予特别关注的领域。

1.肿瘤治疗的阶段性评估新方法　肿瘤治疗通常是一个持续的过程，需要定期评估和调整。新的治疗方法，如免疫治疗、靶向治疗及分子靶向治疗，已经改变了肿瘤治疗的格局。因此，指南可以进一步研究如何在治疗过程中实施有效的阶段性评估，以确保患者得到最佳的治疗结果。

2.血液肿瘤的评估　血液肿瘤，如白血病、淋巴瘤等，具有与实体肿瘤不同的特性和治疗需求。这些肿瘤的评估方法和治疗策略也可能需要与实体肿瘤不同的指南。因此，需要制订专门的指南，以满足血液肿瘤患者的需求。

3.青少年肿瘤评估　青少年患者在肿瘤评估方面面临着一些特殊的生理和心理挑战。指南可以进一步研究如何为这个年龄段的患者提供更加个性化和全面的评估方法，以考虑他们的生长发育和心理需求。

4.老年肿瘤综合评估　肿瘤在老年人中更为常见，而老年患者的生理状态和治疗耐受性与年轻患者不同。因此，针对老年患者的评估指南需要更多的关注，以确保治疗决策是基于全面的老年患者评估。

5.多学科协作和患者参与　治疗肿瘤通常需要多学科协作，包括医师、护士、放射肿瘤专家、心理医师等。指南可以深入探讨如何促进多学科团队协作，并鼓励患者在治疗决策中积极参与。

6.遗传和家族史　一些肿瘤可能与遗传因素有关，而家族史对肿瘤风险的评估也至关重要。指南可以进一步研究如何在评估中纳入遗传咨询和家族史，以更好地理解肿瘤患者的风险。

综上所述，首部整体评估指南虽然为肿瘤评估提供了重要的框架，但肿瘤医学领域的多样性和不断演变的特点，要求我们不断深化研究和制订更为细化的指南，以更好地满足患者和医疗专业人员的需求，最终提高肿瘤治疗的效果和患者的生活质量。这一点恰恰是我们编写此书的重要目的。

附件　整合医学宣言

"整合是时代发展的特征，是解决划时代难题的法宝"。"医学起源于人类痛苦的最初表达和减轻这份痛苦的最初愿望"，从此，人类医学在反复遭致挑战中不断前进，其发展态势展现两大特征：一，"降维与分化是医学发展的力量"。自从自然科学的范式和方法引入医学以后，从繁到简，从难而易，一直以不断降维的分化方法成为现代医学发展的力量，的确功不可没，不可厚非。但是，随着医学向深度和广度的延伸和发展，随着主观和客观认知的碰撞和分离，随着对人类生命及疾病的解析和描述，特别是随着人类对健康长寿的渴望和追求，医学一直在一味地向微观方向倾力探索，"人择"的分类、分科、分专业逐渐显示脱离真实，导致专业过度细化、专科过度细划和医学知识碎片化，甚至出现"盲人摸象"，"头痛医头，脚痛治脚"的误区，给研究人类生命和防治疾病带来认识论和方法学上的疑途和偏差，的确影响渐大，不可小视。二，"升维与整合是医学发展的方向"。整体整合医学（Holistic Integrative Medicine）简称整合医学的提出及践行，是一种对医学发展及其理论的自觉和反省，也是对医学发展中高层次的回归和纠偏，更是传统观念的转变和既存思想方法的调整。从狭义上讲，整合医学是以人为整体，将医学有关各领域最先进的知识和理论与临床各专科最有效的经验和技术加以有机整合，即将数据和证据还原成事实，将认识和共识提升为经验，将技术和艺术凝聚成医术，继之在事实、经验、医术层面进行循环验证，再根据社会、环境、心理等进行修正和调整，既考虑以人为本，又关注天人合一，从而形成更加符合、更加适合健康呵护和疾病防治的新的医学知识体系。从广义上讲，整合医学不是一个专业，也不是一个专科，更不是一种技术。她是医学知识论，旨在研究医学知识的本质特征和形成方法，旨在指导医学相关人员正确研究和防治疾病，旨在利用现有医学知识创造更高层次的医学知识体系。

一、整合医学主张整体大于其局部之和，整体不是局部的拼凑而是有机的整合。专业、专科应自觉将在局部的所作、所为，甚至所成置于整体中观察、分析、判断和处理，不能无意更不能刻意地加以强调及放大，从而使对整体的分析失真、处置失当、效果失常。

二、整合医学主张任何主观和客观所为都要更贴近真实的生命和疾病，弄清"人择"、"人为"、"人造"对医学的负性干扰及其程度，要重视在临床和科研中减少且尽可能避免这种主观且不良的干扰。医学的对象本无固定参数，只有无限变量，参数只对个体自己而言，而变量则会因人、因地、因时而异。简化的数理推断、统计划限、逻辑求证对医学具有一定局限性和片面性，只有多因素联因整合分析，并考虑动态变化才有利于医学研究和临床实践。因此，科学研究的结果应置于医学应用实景中经过检验，确认其对人体有效有益，才能赋之服务医疗健康。

三、整合医学主张人体功能远大于其结构表现的"涌现"特质，强调将生物医学模式转化为生物-心理-社会医学模式，而不是将其割裂。特别强调社会因素、心理因素对生物层面健康的重要影响。

四、整合医学主张"道法自然"，强调既要针对细菌、病毒、癌细胞这些天敌而作为，更要充分调动人体自然力如生命力、自愈力或免疫力来防治疾病或保持和恢复健康，尤其重视多层级多方面随时有机地共谋和造就整合的力量和态势，从而顺势而为、乘势而为。

五、整合医学主张一切从实际出发，强调既要发挥出自科研和教育等领域的象牙塔知识的顺向指导作用，更要面向基层、面向乡村、面向实践，以"三基，三严"为基本功，以多中心为前沿阵地，由此走发现问题、研究问题、解决问题这条反向求索道路，在现有基础上尽力提升整合医学的临床技能和学术水平，从而纠正、反哺和丰富象牙塔上的科研和教育知识库。

六、整合医学主张医预结合，预防为主，"上工治未病"。"让民众少生病，医院少看病，医保少付费"。要从整体整合医学而不是单从专科视角包括单从专一领域开展健康教育和健康科普，以取得事半功倍的效果。

七、整合医学主张中西医整合发展，强调"中学为体，西学为用"，"中西医并重"，重视世界上最大样本量且经五千多年不断纠错所获得的华夏民族应对疾病的模式，从中不仅获得工具理性，更要获得价值理性，这也是中国整合医学走向世界的实践策略和文化信心。

八、整合医学主张要通过科学研究不断总结医学发展的成功经验，但同时要考虑医学本身与自然科学的不同，更强调反向研究和否定研究，提倡正反双向思维，形成闭环式的研究模式，同时考虑医学现象的动态变化，才能求得人体作为一个复杂体和开放体中的真理。

九、整合医学主张高度关注药物、技术等"术"在诊治疾病中的作用，但更强调整体效果、生命质量等"道"在呵护健康中的统领。时刻不能忘记，药片和手术刀片多能防止生命夭折的发生，但难能以之提升生命质量和健康长寿的更高水平。

十、整合医学主张医学不是纯粹的科学，整合医学需要并定义为"最真的科学，最善的艺术，最美的人文"，即"真、善、美"的有机整合。整合医学尤其强调医学人文是其发展的"方向盘"和"刹车片"，突出以分化为力量的医学发展需要以整合为方向的协调和指引，回答"医学究竟在乎谁和在乎什么"；突出医学科研和临床需要"度"的把握及伦理的约束，从而使其实现可预测和可抑控的平衡发展。

需要注意，随着整合医学的推进，还会有更多的主张被不断提出和强调，因为医学的整合是一个永恒的主题。

为了健康中国伟大国策的实现，我国提出，"到2035年，中国要形成与实现社会主义现代化基本相适应，体系完整、分工明确、功能互补、连续协同、运行高效、富有韧性的整合型医疗卫生服务体系"，整合医学的理念提升与实践赋能与之相一致。一切为了民众的健康长寿，一切为了面对更加真实的生命和疾病，一切为了发挥医学的最佳效能，一切为了医学的神圣和荣誉，整合医学必将发展成为人类继经验医学、生物医学两个时代后未来医学发展的新时代。

中国抗癌协会

2024年6月22日于成都

第五节　肿瘤整体评估的概念和原则特点

一、肿瘤整体评估特点及原则

肿瘤整体评估（cancer holistic integrative assessment，CHIA）概念的核心在于整合肿瘤学思想，运用多维度方法综合评估肿瘤患者的身体、心理和社会等功能状态，并据此制订个体化的综合治疗方案，旨在提升肿瘤患者的生存率、改善生活质量及促进全面康复。

肿瘤整体评估的两个显著特点在于整合理念和整体概念。其整体性表现在两个层面上，一方面涵盖了高层次的整体战略规划，另一方面涉及低层次的精准战术操作，两者相互支持。评估作为诊疗策略的先决条件，目的在于避免因评估不充分而造成治疗决策的失误。通过将每个肿瘤患者视作一个整体，依据医学问题的相似性，在控制癌症治疗方案前，综合考虑疾病特征、器官功能、心理状况、营养状况、家庭与社会支持、遗传风险和生育需求等因素进行科学、全面的动态评估。此外，还适时融入中医学的专科评估，并在实践中不断探索、优化和完善。基于整体评估结果，不仅实施个性化针对性抗肿瘤治疗，同时也提供相应的支持性治疗，以延长患者的生存期并提高其生活质量。

在肿瘤整体评估中，控瘤治疗前的躯体功能评估至关重要，患者高龄、营养状况、恶性肿瘤本身及共患病等多因素均可导致肿瘤患者躯体功能下降，控瘤治疗前需要对患者器官功能、共患病、基础用药及是否存在肿瘤急症等开展全面评估，充分衡量患者一般状况、躯体功能、肿瘤病理及生物学特征、肿瘤负荷、控瘤治疗可能的临床获益及治疗风险等，最终提出整合的控瘤治疗方案。另外，肿瘤患者心理评估、心理干预和心理治疗也是重要的研究领域，其关注的是肿瘤患者心理健康的维护和促进。研究发现，对肿瘤患者进行心理干预和治疗，如心理支持、认知行为疗法、心理教育等，可以显著改善患者的心理健康状况。这些干预措施可以减少焦虑和抑郁症状，提高患者的自我调节能力和抗逆能力，增强患者与治疗团队的合作，促进康复进程。对肿瘤患者进行心理状况及相关疾病的筛查与评估，是减轻患者痛苦、提高生活质量、增强治疗疗效的重要策略。且肿瘤患者心理评估应贯穿疾病诊治与康复的始终，是一个动态参与的重要环节。此外，家庭社会支持评估也是整体评估的重要部分，为肿瘤患者提供认知（信息、建议和知识）、情感（安全感、爱和舒适感）和物质服务（解决实际问题），以提高肿瘤患者应对能力和改善肿瘤患者的生活质量。临床进行肿瘤诊断相关评估同时，也应重视肿瘤患者家庭和社会支持评估。

依据CACA肿瘤治疗指南的观点，从多学科诊疗模式升级为多学科整合诊疗（MDT to HIM）模式，以"患者为中心"为运营模式。肿瘤整体评估（CHIA）正基于多学科整合诊疗理念，从整体人类角度对患者进行个性化、多维度的综合评估。CHIA由肿瘤专科团队主导，多学科齐参与，包括肿瘤内科、肿瘤外科、影像科、心理医学科、营养科、中医科、生殖医学科等，综合评估患者在控癌治疗方面的预期益处和风险，决策和应对能力，身体症状、心理社会及精神层面困扰，个人目标、价值观和期望，教育和信息需求，经济负担及对护理产生影响的文化因素。最终，基于综合评估的结果，形成合理的、符合患者需求的控癌治疗决策。

肿瘤整体评估的原则包括常规性、全面性、动态性和个体化4个方面。

（一）整体评估的常规性

控癌治疗前通常会遵循一系列标准化的步骤和流程进行整体评估。这有助于确保评估的一致性、可比性和全面性。

1. 标准化流程　肿瘤评估涉及许多不同的方面，包括患者的临床病史、体格检查、影像学检查、病理学分析等。通过制订标准化的流程，医疗专业人员可以按照相同的步骤进行评估，从而降低评估结果的主观性和变异性。

2. 临床指南和准则　许多医学专业组织和卫生机构发布了针对特定肿瘤类型的临床指南和准则，这些指南详细描述了肿瘤评估的步骤、标准和最佳实践。医疗专业人员可以根据这些指南执行评估，以确保其与最新的医学知识和实践保持一致。

3. 多学科协作　在常规的肿瘤评估过程中，常涉及多学科合作，包括放射科医师、病理学家、外科医师、肿瘤学家等。每个专业领域的专家都会根据自己的领域知识提供评估意见，这有助于综合全面地了解患者的疾病情况。

4. 数据采集和记录　常规性评估需要收集大量的患者信息，包括临床资料、实验室结果、影像学数据等。这些数据需要被准确地记录下来，以确保后续的治疗决策和监测能够基于可靠的信息进行。

5. 治疗选择的指导　常规性评估有助于为患者制订个体化的治疗计划。基于评估结果，医疗团队可以更好地了解患者病情的严重程度、病变的位置、是否有转移等因素，从而更有针对性地选择适当的治疗方法。

6. 研究和数据分析　常规性评估产生的数据可以被用于临床研究和数据分析。通过汇总和分析大量患者的评估数据，研究人员可以识别出治疗效果、生存率等方面的趋势和模式，进而改进治疗策略。

总之，肿瘤整体评估的常规性是确保评估过程科学、系统和一致的关键因素之一，它有助于提供准确的疾病诊断和治疗建议，以及支持临床研究和医学进步。

（二）整体评估的全面性

肿瘤整体评估的全面性意味着在评估过程中要综合考虑患者的各个方面，以获取尽可能全面的信息。

1. 多个维度的考虑　全面性评估要涵盖多个维度，采用包括临床、影像学、病理学、分子生物学等不同手段，评估躯体心理、社会等功能状态。不同维度提供了关于肿瘤生物学特征、器官功能心理、社会等方面的信息，这些信息共同揭示了肿瘤患者的全貌。

2. 身体系统的涵盖　肿瘤整体评估需要考虑患者身体的不同系统和器官。这包括对原发肿瘤的评估，以及是否存在转移或淋巴结受累等问题。全面性评估有助于确定病变的范围和扩散情况。

3. 病史和症状　患者的病史和症状对全面性评估至关重要。了解患者过去的健康状况、病症出现的时间、症状的性质和严重程度等，有助于医疗专业人员了解疾病的演变和可能的诱因。

4. 实验室检查　提供了关于患者生理状态的信息，如血液检测、肿瘤标志物检测等。这些数据可以揭示患者的整体健康状况，辅助于肿瘤评估和治疗决策。

5. 影像学评估　影像学检查如X线检查、CT、MRI和PET/CT等提供了肿瘤的结构和解剖学信息。这些图像能够帮助医疗专业人员确定肿瘤大小、部位、形态等特征。

6.病理学分析　通过对组织样本的显微镜观察，提供了肿瘤的组织学特征、细胞类型和分级等信息。这有助于确定肿瘤的恶性程度和预后。

7.分子生物学信息　揭示了肿瘤在分子水平上的特征，如基因突变、蛋白质表达等。这些信息对个体化治疗和靶向治疗的选择非常重要。

8.患者偏好和心理因素　全面性评估还需要考虑患者的偏好、价值观和心理状态。这有助于制订符合患者需求的治疗计划，并提供必要的支持和心理健康服务。

综合来说，肿瘤整体评估的全面性确保了医疗团队可以从多个角度获得关于患者病情的信息，从而制订更为精准的诊断和治疗方案。这有助于提高治疗效果，并为患者提供更好的医疗护理。

（三）整体评估的动态性

肿瘤整体评估的动态性意味着评估过程并不是静止不变的，而是随着时间的推移和病情的变化而不断演变和更新。

1.病情变化的监测　肿瘤整体评估并不仅限于初次诊断阶段，而是需要在治疗过程中不断监测病情的变化，包括定期随访、影像学检查、实验室检查等，以评估肿瘤的生长情况、治疗效果和可能的复发。

2.治疗反应的评估　动态性评估还包括对治疗反应的评估。根据治疗后的效果，医疗团队可以调整治疗方案，如调整药物剂量、更换治疗策略，以最大程度提高治疗效果。

3.新信息的整合　随着医学科研的不断进展，新的诊断方法、治疗策略和药物可能不断涌现。动态性评估要求医疗专业人员不断更新自己的知识，将新的信息整合到评估过程中，以提供最先进的护理和治疗。

4.个体化的调整　患者的生理状况、生活方式和治疗目标可能随时间发生变化。动态性评估要求医疗团队根据个体患者的情况，随时进行个性化的调整和干预。

5.复发和进展的监测　肿瘤评估的动态性尤其重要，以监测是否出现了肿瘤的复发或进展。对于已经治疗过的患者，定期的评估可以帮助及早发现并处理可能的复发情况。

6.科研和临床试验参与　动态性评估可以使患者有机会参与新的临床试验和科研项目。根据患者的情况，医疗团队可能会推荐适合的临床试验，为患者提供更多治疗选择的机会。

7.患者教育和共享决策　动态性评估也涉及患者教育和共享决策的过程。通过定期向患者提供关于病情变化、治疗选项和预后的信息，帮助患者更好地理解自己的病情，并与医疗团队一起制订治疗计划。

综合来看，肿瘤整体评估的动态性强调了评估过程的灵活性和持续性。随着医学知识和技术的发展，评估过程需要随之调整，以确保患者始终接受到最佳的医疗护理。这种动态性也反映了医疗领域不断追求更好的治疗结果和患者生存率的努力。

（四）整体评估的个体化

肿瘤整体评估的个体化意味着评估过程将每个患者视为独特的个体，考虑其独特的生理特征、疾病表现、心理需求及治疗偏好。

1.基于患者特点制订治疗计划　个体化评估强调根据每个患者的独特特点制订治疗计划，包括考虑患者的年龄、性别、基因型、分子特征、身体状况等因素，以确定最适合患者的治疗策略。

2.共享决策　个体化评估倡导与患者进行共享决策。医疗团队会向患者解释不同治疗选项的利弊，帮助患者了解可能的风险和好处，并根据患者的价值观和偏好一起制订治疗计划。

3.治疗的多样性　由于每个人的生理状况和疾病表现都不同，个体化评估强调治疗的多样性。不同的患者可能需要不同的治疗方法，这可能涵盖手术、放疗（放射治疗）、药物治疗、免疫疗法等不同的治疗策略的组合。

4.针对特定突变的靶向治疗　个体化评估在分子层面尤其重要。了解肿瘤的分子特征，可以帮助医疗团队选择针对特定基因突变的靶向治疗，从而提高治疗的精准性。

5.个人偏好的考虑　患者的个人偏好、价值观和生活方式可能会影响他们对治疗的接受程度。个体化评估会考虑患者的心理和情感需求，为患者提供更符合其生活背景的治疗方案。

6.预后和生存率的估计　个体化评估还包括根据患者的疾病特点和生理状态，估计其治疗后的预后和生存率。这可以帮助患者和医疗团队共同制订合理的治疗目标。

7.治疗副作用的管理　不同患者对治疗的耐受性也存在差异。个体化评估会考虑患者可能面临的治疗副作用，并制订相应的管理计划，以减轻不良影响。

8.长期随访计划　个体化评估还需要制订长期随访计划，以跟踪患者的病情发展情况和治疗效果。随着时间的推移，治疗计划可能需要进行调整，以适应患者的个体变化。

肿瘤整体评估的个体化特点强调了每个患者独特性的重要性，将医疗关怀从标准化的模式转变为更加定制化的方式。这种个体化的评估方法有助于提供更精准、更有针对性的治疗，从而提高治疗效果和患者的生活质量。

总而言之，肿瘤整体评估（CHIA）概念注重整合肿瘤学思想，以多维度方法全面评估患者的状态，以制订个性化的综合治疗方案，目标在于提高患者生存率，改善生活质量及促进全面康复。

二、肿瘤整体评估存在的问题

肿瘤防治，赢在整合；控瘤行动，评估先行。肿瘤整体评估是临床实践中的"首招"，应在诊断前的最初阶段便纳入诊疗流程的各个环节中，以为治疗方案提供关键性决策。肿瘤评估的任务既包括评估患者的身体状况、疾病状态、心理健康及遗传风险，同时也需要评估肿瘤治疗可能引发的局部和全身损害风险，以及患者本人的实际需求。因此，评估在本质上既是一种诊断过程，又是减轻肿瘤治疗相关风险的手段。肿瘤评估与治疗的融合同样需要将各相关医学领域的专业知识有机整合，将患者作为整体进行全面评估，为制订个性化的综合诊疗方案奠定基础。

肿瘤整体评估在肿瘤治疗中发挥重要作用，但仍然存在着一些不足之处，这些问题在一定程度上制约了临床的准确诊断和有效治疗。

1.医学技术的局限性　尽管医学技术不断进步，但仍然存在一些肿瘤类型或阶段难以被准确评估的情况。特别是在早期肿瘤的检测上，传统的影像学和生物学方法可能无法捕捉到微小的病变，导致延误了治疗时机。

2.多学科合作不足　肿瘤的整体评估需要多学科的合作，包括影像科、病理科、外科、内科等多个领域的专家。然而，由于各个领域之间信息沟通不畅、协作机制不完善，可能导致评估结果的不一致性，影响最终的诊疗决策。

3.数据共享和隐私问题　肿瘤整体评估需要大量的患者数据作为支持，但在数据共享和隐私保护方面存在困难。医疗机构和患者对个人隐私的保护较为敏感，导致数据无法充分共享，限制了肿瘤整体评估的进一步发展。

4.缺乏标准化指南　在肿瘤整体评估中，缺乏统一的标准化指南，不同医师和医疗机构可能会采用不同的评估方法和标准，影响了评估结果的可比性和一致性。

5.治疗方案的个体化不足　肿瘤整体评估虽然能够提供丰富的信息，但在制订个体化治疗方案时，仍然缺乏足够的精准性。治疗方案的个体化需要考虑患者的病情、身体状况、生活方式等多方面因素。

三、肿瘤整体评估的前景展望

尽管肿瘤整体评估面临诸多挑战，但随着医学技术的不断进步和全球医疗领域的共同努力，我们可以预见肿瘤整体评估将会迎来更好的发展前景。

1.技术创新的推动　医学技术的创新将进一步提升肿瘤整体评估的精确性和准确性。例如，新一代的影像学技术、更高灵敏度的分子生物学检测方法及基于人工智能的数据分析工具都将为肿瘤评估带来更多可能性。

2.多学科合作的加强　针对肿瘤整体评估需要多学科合作的特点，医疗机构应加强不同学科之间的合作机制，建立完善的信息共享渠道，以确保评估结果的一致性和可靠性。

3.隐私保护与数据共享的平衡　在推动肿瘤整体评估发展的过程中，需要找到保护患者隐私的同时，促进医疗数据的合理共享的平衡点。建立安全的数据共享机制，有助于加速医学研究和临床实践的进展。

4.标准化指南的制定　医学界应该加强合作，制定统一的标准化指南，以确保肿瘤整体评估在全球范围内具有可比性和可信度，从而更好地指导临床决策。

5.个体化治疗的推进　随着对肿瘤分子特征和患者个体信息更深入的了解，将有望实现更为个体化的治疗方案。通过综合考虑患者的全面情况，为每个患者量身定制最适合的个体化治疗策略。此外，因患者难以脱离社会和家庭环境，肿瘤的整体评估和治疗也需要关注社会及家庭的支持，因此需要将社会及家庭因素纳入考虑范围。

全面推进肿瘤整体评估不仅需要吸纳更多医学相关从业人员参与，也需要通过中国抗癌协会的学术影响力和地位，深化科研技术合作和社会推广，促进创新发展，提升医患对肿瘤整体评估的认识，将其融入临床实践，造福更多患者。总之，肿瘤整体评估在实践中虽然发挥了重要作用，但仍然存在改进空间，需要医学专家、科研人员及政策制定者的共同努力，以提升肿瘤治疗效果和患者生存率。

小结

肿瘤整体评估的首要步骤在于合理布局，下好肿瘤综合防控战略的先手棋。正如千里之行始于足下，万里之船成于罗盘。通过多学科协作，构建个体化的"量体裁衣"治疗方案，将整体评估有机融入临床实践，以造福更多肿瘤患者。整体评估的价值首先在于其全局观，其次在于实现肿瘤诊疗的全生命周期管理。将常规诊疗规范纳入综合考虑，要求每位专科医师熟悉其他领域的知识，使自身知识具备"MDT化"的特质。此外，专科医师还应与不同领域的同仁"交朋友"，以更好地推进多学科协作（MDT），并在协作中不断完善和提高，甚至进行创新。肿瘤专科医师的角色应如"千手观音"，而非"八仙过海，各显神通"。我们倡导"一专多能"的观念，因为医师需要了解何时应进行手术，何时应考虑放疗，何时需要心理干预。这需要不仅精通一项技能，还需要深入了解肿瘤相关学科的各个方面，这正是新时代下肿瘤专科医师的定位。

没有科学的整体评估，就无法实现合理而有效的整合诊疗。整体评估坚守全程、全面、动态和量化的原则。在制订控癌治疗方案之前，器官评估具有至关重要的意义。整合医学的核心理念强调"以人为本"和"以患者为中心"，强调生活质量与生存时间同等重要。从多学科会诊演化至整合医学，能够最大程度地提升患者的生存时间和生活质量。

综上所述，肿瘤整体评估的初衷在于谋划全面的肿瘤防控策略，通过多学科协作打造个体化治疗方案，使整体评估的原则深入实践，从而更好地造福广大患者。

（陈小兵　陈贝贝　王建正）

参考文献

陈静，刘均娥，王会颖，2011. 癌症患者心理痛苦筛查工具评价的研究综述［J］. 中华护理杂志，46（6）：624-626.

陈润生，2021. 精准医学带来的挑战与机遇［J］. 科学世界，（1）：124-125.

丁健，戴旭，孟宪运，等，2015. 实体瘤疗效评价标准的研究进展［J］. 中国肿瘤临床与康复，22（9）：1150-1152.

樊代明，2021. 整合医学：从医学知识到医学知识论［J］. 医学争鸣，12（6）：1-11.

樊代明，2021. 整合肿瘤学［M］. 北京：世界图书出版公司.

张宏艳，刘勇，张红梅，等，2023. 中国肿瘤整合诊治技术指南：整体评估［M］. 天津：天津科学技术出版社.

龚婷，唐玲，罗蕾，2022. 基于CiteSpace的国际肿瘤治疗决策辅助研究热点分析［J］. 上海护理，22（5）：16-21.

李秀山，2017. 胃癌患者外科治疗的研究进展［J］. 医学理论与实践，30（4）：492-493，497.

吕天石，邹英华，2020. 肝癌微创介入治疗进展［J］. 中国临床新医学，13（3）：211-215.

饶跃峰，廖争青，叶子奇，等，2021. 癌痛规范化治疗评估量表的研发与应用［J］. 中华疼痛学杂志，17（4）：360-366.

石汉平，李薇，齐玉梅，等，2021. 营养筛查与评估［M］. 2版. 北京：人民卫生出版社.

孙新红，匡奕珍，2017. 医学是"人"学：基于樊代明院士"整合医学"理念［J］. 医学争鸣，8（3）：20-23.

孙燕，2019．中西医结合防治肿瘤：难忘的70载心路历程［J］．中国中西医结合杂志，39（8）：902-903．

谈东风，亨利·T.林奇，2017．分子诊断与肿瘤个体化治疗原则［M］．张绪超，刘毅，译．北京：科学出版社．

谭巧云，韩晓红，石远凯，2018．肿瘤免疫检查点抑制剂疗效预测标志物及耐药机制的研究进展［J］．中华医学杂志，98（48）：3917-3920．

唐丽丽，王建平，2012．心理社会肿瘤学［M］．北京：北京大学医学出版社．

王德强，2022．生物信息学与肿瘤精准治疗［J］．中国肿瘤外科杂志，14（5）：426-429．

王雄文，2022．中西医整合肿瘤学理论与实践：跟师国医大师周岱翰心得［M］．北京：中国中医药出版社．

吴满金，2019．腹腔镜手术用于胃癌患者治疗的研究进展［J］．医疗装备，32（16）：182-183．

肖纯凌，2017．整合医学，医学未来发展的必然趋势［J］．沈阳医学院学报，19（2）：82．

邢远翔，2016．贵在整合 难在整合 赢在整合：樊代明院士谈整合医学顺势而为［J］．中国医院院长，（20）：16-17．

张宏艳，高伟健，2018．终末期患者的姑息性镇静治疗：安宁疗护的理念与用药［J］．医学与哲学（B），39（4）：14-17．

张芮，冯瑞坷，付振明，2023．中国版患者主观整体评估：最可能实现肿瘤患者营养状况自我评估的工具［J］．肿瘤代谢与营养电子杂志，10（3）：325-329．

张叶宁，张海伟，宋丽莉，等，2010．心理痛苦温度计在中国癌症患者心理痛苦筛查中的应用［J］．中国心理卫生杂志，24（12）：897-902．

张一楠，季鑫，季加孚，2017．胃癌外科治疗进展［J］．腹部外科，30（4）：237-240，245．

张志强，马怡，郑爽，等，2019．实体肿瘤治疗效果评价标准的研究进展［J］．中国临床实用医学，10（2）：71-73．

Anderson F，Downing GM，Hill J，et al，1996．Palliative peformance Scale（PPS）：a new toll．J Palliat Gure，12（1）：5-11．

Basch E，Deal AM，Dueck AC，et al，2017．Overall survival results of a trial assessing patient-reported outcomes for symptom monitoring during routine cancer treatment［J］．JAMA，318（2）：197-198．

Charles S．Cleeland，Michael J．Fisch，2019．癌症症状学：评测、机制和管理［M］．张宏艳，李小梅，译．北京：人民卫生出版社．

Dai W，Feng WH，Zhang YQ，et al，2022．Patient-reported outcome-based symptom management versus usual care after lung cancer surgery：a multicenter randomized controlled trial［J］．J Clin Oncol，40（9）：988-996．

Fichera A，2018．A historical perspective on rectal cancer treatment：from the prehistoric era to the future［J］．Minerva Chir，73（6）：525-527．

Fink RM，Gallagher E，2019．Cancer pain assessment and measurement［J］．Semin Oncol Nurs，35（3）：229-234．

Goutsouliak K，Veeraraghavan J，Sethunath V，et al，2020．Towards personalized treatment for early stage HER2-positive breast cancer［J］．Nat Rev Clin Oncol，17（4）：233-250．

Kondrup J，2003．Nutritional risk screening（NRS 2002）：a new method based on an analysis of controlled clinical trials［J］．Clin Nutr，22（3）：321-336．

Le DT，Uram JN，Wang H，et al，2015．PD-1 blockade in tumors with mismatch-repair deficiency［J］．N Engl J Med，372（26）：2509-2520．

Lefèvre JH，Mineur L，Cachanado M，et al，2019．Does a longer waiting period after neoadjuvant radio-chemotherapy improve the oncological prognosis of rectal cancer？［J］．Ann Surg，270（5）：747-754．

Martland ME，Rashidi AS，Bennett MI，et al，2020．The use of quantitative sensory testing in cancer pain assessment：a systematic review［J］．Eur J Pain，24（4）：669-684．

Minvielle E，di Palma M，Mir O，et al，2022．The use of patient-reported outcomes（PROs）in cancer care：a realistic strategy［J］．Ann Oncol，33（4）：357-359．

Ottery FD，1994．Rethinking nutritional support of the cancer patient：The new field of nutritional oncology［J］．Semin Oncol，21（6）：770-778．

Papadimitrakopoulou VA，Han JY，Ahn MJ，et al，2020．Epidermal growth factor receptor mutation analysis in tissue and plasma from the AURA3 trial：Osimertinib versus platinum-pemetrexed for T790M mutation-positive advanced non-small cell lung cancer［J］．Cancer，126（2）：373-380．

Riggan KA，Stewart EA，Balls-Berry JE，et al，2021．Patient recommendations for shared decision-making in uterine fibroid treatment decisions［J］．J Patient Exp，8：237437352110496．

第二章

一般状态评估

由于代谢异常、食欲缺乏、消化吸收障碍等因素常导致肿瘤患者营养素摄入不足、吸收不良或过度消耗，从而引起机体状态受损。在肿瘤治疗过程中，患者的不良机体状态可显著影响其治疗效果和生存时间。通过对患者当下的一般状态进行全面评估，并以此为基础提供个性化的营养、代谢、运动等综合干预方案，是肿瘤治疗和康复过程中的重要环节。

一般状态的评估方法通常包括简单的问卷调查、临床检查和影像学检查等。问卷调查主要包括对患者体力状态、躯体功能、活动能力、饮食状况、摄食相关症状、营养指标和生活质量等方面的询问。临床检查主要包括人体成分分析、血清学、生化指标等检测。影像学检查主要包括超声、计算机体层成像（CT）和磁共振成像（MRI）等。评估肿瘤患者一般状态的主要目的是掌握患者的机体状况对肿瘤治疗和预后的影响，从而为患者提供适时恰当的干预措施，对提高抗肿瘤治疗效果和改善其生活质量具有重要意义。

第一节　体力状态评估

一、概述

（一）定义

体力状态（performance status，PS）评估是反映肿瘤患者整体健康状况和独立（无须他人）完成日常活动能力的指标。这些日常活动包括穿衣、进食、洗澡，以及一些更复杂的活动，如打扫房屋和从事一般性工作。体力状态评估是制订抗肿瘤治疗方案、调整药物剂量及确定姑息治疗强度的重要衡量标准之一。同时，它还是临床试验的筛选标准和生活质量评价中不可或缺的一部分。

（二）体力状态评估的意义

体力状态评估可以帮助医师预测患者对抗肿瘤治疗的耐受性和生存预后。肿瘤患者的预后受多种因素的影响，体力状态是其中最为重要的因素之一。大量研究表明，体力状态是多种肿瘤的重要预后影响因素，包括乳腺癌、卵巢癌、小细胞肺癌和非小细胞肺癌等。另外，体力状态在预测患者疗效方面的重要性甚至超过了年龄。

体力状态评估在肿瘤治疗的决策中起着关键性作用。通过评估患者的体力状态，医师可以判断患者是否适合进行某种特定的治疗。具有较差的体力状态和有限的功能能力的患者通常难以耐受严格的抗肿瘤治疗。而且这些患者的疗效较差，无论接受何种治疗，其结果都不如身体状况、体力状态较好的患者。因此，对于体力状态较差的患者，可能需要调整治疗方案，降低治疗药物剂量，从而减少不良反应和提高治疗的耐受性。同时，患者的体力状态通常会随时间变化。随着癌症的进展，患者的体力状态可能会逐渐恶化，这既与癌症本身有关，也与治疗的累积不良反应有关。动态评估体力状态是调整治疗方案的重要依据。

体力状态评估还与患者的生活质量密切相关。癌症治疗常伴随着一系列的身体不适和不良反应，这些问题对患者的生活质量产生负面影响。通过评估患者的体力状态，医师可以了解患者的活动能力、自理能力及疾病相关症状的存在程度，从而采取相应的支持性治疗措施，减轻症状，提高生活质量。例如，对于体力状态较差的患者，可以提供适当的康复训练和支持性护理，以提高其日常生活能力和改善心理状态。

二、体力状态评估工具

目前，体力状态的评估国际上仍推荐采用观察者报告（或临床医护报告）方式，广泛建议使用 KPS 和 ECOG PS 量表评估肿瘤患者的体力状态。此外，本部分也简要介绍了 WHO 体力状态评分量表、Zubrod 和 PPSv2 量表。这些量表在用途、评分系统和等级定义方面存在一些差异。选择使用哪种评估量表通常取决于患者的病情、评估目的和临床需求。医师和研究人员需要在实践中选择合适的评估工具，以更好地了解患者的体力状况。

（一）KPS

KPS 对患者总体体力状态进行评分，常用于评估患者是否能够接受激进的治疗，如化疗、手术等。评分为 0～100 分（表2-1），得分越高，体力状态越好，越能耐受治疗给身体带来的不良反应。KPS 分为 3 级。80 分以上为生活自理级（independent），不需要任何护理，治疗后状态较好，生存期较长；50～70 分为生活半自理级（semi-independent），不能工作，但能在家中生活自理；50 分以下为依赖级（dependent），即生活不能自理。通常 KPS 低于 60 分时，许多有效的控瘤治疗无法实施，一般来说，KPS 70 分以下认为不适合标准剂量的化疗。

表2-1　KPS

评分（分）	体力状态
100	正常，无主诉，无疾病证据
90	能进行正常活动，有轻微症状及体征
80	可勉强进行正常活动，有一些症状及体征
70	生活能自理，但不能从事正常工作
60	生活尚能自理，有时需要人扶助
50	需要一定帮助和护理
40	生活不能自理，需要特殊照顾
30	生活严重不能自理，需要特殊照顾
20	病情危重，需要住院积极支持治疗
10	病危，临近死亡
0	死亡

（二）ECOG PS 量表

与 KPS 类似，ECOG PS 量表是恶性肿瘤患者临床常用的体力状态评分量表，是从患者体力了解一般健康状况和对治疗耐受能力的指标，常用于判断患者可否接受激进控瘤治疗。相比 KPS，ECOG PS 量表更简化。将功能状态分为 0～5 分，共 6 级，每一级都对应相应身体状态（表2-2）。白天卧床时间是关键点，超过 50% 评为 3 级，一般认为高于 2 级的患者不适宜标准剂量化疗。

表 2-2　ECOG PS 量表

评分（分）	体力状态
0	活动能力完全正常，与患病前活动能力无任何差异
1	症状轻，从事轻体力活动，包括一般家务或办公室工作
2	生活能自理，但已丧失工作能力，白天卧床时间不超过50%
3	生活仅能部分自理，白天卧床时间超过50%
4	卧床不起，生活不能自理
5	死亡

（三）WHO体力状态评分量表

WHO体力状态评分量表是一种广泛应用于各种医疗环境中评估患者整体功能状况的工具，包括慢性疾病、急性疾病和肿瘤患者等。相比 ECOG PS 量表，该量表进一步精简，仅将患者分为4个体力等级（表2-3），为0～3分，随分值增加，患者功能损害的程度不断加重。

表 2-3　WHO体力状态评分量表

评分（分）	体力状态
0	活动能力完全正常，没有任何限制，可以独立完成日常工作
1	剧烈体力活动受限，能够从事轻度工作
2	生活能自理，但无法从事任何工作及活动
3	需要他人帮助来自理，无法从事工作活动

（四）Zubrod体力活动量表

作为ECOG PS量表的替代工具，Zubrod体力活动量表是广泛应用于肿瘤学领域的评估工具。它是根据肿瘤患者的日常生活能力和表现来判断其疾病严重程度和治疗反应的量表。其内容与ECOG PS量表无实质性差异。

（五）PPSv2量表

改良版姑息性表现量表（palliative performance scale version2，PPSv2）常用于预测肿瘤患者的生存时间和潜在的姑息治疗需求。评分范围为0～100%，以10%递增，0代表患者已经死亡，100%代表行动健康。但是，关于PPS的预后判断作用，以及该量表与其他常用的预后预测工具的相关性仍需要大规模的研究进一步验证（表2-4）。

表 2-4　PPSv2 的构成和计分

PPS水平	行动能力	活动/疾病程度	自我照顾	进食	意识水平
100%	完全正常	正常活动/工作，无疾病症状	完全独立	正常	清醒
90%	完全正常	正常活动/工作，有疾病症状	完全独立	正常	清醒
80%	完全正常	正常行为活动，有疾病症状	完全独立	正常或减少	清醒
70%	下降	不能正常工作及活动，重大疾病	完全独立	正常或减少	清醒
60%	下降	不能做家务，重大疾病	需要部分帮助	正常或减少	清醒或混乱

续表

PPS水平	行动能力	活动/疾病程度	自我照顾	进食	意识水平
50%	主要坐/躺	不能做任何工作，广泛病变	需要一定帮助	正常或减少	清醒或混乱
40%	主要卧床	不能进行大多数活动，广泛病变	需要极大帮助	正常或减少	清醒或昏睡，伴或不伴混乱
30%	完全卧床	不能进行任何活动，广泛病变	完全依赖	正常或减少	清醒或昏睡，伴或不伴混乱
20%	完全卧床	不能进行任何活动，广泛病变	完全依赖	微量	清醒或昏睡，伴或不伴混乱
10%	完全卧床	不能进行任何活动，广泛病变	完全依赖	仅有口腔护理	昏睡或昏迷
0	死亡	—	—	—	—

（六）KPS与ECOG PS量表评分之间的转换

临床上可以将KPS和ECOG PS量表评分进行相互转换，以帮助医师和研究人员在不同评估工具之间进行对比和交流，以更好地评估和比较患者的功能状态和治疗效果。因为KPS和ECOG PS量表评分系统的描述略有差异，所以进行转换时需要注意将相似的功能状态对应起来。通常，可以使用以下转换关系作为参考：KPS 100分对应ECOG PS量表0分；KPS 80～90分对应ECOG PS量表1分；KPS 60～70分对应ECOG PS量表2分；KPS 40～50分对应ECOG PS量表3分；KPS ≤30分对应ECOG PS量表4分。需要注意的是，这只是一种常见的转换方法，具体的转换关系可能会因医师、研究或机构的偏好而有所不同。在进行转换时，应该根据具体情况进行综合考虑，并在临床实践中进行验证。

三、体力状态与治疗方案

体力状态在制订合适的抗肿瘤治疗方案（手术、放射治疗、化疗等）和姑息治疗强度中起到至关重要的作用。体力状态好的患者对抗肿瘤治疗的耐受性更好，ECOG PS评分为0～1分的肿瘤患者是手术和化疗的最佳人选。而体力状态较差的患者容易出现治疗相关的不良反应，常需要调整治疗方案并减少剂量。另外，体力状态好的患者通常表现出更强的免疫力，从而获得更好的治疗反应。相比之下，体力状态较差的患者由于受损的免疫功能和更重的肿瘤负担，治疗效果一般不太好。Kullmann及其同事进行了一项有关是否应该对体力状态差的患者进行抗肿瘤治疗的前瞻性研究。他们根据ECOG评分标准一共纳入了139名ECOG评分大于1且伴有远处转移的患者。如果患者在接受治疗后生存超过3个月，则被认为临床决定是对的。他们发现抗肿瘤治疗对体力状态差的患者无益甚至有害。研究证明，体力状态在对治疗反应的预测中的重要性甚至超过了年龄。因此，在临床实践中应根据患者的体力状态选择合适的治疗方式。

四、体力状态与生活质量

体力状态是评估患者日常活动能力和整体健康状况的指标，而生活质量反映了患者在身体、生理和社会方面的幸福感和满意度。这两个概念之间存在密切的联系，理解它们之间的关系有助于优化对患者的治疗和护理。

研究表明，体力状态较好的患者通常具有更好的身体功能、更高的活动水平和更少的疼痛或不适感。这使他们能更好地参与社交活动、保持良好的心理状态和享受生活。相反，体力状态较差的患者通常面临更多的身体功能限制或障碍，这对他们的生活质量产生负面影响。他们可能感到疲劳、虚弱，无法独立完成日常活动，甚至需要依赖他人的帮助。这种身体上的不适和依赖感可能引起患者的心理压力和情绪困扰，进一步降低他们的生活质量。此外，正如上面所描述的，体力状态还可以影响患者对治疗的反应和耐受性，从而对生活质量产生影响。体力状态差的患者可能对治疗产生更多的不良反应或并发症，这可能导致身体不适和负面情绪，从而对他们的生活质量造成负面影响。另外，改善体力状态可以一定程度上提高患者的生活质量。通过采取合适的治疗策略和康复计划，包括物理治疗、药物治疗、心理支持和社会支持等多种干预措施，可以使患者更好地应对疾病的挑战，从而提高他们的生活质量和幸福感。

虽然体力状态与生活质量之间存在紧密的联系，但需要注意的是，它们并不完全一致。有些患者可能体力状态较差，但仍然对生活保持积极的态度，拥有较高的生活质量。另外，一些患者可能体力状态较好，但由于其他因素（如心理问题或社会环境）的影响，他们的生活质量可能较低。因此，在评估患者的状况时，需要综合考虑体力状态和生活质量，并与患者进行充分的沟通和合作，以了解他们的个体体验和需求。总而言之，体力状态与生活质量之间存在着密切的联系。理解和评估这两个概念对优化患者的治疗和护理至关重要。通过关注患者的体力状态和生活质量，医护人员可以制订个性化的治疗方案，提供必要的支持和康复服务，从而提高患者的治疗效果和生活质量。将生活质量作为评估和改进医疗护理质量的重要指标，有助于提高医疗机构的综合护理水平，提升患者的满意度和整体健康状况。

五、体力状态与生存

肿瘤患者的预后受到多种因素的影响，包括年龄、性别、病理类型和肿瘤分期等。其中，体力状态评分是一个不可或缺的预后预测因子，尤其是终末期患者。大量的研究表明相比于体力状态较差的患者，体力状态好的患者通常具有较长的生存期。这可能与以下潜在的因素有关：首先，体力状态好的患者通常伴有较少的并发症，生理功能储备好，身体素质较高。这可能有助于他们耐受治疗、康复，并最终延长寿命。其次，体力状态与患者的治疗反应密切相关。体力状态好的患者通常更有可能对手术、化疗、放射治疗或靶向治疗等治疗措施有良好的反应，实现疾病控制、肿瘤缩小甚至完全缓解，从而改善生存结局。

Buccheri博士等调查了536名肺癌患者，准确评估他们治疗前后的KPS和ECOG PS评分。多因素Cox回归分析校正潜在混杂因素证明了KPS和ECOG PS评分在肿瘤患者的预后中均具有良好的区分能力。一篇系统性综述分析了来自34项研究的共8247名患者，发现ECOG评分是前列腺癌患者的独立预后危险因素。Dall'Olio及其同事收集了19项研究和3600名接受免疫检查点抑制剂治疗的非小细胞肺癌患者，并对其进行了荟萃分析和系统性评价，发现ECOG评分≥2分是预后良好的预测指标。同时，对于接受家庭肠外营养的晚期肿瘤患者，KPS评分同样展现了良好的预后预测能力。Keane等调查了107名接受家庭肠外营养的患者（68名女性和39名男性，平均年龄为57岁），发现他们的预后与KPS评分显著相关，但与是否转移和治疗方式等无关。

六、体力状态与临床试验

在设计临床试验、制订纳排标准和数据分析中，体力状况都是一个至关重要的参考指标。在临床试验设计阶段，研究人员必须考虑人群的体力状态分布。通过按照患者的体力状况分层，有助于实现均衡的治疗分配，减少体力状态不平衡可能带来的混杂效应。这种方法可以更准确地评估某一治疗效果在不同体力状况患者上是否一致。另外，体力状态在制订纳排标准的过程中也很重要。它确保参与者具备遵守研究要求和耐受研究治疗潜在不良反应的身体能力。另外，临床试验可能有特定的体力状态要求，如只招募体力状态良好的患者（如ECOG体力状态0～1），或者更广范围的体力状态水平，以便有针对性地评估治疗结果和安全性。在统计分析方面，通常将体力状态作为协变量或分层变量纳入分析模型中。通过在统计分析中考虑体力状态，研究人员可以更好地控制其潜在影响，独立评估治疗效果。此外，基于体力状态评估的亚组分析可以提供有价值的信息，评估不同患者亚组中的治疗效果。这使研究人员能够评估治疗效益在不同体力状态水平是否有差异，并确定治疗与体力状态之间的潜在交互作用。

第二节　躯体功能评估

一、概述

躯体功能（physical function，PF）是反映患者日常生活能力状态的指标，也是生活质量评估的主要维度。维护好患者躯体功能是保证肿瘤治疗的基础条件，也是保证疾病诊疗可能获益的先决条件。合理、有效评估肿瘤患者躯体功能至关重要，既是实施合理诊疗的基础，也是选择治疗模式的重要依据。

躯体功能主要包括肌力、平衡能力、移动能力、步态等。日常生活活动（activity of daily living，ADL）能力、工具性日常生活活动（instrumental activity of daily living，IADL）能力和高级日常生活能力（advanced activities of daily living，AADL）是一类整合评价患者躯体能力和自我照顾能力的指标，是老年肿瘤患者整合评估最主要的评估工具。ADL是指自我照顾任务，包括洗澡、穿衣、如厕、控制大小便、整理仪容、进食和转移；IADL能力是指保持独立居家活动的能力，包括采购生活用品、驾驶或搭乘公共交通工具、使用电话、做家务、进行房屋修缮、做饭、洗衣、用药和处理财务；AADL存在很大的个体差异，这些高级活动包括履行社会、社区和家庭义务的能力，以及参加娱乐或职业活动的能力。目前在一些新药临床研究中，使ADL、IADL评价治疗前后耐受性和不良反应程度，对临床实践具有很好参考价值。另外，晚期肿瘤患者影响全身各个系统甚至出现恶病质，进而出现不同程度的日常生活能力受损，是ADL和IADL评估的适用人群。

二、躯体功能评估的基本原则

（一）评估的目的和重要性

抗肿瘤治疗可能会对肿瘤患者的躯体功能产生影响。因此，躯体功能评估对了解肿瘤患者的身体状况、功能损害程度及康复需求非常重要。同时，肿瘤患者的身体状况可能会随着治疗过程和疾病进展而发生变化。评估应多次进行，以便跟踪患者的躯体功能变化情况。评估结果可以帮助医务人员了解患者的身体功能恢复情况，以及是否需要调整治疗方案或提供其他康复干预措施。肿瘤患者的评估计划应该根据他们的具体情况进行个体化制订，包括考虑患者的肿瘤类型、治疗史、身体状况、并发症等因素。评估计划可以包括对患者的身体功能、运动能力、疼痛程度、营养状况、心理状态等方面的评估。

（二）个体化评估计划的制订

1.综合性　评估计划应综合考虑个体的生理、心理和社会因素。这意味着不仅要评估身体功能，还需要考虑个体的心理状态、社交支持和家庭环境等因素。

2.多维度　评估计划应覆盖多个领域，包括生理功能、运动能力、认知能力、心理功能等。这样可以全面了解个体的功能状况，有助于制订全面的康复计划。

3.客观性　评估计划应使用客观的评估工具和标准，以减少主观因素的影响，并提高评估结果的准确性和可比性。

4.可行性　评估计划应考虑到个体的能力和资源，确保评估过程的可行性和可实施性。评估工具和方法应简单易行，并能够适应不同个体的特点。

（三）患者隐私和伦理问题

躯体功能评估涉及收集个体的健康和个人信息，因此需要严格遵守患者隐私和伦理原则。

1.保密性　评估过程中收集到的个人信息应严格保密，只在必要的情况下与授权的医务人员共享。

2.知情同意　在进行评估之前，应向个体提供充分的信息，并取得其知情同意。个体应理解评估的目的、过程和可能的风险，并有权选择是否参与评估。

3.尊重个体权利　评估过程中应尊重个体的权利和自主性。个体有权选择评估的内容和方式，并有权随时终止评估过程。

4.数据安全　评估过程中收集到的数据应妥善保存和处理，采取必要的安全措施，以防止数据泄露和滥用。

三、躯体功能评估

躯体功能评估包括个人的自我报告和专业人员的临床评估。一方面，通过设计调查问卷询问患者对自己的身体能力、活动限制和执行特定活动的困难程度。另一方面，医疗人员通过标准化测试客观评估患者的躯体状况，包括握力测试、步行速度测试、坐立测试和平衡测试等。这些评估旨在测量躯体功能的特定方面，并提供可比较和随时间变化的数据。躯体功能评估可以在不同的环境中进行，包括医院、诊所、康复中心，甚至在个人家中。

（一）活动日志

活动日志是患者记录日常活动和活动负荷的工具，可以提供关于患者日常活动水平、体力活动和休息时间的详细信息。患者可以使用各种方法和工具，包括活动追踪器、智能手表、手机应用程序或纸质日志记录表格。通过这些工具，个人可以记录他们的步数、运动时间、运动类型和运动强度等信息，此外，还可以记录其他与身体活动相关的因素，如心率、睡眠质量和消耗的热量等。通过分析和解读活动日志，个人可以得出一些有关自己身体活动水平的结论。他们可以看到自己每天的步数、活动时间是否达到了建议的健康水平。此外，他们还可以确定自己在某些活动或运动类型上的偏好，并据此制订目标和计划，以改善自己的身体健康状况。活动日志记录是一种简单而有效的躯体评估方法，可以帮助个人更好地了解和管理自己的身体活动水平。通过持续记录和分析活动日志，个人可以逐步改变和改善自己的生活方式，增加运动和活动的时间，并提高自己的身体素质。

（二）握力测试

握力测试用于评估患者的手部肌肉力量。患者被要求握住一个特定的握力计，并用最大的力握持。测试结果会被记录下来，并与性别、年龄和正常参考值进行比较，以获得客观的评估数据。在肿瘤患者中，握力测试被广泛应用于评估身体功能、监测治疗效果和预测生存率等方面。某些治疗方法如化疗和放射治疗可能对患者的肌肉力量和整体身体状况产生不良影响。通过定期进行握力测试，医师可以追踪患者在治疗过程中的身体状况变化，判断治疗效果的好坏。如果患者的握力明显下降，可能需要采取措施减轻治疗带来的负面影响或调整治疗方案。此外，握力测试还可以作为预测肿瘤患者生存率和疾病进展的指标。研究表明，握力与癌症患者的生存率和预后有关。较强的握力通常与更好的生存率和较低的疾病进展风险相关。因此，通过握力测试可以帮助医师评估患者的预后，并根据结果制订个性化的治疗计划。

（三）步行速度测试

通过测量患者在规定距离内的步行时间评估步行能力。常见的测试包括4m步行速度测试和6min步行测试。患者被要求以自己能够承受的尽量快的速度行走。测试过程中，可以使用计时器或电子计时设备准确记录行走时间。测试结果通常以单位时间内行走的距离（如m/s）或行走的速度（如m/min）来表示。步行速度测试在不同人群中有不同的应用。在老年人中，步行速度被视为评估身体功能、预测生活质量和生存期的重要指标。研究表明，较快的步行速度与更好的身体功能、较低的患病风险和更长的生存期相关。因此，步行速度测试可用于帮助医师评估老年人的身体状况，发现潜在的健康问题，并制订相应的干预措施。在慢性病患者中，步行速度测试可以用于评估疾病的严重程度和监测治疗效果。许多慢性病，如心血管疾病、肺部疾病、肿瘤和肌肉骨骼疾病，会影响患者的步行能力。通过定期进行步行速度测试，医师可以了解患者的病情进展和治疗效果，以便及时调整治疗方案。步行速度测试还可用于康复人群中。在康复过程中，步行速度的改善可以反映出康复训练的效果和个体的功能恢复程度。通过定期进行步行速度测试，康复专业人员可以跟踪康复进展，并根据结果调整康复计划，以实现更好的康复效果。步行速度测试的优点在于简单、易操作且无创。它可以在临床环境和日常生活中进行，不需要特殊设备或大量时间。然而，步行速度测试的结果可能受多种因素的影响，包括年龄、性别、身体功能、疾病状态和环境条件等。因此，在解释步行速度测试结果时，应综合考虑个体的背景信息和其他相关评估指标。

（四）坐立测试

坐立测试用于评估患者的下肢肌力、平衡能力和灵活性。该测试可以提供关于个体躯体功能和独立性的信息。测试者从坐姿开始，双足平放在地面上，双臂交叉放在胸前或双手放在肩部。然后，测试者被要求不借助任何外力，以最快速度从坐姿起立，并再次以平稳的速度回到坐姿。在整个过程中，要求保持平衡和稳定。测试的得分通常基于起立和坐下的正确姿势、平衡、使用上肢的支持及执行的速度等因素。坐立测试的优点在于简单易行、不需要特殊设备和大量时间。它可以在临床环境和家庭中进行，作为快速评估个体功能的工具。然而，坐立测试的结果受多种因素的影响，包括年龄、性别、身体力量和平衡能力等。因此，在解释测试结果时，应综合考虑个体的背景信息和其他相关评估指标。

（五）平衡测试

平衡测试用于评估患者的平衡能力和动态稳定性。

1.伯格平衡量表　如表2-5所示。

表2-5　伯格平衡量表

检查项目	完成情况	评分（分）
1.从坐到站	不用手扶能够独立站起并保持稳定	4
	用手扶着能够独立站起	3
	若干次尝试后自己用手扶着站起	2
	需要他人少量的帮助才能站起或保持稳定	1
	需要他人中等或最大量的帮助才能站起或保持稳定	0
2.无支持站立	能够安全站立 2min	4
	在监护下能够站立 2min	3
	在无支持的条件下能够站立 30s	2
	需要若干次尝试才能无支持地站立达 30s	1
	无帮助时不能站立 30s	0
3.独立坐，但双足着地或放在一个凳子上	能够安全地保持坐位 2min	4
	在监护下能保持坐位 2min	3
	能坐 30s	2
	能坐 10s	1
	没有靠背支持，不能坐 10s	0
4.从站到坐	最小量用手帮助安全地坐下	4
	借助于双手能够控制身体下降	3
	用小腿的后部顶住椅子来控制身体下降	2
	独立坐，但不能控制身体下降	1
	需要他人帮助坐下	0
5.转移	稍用手扶着就能够安全地转移	4
	绝对需要用手扶着才能够安全地转移	3
	需要口头提示或监护才能够转移	2
	需要一个人的帮助	1
	为了安全，需要两个人的帮助或监护	0
6.无支持闭目站立	能够安全地站立 10s	4
	监护下能够安全地站立 10s	3
	能站 3s	2
	闭眼不能达3s，但站立稳定	1
	为了不跌倒而需要两个人的帮助	0

检查项目	完成情况	评分（分）
7.双足并拢无支持站立	能够独立地将双足并拢并安全站立	4
	能够独立地将双足并拢并在监视下站立1min	3
	能够独立地将双足并拢，但不能保持30s	2
	需要别人帮助将双足并拢，但能够双足并拢站立15s	1
	需要别人帮助将双足并拢，双足并拢站立不能保持15s	0
8.站立位时上肢向前伸展并向前移动	能够向前伸出＞25cm	4
	能够安全地向前伸出＞12cm	3
	能够安全地向前伸出＞5cm	2
	上肢可以向前伸出，但需要监护	1
	在向前伸展时失去平衡或需要外部支持	0
9.站立位时从地面捡起物品	能够轻易且安全地将地面物品（如鞋）捡起	4
	能够将地面物品（如鞋）捡起，但需要监护	3
	伸手向下达2～5cm且独立保持平衡，但不能将地面物品（如鞋）捡起	2
	试着做伸手向下捡物品的动作时需要监护，但仍不能将地面物品（如鞋）捡起	1
	不能试着做伸手向下捡物品的动作，或需要帮助，免于失去平衡或摔倒	0
10.站立位转身向后看	仅从一侧向后看，另一侧身体转移较差	3
	仅能转向侧面，但身体平衡可以维持	2
	转身时需要监护	1
	需要帮助以防失去平衡或摔倒	0
11.转身360°	在4s的时间内，安全地转身360°	4
	在4s的时间内，仅能从一个方向安全地转身360°	3
	能够安全地转身360°，但动作缓慢	2
	需要密切监护或口头提示	1
	转身时需要帮助	0
12.无支持站立时将一只足放在台阶或凳子上	能够安全且独立站立，在20s的时间内完成8次	4
	能够独立站立，完成8次＞20s	3
	无须辅助具在监护下能够完成4次	2
	需要少量帮助能够完成2次以上	1
	需要帮助以防止摔倒或完全不能做	0
13.一足在前无支持站立	能够独立将双足一前一后排列（无距离）并保持30s	4
	能够独立地将一只足放在另一只足的前方（有距离）并保持30s	3
	能够独立迈一小步并保持30s	2
	向前迈步需要帮助，但能保持15s	1
	迈步或站立时失去平衡	0
14.单腿站立	能够独立抬腿并保持＞10s	4
	能够独立抬腿并保持5～10s	3
	能够独立抬腿并保持≥3s	2
	试图抬腿，不能保持3s，但可维持独立站立	1
	不能抬腿或需要帮助以防跌倒	0
总分		

注：本量表有14个项目，需20min内完成，满分56分，评测结果介于两项评分标准之间时，取低分。总分低于40分表明有跌倒的危险。

2.*屈膝平衡测试*　用于评估个体的下肢肌力、平衡能力和神经控制水平。

该测试主要通过评估个体在单腿站立时的平衡表现判断其下肢的功能状态。测试开始前,首先确保测试场地平整且安全,患者处于舒适的姿势,可以使用支撑物如椅子或墙壁以提供支持。测试者应向患者解释测试的目的和步骤,并确保其理解。患者站立起来,双足并拢,然后将一只足抬起,屈曲膝关节,使足后跟贴近对侧小腿。保持这个姿势,并尽量保持平衡。测试时可以选择闭眼或保持睁眼,具体要求由测试者决定。测试者记录患者能够保持单腿站立的时间,通常以秒为单位。测试可以进行多次,取最好的一次结果作为评估指标。评估指标可以包括患者的站立时间、平衡的稳定性和姿势控制的能力。较长的站立时间和较好的平衡表现通常被认为是较好的下肢功能和平衡能力。

四、晚期肿瘤患者的躯体功能评估

躯体功能评估是晚期肿瘤患者治疗中至关重要的一环。肿瘤及其治疗常对患者的身体功能造成重大影响,包括体力状况、功能受限和生活质量。《中国肿瘤整合诊治指南(CACA)》推荐采用 ADL 评估量表和 IADL 评估量表整合评估多发远处转移晚期肿瘤患者的躯体功能。

(一)日常生活活动能力评估

ADL 能力评估从进食、修饰、如厕、沐浴、穿衣、大便控制、小便控制、平地行走、上下楼梯、转移 10 个条目进行评估,反映老年患者的自理和独立生活能力和老年人的功能状态及生活质量(表 2-6)。评分解释:0~20 分,极严重功能缺陷;20~45 分,严重功能缺陷;50~70 分,中度功能缺陷;75~95 分,轻度功能缺陷;100 分,ADL 能自理。

表 2-6　日常生活能力评估量表

项目	分数(分)	内容说明
1.进食	10	可自行进食或自行使用进食辅具,不需要他人协助
	5	需要协助使用进食辅具
	0	无法自行进食或喂食时间过长
2.修饰	5	可以自行洗手、刷牙、洗脸及梳头
	0	需要他人部分或完全协助
3.如厕	10	可自行上下马桶、穿脱衣服、不弄脏衣服,会自行使用卫生纸擦拭
	5	需要协助保持姿势平衡、整理衣服或使用卫生纸
	0	无法自己完成,需要他人协助
4.沐浴	5	能独立完成盆浴或淋浴
	0	需要他人协助
5.穿衣	10	能自行穿衣裤、鞋袜,必要时使用辅具
	5	在别人协助下可自行完成一半以上动作
	0	需要他人完全协助
6.大便控制	10	不会失禁,必要时能自行使用栓剂
	5	偶尔会失禁(每周不超过 1 次),需要他人协助使用塞剂
	0	需要他人处理大便事宜
7.小便控制	10	日夜皆不会尿失禁,或可自行使用并清理尿布或尿套
	5	偶尔会失禁(每周不超过 1 次),使用尿布或尿套
	0	需要他人协助处理小便事宜

项目	分数（分）	内容说明
8.平地行走	15	使用或不使用辅具，皆可独立行走50m以上
	10	他人稍微扶持或口头指导才能行走50m以上
	5	无法行走，可独立操纵轮椅（包括转弯、进门及接近桌子或床旁），可推行轮椅50m以上
	0	完全无法行走或推行轮椅50m以上
9.上下楼梯	10	自行上下楼梯，可使用扶手、拐杖等辅具
	5	需要稍微扶持或口头指导
	0	无法上下楼梯
10.转移	15	可自行坐起，由床移动至椅子或轮椅不需要协助（包括轮椅刹车、移开脚踏板），无安全顾虑
	10	在上述移动过程中需要协助或提醒，或有安全顾虑
	5	可自行坐起，但需要他人协助才能移动至椅子
	0	需要他人协助才能坐起，或需要两个人帮忙才可移动
总分		

注：辅助装置不包括轮椅。

IADL能力评估用于评估个人独立生活能力，量表分别从使用电话能力、购物、备餐、整理家务、洗衣、使用交通工具、药物服用和管理个人财产8个条目进行评分，为0～8分（表2-7）。最高水平功能状态可获1分。有时，2个或更多功能状态水平也可得1分，因为每一项目描述的是某些最低功能状态能力。目前，还有一些其他的IADL用来反映对科技的依赖，但尚未经过验证，包括能够使用手机或智能手机、能够使用互联网、能够遵守活动日程安排。

表2-7　工具性日常生活活动评估量表

A.使用电话能力	（　）
1.能主动打电话，能查号、拨号	1
2.能拨几个熟悉号码	1
3.能接电话，但不能拨号	1
4.不能用电话	0
B.购物	（　）
1.能独立进行购物活动	1
2.仅能进行小规模购物	0
3.购物活动均需要陪同	0
4.完全不能进行购物	0
C.备餐	（　）
1.独立计划，烹制和取食足量食物	1
2.如果提供原料，能烹制适当食物	1
3.能加热和取食预加工食物，或能准备食物，但不能保证足量	1
4.需要别人帮助做饭和用餐	0
D.整理家务	（　）
1.能单独持家，或偶尔需要帮助（如重体力家务需要家政服务）	1

续表

2.能做一些轻家务，如洗碗、整理床铺	1
3.能做一些轻家务，但不能做到保持干净	1
4.所有家务活动均需要帮忙完成	1
5.不能做任何家务	0
E.洗衣	（ ）
1.能洗自己所有衣物	1
2.洗小衣物：漂洗短袜、长筒袜等	1
3.所有衣物须由别人洗	0
F.使用交通工具	（ ）
1.能独立乘坐公共交通工具或独自驾车	1
2.能独立乘坐出租车并安排自己行车路线，但不能乘坐公交车	1
3.在他人帮助或陪伴下能乘坐公共交通工具	1
4.仅能在他人陪伴下乘坐出租车或汽车	0
5.不能外出	0
G.药物服用	（ ）
1.能在正确时间服用正确剂量药物	1
2.别人提前把药按照单次剂量分好后，可正确服用	0
3.不能自己服药	0
H.管理个人财产	（ ）
1.能独立处理财务问题（做预算，写支票，付租金和账单，去银行），收集和适时管理收入情况	1
2.能完成日常购物，但到银行办理业务和大宗购物等需要帮助	1
3.无管钱能力	0

（二）基于量表的躯体功能评估

躯体功能评估量表常作为生活质量的一个维度，以患者报告结局量表的形式进行评估。采用完整生活质量量表评估可获患者整体的自我感知健康状态，但此类量表通常较为烦琐，特别对一般状态欠佳的肿瘤患者作为临床常规使用较困难。因此，推荐使用单条目"走路功能受影响"对患者躯体功能进行初步评估，以了解患者基本功能状态，辅助临床决策（图2-1）。

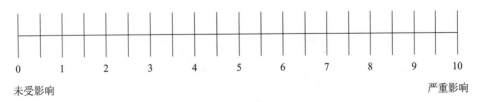

图2-1 走路功能条目

走路功能条目来自安德森症状评估量表，评估肿瘤及其治疗对患者一般躯体功能的影响。该条目与功能测量指标，如起立-行走计时测试，高度相关，并且在功能测试无法完成情况下，如患者手术后、干细胞移植后患者无条件或不愿意进行功能测试，亦可快速评估患者躯体功能状态。

行走功能受损条目采用0～10数字计分法，0代表走路未受影响，10代表能想象的最严重影响，1～2

为轻度受影响，2～6为中度受影响，7～10为重度受影响。严重程度阈值为：0～2分为无或轻度行走功能受损，3～6分为中度受损，7～10分为重度受损。

临床对躯体功能评估在中重度受损时，需要进一步评估其症状负担及营养状态，以找到可能原因，为选择针对性治疗决策提供依据，以最大限度改善或保护患者躯体功能，从而提高生活质量。

五、老年肿瘤患者的躯体功能评估

老年肿瘤患者的评估考虑是在躯体功能评估中需要特别关注的一个方面。老年患者在肿瘤治疗和恢复过程中可能面临独特的挑战和特殊需求，因此评估过程需要针对他们的年龄、生理状态和社会环境进行综合考虑。随着年龄增长，老年人的身体功能会发生一系列的生理变化。例如，老年人的骨密度可能下降，肌肉力量和灵活性可能减弱，心血管功能和呼吸功能可能下降。评估过程中需要考虑这些生理变化，以了解老年患者的身体功能特点。此外，老年人常伴随有多种慢性病，同时可能在使用多种药物。这些疾病和药物可能会对身体功能产生影响，同时也可能与肿瘤治疗方案相互作用。评估时需要详细了解老年患者的病史、用药情况和潜在的相互作用，以便制订个性化的康复计划。老年患者在应对肿瘤和治疗过程中还可能面临心理和社会方面的挑战，如焦虑、抑郁、社交孤立等问题。评估时需要考虑老年患者的心理社会状况，以便提供相应的支持和干预措施。因此，老年患者的功能评估可能需要使用一些特殊的工具和方法。例如，可以使用适合老年人的步行速度测试、平衡评估工具和认知功能评估工具等。这些工具可以更准确地评估老年患者的身体功能和认知状态。

老年综合评估（comprehensive geriatric assessment，CGA）是一种综合评估工具，用于评估老年人的身体、功能、认知、心理和社会方面的能力。CGA包括多个评估项目，如KPS、抑郁评估、认知评估、多模态功能评估等，通过综合评估获得全面的老年患者功能状态信息（表2-8）。CGA的评估过程通常由一支跨学科团队完成，包括医师、护士、社工、营养师、心理学家等。评估过程包括收集患者的病史、进行面谈和观察、进行体格检查、执行必要的实验室检查等。评估团队会综合收集的信息进行综合分析和解释。

表2-8 老年综合评估的内容、筛查方法和干预措施

评估内容		筛查方法	干预措施
全面的医疗评估内容	疾病	完整的病史、查体	针对性实验室检查和影像学检查
	用药管理	详尽的用药史（处方、非处方药物）	剂量个体化、规范治疗，最好有临床药师参与
	营养	测体重、BMI、营养风险筛查	膳食评估，营养师的指导
	牙齿	牙齿健康，咀嚼功能评估	口腔科治疗，佩戴义齿
	听力	注意听力问题，听力计检测	除外耵聍，耳科会诊，佩戴助听器
	视力	询问视力问题，Snellen视力表检测	眼科会诊，纠正视力障碍
	尿失禁	询问尿失禁情况	除去可逆原因，行为和药物治疗，妇科、泌尿外科会诊
	便秘	询问大便次数、形状情况	综合处理
	慢性疼痛	评估疼痛程度、部位	寻找病因，控制症状
认知及情感		关注记忆力障碍问题，3个物品记忆力评估，简易智力状态检查量表（MMSE）或简易智力状态评估量表（Mini-cog）评估	老年科或神经科专业评估和治疗
		抑郁情绪，总体衰退量表（GDS）评估	心理科、老年科诊治
躯体功能		ADL能力评估	
		IADL能力评估	康复治疗、陪伴和照顾
		跌倒史，步态和平衡评估	防跌倒宣教和居住环境改造

续表

评估内容	筛查方法	干预措施
社会和环境	社会关系情况，经济情况	详细了解，社会工作者参与
	居住环境情况，居家安全性	家访，防跌倒改造

第三节　症状评估

一、概述

症状评估（symptom assessment）是指对疾病或状况的症状进行全面、量化、动态的评估，包括筛查评估、病因评估和定量评估，并要求遵循常规、全面、量化、动态等原则。在肿瘤患者康复过程中，通过实施定期的、全面的症状评估，可以有效关注并及时处理患者的各种症状，为患者提供个性化的治疗方案，提高治疗效果，并改善生活质量。

症状评估主要关注患者主观感受到的不适、痛苦或某些客观病态改变。评估过程通常包括收集病史、进行体格检查和可能进行的实验室检查。病史通常包括症状出现的时间、症状的性质（如疼痛的位置和强度等）、症状的持续时间及其他可能相关的因素。体格检查则是对患者的身体进行全面的观察和检查，以发现任何可能的体征。实验室检查则可能包括血液、尿液和其他体液的检查，以帮助医师了解疾病的内在因素。此外，对于肿瘤患者，症状评估通常需要了解其心理社会状况，包括情绪状态、生活压力和社会支持等，这些因素对患者的肿瘤康复和治疗效果有重要的影响。通过症状评估可以帮助临床医师准确诊断疾病，选择合适的治疗方法，并评估疾病的发展趋势和治疗效果。

二、症状评估的基本原则

症状评估的实施既需要评估者具备专业的医学知识和技能，也需要患者和家属的积极配合和参与，其基本原则包括以下几个方面。

1.常规　评估应成为医疗护理的常规步骤，而不是只在出现问题时才进行。通过定期评估，可以更好地了解患者的病情，及时调整治疗方案。

2.全面　症状评估应该全面、系统，要考虑患者的生理、心理、社会和文化等多个方面。全面评估可以更好地了解患者的整体状况，制订更为合适的治疗方案。

3.量化　评估应尽可能量化，以便更好地衡量患者的病情和治疗效果。量化评估可以提高评估的准确性和一致性，避免主观臆断。

4.动态　评估应是动态的，即要随着时间的推移和病情的变化不断进行调整。通过动态评估，可以及时发现病情的变化，及时调整治疗方案。

5.个体化　评估应考虑到患者作为一个独特的个体的需求和特点。每个患者的症状和病情都是不同的，个体化评估可以为患者提供更适合的治疗方案。

三、症状评估内容

症状评估是医患沟通的重要环节，详细而动态的症状评估可以帮助临床医师进行疾病诊断、制订治疗方案、监测治疗效果、预防并发症、促进医患沟通。症状评估内容包括以下几个方面。

1.病史　询问患者症状出现的时间、症状的性质（如疼痛的位置和强度等）、症状的持续时间及其他可能相关的因素。对于某些慢性病，如心脏病、糖尿病等，还应了解症状的演变过程。对于某些症状，如疼痛、发热等，需要定期监测症状的变化，以便及时发现症状的变化并采取相应的治疗措施。对于营养不良的肿瘤患者，通常需要增加膳食调查，作为营养相关症状评估的重要组成部分，它可以帮助了解个人的饮食习惯、饮食结构和营养摄入情况。膳食调查通常采用问卷调查、食物日记或食物频率表等方法收集数据，从而了解个人在一段时间内的膳食摄入情况，并评估其营养状况。

2.体格检查与临床症状　观察患者的全身情况，检查身体的各个部位，注意可能的体征，如发热、疼痛、肿胀、瘀斑等。重点观察患者的营养相关症状，如疲劳、贫血、皮肤干燥、头发脱落等。通过人体成分分析可以更精准地评估机体营养状况，包括体重指数（BMI）、腰臀比、皮褶厚度、生物电阻抗分析等，以评估机体的脂肪、肌肉、骨骼和水分等成分。

3.实验室检查与影像学检查　根据病史和体格检查情况，选择适当的实验室检查项目，如血液、尿液和其他体液的检查，以帮助确定症状的原因。血液生化、尿酮体等可以反映营养摄入和代谢状况。对于某些疾病，如心脏病、肺部疾病等，影像学检查可以帮助医师更好地了解病情，如胸部X线片、CT、MRI等。特殊检查：对于某些特殊的疾病，需要进行一些特殊的检查，如肠镜、胃镜、支气管镜等，以帮助医师更好地了解病情。

4.心理社会评估　了解患者的生活方式、饮食习惯、心理状态、社会支持等，这些因素对患者的健康状况和治疗效果有很大影响。

四、临床症状评估工具

肿瘤患者的身心症状通常给患者带来了严重的不适，是降低其生活质量的主要因素。通过患者自我报告的不适或结局是准确测评肿瘤缓和身心体验的重要信息，也是医护人员提供针对性干预的依据。患者报告结局（patient-reported outcomes，PRO）是指没有经过医护人员或其他人的解释，直接由患者表述有关其身心症状方面的信息，能为医护人员及时、准确获取疾病信息，实施精准治疗和照护提供准确的依据。常用的症状评估量表包括患者主观整体评估量表（patient-generated subjective global assessment，PG-SGA）的症状评估工作表、埃德蒙顿症状评估量表（Edmonton symptom assessment system，ESAS）、记忆症状评估量表（memorial symptom assessment scale，MSAS）、安德森症状量表（M.D Anderson symptom inventory，MDASI）、纪念斯隆-凯特林癌症中心肠道功能问卷、视觉模拟评分法（VAS）等，评价效果各有特色与侧重。

（一）患者主观整体评估量表（PG-SGA）的症状评估工作表

PG-SGA主要是由患者自我评估与医务人员评估两部分组成（表2-9），包含体重、进食状况、症状、活动和身体功能、疾病与营养需求的关系、代谢方面的需求、体格检查7个方面。其中前4个方面由患者自评，后3个方面由医务人员评估。其中症状评估部分主要评估患者最近2周存在影响饮食摄入量的相关症状，包括没有食欲、恶心、反胃、呕吐、便秘、腹泻、口干、吞咽困难，食物吃起来味道不好、味觉异常，食物气味不好，吃一点就觉得饱了，疼痛，不同症状评分等级不同，其中没有食欲、呕吐、腹泻和疼痛是影响摄食的主要原因。

表2-9　患者主观整体评估量表（PG-SGA）的症状评估工作表

模块3.症状：最近2周我存在以下问题影响我的摄入量	模块3.得分
□ 没有饮食问题（0分）	计算总分注意只选择影响饮食的症状
□ 没有胃口，就是不想吃（3分）	
□ 恶心、反胃（1分）　□ 呕吐（3分）	
□ 便秘（1分）　□ 腹泻（3分）	
□ 口干（1分）　□ 吞咽困难（2分）	
□ 食物吃起来味道不好、味觉异常（1分）	
□ 食物气味不好（1分）	
□ 吃一点就觉得饱了（1分）	
□ 疼痛，部位？（3分）_____	

（二）埃德蒙顿症状评估量表

埃德蒙顿症状评估量表（edmonton symptom assessment system，ESAS）是1991年由加拿大学者Bruera等编制，用于评估患者过去24h症状发生情况，采集了10个常见症状的发生率和严重程度，评估时间约3min，采用0～10分线性模拟方式评分，总分越高，代表症状越严重（表2-10）。量表总体简洁易懂，无填表负担，但有研究表明该量表用于症状评估仅具有中等可靠性，且其有效性、敏感性和特异性结果不一致，这可能与问卷填写指导语不一致和定义分歧有关。因此，2009年Watanabe等学者对该量表症状添加了简要定义，形成修订版ESAS-R，保留九大核心症状，并添加定义乏力（缺乏活力）、倦怠（感到困倦）、抑郁（感到悲伤）、焦虑（感觉紧张）和总体感觉（是否感到幸福），修订后条目简洁明了，受到姑息照护提供者的青睐。2015年，ESAS-R被翻译为中文版本C-ESAS，表明该量表可用于我国患者的多维度症状测量，且简单易懂，同时适用于文化水平较低人群，不会造成填表负担，但由于其评估症状较单一，无法全面评估患者的整体症状，尚不适用于临床症状严重且多样化的疾病人群。

表2-10　埃德蒙顿症状评估量表中文修订版（ESAS-R）

无疼痛	0 1 2 3 4 5 6 7 8 9 10	最剧烈的疼痛
无乏力	0 1 2 3 4 5 6 7 8 9 10	最剧烈的乏力
无倦怠	0 1 2 3 4 5 6 7 8 9 10	最剧烈的倦怠
无恶心	0 1 2 3 4 5 6 7 8 9 10	最剧烈的恶心
无食欲缺乏	0 1 2 3 4 5 6 7 8 9 10	最剧烈的食欲缺乏
无呼吸困难	0 1 2 3 4 5 6 7 8 9 10	最剧烈的呼吸困难
无抑郁	0 1 2 3 4 5 6 7 8 9 10	最剧烈的抑郁
无焦虑	0 1 2 3 4 5 6 7 8 9 10	最剧烈的焦虑
总体感觉最好	0 1 2 3 4 5 6 7 8 9 10	总体感觉最糟糕
无其他症状（　）	0 1 2 3 4 5 6 7 8 9 10	最严重的其他症状

（三）记忆症状评估量表

记忆症状评估量表（MSAS）是1994年由美国纪念斯隆-凯特琳癌症中心研制的多维度评估恶性肿瘤患者的躯体症状和心理症状特征的工具，包括患者过去1周内32个症状的发生情况、严重程度和困扰程度。其中，有24个项目评定恶性肿瘤患者治疗期间相关症状的发生率、频繁程度、严重程度及给患者造成的困扰程度，剩余的项目则从症状的发生率、严重程度及困扰程度对症状进行评定。2009年，香港中文大学的学者对MSAS进行了翻译，并用于370例癌症患者，结果表明该量表包含症状维度较全面，临床使用频率高，但问卷题量较多，计分方式较复杂，导致患者依从性低。2008年，有学者对量表进行简化，浓缩成14个条目并用于256例直肠癌患者，评估时间约6min，临床研究仅见于直肠癌患者，若需要用于其他疾病患者，还需要进一步检验其信度。由于量表简化后对症状评估不够全面、系统，容易遗漏部分症状，研究者仍倾向使用MSAS（表2-11）。目前该量表已被翻译成汉语、瑞典语、土耳其语、德语等10余种语言，用于肿瘤患者的症状评估。

表2-11 中文版记忆症状评估量表（MSAS-Ch）

第一部分说明：以下列出24项症状，请仔细阅读每一项。如果在过去1周内您曾经出现该症状，请圈出适当的数字告知我们它多久出现一次、出现时的严重程度及对您造成多少烦恼或困扰。如果您未曾出现过该症状，请在"没有"这一栏打"√"。

在过去1周内您有没有出现以下症状	没有	如有，它通常多久出现一次				如有，它通常有多严重				如有，对您造成多少烦恼或困扰				
		极少	有时	频繁	几乎持续出现	轻度	中度	严重	很严重	完全没有	少许	有一些	较大	很大
难以集中注意力		1	2	3	4	1	2	3	4	0	1	2	3	4
疼痛		1	2	3	4	1	2	3	4	0	1	2	3	4
乏力		1	2	3	4	1	2	3	4	0	1	2	3	4
咳嗽		1	2	3	4	1	2	3	4	0	1	2	3	4
精神紧张		1	2	3	4	1	2	3	4	0	1	2	3	4
口干		1	2	3	4	1	2	3	4	0	1	2	3	4
恶心		1	2	3	4	1	2	3	4	0	1	2	3	4
易困		1	2	3	4	1	2	3	4	0	1	2	3	4
手足麻木刺痛		1	2	3	4	1	2	3	4	0	1	2	3	4
睡眠不安		1	2	3	4	1	2	3	4	0	1	2	3	4
腹胀		1	2	3	4	1	2	3	4	0	1	2	3	4
排尿困难		1	2	3	4	1	2	3	4	0	1	2	3	4
呕吐		1	2	3	4	1	2	3	4	0	1	2	3	4
气紧		1	2	3	4	1	2	3	4	0	1	2	3	4
腹泻		1	2	3	4	1	2	3	4	0	1	2	3	4
感到悲伤		1	2	3	4	1	2	3	4	0	1	2	3	4
冒汗		1	2	3	4	1	2	3	4	0	1	2	3	4
焦虑不安		1	2	3	4	1	2	3	4	0	1	2	3	4
对性生活失去兴趣或性生活困难		1	2	3	4	1	2	3	4	0	1	2	3	4
皮肤瘙痒		1	2	3	4	1	2	3	4	0	1	2	3	4
没有食欲		1	2	3	4	1	2	3	4	0	1	2	3	4
头晕		1	2	3	4	1	2	3	4	0	1	2	3	4
吞咽困难		1	2	3	4	1	2	3	4	0	1	2	3	4
急躁易怒		1	2	3	4	1	2	3	4	0	1	2	3	4

第二部分说明：以下列出的8项症状，请仔细阅读每一项。如果在过去1周内您曾出现该症状，请圈出适当的数字告知我们它出现时的严重程度及它对您造成多少烦恼或困扰。如果您未曾出现过该症状，请在"没有"这一栏打"√"。

在过去1周内您有没有出现以下症状	没有	如有，它通常有多严重				如有，对您造成多少烦恼或困扰				
		轻度	中度	严重	很严重	完全没有	少许	有一些	较大	很大
口腔溃疡		1	2	3	4	0	1	2	3	4
进食口味改变		1	2	3	4	0	1	2	3	4
体重下降		1	2	3	4	0	1	2	3	4
脱发		1	2	3	4	0	1	2	3	4
便秘		1	2	3	4	0	1	2	3	4
肢体肿胀		1	2	3	4	0	1	2	3	4
看起来不像自己		1	2	3	4	0	1	2	3	4
皮肤发生改变		1	2	3	4	0	1	2	3	4
其他						0	1	2	3	4

（四）安德森症状量表

安德森症状量表（MDASI）是2000年由美国安德森癌症中心研制，用于评估癌症患者过去24 h的症状，量表包括癌症患者常见的13项核心症状及症状对日常生活的干扰程度两部分（表2-12）。第一部分为癌症患者症状评估表，主要对在过去24h中癌症患者的13项临床常见症状的严重程度进行评估；第二部分评估13项症状对恶性肿瘤患者一般活动、情绪、工作、行走、与他人的关系和生活乐趣等生活方面的影响程度。总体评估时间约5min，采用0～10分的计分方式，0分表示无症状，10分表示症状极其严重。由于不同的疾病或治疗，患者经历的症状不同，MDASI现已开发出包括胃肠道癌症、头颈部癌症、肺癌、甲状腺癌等10种疾病在内的症状评估量表。MDASI-C为中文版本，有学者将其应用于249例癌症患者，显示该中文版量表适用于中国癌症患者且不会造成患者填表负担。2010年中国学者以MDASI为核心研制了针对胃肠癌的特异性模块（MDASI-GI），增加了便秘、腹泻、吞咽困难、胃口改变、饱胀5项症状；并将胃肠癌版本MDASI-GI应用于110例术后结直肠癌化疗患者，研究结果显示，化疗期间患者多个症状间呈正相关。MDASI及MDASI-GI囊括了癌症患者的主要症状，简洁明了，测评过程耗时较短，临床应用依从性较高，但该量表有局限性，主要包括症状严重程度评分仅为患者主观判断，未进行条件限定，容易造成测量偏差；量表引进存在中西方文化差异，量表中个别条目无法准确定义。

表2-12 中文版安德森症状量表（MDASI-C）

第一部分：您的症状有多严重？

我们想知道您在过去24h中下列症状的严重程度，请将下列每一项0（无症状）～10（能想象的最严重程度）圈一数字以表示症状的严重程度

	0	1	2	3	4	5	6	7	8	9	10
1.您疼痛最严重的程度											
2.您疲劳（乏力）最严重程度											
3.您恶心最严重的程度											
4.您睡眠不安最严重的程度											
5.您最苦恼的程度											
6.您气短最严重的程度											
7.您健忘最严重的程度											
8.您胃口最差的程度											
9.您瞌睡（昏昏欲睡）最严重的程度											
10.您口干最严重的程度											
11.您悲伤感最严重的程度											
12.您呕吐最严重的程度											
13.您麻木感最严重的程度											

第二部分：您的症状妨碍您生活的程度？

症状常干扰我们的感受和功能。我们想知道在过去24h中症状干扰您下列各项活动的严重程度

	0	1	2	3	4	5	6	7	8	9	10
14.一般活动											
15.情绪											
16.工作（包括家务劳动）											
17.与他人的关系											
18.行走											
19.生活乐趣											

（五）数字分级法与表情疼痛评分量表法

疼痛是患者的躯体症状与主观感受，使用疼痛强度评估量表可有效量化筛查结果。在患者入院8h内，应重点询问患者"当前"疼痛，以及过去24h内"最严重""平均"和"最轻"的疼痛程度。对于每个疼痛强度等级，可以使用数字分级评分法（Numerical Rating Scale，NRS）（图2-2），对于表达困难的患者，可使用面部表情疼痛评分量表（图2-3）等。对于昏迷、插管或者终末期意识丧失等无语言表达能力的患者，可能存在神志异常，无法进行自主疼痛评估；需要医护人员根据患者的临床表现、家属或护理人员描述等，判断患者的疼痛情况，可以借助重症监护疼痛观察工具（CPOT）、行为疼痛评估量表（BPS）等工具进行筛查评估。

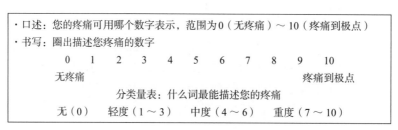

图2-2　数字分级评分法

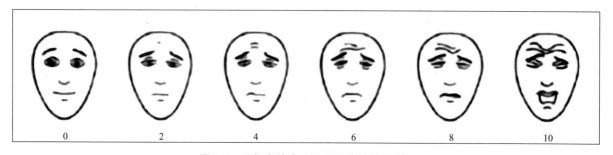

图2-3　面部表情疼痛评分量表（修订版）

使用说明：这些表情反映的是疼痛程度。最左边的面部表情表示无疼痛。每张面部表情（指从左向右的每个面部表情）依次表示疼痛越来越重，最右边的面部表情表示极度疼痛。请指出能反映你疼痛程度的那张面部表情图（立即）

五、摄食相关症状的病因评估

（一）食欲缺乏

通常情况下，长时间的饥饿、疲劳、缺乏运动等生理因素或季节变化等环境因素可导致食欲缺乏。此时，适当休息、调整作息时间、增加运动量等方法有助于恢复食欲。对于肿瘤患者，食欲缺乏原因主要包括心理原因和疾病原因两方面。

心理原因：情绪波动、压力过大、焦虑、抑郁等心理因素可影响食欲。此种状态下，尝试调整心态、寻求心理支持、进行心理治疗等方法有助于缓解心理压力，进而恢复食欲。

疾病原因：部分疾病可能导致食欲缺乏，如消化系统疾病（如胃炎、肠炎等）、内分泌疾病（如甲状腺功能减退等）、感染性疾病（如流感、肺炎等）等，由于胃肠道黏膜受到病原体感染而引发炎症或导致食物在胃肠道内不能被充分消化和吸收，从而造成胃肠道不适、食欲缺乏。对于恶性肿瘤患者，在疾病进展状态或治疗过程中，因疾病负荷或治疗用药，患者会出现持续性食欲缺乏，可通过服用药物改善食欲。

（二）恶心呕吐

恶心呕吐是肿瘤患者常见的症状之一，对患者的食物摄入与营养状态造成直接影响，且在肿瘤患者中的发生率高，机制也较为复杂。已有的相关病因包括肿瘤本身的影响、胃肠道梗阻、电解质紊乱、脑转移及药物治疗等。肿瘤患者可能会出现胃肠道梗阻，其导致胃内容物无法通过，引发恶心呕吐。此外，肿瘤患者还可能合并电解质紊乱，如高钙血症、高血糖或低钠血症等，这些情况也可能伴发恶心呕吐。肿瘤本身和抗肿瘤药物的使用也是恶心呕吐发生的最常见原因。肿瘤患者应用药物治疗时某些药物可引发患者出现恶心呕吐，如靶向药物、镇痛药等；肿瘤转移到脑部时，患者可出现头痛、头晕、呕吐等症状；患者出现腹泻、进食不好等情况，也可能引发恶心呕吐。因此，患者出现频繁恶心、呕吐时，需要综合考虑其病史、合并症状、体征及相关检查结果，以确定具体的病因，针对不同的病因采取相应的治疗措施，以缓解患者的症状，提高生活质量。

（三）腹泻

肿瘤患者是腹泻的高发人群，腹泻的原因多种多样，其对患者的生活质量和健康状况造成极人的影响。通常情况下腹泻多发于进食不洁的食物后，因为食用一些不洁的食物会引起肠道感染，进而引发腹痛、腹泻等症状。但肿瘤患者出现顽固性腹泻的原因及机制较多，如肿瘤患者的激素分泌异常是引起腹泻的原因之一。如果患有神经内分泌肿瘤，如胃泌素瘤，患者会因为胃泌素分泌而出现腹泻，同时还会出现反复消化性溃疡等并发症；而血管活性肠肽瘤患者因为血管活性肠肽分泌增加，会出现反复腹泻、低血容量和低血钾等情况。另外，小细胞肺癌可能伴有类癌综合征，也可能出现反复腹泻、皮肤潮红等和激素相关的问题。这些肿瘤会产生高浓度的内分泌激素，能够促使肠黏膜分泌增加、肠内容物增多，从而引起腹泻。此外，化疗药物也是引起肿瘤患者腹泻的原因之一。部分患者术前或术后需要进行化疗，而有些化疗药物会直接产生消化系统毒性反应，导致肠黏膜损伤，使肠道内液体平衡系统被破坏，从而引起腹泻。肿瘤患者接受放射治疗时，放射线会导致肠黏膜上皮细胞受损、毛细血管渗出增加，影响黏膜的屏障功能，并且也会影响肠道的正常吸收功能，从而诱发腹泻。此外，肿瘤患者还可能合并肠道菌群紊乱，从而引起腹泻。

（四）疼痛

正确识别与评估肿瘤患者的疼痛性质和原因，对实现最佳的疼痛控制非常关键。准确诊断和分类更有可能为患者的生存及生活质量带来益处。疼痛综合评估的目的是寻找疼痛的原因并确定最佳治疗方法。个体化疼痛治疗是基于疼痛的病因和特征、患者临床状况和以患者为中心的治疗。应调查疼痛的病因和病理生理学，包括采集病史（包括心理社会因素，表2-13）及进行体格检查、实验室检查和影像学检查等。病因包括癌症本身的直接侵犯、癌症治疗（化疗、放射治疗、手术）或操作，以及伴随的急、慢性非癌痛（如关节炎）；病理生理学因素可能包括伤害性、神经性、内脏、情感、行为和认知。其他如医疗史，包括肿瘤治疗史（目前和既往的化疗、激素治疗、放射治疗和手术史），其他重大疾病、状况，既往所患的慢性疼痛。还有相关临床评估、体格检查、实验室检查和影像学检查，以评估疾病进展。

表2-13　疼痛相关病史采集

详细询问患者的疼痛病史	
疼痛的部位	有无牵涉痛、放射痛
强度	过去24h和当前疼痛，静息时和活动时
疼痛对活动的影响	日常活动、情绪、行走能力、工作能力、与他人之间的关系、睡眠、食欲和爱好
疼痛时间	发作时间、持续时间、过程、持续性、间断性
疼痛性质	皮肤、内脏、神经损伤
加重和缓解因素	休息、活动、变换体位、服用药物等
其他相关症状	恶心、呕吐、头晕、胸闷、腹泻等
目前的疼痛处理计划	药物、非药物

详细询问患者的疼痛病史	
用药方案	处方药或非处方药、剂量、给药途径、给药频率、处方医师
目前疗效	疼痛缓解程度、患者对药物治疗计划的依从性及药物不良反应如便秘、镇静、认知功能下降、恶心等
有无暴发痛	现有镇痛方案无法控制的发作性疼痛
既往的镇痛治疗	用药原因、持续时间、疗效、停药原因和发生的不良反应
与疼痛相关的特殊问题	疼痛对患者和家属/护理人员对疼痛和镇痛药的知识和信念，对疼痛、疼痛表达和治疗的文化信仰，精神、宗教层面考虑和存在的痛苦，患者对疼痛处理的目标和期望，评估综合治疗手段的使用，筛查潜在的相互作用或不良反应，评估阿片类药物滥用/误用/转换的风险，误用/滥用的潜在风险，社会心理因素
患者的心理痛苦，家属和他人支持	评估对护理人员的影响和负担
精神病史	当前或既往患者、家人/护理人员，药物滥用家族史
异常使用或转换镇痛药的风险因素	患者因素，环境和社会因素，通过详细的患者评估和（或）开始治疗时的筛选工具如SOAPP-R，ORT和持续使用镇痛药的检测如COMM来确定
疼痛不足的危险因素	老年人，少数民族或女性患者；交流障碍；药物滥用史；神经病理性疼痛；文化因素

第四节 营养评估

一、概述

肿瘤患者营养不良发生率较高，据报道15%～40%的肿瘤患者确诊时已存在营养不良，且抗肿瘤治疗可进一步增加营养不良的发生率。成年肿瘤患者营养不良发生率为38.7%～61.2%，取决于肿瘤类型及分期。营养不良是肿瘤的重要发生、发展因素，是肿瘤患者最常见的合并症，它严重削弱了抗肿瘤治疗效果、增加了医疗成本及导致肿瘤患者死亡率增加、生活质量下降、器官功能衰退加速，机体恢复时间延长，是肿瘤患者不良临床结局的主要负性因素。

不同特征的肿瘤患者中营养不良的发生率可能不同，对于老年住院患者，由疾病导致的进食不足、机体功能减退及代谢变化可能会影响营养状况，导致营养不良。美国一项纳入454名65岁及以上肿瘤患者的队列研究显示，42%的患者在基线时诊断为营养不良，其中65～74岁、75～84岁和85岁以上3个年龄段营养不良发生率分别为37.9%、41.6%和20.5%。Brinksma等对儿童肿瘤的多篇文献进行系统回顾，发现白血病患者营养不良发生率为0～10%；神经母细胞瘤营养不良发生率较高，为20%～50%；其他实体瘤营养不良发生率为0～30%。中国抗癌协会肿瘤营养专业委员会发起的常见恶性肿瘤营养状态与临床结局相关性研究（investigation on nutrition status and its clinical outcome of common cancers，INSCOC）纳入了中国80余家医院16种常见肿瘤并采用PG-SGA对47 488例肿瘤患者进行营养状况评估。研究结果显示，肿瘤营养不良发生率重度为26.1%（PG-SGA评分≥9分），中度为32.1%（4～8分），轻度22.2%（2～3分），仅19.6%为营养良好（评分0～1分）。肿瘤患者类型不同，PG-SGA评分不同，其中胰腺癌患者最高，乳腺癌患者最低。患者年龄不同，PG-SGA评分差异显著，＜45岁组较低，≥70岁组最高。患者的性别不同，PG-SGA评分有差异，男性略高于女性。肿瘤分期不同，PG-SGA评分差异显著，表现为从Ⅰ期到Ⅳ期逐渐增高。患者接受治疗不同，PG-SGA评分不同，接受手术治疗的最高，尚未接受任何治疗的最低。

恶性肿瘤导致的营养不良与良性疾病导致的营养不良存在显著差别。恶性肿瘤营养不良具有七大特征，包括发生率高、静息能量消耗高、持续的心身应激、慢性低度不可逆炎症、消耗性代谢紊乱、显著肌肉减少和治疗难度大，需要整合治疗。营养不良是恶性肿瘤最常见的合并症，以胰腺癌、食管癌、胃癌及肺癌的发生率最高；临床科室中，又以肿瘤病房的发生率最高。肿瘤患者存在代谢异常，使机体耗损增加，可改变患者的膳食摄入和静息能量消耗，且互为因果。整体上恶性肿瘤的静息能量消耗平均升高10%。肿瘤的本质是一种慢性、低度、持续、不可逆的炎症反应，全身炎症激起一系列大脑介导的反应，包括发热、食欲下降和味觉厌恶，三者均是导致营养不良的重要原因。另外，显著的蛋白质转换负平衡、肌肉减少、骨骼肌消耗是恶性肿瘤区别于良性疾病的一个重要特征，是肿瘤恶病质的主要表现。

与发达国家相比，我国恶性肿瘤患者营养不良发生率高，而临床营养治疗率低。因此，提高对肿瘤患者营养状况的关注，选择合适营养不良诊断方法与标准，制订个体化整合治疗方案，有助于更好地改善患者的预后和生活质量。中国抗癌协会肿瘤营养专业委员会推荐营养不良的评估应分三级实施，即营养筛查、营养评估、整合评价。

二、营养不良评定

（一）营养筛查

欧洲临床营养与代谢协会（European Society for Clinical Nutrition and Metabolism，ESPEN）提出营养筛查是在全部患者中，快速识别需要营养支持者的过程。美国营养与饮食学会（Academy of Nutrition and Dietetics，AND）及美国肠外肠内营养学会（American Society for Parenteral and Enteral Nutrition，ASPEN）认为营养风险筛查是识别与营养问题相关特点的过程，目的是发现个体是否存在营养不足或营养不足风险。营养筛查是营养诊断的第一步，所有入院患者都应进行营养筛查。在我国，很多医院已将营养筛查量表嵌入医院信息系统（HIS）。营养筛查方法很多，常用量表法，酌情选用任何一种验证合格的工具即可。

营养风险筛查2002（nutritional risk screening 2002，NRS 2002）是瑞士学者、丹麦学者及欧洲肠外肠内营养学会（ESPEN）于2003年提出的营养风险筛查工具，同时涉及营养的动态变化和疾病程度，并且在前瞻性随机对照研究中得到证实（表2-14）。2016年美国胃肠病协会指南指出NRS 2002可以作为首选的营养筛查工具。NRS 2002也被中华医学会肠外肠内营养学分会的肿瘤患者营养治疗指南推荐使用。INSCOC项目组运用NRS 2002评估了中国肿瘤住院患者的营养风险，发现63.5%的患者无营养不良风险（NRS 2002评分＜3分），但36.5%有营养不良风险（≥3分）。营养不良风险筛查常用的方法有营养不良通用筛查工具（malnutrition universal screening tool，MUST）（表2-15），营养不良筛查常用理想体重（ideal body weight，IBW）法和体重指数（body mass index，BMI）法等。中国抗癌协会肿瘤营养专业委员会最近研制成功一种简易营养筛查工具AIWW（age，intake，weight and walk）营养筛查问卷，AIWW营养筛查问卷由4个问题组成（表2-16）。研究发现，AIWW营养筛查问卷显著优于NRS 2002及MUST，且问卷简单，无须专业培训，故推荐用于我国肿瘤患者营养筛查。

表2-14 营养风险筛查2002

（一）疾病评分				
评分1分	□髋关节骨折	□COPD	□慢性疾病急性发作或有并发症者	
	□血液透析	□肝硬化	□一般恶性肿瘤疾病	□糖尿病
评分2分	□腹部大手术	□脑卒中	□重度肺炎	□血液恶性肿瘤
评分3分	□颅脑损伤	□骨髓移植	□APACHE＞10分的ICU患者	
疾病评分	□0分	□1分	□2分	□3分
（二）营养评分				
1.人体测量	BMI＜18.5kg/m² □3分			
	严重胸腔积液、腹水、水肿者，卧床得不到BMI者，无严重肝、肾功能异常时，用白蛋白值替代。白蛋白＜30g/L □3分			
2.体重下降	1～3个月体重是否下降？ □是 □否 体重下降 kg 下降 %			
	体重下降＞5%是在 □3个月内（1分） □2个月内（2分） □1个月内（3分）			

3.摄食下降	1周内进食量是否减少？ □是 □否	
	较从前减少 25%～50%（1分） 51%～75%（2分） 76%～100%（3分）	

营养评分 □0分 □1分 □2分 □3分

（三）年龄评分

年龄评分 ≥70岁 □1分 <70岁 □0分

（四）营养风险总评分

疾病评分 + 营养评分 + 年龄评分＝ 分

注：COPD.慢性阻塞性肺疾病；APACHE.急性生理学和慢性健康状况评价；ICU.重症监护病房；BMI.体重指数。

表2-15 营养不良通用筛查工具

评定项目	评分方式	得分
BMI测定	>20kg/m² （0分） 18.5～20kg/m² （1分） <18.5kg/m² （2分）	
体重丢失情况	0分，过去3～6个月非自主体重丢失<5% 1分，过去3～6个月非自主体重丢失 5%～10% 2分，过去3～6个月非自主体重丢失>10%	
急性疾病影响	因急性疾病影响导致禁食或摄食不足>5天，评分为2分	
整体风险	0分，低度风险 1分，中度风险 ≥2分，高度风险	

表2-16 AIWW营养筛查问卷

Q1：age（A），年龄，现在是否超过65岁

Q2：intake（I），摄食，过去1个月，食欲或摄食量是否非主动减少

Q3：weight（W），体重，过去1个月，体重是否非主动下降

Q4：walking（W），步行，过去1个月，步速、步数或行走距离是否非主动减少

注："是"得1分，"否"得0分，≥1分提示或存在营养不良风险。

营养状况是患者的基本生命体征，所有肿瘤患者都应常规接受营养筛查，其中住院患者营养筛查由办理入院手续的护士在入院后24h内实施，门诊患者营养筛查则由接诊医务人员如医师、营养师、护士等实施。对于营养筛查阴性的患者，在1个疗程结束后，再次筛查；对于营养筛查阳性的患者，应进行营养评估，同时制订营养治疗计划或进行营养教育。目前认为，营养风险的存在提示需要制订营养治疗计划，但并非立即实施营养治疗的适应证，是否需要及如何实施营养治疗应行进一步营养评估。我国已将营养筛查列为肠外肠内营养制剂使用和医疗保险支付的前提条件。

（二）营养评估方法

营养评估的目的是发现营养不良并判断其严重程度。常用方法包括营养评估量表、膳食调查、人体学测量和能量需求估算。目前国际上较为常用的营养评估量表包括主观全面评定（subjective global assessment，SGA）、微型营养评价（mini-nutritional assessment，MNA）、患者参与的主观全面评定（patient generated subjective global assessment，PG-SGA）。最近，国际上又推出了一种新的营养评估方法全球领导人营养不良倡议（global leadership initiative on malnutrition，GLIM）标准等。SGA是一种通用型临床营养评估工具，具体内容包括病史（如体重、饮食变化和可能影响营养状况的病史）、体征（如肌肉消耗、皮

下脂肪丢失、腹水等），广泛适用于不同疾病、不同年龄的门诊和住院患者，是营养评估的金标准。

PG-SGA是专门为肿瘤患者设计的营养评估工具，得到美国营养师协会等学会的大力推荐，目前已成为我国卫生行业标准。PG-SGA量表由患者自我评估（包括体重、饮食、症状、活动和身体功能）和医务人员评估（包括疾病与营养需求、代谢需求、体格检查）两部分组成。评估结果包括定性评估及定量评估两种。定性评估将患者分为无营养不良、可疑或中度营养不良、重度营养不良3类；定量评估将营养不良根据得分分为4类：0～1分（无营养不良）、2～3分（可疑营养不良）、4～8分（中度营养不良）和≥9分（重度营养不良）。其中0～1分不需要干预措施，治疗期间保持常规随诊及评价；2～3分由营养师、护师或医师进行患者或患者家庭教育，并根据患者存在的症状和实验室检查结果，进行药物干预；4～8分由营养师进行干预，并根据症状的严重程度，与医师和护师联合进行营养干预；≥9分急需进行症状改善和（或）同时进行营养干预。定量评估更加方便，评分越高表明患者的营养状况越差。

中国抗癌协会肿瘤营养专业委员会基于国际上目前最大的肿瘤患者营养状况数据库——INSCOC数据库，改良了传统的PG-SGA，制成了改良版患者参与的主观全面评定（modified patient-generated subjective global assessment，mPG-SGA）量表。mPG-SGA问卷条目大幅减少，取消了体格检查，降低了调查难度，其与传统版问卷相比敏感度更佳、特异度更高。mPG-SGA将患者的营养状况分为4种：营养良好（0分）、轻度营养不良（1～2分）、中度营养不良（3～6分）和重度营养不良（≥7分），对应中位总生存期分别为24个月、18个月、14个月和10个月，差异均有统计学意义（表2-17）。

MNA是专门为老年人研发的营养评估工具，第一步为营养筛查，第二步为营养评估，主要用于社区居民，也适用于住院患者及家庭照护患者。MNA比SGA更适于65岁以上老人。简版微型营养评价（mini-nutritional assessment-short form，MNA-SF）营养筛查量表是MNA营养筛查量表的简化版，具有简单易行、准确性高的特点（表2-18）。

表2-17 mPG-SGA量表

模块1.体重			模块1.得分
1.1 请填写以下问题			评分使用1个月体重数据，若无此数据，则使用6个月体重数据。使用左表分数计分，若过去2周内有体重丢失，则额外增加1分
1个月内体重丢失		6个月内体重丢失	
10%或更高	4分	20%或更高	注：体重尽量准确
5%～9.9%	3分	10%～19.9%	
3%～4.9%	2分	6%～9.9%	
2%～2.9%	1分	2%～5.9%	
0～1.9%	0分	0～1.9%	

我的身高是：_____cm
我现在的体重是：_____kg
1个月前我的体重是：_____kg
6个月前我的体重是：_____kg

1.2 最近2周内我的体重
□ 下降（1分）□ 无改变（0分）□ 增加（0分）

模块2.膳食	模块2.得分
2.1 与我的平常饮食相比，这个月整体的摄入量	无论选择了多少项，取得分最高的一项作为该项目的得分
□ 无改变（0分）□ 大于平常（0分）□ 小于平常（1分）	
2.2 我现在进食（如果上题选择摄入量小于平常，则回答该题，反之跳过）	
□ 普通饮食，只是摄入量下降（1分）	
□ 可进食少量固体食物（2分）	
□ 只能进食流食或营养液（3分）	
□ 每天总体进食量非常少（4分）	
□ 仅依赖管饲或静脉营养（0分）	

续表

模块3.症状：最近2周我存在以下问题影响我的摄入量	模块3.得分
□ 没有饮食问题（0分）	计算总分注意只选择影响饮食的症状
□ 没有胃口，就是不想吃（3分）	
□ 恶心、反胃（1分）□ 呕吐（3分）	
□ 便秘（1分）□ 腹泻（3分）	
□ 口干（1分）□ 吞咽困难（2分）	
□ 食物吃起来味道不好、味觉异常（1分）	
□ 食物气味不好（1分）	
□ 吃一点就觉得饱了（1分）	
□ 疼痛，部位：（3分）_____	
模块4.活动和功能：上个月我的总体活动情况是	模块4.得分
□ 正常无限制（0分）	取最高分
□ 与平常相比稍差，但尚能正常活动（1分）	
□ 多数事情不能胜任，但是白天卧床或坐着休息的时间不超过半天（2分）	
□ 活动很少，一天多数时间卧床或坐着（3分）	
□ 卧床不起，很少下床（3分）	
模块5.年龄	模块5.得分
□ 年龄≥65岁（1分）	
0分，营养良好；1～2分，轻度营养不良；3～6分，中度营养不良；≥7分，重度营养不良	模块1～5总体得分/分级

表2-18 MNA-SF营养筛查量表

序号		评估项目			
		0分	1分	2分	3分
1	过去3个月食物摄入及食欲减少情况	食量减少＞75%	食量减少10%～75%	食量无明显变化	-
2	过去3个月体重变化情况	体重下降＞3kg	不知道	体重下降1～3kg	体重无下降
3	活动能力	需长期卧床或使用轮椅	可下床或离开轮椅轻度活动，但不能外出	能够下床活动且可以外出	-
4	过去3个月患者心理创伤或急性疾病情况	有	-	没有	-
5	过去3个月是否存在精神心理障碍	严重痴呆或抑郁	轻度痴呆	无精神心理问题	-
6	体重指数（BMI）或小腿围（CC）	BMI＜19kg/m² 或CC＜31cm	19kg/m²≤BMI＜21kg/m²	21kg/m²≤BMI＜23kg/m²	BMI≥23 kg/m² 或 CC≥31cm

　　GLIM是由欧洲、亚洲、拉丁美洲、美国肠外肠内营养学会牵头联合制定的一种通用型营养评估工具，评估内容（条目）较少，因而更加简便，但其信度和效度正在接受多方面验证。GLIM标准将营养不良评定明确分为"营养筛查"和"营养评定"两个步骤。第一步是营养筛查，特别强调应用经过临床有效性验证的营养筛查工具对患者进行营养筛查。第二步则是进行营养不良诊断和分级，GLIM标准包括非自主体重丢失、低体重指数、肌肉减少、摄食减少或消化吸收障碍、炎症或疾病负担5个参数，根据原因与结果，分为3个表型标准（非自主体重丢失、低体重指数及肌肉质量减少）和2个病因标准（食物摄入减少或消

化吸收障碍，疾病负担或炎症）。诊断营养不良应该至少具备1个表型标准和1个病因标准（表2-19）。对确诊营养不良者，应进行营养不良严重程度分级（表2-20）。资料显示，GLIM标准不仅可以用于诊断老年肿瘤患者营养不良，还对患者临床结局具有很好的预测作用。

表2-19　GLIM表型和病因诊断标准

表型标准	非自主体重降低	6个月内体重丢失 > 5% 或 6个月以上体重丢失 > 10%
	体重指数（BMI）降低	70岁以下 BMI < 20kg/m² 或者70岁以上 BMI < 22kg/m²（亚洲人群：70岁以下 BMI < 18.5kg/m² 或者70岁以上 BMI < 20kg/m²）
	肌肉质量减少	人体成分分析提示肌肉质量减少
病因标准	食物摄入减少或消化吸收障碍	摄入量 ≤ 50% 能量需求超过1周或者任何摄入量减少超过2周，或者存在任何影响消化吸收的慢性胃肠状况
	疾病负担或炎症	急性疾病或创伤，或慢性疾病如恶性肿瘤、慢性阻塞性肺疾病、充血性心力衰竭、慢性肾衰竭或任何伴随慢性或复发性炎症的慢性疾病

表2-20　GLIM营养不良分期（级）

	1期，中度营养不良（至少符合1个标准）	2期，重度营养不良（至少符合1个标准）
体重丢失	6个月内丢失5%～10%，或6个月以上丢失10%～20%	6个月内丢失 > 10%，或6个月以上丢失 > 20%
低体重指数	70岁以下 < 20kg/m²，或70岁及以上 < 22kg/m²	70岁以下 < 18.5kg/m²，或70岁及以上 < 20kg/m²
肌肉减少	轻至中度减少	重度减少

　　膳食调查和人体学测量是经典的营养评估方法。通过膳食调查计算患者每天能量和各营养素摄入量，有助于了解患者营养不良的类型。但是常规的膳食调查（包括24h回顾法、3天饮食记录法）较难被临床医师纳入常规临床实践。最近，研究显示简明膳食自评工具能较好地反映肿瘤患者在治疗过程中的膳食摄入及营养状况，使膳食调查变得更加简便（图2-4）。一项全国多中心横断面调查研究，纳入25家各地区医院，每个中心15例患者，使用NRS 2002进行营养风险筛查，指导患者使用肿瘤患者简明膳食自评工具自我评价膳食评分，营养师进行24h膳食史回顾，评价患者具体能量及蛋白质摄入量。结果显示经过研究人员指导1～2次后患者进行饮食自评分，78%的患者的评分与营养师所进行的24h膳食回顾相吻合。绝大

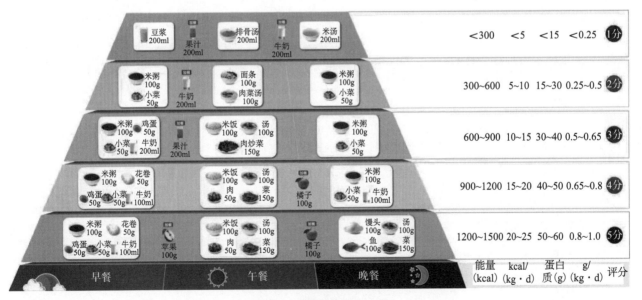

图2-4　简明膳食自评工具

　　特征描述：1分，三餐清流食，无肉、缺油；2分，三餐半流食，无肉、缺油；3分，一餐正常普食，两餐半流食，基本无肉，少油；4分，两餐正常普食，一餐半流食，少肉，少油；5分，三餐正常普食，主食、肉、蛋、奶、菜、油脂充足

部分患者经过指导后可以理解自评表的含义，表明简明膳食自评工具有较高的可行性。

人体学测量指标包括身高、体重、BMI、非利手上臂中点周径、上臂肌肉周径、三头肌皮褶厚度、双小腿最大周径。能量消耗包括静息能量消耗（resting energy expenditure，REE）、基础能量消耗（basal energy expenditure，BEE）、总能量消耗（total daily energy expenditure，TEE）。REE可通过拇指法则或公式法计算。后者以Harris-Benedict公式最为经典。具体为男性：66.47＋13.75×体重＋5.0033×身高－6.775×年龄；女性：655.1＋9.563×体重＋1.850×身高－4.676×年龄。目前还推荐Mifflin-StJeor公式。具体为男性：$BMR = [10×体重（kg）] + [6.25×身高（cm）] - （5×年龄）+5$；女性：$BMR = [10×体重（kg）] + [6.25×身高（cm）] - （5×年龄）-161$。

对于营养筛查阳性的患者，均应进行营养评估，对于特殊患者，如肿瘤、危重症和老年患者（≥65岁），无论其营养筛查结果如何，均应常规进行营养评估。营养评估由营养专业人员（营养护士、营养师或医师）于患者入院后48h内完成。通过营养评估将患者分为无营养不良和营养不良两类。无营养不良的患者无须营养干预。营养不良的患者应按照严重程度分级，实施进一步的整合评价，同时遵循五阶梯治疗模式实施营养治疗。无论患者是否存在营养不良，在治疗原发病1个疗程结束后，均应再次进行营养评估。

（三）营养整体评估

营养整体评估的目的是进一步了解营养不良的原因、类型和后果，是在二级诊断——营养评估发现患者营养不良及其严重程度基础上，通过病史、查体、实验室检查及仪器检查对导致营养不良的原因（原发病）进行分析。其与营养评估的主要区别如下：①营养评估仅限于调查营养状况，而营养整体评估内容更广，要调查应激程度、炎症反应、代谢水平、器官功能、人体组成、心理状况等营养相关情况；②营养评估的目的是要明确有无营养不良及其严重程度，以确立营养不良的诊断，而营养整体评估重在了解营养不良对机体的影响，以确定是否需要整合治疗及其方案。整体评估内容包括能耗水平、应激程度、炎症反应、代谢改变、免疫功能、器官功能、人体组成、体能和心理状况等方面。将营养不良原因分为摄入减少、吸收障碍、需求增加、消耗升高。将营养不良类型分为单纯型和复杂型两型，复杂型营养不良为伴随炎症负荷升高和（或）代谢紊乱的营养不良。从人体组成、体能、器官功能、心理状况、生活质量对营养不良的后果进行五层次分析，从而从整合医学角度指导临床治疗。

营养整体评估的方法采用临床疾病诊断的常用方法，如询问病史、体格检查、实验室检查、仪器检查，重点关注营养相关问题，增加体能与代谢评价。营养整体评估应充分考虑病情特点、医院条件及患者经济能力，选择合适的个体化整合评价方法。

1.病史采集　采集患者现病史和既往史，重点关注营养相关病史，如摄食量变化、消化道症状和体重变化等。通过膳食调查计算患者每天的能量和各营养素摄入量，可以帮助了解患者营养不良的类型（如能量缺乏型、蛋白质缺乏型及混合型）。膳食调查软件的开发使膳食调查变得更加容易、更加准确。

肿瘤患者常伴有体能状况下降，可结合卡氏体力状况（Kamofsky performance status，KPS）评分进行评价，重点询问能否正常活动、身体有无不适、生活能否自理（表2-21）。营养状况和患者生活质量密切相关，常用生活质量核心量表（quality of life questionnaire core 30，QLQ C30）评价（表2-22）。营养不良多受精神和心理的影响，在老年肿瘤患者可表现为抑郁或认知障碍。心理评估工具常用医院焦虑抑郁量表或患者健康问卷等。

表2-21　健康状况自我评分标准（KPS评分标准）

体力状况	评分
身体正常，无任何不适	100分
能进行正常活动，有轻微不适	190分
勉强可正常活动，有一些不适	80分
生活可自理，但不能维持正常生活或工作	70分

续表

体力状况	评分
有时需要人扶助，多数时间可自理	60分
常需要人照顾	50分
生活不能自理，需要特别照顾	40分
生活严重不能自理	30分
病重，需要住院积极支持治疗	20分
病危，临近死亡	10分
死亡	0分

表2-22 肿瘤患者生活质量核心量表（EORTC QLQ-C30 V3.0中文版）

指导语：我们很希望了解您近期的健康状况，从而更好地为您治疗，请您仔细地阅读每一条目，根据自己的实际情况回答，在该条目后面相应栏内的数字上打"√"。如果"没有"，请选"1"；"有点"，请选"2"；"相当"，请选"3"；"非常"，请选"4"。请独立回答以下所有问题，答案无"正确"与"错误"之分，将问题看懂了就尽快回答，不要花时间去想

	没有	有点	相当	非常
1.您从事一些费力活动有困难吗，如提很重的购物袋或手提箱	1	2	3	4
2.长距离行走对您来说有困难吗	1	2	3	4
3.户外短距离行走对您来说有困难吗	1	2	3	4
4.您白天需要待在床上或椅子上吗	1	2	3	4
5.您吃饭、穿衣、洗澡或如厕时需要他人帮忙吗	1	2	3	4

在过去的1周内	没有	有点	相当	非常
6.您在工作和日常活动中是否受到限制	1	2	3	4
7.您在从事您的爱好或休闲活动时是否受到限制	1	2	3	4
8.您有气促吗	1	2	3	4
9.您有疼痛吗	1	2	3	4
10.您需要休息吗	1	2	3	4
11.您睡眠有困难吗	1	2	3	4
12.您觉得虚弱吗	1	2	3	4
13.您食欲缺乏（没有胃口）吗	1	2	3	4
14.您觉得恶心吗	1	2	3	4
15.您有呕吐吗	1	2	3	4
16.您有便秘吗	1	2	3	4
17.您有腹泻吗	1	2	3	4
18.您觉得累吗	1	2	3	4
19.疼痛影响您的日常活动吗	1	2	3	4
20.您集中注意力做事有困难吗，如读报纸或看电视	1	2	3	4
21.您觉得紧张吗	1	2	3	4
22.您觉得忧虑吗	1	2	3	4
23.您觉得脾气急躁吗	1	2	3	4
24.您觉得压抑（情绪低落）吗	1	2	3	4
25.您感到记忆困难吗	1	2	3	4
26.您的身体状况或治疗影响您的家庭生活吗	1	2	3	4

续表

27.您的身体状况或治疗影响您的社交活动吗	1		2	3	4
28.您的身体状况或治疗使您陷入经济困难吗	1		2	3	4
对下列问题，请在1～7选出1个最适合您的数字并画圈	非常差				非常好
29.您如何评价在过去1周内您总的健康情况	1	2	3	4	5	6	7
30.您如何评价在过去1周内您总的生活质量	1	2	3	4	5	6	7

2.体格检查　营养状况不仅影响人体组成与体型，还影响身体功能，营养整体评估不仅要进行体格检查，还要进行体能测定。人体学测量包括身高、体重、体重指数、非利手上臂中点周径、上臂肌肉周径、三头肌皮褶厚度、双小腿最大周径等，体格检查要特别注意肌肉、脂肪及水肿等。体能测定常用方法有平衡测试、4m定时行走试验、计时坐立试验和爬楼试验等，实际工作中选择任何一种方法即可。

3.实验室检查　包括基础血液学检查（血常规、电解质、微量元素等）、炎症水平（肿瘤坏死因子α、白介素-1、白介素-6、C反应蛋白等）、营养状况（白蛋白、前白蛋白、转铁蛋白等）、激素水平（糖皮质激素、胰岛素、胰高血糖素、儿茶酚胺等）、重要器官功能检查（肝功能、肾功能、肠黏膜屏障功能）和一些代谢因子及其产物。

血常规、基础生物化学、心肝肺肾功能检查与其他疾病相同，是临床常规检查项目。血浆蛋白包括总蛋白、白蛋白、球蛋白、前白蛋白、转铁蛋白、视黄醇结合蛋白、C反应蛋白（C-reactive protein，CRP）及血红蛋白等。根据CRP及白蛋白检查结果，可获得改良格拉斯哥预后评分（modified Glasgow prognostic score，mGPS），2分提示预后不良，需要代谢调节和整合治疗（表2-23）。

表2-23　改良格拉斯哥预后评分

内容	分值
CRP ≤ 10mg/L	0
CRP > 10mg/L ＋ 白蛋白 ≥ 35g/L	1
CRP > 10mg/L ＋ 白蛋白 < 35g/L	2

炎症负荷是肿瘤的重要特征和生物标志物。机体炎症水平可用细胞因子如肿瘤坏死因子α、白介素-1、白介素-6等表示，也可用中性粒细胞/淋巴细胞比值（neutrophil / lymphocyte ratio，NLR）、系统性免疫炎症指数（systemic immune-inflammation index，SII）、CRP与白蛋白比值（C-reactive protein / albumin ratio，CAR）等表示。中国抗癌协会肿瘤营养专业委员会INSCOC项目组发明的炎症负荷指数（inflammatory burden index，IBI；IBI＝CRP×NLR）优于目前文献报道的其他炎症指数。基于控制营养状态评分构建的改良控制营养状态评分（mCOUNT），能够综合反映患者的营养和炎症状态，可用于预测肿瘤恶病质患者的长期和短期生存期。炎症负荷水平升高是肿瘤营养不良区别于良性疾病营养不良的重要特征（表2-24）。

表2-24　改良控制营养状态评分（mCOUNT）

参数	参数范围及评分			
白蛋白（g/L）	≥ 35	30 ～ 35	25 ～ 30	< 25
评分	0分	2分	4分	6分
淋巴细胞计数（×10⁹/L）	≥ 1.6	1.2 ～ 1.6	0.8 ～ 1.2	< 0.8
评分	0分	1分	2分	3分
总胆固醇（mmol/L）	≥ 4.65	3.62 ～ 4.65	2.58 ～ 3.62	< 2.58
评分	0分	1分	2分	3分

参数	参数范围及评分			
C反应蛋白（mg/L）	≤ 5	5 ～ 10	10 ～ 35	> 35
评分	0分	2分	4分	6分
mCONUT 评分	0 ～ 1分	2 ～ 6分	7 ～ 12分	13 ～ 18分

激素水平检查包括皮质醇（糖皮质激素）、胰岛素、胰高血糖素、儿茶酚胺等，上述参数水平升高提示存在应激反应。另外，高血糖和胰岛素抵抗也可提示应激状态。临床检查胰岛素抵抗比较复杂，学界已开发出多种反映胰岛素抵抗的计算公式，其中以中国抗癌协会肿瘤营养专业委员会 INSCOC 项目组发明的C反应蛋白、三酰甘油、葡萄糖指数（C-reactive protein, triglyceride, glucose index, CTI）的预后预测价值最高。CTI = 0.412×ln［CRP（mg/L）］＋ln［TC（mg/dl）× FBG（mg/dl）］/2（CRP，C反应蛋白；TC，三酰甘油；FBG，空腹血糖）。

肿瘤和严重营养不良患者还应常规了解代谢因子及其产物，包括蛋白水解诱导因子、脂肪动员因子、游离脂肪酸、葡萄糖和乳酸，分别判断蛋白质、脂肪和葡萄糖的代谢情况。严重营养不良常导致严重的代谢紊乱。

4.仪器检查　重点围绕营养不良导致的人体成分改变开展检查。人体成分分析常用方法有生物电阻抗分析（bioelectrical impedance analysis，BIA）、双能X射线吸收法（dual energy X-ray absorptiometry，DXA）、MRI、CT和B超。BIA 操作简便，可了解脂肪量、体脂率、非脂肪量、骨骼肌量、推定骨量、蛋白质量、水分量、水分率、细胞外液量、细胞内液量、基础代谢率、相位角、内脏脂肪等级、体型等。肌肉数量或质量采用DXA测量四肢骨骼肌指数（appendicular skeletal muscle mass index，ASMI），或采用BIA测量全身骨骼肌量（whole-body skeletal muscle mass，SMM）或四肢骨骼肌量（appendicular skeletal muscle mass，ASM），或采用CT或MRI测量腰椎肌肉横切面面积。其中，CT测量L_3水平的骨骼肌面积可作为诊断肌肉减少症的依据。实际工作中可根据临床需要选择不同的检测方法。代谢水平测定具体方法有量热计直接测热法、代谢车间接测热法，将 REE/BEE 比值< 90%、90% ～ 110%、> 110%分别定义为低能量消耗（低代谢）、常能量消耗（正常代谢）及高能量消耗（高代谢）。正电子发射计算机体层显像（PET/CT）根据葡萄糖标准摄取值（standard uptake value，SUV）可用于了解机体器官、组织及病灶的代谢水平，但因价格高昂，应用受到限制。握力可用于评估上臂部肌肉力量，操作简单，且成本较低廉，也被临床研究广泛采用。一项来自INCOC研究显示：握力降低与肿瘤患者的全因死亡率升高相关，并首次制定了基于不同性别的中国人群握力切点值。

原则上，所有诊断为营养不良的肿瘤患者应常规实施整体评估。但出于卫生经济学和成本－效益因素考虑，轻、中度营养不良可不常规进行，重度营养不良患者应在入院后72h内由不同学科人员实施整体评估。营养整体评估异常，即有代谢紊乱、炎症负荷水平升高者，需要实施综合治疗，包括营养教育、营养干预、炎症抑制、代谢调节、体力活动、心理疏导甚至药物治疗。在治疗原发病1个疗程结束后，均应再次进行整体评估。

总结

肿瘤患者的一般状态评估是制订有效治疗计划和护理措施的关键环节。本章从体力状态、躯体功能、症状和营养状况4个方面对肿瘤患者一般状态的评估进行全面介绍。通过评估患者的活动能力、休息状态和疲劳程度等方面，可以判断患者的体力水平和承受肿瘤治疗的能力，针对体力状态评估结果，可以制订适合患者的体能锻炼计划，改善患者的身体状态。评估患者的运动功能和感觉功能对判断患者的自理能力和生活质量具有重要意义，针对躯体功能评估结果，可以制订个性化的护理措施，提高患者的生活自理能力，增强患者的自信心和生活质量。通过对患者进行症状评估，可以及时发现患者的疼痛、焦虑、抑郁、摄食减少等不良症状，为患者提供及时的医疗和心理支持。通过评估患者的营养摄入和人体成分组成，可以判断患者的营养状况和身体代谢情况，从而制订适时的营养支持方案，满足肿瘤患者的特殊营养需求，增强患者的免疫力和肿瘤治疗敏感度。

随着科学技术的发展，评估方法将不断优化，综合评估体系将更加完善。此外，随着人工智能和大数据技术的应用，数据挖掘和模型建立将成为评估肿瘤患者一般状态的重要方向，通过对患者的躯体和心理相关状态及肿瘤治疗预后进行综合评估与建模，可为患者提供更加精准和个性化的抗肿瘤治疗方案。

（丛明华　张　西　唐　蒙　黄嘉欣）

参考文献

丛明华，石汉平，2018. 肿瘤患者简明膳食自评工具的发明［J］. 肿瘤代谢与营养电子杂志，5（1）：11-13.

秦娅，胡芳，2016. 恶性肿瘤患者化疗相关症状测量工具的研究进展［J］. 医学信息（医学与计算机应用），29（31）：24-25.

宋春花，王昆华，郭增清，等，2020. 中国常见恶性肿瘤患者营养状况调查［J］. 中国科学：生命科学，50（12）：1437-1452.

邹宝华，吴璇，李占东，等，2021. 恶性肿瘤患者症状调查及患者日记工具可行性分析［J］. 中国肿瘤，30（12）：953-962.

Agarwala P，Salzman SH，2020. Six-Minute Walk Test：Clinical Role，Technique，Coding，and Reimbursement［J］. Chest，157（3）：603-611.

Aleixo GFP，Shachar SS，Nyrop K A，et al，2020. Bioelectrical impedance analysis for the assessment of sarcopenia in patients with cancer：a systematic review［J］. Oncologist，25（2）：170-182.

Anderson F，Downing GM，Hill J，et al，1996. Palliative performance scale（PPS）：a new tool［J］. J Palliat Care，12（1）：5-11.

Bellera CA，Rainfray M，Mathoulin-Pélissier S，et al，2012. Screening older cancer patients：first evaluation of the G-8 geriatric screening tool［J］. Ann Oncol，23（8）：2166-2172.

Buccheri G，Ferrigno D，Tamburini M，1996. Karnofsky and ECOG performance status scoring in lung cancer：a prospective，longitudinal study of 536 patients from a single institution［J］. Eur J Cance，32（7）：1135-1141.

Cederholm T，Jensen GL，Correia MITD，et al，2019. GLIM criteria for the diagnosis of malnutrition-A consensus report from the global clinical nutrition community［J］. J Cachexia Sarcopenia Muscle，10（1）：207-217.

Celis-Morales CA，Welsh P，Lyall DM，et al，2018. Associations of grip strength with cardiovascular，respiratory，and cancer outcomes and all cause mortality：prospective cohort study of half a million UK Biobank participants［J］. BMJ，361：k1651.

Correia MITD，Tappenden KA，Malone A，et al，2022. Utilization and validation of the Global Leadership Initiative on Malnutrition（GLIM）：a scoping review［J］. Clin Nutr，41（3）：687-697.

Evans C，McCarthy M，1985. Prognostic uncertainty in terminal care：can the karnofsky index help？［J］. Lancet，1（8439）：1204-1206.

Garcia MV，Agar MR，Soo WK，et al，2021. Screening tools for identifying older adults with cancer who may benefit from a geriatric assessment［J］. JAMA Oncol，7（4）：616-627.

Hacker UT，Hasenclever D，Baber R，et al，2022. Modified Glasgow prognostic score（mGPS）is correlated with sarcopenia and dominates the prognostic role of baseline body composition parameters in advanced gastric and esophagogastric junction cancer patients undergoing first-line treatment from the phase III EXPAND trial［J］. Ann Oncol，33（7）：685-692.

Lam WW，Law CC，Fu YT，et al，2008. New insights in symptom assessment：the Chinese versions of the memorial symptom assessment scale short form（MSAS-SF）and the condensed MSAS（CMSAS）［J］. J Pain Symptom Manage，36（6）：584-595.

Leong DP，Teo KK，Rangarajan S，et al，2015. Prognostic value of grip strength：findings from the Prospective Urban Rural Epidemiology（PURE）study［J］. Lancet，386（9990）：266-273.

Lilenbaum RC，Cashy J，Hensing TA，et al，2008. Prevalence of poor performance status in lung cancer patients：implications for research［J］. J Thorac Oncol，3（2）：125-129.

Mol L，Ottevanger PB，Koopman M，et al，2016. The prognostic value of WHO performance status in relation to quality of life in advanced colorectal cancer patients［J］. Eur J Cancer，66：138-143.

Morita T，Tsunoda J，Inoue S，et al，1999. Validity of the Palliative Performance Scale from a survival perspective［J］. J Pain

Symp Manage，18（1）：2-3.

Muscaritoli M，Arends J，Bachmann P，et al，2021. ESPEN practical guideline：clinical Nutrition in cancer［J］. Clin Nutr，40（5）：2898-2913.

Myers J，Kim A，Flanagan J，et al，2015. Palliative performance scale and survival among outpatients with advanced cancer［J］. Support Care Cancer，23（4）：913-918.

Parker SG，McCue P，Phelps K，et al，2018. What is Comprehensive Geriatric Assessment（CGA）？An umbrella review［J］. Age Ageing，47（1）：149-155.

Parry SM，Huang M，Needham DM，2017. Evaluating physical functioning in critical care：considerations for clinical practice and research［J］. Crit Care，21（1）：249.

Ruan GT，Xie HL，Zhang HY，et al，2022. A novel inflammation and insulin resistance related indicator to predict the survival of patients with cancer［J］. Front Endocrinol（Lausanne），13：905266.

Salas S，Cottet V，Dossus L，et al，2022. Nutritional factors during and after cancer：impacts on survival and quality of life［J］. Nutrients，14（14）：2958.

Schag CC，Heinrich RL，Ganz PA，1984. Karnofsky performance status revisited：reliability，validity，and guidelines［J］. J Clin Oncol，2（3）：187-193.

Sørensen JB，Klee M，Palshof T，et al，1993. Performance status assessment in cancer patients. An inter-observer variability study［J］. Br J Cancer，67（4）：773-775.

Tang M，Ge Y，Zhang Q，et al，2021. Near-term prognostic impact of integrated muscle mass and function in upper gastrointestinal cancer［J］. Clin Nutr，40（9）：5169-5179.

Virik K，Glare P，2002. Validation of the palliative performance scale for inpatients admitted to a palliative care unit in Sydney，Australia［J］. J Pain Symp Manage，23（6）：455-457.

Wang DXM，Yao J，Zirek Y，et al，2020. Muscle mass，strength，and physical performance predicting activities of daily living：a meta-analysis［J］. J Cachexia Sarcopenia Muscle，11（1）：3-25.

Wang XS，Wang Y，Guo H，et al，2004. Chinese Version of the Anderson Symptom Inventory：Validation and Application of Symptom Measurement in Cancer Patients［J］. Cancer，101（1）：1890-1901.

Xie H，Ruan G，Wei L，et al，2023. Hand grip strength-based cachexia index as a predictor of cancer cachexia and prognosis in patients with cancer［J］. J Cachexia Sarcopenia Muscle，14（1）：382-390.

Xu HX，Song CH，Yin LY，et al，2022. Extension protocol for the Investigation on Nutrition Status and Clinical Outcome of Patients with Common Cancers in China（INSCOC）study：2021 update［J］. Precision Nutrition，1（2）：00014.

第三章

器官功能评估

控瘤治疗前躯体功能评估至关重要，高龄、营养状况、恶性肿瘤本身及共患病等多因素均可导致肿瘤患者躯体功能下降，控瘤治疗前需要对患者器官功能、共患病、基础用药，以及是否存在肿瘤急症等开展全面评估，充分衡量患者一般状况、躯体功能、肿瘤病理及生物学特征、肿瘤负荷、控瘤治疗可能的临床获益及治疗风险等，最终提出整合控瘤治疗方案。

第一节　器　官　功　能

一、心功能

国际肿瘤心脏病学会指出，对于拟接受控瘤治疗的患者，特别是应用心脏毒性药物、既往有心血管疾病或相关风险因素的患者需要进行心功能评估。化疗药物相关心脏毒性不但直接影响了肿瘤患者的生存，还通过影响控瘤治疗的实施（药物的剂量和疗程）而影响患者预后。与普通人群相比，儿童恶性肿瘤生存者发生心力衰竭的风险要比普通人高15倍，成年后死于心脏事件的风险升高7倍。此外，乳腺癌幸存者心血管疾病导致的死亡危险明显增加，显著高于恶性肿瘤本身和复发导致的死亡，在这些患者中心血管疾病是主要的死亡原因。然而，当前相关研究多属于回顾性或观察性研究，证据强度较弱，尚需要进一步进行前瞻性研究以夯实相关指南，从而指导控瘤药物相关心脏毒性的监测、预防和治疗。

心力衰竭是控瘤药物（如蒽环类药物、HER2靶向治疗、多靶点激酶抑制剂、BRAF和MEK抑制剂等）中最常见的心脏毒性表现，其发生率高，且各类药物之间有差异。在常规控瘤药物之外，放射治疗造成的心脏损伤的问题因其较高的发生率在临床诊疗中已被诸多学者认识，心脏受到照射后有88%的患者存在无症状性心脏病变，而一般人群无症状性心脏病变发病率为10.8%～21.8%。放射治疗产生的损伤部位分为心包、血管、瓣膜、心肌等部分。有Meta分析表示肿瘤初诊年龄为50岁，左侧乳腺癌放射治疗后心血管病发病风险从22%增至30%左右。在临床上没有可逆性减轻放射性损伤的方法，最直接有效的方法就是降低心脏辐射受量。

常用的心功能评估为纽约心脏病协会（NYHA）心功能分级，一般要求为Ⅰ～Ⅱ级。相关评估方式如下：①心脏超声，操作简单、经济成本低、无射线和对比剂暴露，可用于检测左心功能，心脏瓣膜形态、结构、功能，心包积液、心脏大小及心功能改变。肿瘤患者的治疗前后均应进行超声心动图检查，可获得左心室射血分数（LVEF）以反映心脏收缩力，一般要求LVEF＞50%。②心电图，具有快速识别、可操作性强等优点，可用于检测心电异常，在识别急性期心肌梗死和室性心律失常方面具有优势，可发现心肌缺血、心肌梗死、心律失常、QTc延长。③心脏生物标志物，如肌钙蛋白、肌红蛋白、脑钠肽、髓过氧化物酶、心型脂肪酸结合蛋白、糖原磷酸化酶同工酶脑型，也建议于治疗前进行基线检测。④冠状动脉CT血管造影（CTA），可能成为一种早期评估多柔比星所致心脏毒性的敏感检查。有研究显示，心外膜冠状动脉舒张功能受损在多柔比星所致心脏毒性的早期便已出现，冠状动脉CTA可以准确评估心外膜冠状动脉直径对药物刺激的反应，提供了一种检测冠状动脉反应性的无创性功能指标。⑤心脏磁共振成像（CMR），当超声心动图未能做出明确疾病诊断时，CMR是最好的检查手段。首先其在心肌缺血检查中具有高分辨率优势，能够准确判断梗死的新旧程度、梗死范围；其次在检查心功能方面，利用心脏磁共振电影成像能够对左心房大小、容积及功能进行测量，相比心脏超声有更高的可靠性与可重复性；最后在心肌纤维化评估方面，增强磁共振成像技术对心肌纤维化检测精确度高、定位准确、范围广，延迟强化和T_1成像是评估心肌纤维化的首选影像学检查。

在危险因素识别和监测方面，Ⅱ级及以上的冠心病、心律失常（包括 QTc 间期延长，男性＞450ms，女性＞470ms）及心功能不全患者控瘤治疗需要谨慎。如患者同时应用蒽环类药物和曲妥珠单抗、大剂量蒽环类药物（多柔比星≥400mg/m²），中等剂量蒽环类药物联合左胸部放射治疗，蒽环类药物化疗后心肌肌钙蛋白升高、左胸部大剂量放射治疗（剂量＞30Gy），应用VEGF酪氨酸酶抑制剂同时伴既往蒽环类药物使用史属于治疗相关高危因素，另外，对于年龄＞65岁，合并2个以上血管疾病危险因素（如血脂异常、肥胖、吸烟、糖尿病等）、合并心血管疾病（冠心病、外周血管疾病、心律失常等）、接受肿瘤治疗前已出现LVEF下降或LVEF接近正常低限均属于患者相关高危因素。对于心功能轻度降低（LVEF 40%～50%）的患者，需要通过多学科团队讨论，尽量选择心脏毒性较小的控瘤治疗方案，定期检测心脏生物标志物、心电图、心室整体纵向应变（GLS）及LVEF并加以心脏保护治疗，如LVEF未持续下降，可考虑继续控瘤治疗，对于心功能较差（LVEF＜40%）的患者，需要积极抗心力衰竭治疗（表3-1）。

总之，控瘤治疗心脏毒性的风险评估，推荐心血管、肿瘤、血液和放射多学科专家合作，对肿瘤患者治疗前已知的心血管危险因素进行筛查，并对心血管系统影响大的控瘤治疗前、治疗期间及治疗后进行安全性监测。在治疗前，若LVEF在40%～50%，则推荐使用血管紧张素转化酶抑制剂（ACEI）/血管紧张素Ⅱ受体阻滞剂（ARB）和β受体阻滞剂进行治疗；对于LVEF＜40%者，除非没有其他有效的控瘤治疗方案，否则不推荐进行蒽环类药物治疗；在治疗期间，如果出现无法解释的体征和症状，如（但不限于）窦性心动过速、呼吸困难、周围水肿或腹水等，则需要重新评估心脏毒性；在治疗后，对于有纵隔胸部放射治疗史和接受过心脏毒性药物治疗的患者，即使无症状，也建议治疗后重新评估缺血性心肌病、冠状动脉疾病及瓣膜病，之后至少每隔3个月重新评估1次；对于心功能正常的无症状患者，应考虑在治疗后每隔6个月定期筛查有无新发的心功能障碍（表3-2）。

表3-1 控瘤治疗心脏毒性危险因素*

药物危险因素	个体危险因素
高危（4分） 蒽环类药物、环磷酰胺、异环磷酰胺、氟达拉滨、曲妥珠单抗 中危（2分） 多西他赛、帕妥珠单抗、舒尼替尼、索拉非尼 低危（1分） 贝伐珠单抗、达沙替尼、伊马替尼、拉帕替尼 几乎无危险（0分） 依托泊苷、利妥昔单抗、沙利度胺	年龄＜15岁或＞65岁 女性 心肌病 心力衰竭 冠心病 外周动脉疾病 高血压 糖尿病 既往或同时使用蒽环类药物 既往或同时放射治疗

*心脏毒性危险因素总分（CRS）＝药物危险因素评分＋合并个体危险因素数目。CRS＞6分属极高危；CRS 5～6分属高危；CRS 3～4分属中危；CRS 1～2分属低危；CRS 0分属极低危。

表3-2 控瘤治疗心脏毒性监测方案

心脏毒性风险	监测方案
极高危	每个控瘤治疗周期之前、结束、结束后的3～6个月和1年行经胸超声心动图检查测量心肌应变，整个控瘤治疗过程中可监测经胸超声心动图、心电图、肌钙蛋白检查的变化
高危	每3个控瘤治疗周期之前、结束、结束后的3～6个月和1年行经胸超声心动图检查测量应变，整个控瘤治疗过程中可监测经胸超声心动图、心电图、肌钙蛋白的变化
中危	控瘤治疗中期、结束及结束后3～6个月行经胸超声心动图检查测量应变，控瘤治疗中期可监测心电图、肌钙蛋白
低危	治疗结束后选择经胸超声心动图检查测量应变和（或）心电图或肌钙蛋白监测
极低危	无须监测

二、肺功能

临床肺功能检查是最早用于围术期和晚期肿瘤患者肺功能评估的方法之一，可以反映患者通气功能、气道阻塞情况及弥散功能，第一秒用力呼气量（FEV_1）和肺一氧化碳弥散量（D_LCO）被广泛认可并作为预测手术预后的重要指标。血气分析、炎症/过敏反应血清学检查、胸部X线片和CT检查可评估全身情况及有无桶状胸或气道狭窄和阻塞等情况。心电图可提示部分明显的肺功能障碍，如肺动脉高压及肺源性心脏病患者心电图可表现为电轴右偏、肺性P波、右心室肥厚及右束支传导阻滞。控瘤药物如化疗药物（如博来霉素、吉西他滨）、靶向治疗药物、ADC药物及免疫治疗药物存在使肺功能受损的风险，相关性肺损伤以浸润性肺疾病为主要表现，包括肺间质纤维化、非特异性间质性肺炎、弥漫性肺泡损伤及肺泡出血所致的急性呼吸窘迫综合征（ARDS）等，临床表现和累及部位多种多样。一般而言，出现以下特征则提示需要考虑进行终末期治疗：$FEV_1 < 30\%$预计值、严重呼吸衰竭、需要长期氧疗、过去1年反复因肺部疾病急性加重住院治疗、既往有气管插管和有创呼吸机治疗且撤机困难、一般状况恶化等。

药物相关间质性肺病（DILD）是药物性肺损伤中的常见类型。随着新型控瘤靶向药物和生物治疗制剂的研发与应用，DILD的发病率呈逐年增高趋势，且各年龄段均可发生DILD。其中老年患者DILD发病风险较高，可能与老龄患者肾脏排泄功能降低、肝脏血流灌注减少及整个机体代谢功能发生改变有关。DILD的性别差异与药物种类有关。长期使用呋喃妥因预防尿路感染而发生DILD的患者中，女性占多数。使用培美曲塞、表皮生长因子受体（EGFR）靶向药物治疗的患者中，男性患者发生率较高。此外，DILD的发生存在种族、地域差异，如吉非替尼诱发的间质性肺疾病（ILD）在日本的发病率明显高于世界其他地区，这可能与日本患者特有的体质及环境因素有关。

DILD临床上主要表现为咳嗽、呼吸困难和低氧血症，偶有发热。辅助检查方面，无论是影像学、血清学或病理学检查，对DILD的诊断均无特异性。常用辅助检查如下：①CT，首选的成像方式，如果患者有新发的呼吸系统症状或原有症状加重且与控瘤药物暴露之间存在时间关联，需要尽早进行胸部CT检查，其常表现为沿双侧基底、外周分布的伴或不伴结节的磨玻璃样改变，可累及多个肺叶。需要注意的是，DILD的CT特征并非DILD所特有，感染、结缔组织疾病相关的ILD等也可以有同样的表现。②支气管肺泡灌洗液检查，根据美国胸科学会（ATS）和欧洲呼吸学会（ERS）的联合推荐，支气管肺泡灌洗液检查虽然对DILD的确诊无明确价值，但有助于排除感染、肺泡出血或肿瘤等原发病，从而辅助呼吸道疾病的诊断、病情监测和预后判断，故有条件的单位可行支气管肺泡灌洗液细胞总数和分类计数检测。如果已经明确诊断DILD，通过支气管肺泡灌洗液细胞分类可以了解DILD的类型。若淋巴细胞 > 15%，提示可能为非特异性间质性肺炎、机化性肺炎、过敏性肺炎、闭塞性细支气管炎或淋巴细胞性间质性肺炎；若中性粒细胞 > 50%，则提示弥漫性肺泡损伤；若嗜酸性粒细胞 > 25%，则提示为嗜酸性粒细胞性肺炎。③血清学标志物，唾液酸化糖链抗原（KL-6）主要由Ⅰ型肺泡上皮细胞产生，在间质性肺炎患者中可升高。有研究报道，血清中KL-6与唾液酸阶段特异性胚胎抗原-1（SSEA-1）的比值（K/S比）可作为肺癌合并特发性间质性肺炎患者发生DILD的预测指标。另有一研究表明，KL-6对评估已经出现控瘤药物相关ILD的晚期肺癌患者预后无明显价值，但表面活性蛋白A（SP-A）明显升高的患者生存时间明显缩短，因此预示着SP-A可以作为已发生DILD的晚期肺癌患者的预后指标。同时，这类患者若发生弥散性肺泡损伤，SP-A水平也可明显升高，这可能意味着SP-A可以作为评估患者病情严重程度的指标之一。④肺功能，有研究指出，在使用大剂量环磷酰胺-顺铂-卡莫司汀治疗引起的肺损伤患者中，65%的患者出现肺一氧化氮弥散量下降25%（表3-3）。

表3-3　DILD常见影像学及病理学表现

病变类型	胸部HRCT表现	病变表现
弥漫性肺泡损伤（急性间质性肺炎或急性呼吸窘迫综合征）样改变	渗出期出现双侧广泛磨玻璃影和气腔实变；纤维化阶段出现牵拉性支气管扩张，肺容量减少	肺泡腔衬覆透明膜，Ⅱ型肺泡上皮细胞增生，肺泡间隔增宽，疏松纤维组织增生，但病理很难观察到具有丰富透明膜的急性期或渗出期
普通型间质性肺炎样改变	形成蜂窝状、牵拉性支气管扩张和牵拉性细支气管扩张，可同时出现磨玻璃影和细网状影	致密纤维化；有成纤维细胞灶；病变呈斑片状分布，位于肺周边部或胸膜下，可见正常肺组织；伴或不伴肺蜂窝状改变
非特异性间质性肺炎样改变	双肺弥漫分布，中下肺为主，呈磨玻璃影和网格影为主，伴或不伴牵拉性支气管扩张	纤维化成纤维细胞灶均匀分布，纤维细胞灶不明显或不存在；肺泡间隔与支气管周围间隙内存在淋巴细胞和浆细胞
机化性肺炎样改变	支气管血管周围和（或）周围分布的多灶性斑片状实变影，可出现"反晕"征	肺泡腔及呼吸性细支气管内息肉样增生的成纤维细胞及黏液样基质
嗜酸性粒细胞性肺炎样改变	单侧或双侧，非节段性实变或磨玻璃影；多呈一过性改变	大量嗜酸性粒细胞充满肺泡腔，其中可能也含有纤维蛋白和一些红细胞
过敏性肺炎样改变	双肺磨玻璃影、边界不清楚的小叶中心结节，"马赛克"征	细支气管及其周围肺组织富细胞性炎症及松散肉芽肿

注：DILD.药物相关间质性肺病；HRCT.高分辨率CT。

三、肝功能

控瘤治疗前通过评估肝脏合成功能（如白蛋白）、细胞损伤情况［如天冬氨酸转氨酶（AST）、丙氨酸转氨酶（ALT）］及胆汁淤积和导管功能（如胆红素），从而将患者分为肝功能正常及轻、中或重度功能障碍。一般要求总胆红素＜1.5mg/dl、血清转氨酶（ALT/AST）＜（2～3）×正常上限（ULN）。肝功能检查（LFT）、碱性磷酸酶、γ-谷氨酰转肽酶、白蛋白、乳酸脱氢酶和凝血功能检查等其他指标在内科治疗中较少有明确要求。除此之外也可使用终末期肝病模型（MELD）评分＞21分和Child-Pugh评分＞12分等评分标准确定患者在预后上是否适合临终关怀（即估计生存期≤6个月）。

Child-Pugh分级标准是一种临床上常用的用以对肝硬化患者的肝脏储备功能进行量化评估的分级标准，该标准最早由Child于1964年提出，但营养状况及腹水为非量化指标，评价较为困难，受主观因素影响较大，且Child-Pugh分级存在不精确性，不同病因或同一分级的肝硬化患者，其临床病情可能有较大差异（表3-4）；MELD评分系统包括血清胆红素、血肌酐（Scr）、国际标准化比值（INR）及肝脏病因或血清钠5个指标，MELD评分结合了肾功能，考虑到了肝肾综合征、急性肾损伤与终末期肝硬化患者预后密切相关的严重并发症，能对肝硬化的严重程度做出较为准确的细分，可较准确地判定终末期肝病患者的预后。但是，由于血清肌酐测定受非肝病因素的影响，可能导致MELD评分对肝脏疾病严重程度的误判。临床研究表明，低钠血症是肝硬化患者预后不良的独立危险因素，因此有专家认为MELD-Na预测终末期肝硬化的预后优于MELD。需要注意的是，若考虑患者肝功能异常为肿瘤侵犯导致，由于相关指标并不能完全描述肝功能，通常可以接受更高的阈值（转氨酶＜5×ULN）。对于疑似有胆汁淤积患者，应进行B超、CT等腹部影像学检查以除外胆道疾病，未发现明确证据的患者，应进行原发性胆汁性肝硬化（PBC）的血清学检测；内镜逆行胰胆管造影应限于常规影像学检查不能除外胆道结石、原发性硬化性胆管炎（PSC）或胰胆管恶性肿瘤患者。

控瘤治疗中药物性肝损伤（DILI）常有发生，从近年的研究报道看，各国DILI的年发病率为2.7/10万～19/10万。比较准确的统计是2013年冰岛报道的基于其总人口进行的一项研究，DILI的年发病率为19.1/10万。2017年中国住院患者DILI发生及治疗回顾性流行病学粗略统计显示，2012～2014年这三年期间住院患者DILI总发生率约为1.75%。由此推算一般人群DILI年发生率约为23.8/10万。目前国际DILI生化诊断标准为满足任一血清生化检查实验室标准之一可定义为DILI。相关标准如下：①ALT≥5×ULN；

②ALT ≥ 3×ULN，同时总胆红素（TBL）> 2×ULN，不伴有碱性磷酸酶（ALP）升高；③ALP ≥ 2×ULN，特别是伴有5'-核苷酸酶升高，但没有骨病者（即ALP升高由肝脏引起）。DILI诊断相关生化检查指标参考区间在儿童阶段呈现年龄依赖趋势。

临床中因其缺乏特异性标志物，诊断需要结合用药史、相关生化指标辅助诊断，排除引起肝损伤的其他病因后综合分析。怀疑自身免疫性肝炎和考虑给予免疫抑制治疗时，或停用可疑肝损伤药物后，肝脏生化指标仍持续升高或有肝功能恶化征象，或肝细胞损伤型DILI患者在发病后30～60天ALT下降仍未超过峰值的50%、胆汁淤积型DILI患者在发病后第180天ALP下降仍未超过峰值的50%，或可疑肝损伤药物仍需要继续使用或再暴露，或持续生化异常超过180天，需要评估是否存在慢性肝病及慢性DILI时，可考虑肝活检。由于肝损伤的发生涉及多种机制，肝损伤包括胆汁淤积性DILI常是一个渐进、渐变的过程，在相隔合适时间段的2～3个时间点进行多次动态评估，对更全面地认识DILI的发病机制、病理生理进程和临床表型极为重要。

表3-4 Child-Pugh肝功能分级

临床生化指标	1分	2分	3分
肝性脑病（期）	无	1～2	3～4
腹水	无	轻度	中、重度
总胆红素（μmol/L）	< 34	34～51	> 51
白蛋白（g/L）	> 35	28～35	< 28
凝血酶原时间延长（s）	< 4	4～6	> 6

注：A级，轻度，5～6分；B级，中度，7～9分；C级，重度，≥ 10分。

四、肾功能

肾功能对维持机体电解质稳定及酸碱平衡至关重要。手术创伤、失血和低血压等因素均可导致肾血流减少，麻醉药物因抑制循环而影响肾灌注，一些化疗药物（如烷化剂、铂类、抗代谢类药物等）会产生肾毒性物质，抗血管生成靶向药物可能改变肾小球血管通透性，免疫治疗可能引起免疫相关性肾炎。

与传统化疗药物（如顺铂和异环磷酰胺）主要通过直接毒性作用引起肾小管损伤不同，新型控瘤药物（如免疫检查点抑制剂等免疫治疗）导致肾脏损伤的临床表现和病理改变非常多样，病变明显者表现为急性肾小管损伤或急性间质性肾炎等肾小管-间质疾病，而且多种病变可同时存在。从机制来看，对于细胞特异性弱的抗肿瘤药物，影响细胞核酸、DNA合成，破坏DNA结构等的药物对全身增生活跃的细胞具有影响，包括肾小管上皮细胞，易引起肾毒性；对于经肾排泄，在肾脏组织中浓度较高的药物，易引起肾毒性。肾脏病变的多样性反映了控瘤治疗肾损伤机制的复杂性。

肿瘤及其治疗过程中常见的并发症为急性肾损伤（AKI），其危险因素包括年龄 > 65岁、基础慢性肾脏疾病、各种肾前性因素、败血症、肾毒性药物或毒物的暴露等。AKI也可继发于肿瘤相关性肾脏疾病，包括多种病理类型的肾小球肾炎和微血管病变，肾活检是确诊的金标准，可见肾间质肿瘤细胞弥漫性浸润，若在药物使用过程中新发生肾损伤或肾损伤加重，停药后肾损伤好转，排除其他导致肾损伤的原因后诊断药物相关性肾损伤。出现AKI后需要及时调整/更换治疗，采用大量输液和碱化尿液的措施降低肾损伤。

肾小球滤过率（GFR）是反映肾小球滤过功能的客观指标，在临床上常被用于评价肾功能的损害程度，目前常用指标如血肌酐（Cr）、尿素氮（BUN）、胱抑素C并不能早期反映GFR下降。具体来看，尿素氮的排泄不仅受肾小球滤过率的影响，也受肾小管功能的影响。且尿素氮的产生量不稳定。相比之下血肌酐水平可以基本反映肾小球滤过率，胱抑素C生成速度稳定，不易受其他因素影响，且临床常用。肾显像是一种无创、安全、简便的影像学技术，能同时测定肾血流、肾功能、肾脏的形态大小等肾脏指标，还能分开测定两个肾的肾功能，可为临床诊断及治疗提供早期、确切的数据。需要在治疗过程中及时监测以上指标，并定期监测电解质（如血钾、血镁）和酸碱平衡指标、尿微量白蛋白及尿蛋白定量、肾小管损伤标志物（尿糖、脂质运载蛋白、视黄醇结合蛋白）等，及早发现肾损伤。常用的标准为血清肌酐清除率（CrCl）> 60ml/min。

同时在控瘤治疗中病情可能发生变化，有以下因素会诱发或加重肾损伤：①容量不足，恶心、呕吐、腹泻造成细胞外液容量不足，或腹膜炎、肠梗阻、肿瘤性胸腔积液及低蛋白血症等造成有效循环容量不足；②肾脏基础疾病，由放射治疗、高钙血症、高尿酸血症、实体肿瘤、多发性骨髓瘤和肿瘤并发症等导致的肾小球病变和肾功能不全；③尿路梗阻，膀胱、前列腺和盆腔肿瘤浸润或压迫可导致尿路梗阻，造成梗阻性肾病；④应用肾毒性或影响肾血流动力学的药物，如抗生素、ACEI/ARB等；⑤全身合并症，高龄、心力衰竭、高血压、糖尿病、贫血等。因此动态监测也尤为重要。

五、胃肠道功能

胃肠道作为机体的消化器官，除了具有消化吸收和蠕动功能外，还具有内分泌、免疫调节和黏膜屏障功能。胃肠屏障功能损伤机制复杂，临床上多种因素可直接或间接破坏肠屏障功能，这些因素包括严重感染、创伤、烧伤、肠梗阻、急性胰腺炎、重度营养不良、重度失血、失液、应用抗生素、应用免疫抑制剂、电离辐射、放化疗等。这些因素可从一个或多个方面造成肠屏障功能损伤，导致肠内病原微生物及其代谢物经门静脉和淋巴系统纵向易位入血，引发菌血症和脓毒血症，严重时可导致全身炎症反应综合征和多系统器官功能衰竭，因此胃肠功能障碍或衰竭可继发于各种危重病，或为多器官功能障碍综合征（MODS）的组成部分。在控瘤治疗的过程中可能出现以上胃肠道功能损伤，以腹泻、腹胀、恶心呕吐为常见症状。由于胃肠道功能与营养状况密切相关，在评估时需要注意区分是疾病、食物相关的，还是治疗相关的。

控瘤治疗会从神经系统和内分泌系统等多方面对机体的代谢、免疫等生理过程产生影响，进而影响患者胃肠功能水平。具体包括以下几个方面：①放化疗引发的全身及局部炎症因子［诱导型一氧化氮合酶（iNOS）、环氧合酶（COX）-2等］、内分泌因子等的变化导致术后胃肠功能障碍；②胃肠道手术会引起交感神经系统兴奋，迷走神经被抑制，随着手术范围加大而明显，进而使胃肠道运动被抑制，使胃肠功能恢复时间延长。内科治疗中常见的化疗药物（如伊立替康、氟尿嘧啶等）都可能会引起明显胃肠道反应，需要根据肿瘤治疗常见不良反应分级进行相应处理。外科胃肠道肿瘤患者围术期需要评估急性胃肠损伤（AGI）相关风险，将患者的客观症状，如粪便或胃内容物中可见出血、下消化道麻痹、喂养不耐受等表现，以及腹内高压（IAH）引入分级界定标准中，分为4级。低龄且基础疾病（高血压/糖尿病等）少的患者相对于高龄且基础疾病多的患者术后胃肠功能恢复情况好，术前血压及血糖调控较好的患者相对于调控较差的患者术后胃肠功能恢复好。

肠道黏膜损伤的主要评价指标为肠道黏膜屏障功能检测，因此临床通常通过恶心、呕吐、腹泻、大便数次、肠鸣音、胃潴留等表现间接判断，或通过测定血D-乳酸等判断肠黏膜通透性，检测血中内毒素水平、二胺氧化酶（DAO），进行血液细菌学培养判断肠道细菌有无易位、测定肠黏膜的pH及直接进行肠黏膜组织病理学检查等。患者如有 > 6次/天液状粪便或进食后1h内发作，或需要住院治疗/隔离至排除感染，控瘤治疗需要暂停，同时密切监测全血细胞计数（FBC）、肾功能（UEC）、肝功能（LFTs）、C反应蛋白（CRP）、甲状腺功能（TFTs）及粪便镜检寻找耐药生物等，必要时利用腹部影像学检查排除急性肠炎及脂肪泻，利用肠镜排除胃肠道其余共患病，必要时早期外科会诊或行多学科诊疗。局部晚期或远处转移的胃肠道肿瘤患者通常存在手术或放疗禁忌，如弥漫性腹腔内肿物、既往腹部放疗史、整体状态差等，但局部症状（如胃肠道梗阻、出血、穿孔等）得不到缓解时需要考虑局部治疗。消化道出血常提示胃肠道黏膜损害严重，需要进一步评估血流动力学是否稳定，内镜或造影检查明确诊断，推荐早期（24h内）行消化道内镜检查，如出现静脉曲张出血，需要12h内干预。

六、骨髓功能

骨髓具有造血、免疫防御、创伤修复的功能，其中造血为主要功能。随着肿瘤治疗的不断发展，新的治疗药物不断涌现，化疗仍是控瘤药物治疗中的基石，由化疗所致的骨髓抑制是化疗最常见的剂量限制性反应，相当一部分患者因化疗导致骨髓抑制进而减少化疗药物剂量甚至停止化疗，为患者的治疗带来了极大的困扰。化疗对骨髓中粒系、巨核系、红系造血细胞的抑制分别导致患者粒细胞、血小板、红细胞等减少，从而导致患者出现感染、出血、贫血等相应的临床表现。其发生特点与各系血细胞发育成熟时间及寿命有关，粒细胞减少通常开始于化疗停药后1周，至停药10～14天达到最低点，在低水平维持3天后缓慢回升，至第21～28天恢复正常，呈"U"形。血小板减少比粒细胞减少出现稍晚，也在2周左右下降到最低值，其下降迅速，在谷底停留较短时间即迅速回升，呈"V"形。红细胞下降出现的时间更晚。

80%以上的化疗药物和放射治疗可致骨髓抑制，以中性粒细胞、血小板减少为主。靶向药物、免疫治疗药物所致骨髓抑制的发生率明显低于化疗，以贫血、血小板减少为主。化疗导致的中性粒细胞减少（CIN）和粒细胞减少相关性发热（FN）会增加侵袭性感染的发生风险，可能会引起治疗费用增加、抗生素的使用、住院时间延长、化学药物减量或延迟，严重者可导致感染性休克、脓毒症综合征等危及生命的并发症，甚至导致患者死亡。根据《肿瘤化疗导致的中性粒细胞减少诊治中国专家共识》及《肿瘤化疗所致血小板减少症诊疗中国专家共识》，正确评估患者骨髓抑制风险，对减少CIN相关并发症、提高患者治疗安全及抗肿瘤化学治疗的疗效等具有重要意义。

中性粒细胞减少常见，其程度与使用化疗药物的种类和剂量有关。当使用氟尿嘧啶、吉西他滨、紫杉类等细胞周期特异性药物时，外周中性粒细胞的谷值一般出现在化疗后7～14天，于14～21天逐渐恢复至正常值以上；当使用环磷酰胺、多柔比星等细胞周期非特异性药物时，中性粒细胞减少的谷值通常出现在化疗后的10～14天，于21～24天逐渐恢复正常。当患者采用高剂量或密集方案化疗时，患者的外周血中性粒细胞更可能出现低于正常范围的长时间谷值。

FN的发生风险与特定化疗药物的骨髓毒性、剂量强度、患者自身因素及联合用药有关。在第1个疗程化疗前需要对患者进行FN发生风险评估，主要包括：①疾病类型（包括肿瘤本身及共患病）；②化疗方案（高剂量化疗、剂量密集型化疗和标准剂量化疗）；③患者自身因素；④治疗目的（根治性化疗、辅助化疗或姑息化疗）。患者本身因素和疾病状态也是引起骨髓抑制的重要危险因素：年龄≥65岁，女性，体力状态差（ECOG PS评分≥2分），既往治疗期间曾经出现过骨髓抑制，开放性创伤/近期手术，或合并感染，肿瘤侵犯骨髓，既往有放/化疗史，其他器官功能异常，如肝肾功能不全和心功能不全，慢性免疫抑制状态、晚期疾病等，均需要关注控瘤治疗后骨髓抑制的发生。

因此，在控瘤治疗前需要行血常规检查，必要时需要行骨髓穿刺活检以明确骨髓功能或查找异常原因。一般要求，白细胞计数≥3.0×10^9/L，中性粒细胞绝对计数≥1.5×10^9/L，血小板≥75×10^9/L，血红蛋白≥9g/dl。若未满足上述指标，必要时可给予粒细胞集落刺激因子、重组人白介素-11、血小板生成素、红细胞生成素等治疗。在控瘤治疗期间及治疗后仍建议监测血常规，必要时给予对症治疗，并根据控瘤治疗后血常规中白细胞、中性粒细胞、血红蛋白、血小板的变化，调整控瘤治疗药物的剂量和疗程。

第二节　共病评估

共病（comorbidity，multimorbidity）是指同时存在2种或2种以上慢性健康问题（multiple chronic condition，MCC）。恶性肿瘤患者同时罹患其他疾病或伴器官损伤的现象，临床并不少见，通常来自肿瘤疾病本身、控瘤治疗的不良反应、老年合并疾病。肿瘤可致患者产生营养不良、感染、糖尿病、肝肾功能损伤、出血、骨折、疼痛、焦虑、抑郁等多种损伤，而手术、放化疗又可致消化道功能障碍、组织器官放射性损伤、骨髓造血功能下降、心脏受损等。由于肿瘤患者老年人居多，其多存在心脑血管疾病、神经系统及精神疾病、消化系统疾病、内分泌疾病等慢性病。肿瘤患者多疾病共存的现象充斥整个治疗、康复全过程。肿瘤患者年龄越大，越容易合并多种基础疾病，共病不仅使肿瘤患者控瘤决策更加复杂和困难，还影响肿瘤患者预后及生活质量，甚至增加患者医疗负担。有共病的肿瘤患者生存时间短于无共患病者。共患病可影响控瘤治疗的风险及获益，也可影响很多治疗决策的风险/获益平衡。因此，治疗前对共患病充分评估有助于准确预测生存率，合理制订控瘤决策。共病评估通常采用年龄调整Charlson共患病指数（age-adjusted charlson comorbidity index，ACCI），通过ACCI得分估算10年生存率，结合控瘤治疗获益，决定治疗决策。

肿瘤患者共患病评估及管理并非多科疾病治疗的简单叠加，要考虑不同共病状态，共病多样性、个体差异性等特点，要考虑疾病之间、疾病与治疗之间、药物与药物之间的相互关系。同时，控瘤治疗前对不同系统疾病的评估有助于提前预估药物治疗不良反应，判断可能不良反应危险程度，有助于提前做好防治工作。

一、循环系统疾病

控瘤治疗需要提前评估心脏毒性危险因素包含药物危险因素和患者危险因素两部分。正在接受积极控瘤治疗并出现心血管并发症的患者非常复杂，存在较多因素影响临床医师对患者的管理。对于拟使用有心脏毒性控瘤药物的患者，主要评估如下心血管疾病：既往存在的或新发的心血管疾病［如冠状动脉疾病（CAD）、NYHA心功能分级Ⅱ级以上的充血性心力衰竭（CHF）、需要治疗的心律失常（包括心房颤动）、左心室射血分数（LVEF）小于50%、有原发性心肌病病史（如扩张型心肌病、肥厚型心肌病、致心律失常性右室心肌病、限制型心肌病、未定型心肌病］，有临床意义的QTc间期延长病史，或QTc间期女性大于470ms、男性大于450ms，以及有症状需要药物治疗的冠心病。存在以上疾病的肿瘤患者应谨慎选择控瘤治疗方法（手术、放射治疗及化疗、免疫治疗、靶向治疗），且需要进一步评估患者心血管疾病的危险因素（如高血压、血脂异常、肥胖、吸烟史、糖尿病），必要时对可改变危险因素进行干预。关键的原则在于心脏病专家和肿瘤专家之间的协作沟通，以便整个团队了解并熟悉控瘤治疗药物的适应证、不良反应及出现心功能损伤后的替代药物选择。目前，几乎所有控瘤的药物治疗和非药物治疗方法都可直接造成心脏和血管损伤，且恶性肿瘤与心血管疾病常伴有共同的危险因素，故心血管疾病已成为老年肿瘤患者致死的重要原因，使患者预后恶化严重。2022年8月26日，在巴塞罗那举行的欧洲心脏病学会（European Society of Cardiology，ESC）年会上，首部肿瘤心脏病学指南隆重发布，该指南由ESC联合欧洲血液学协会（European Hematology Association，EHA）、欧洲放射治疗与肿瘤学会（European Society for Therapeutic Radiology and Oncology，ESTRO）和国际心脏肿瘤学会（International Cardio-Oncology Society，IC-OS）共同制定，旨在帮助医疗从业者为肿瘤患者提供关于心血管健康的管理策略。肿瘤治疗相关心血管毒性（cancer therapy-related cardiovascular toxicity，CTR-CVT）主要包括心肌病、心力衰竭、心肌炎、血管毒性、高血压、心律失常及校正QT间期（corrected QT interval，QTc）延长。其中心脏损害、心肌病和心力衰竭总称为肿瘤治疗相关心功能不全（cancer therapy-related cardiac dysfunction，CTRCD）。肿瘤治疗相关心功能不全的管理深入细化到不同肿瘤治疗方案。

二、呼吸系统疾病

呼吸系统疾病包括间质性肺疾病、慢性阻塞性肺疾病（COPD）、肺栓塞、阻塞性肺不张及肺部感染等。患者合并呼吸系统疾病选择系统治疗药物时要注意药物的肺毒性，尤其合并间质性肺疾病时，需要更加谨慎。选择胸部放射治疗时，需要考虑肺损伤风险。

晚期非小细胞肺癌（NSCLC）患者中，5%～10%在诊断时出现间质性肺炎（IP）。同时，特发性间质性肺炎（IIP）患者的肺癌并发症发生率比非IIP患者高7～14倍。在治疗伴IP的NSCLC时，不仅要考虑NSCLC的预后，还要考虑并发IP本身的预后。在北海道研究中，IPF患者的中位总生存期（OS）为35个月，最常见的死亡原因是急性加重（40%）。急性加重是一种致命的情况，第一次急性加重的死亡率高达30%～50%。即使应用糖皮质激素治疗得到改善，许多患者仍存在残余肺功能受损和低氧血症，随后的预后较差。急性加重的潜在诱因包括肺癌的药物治疗、手术和放射治疗及细菌和病毒感染。预先存在的IP增加了免疫检查点抑制剂诱导肺炎的风险，对于合并IP的患者，应谨慎使用这类药物。而对于驱动基因突变阳性患者，已存在的IP被确定为吉非替尼诱导肺炎的独立风险因素。在日本和东亚，EGFR-TKI诱导的间质性肺疾病和IPF急性加重的发生率通常较高。因此，在使用靶向药物治疗伴IP的癌基因阳性NSCLC时，需要特别注意不良反应的管控。

有研究报道，血清唾液酸化糖链抗原（KL-6）在IP患者中升高，其与唾液酸SSEA-1的比率（K/S比）可作为肺癌合并特发性间质性肺炎患者发生药物相关间质性肺病的预测指标。因此，对于接受EGFR-TKI

靶向治疗或免疫治疗的肿瘤患者，其基线需要通过病史、症状、体格检查、血清标志物KL-6、胸部CT、支气管肺泡灌洗液检查及肺功能等严格筛选，充分评估患者控瘤治疗的利弊。COPD是一种常见的呼吸系统疾病，而肺癌是COPD常见的合并症和主要死亡原因之一，两种疾病共存与较差的生存率有关。临床发现，COPD与肺癌的共病率高，属于同源性疾病，有共同的危险因素和发病机制，COPD可衍生肺癌发生的土壤。两者不仅有共同的发病高危因素——吸烟，而且COPD中肺微环境的慢性损伤状态易形成肺癌发生的微环境。在临床工作中，我们应重视这两种疾病的管理和预防，如进行健康宣教（如戒烟宣教），避免接触危险因素，定期检查胸部CT做好筛查，同时对已诊断COPD的肺癌患者，尤其是肺癌术后的患者，要重视COPD的规律治疗，以缓解此类共病患者的气道症状，改善远期预后，提高患者生活质量。对既往合并COPD的患者，其哮喘或COPD加剧，建议优化药物治疗方案。晚期肺癌合并COPD患者在控瘤治疗的基础上，规律治疗COPD，肺癌患者的无进展生存期（PFS）及总生存期（OS）更长。针对阻塞性肺不张患者，对近端病变，考虑支气管介入治疗，如支气管镜机械清创、肿瘤消融和气道支架置入；对远端病变，考虑胸部放射治疗。对于肺功能不正常者，选择免疫治疗时需要注意可能的免疫相关性肺炎。

不少肺癌患者有长期大量吸烟史及慢性肺部疾病史，可能导致支气管黏膜萎缩、管壁纤维组织增生甚至组织结构破坏，发生阻塞性肺气肿，使其对细菌、异物清除障碍，局部抵抗力差，容易发生肺部感染。一方面患者合并了肺部感染，控瘤治疗会被迫中断，需要优先处理患者的肺部感染，待感染控制后再进行控瘤治疗，部分患者会因肿瘤治疗延误导致控瘤进展。另一方面，因肺癌合并肺部感染治疗比较困难，容易反复，甚至可能出现严重的肺部感染、呼吸衰竭，直接导致死亡。因此，在肺癌患者的诊治过程中对感染的防治具有重要的意义。肺部感染患者建议抗感染治疗，存在肺栓塞患者建议溶栓治疗，需要溶栓后再进行控瘤治疗风险评估。手术中的侵入性操作如气管插管可能引起气管壁弹性纤维破坏、纤毛运动减弱，导致排痰不畅。放射治疗后血管闭塞、血管壁增厚，痰液淤积引起放射性肺炎。化疗导致骨髓抑制、进食差、免疫功能下降导致感染。

三、消化系统疾病

肿瘤患者因病情复杂和多患有基础疾病常需要合并应用具有肝毒性的药物，控瘤治疗前如存在基础肝病史，需要引起重视，选择系统控瘤治疗药物时需要警惕肝毒性。控瘤治疗过程中，患者出现不同程度的肝功能损伤。针对药物性肝损伤的停药原则，为避免贸然停药可能导致原发疾病加重的风险，美国FDA药物临床试验推荐的停药标准如下（出现下列情况之一）：①血清 ALT 或 AST $> 8 \times$ ULN；②ALT或AST $> 5 \times$ ULN，持续2周；③ALT或AST $> 3 \times$ ULN，且总胆红素 $> 2 \times$ ULN或INR > 1.5；④ALT或AST $> 3 \times$ ULN，伴疲劳及消化道症状等逐渐加重，和（或）嗜酸性粒细胞增多（$> 5\%$）。

乙型肝炎病毒表面抗原（HBsAg）阳性与肿瘤发生风险增加相关。中国一项慢性病前瞻性研究于2004年6月至2008年7月纳入中国10个地区年龄为30～79岁的512 891名参与者。经多变量调整后的分析表明，HBsAg血清阳性与总体肿瘤及肝细胞癌、胃癌、结直肠癌、口腔癌、胰腺癌和淋巴瘤的发生风险均增加相关。因此，在对各种实体肿瘤或血液系统肿瘤进行治疗的过程中，乙型肝炎病毒（HBV）再激活的临床问题应引起高度重视。HBV再激活可表现为短暂性、无症状肝炎，但常导致肝炎暴发，甚至可进展为急性肝衰竭。化疗后HBV再激活的典型病程如下：第一阶段，患者血清HBV DNA较基线显著上升。如果没有很好处理，则进入第二阶段，肝细胞损伤及炎症坏死，伴随ALT水平升高和临床症状出现，肝功能损伤范围从轻度肝炎到肝衰竭。在第三阶段，通过抗病毒治疗或停止免疫抑制剂治疗，肝脏炎症反应自发停止。HBV再激活风险评估主要取决于HBV标志物状态及控瘤治疗药物的类型。

不同HBV感染状态的再激活风险存在差异。在化疗过程中，HBsAg阴性的患者再激活风险低，为1.0%～2.7%，HBsAg阳性患者再激活风险较高，可达24%～53%。利妥昔单抗联合化疗方案是临床上常用的淋巴瘤治疗方案，其中利妥昔单抗易导致HBV再激活，即使在HBsAg阴性/乙型肝炎病毒核心抗体（抗-HBc）阳性的患者中，再激活风险也可达到12.2%～23.8%。造血干细胞移植或器官移植患者是HBV再激活的高风险人群，因为患者需要长期使用大量的免疫抑制剂。在HBsAg阴性患者中，再激活风险为14%～20%，HBsAg阳性患者则 $> 50\%$。而对于HBV再激活的预防措施，目前国内外指南推荐意见基本一致，所有接受化疗、免疫抑制剂治疗的患者都应在抗肿瘤治疗起始前进行HBV感染筛查。对于HBsAg阳性患者，开始化疗、靶向药物及免疫检查点抑制剂治疗前至少1周（特殊情况可同时）进行抗病毒治疗，应用恩替卡韦（ETV）、富马酸替诺福韦酯（TDF）或富马酸丙酚替诺福韦（TAF），持续至化疗、靶向治疗或免疫检查点抑制治疗结束后6～12个月。对于HBsAg阴性/抗-HBc阳性患者，若HBV DNA阳性、使用B细胞单克隆抗体或进行造血干细胞移植，或伴进展期肝纤维化/肝硬化，建议应用ETV、TDF或TAF抗病毒治疗。

随着越来越多的患者接受盆腔放射治疗以治疗肿瘤，放射性肠炎的发病率正在增加。在暴露与辐射后2周内，肠黏膜上皮即开始发生萎缩和浆细胞浸润。随后肠道上皮的干细胞分化层和隐窝有丝分裂减少、上皮细胞坏死脱落、隐窝形成微脓肿和黏膜形成溃疡，肠组织发生缺血缺氧。随着时间推移而进展，导致肠腔变窄，狭窄处附近的肠管扩张，转成慢性后形成具有特征性的弥漫性胶原沉积和进行性闭塞性血管炎。急性放射性肠炎患者通常在放射治疗后不久出现腹泻和腹痛，同时可合并便血、里急后重黏液便等，但症状通常在3个月内迅速消退，多见于高剂量放射治疗患者，但在常规分次低剂量放射治疗患者中也可多见。此外，还有患者可出现体重减轻、嗜睡等非特异症状。当患者病程反复时，疾病可能进入慢性期，严重时可出现便秘、黏液便、里急后重和肛门疼痛等症状。然而大多数患者的症状均不具有特异性，因此患者在放射治疗后如果出现腹部症状，则均要及时考虑放射性肠炎可能，并逐一与急性感染性肠炎、溃疡性结肠炎、药物反应性肠炎等疾病相鉴别，适当调整治疗方案。目前放射性肠炎的治疗尚未有统一明确的共识，目前大多为对症处理。放射性肠炎患者的病因通常是复杂的，因此在诊治时必须要结合患者的病史进行仔细排查，并进行综合治疗，同时在治疗的过程中可以考虑结合患者病情对放射治疗方案进行适当改进。

控瘤治疗可能会影响胃肠道功能包括消化吸收、屏障功能、内分泌功能和免疫功能，导致患者出现腹痛、腹泻、恶心、呕吐、消化道出血等症状。针对存在活动性溃疡、肠梗阻、消化道出血等情况的患者，暂不给予控瘤治疗，待对症治疗好转后再评估。既往胃肠道手术等腹腔手术史或放射治疗可能引起患者出现术后食欲缺乏、体重下降、营养不良等恶病质。腹腔手术或放射治疗甚至直接导致肠粘连、肠道狭窄及腹内疝，从而增加肠梗阻、胃肠穿孔导致急腹症等腹腔急症的发生风险。

四、泌尿系统疾病

50%以上控瘤药物（顺铂、烷化剂、靶向药物及免疫检查点抑制剂）会引起不同程度的肾损伤。60%的肿瘤患者合并不同程度的基础肾功能损伤。肾损伤的原因主要有三点：①药物自身或代谢产物的肾毒性；②药物作为抗原引起免疫损伤；③药物对肾脏局部血流动力学的影响引起损伤。药物性肾损伤既可以表现为轻度可逆的肾损伤，又可以发展为严重的肾损伤。常见的肾损伤表现包括尿检异常（血尿、蛋白尿和管型尿），肾脏病理结构异常（肾小管上皮细胞变性、水肿、坏死等）和功能异常（血肌酐升高或肾小球滤过率降低）。

控瘤药物引起的肾损伤不容忽视，主要相关机制包括直接肾毒性、血栓性微血管病及肿瘤溶解综合征等。控瘤药物所致肾损伤目前仍缺少非常有效的治疗手段，重在预防。控瘤治疗前正确评估肾功能，关注易感及加重因素，做好保护预案至关重要。在肾功能不全的情况下，可能需要调整剂量，这种情况下的剂量调整通常基于以下因素：肾小球滤过率估计值，其可作为有功能肾单位的数量指数及药物毒性的临床征象评估。尽量减少非肾脏的全身毒性可能是长期血液透析患者进行化疗的特殊问题，尤其是尚未完全了解药物的消除及代谢细节时。

针对透析患者必须考虑以下两点：①由于肾脏已失去功能，可能需要减量以避免过量暴露和药物毒性；②为血液透析者选择合适的化疗时机时，必须考虑透析对药物清除的影响。

有研究发现，PD-L1在人类肾小管上皮细胞上表达，保护它们免受T细胞介导的自身免疫损伤，PD-L1抑制剂阻碍了PD-L1的保护作用，造成了肾组织炎症和肾功能损害。免疫检查点抑制剂可诱导产生某些自身抗体作用于肾小管上皮细胞、系膜细胞或足细胞上的自身抗原，也可导致对自身抗原的耐受性丧失，产生自身抗体，引发炎症。接受免疫检查点抑制剂的患者，急性肾损伤的发生率约为17%（血清肌酐增加大于1.5倍正常值上限）。另外，免疫治疗联合化疗可增加恶性肿瘤患者的肾毒性发生率。

免疫检查点抑制剂相关肾损伤的治疗：大多数病例（急性间质性肾炎和部分肾小球病变）可应用糖皮质激素，如泼尼松$0.5 \sim 1mg/(kg \cdot d)$，一般$8 \sim 12$周后逐渐减量并停用。对于血肌酐$> 4mg/dl$的中重度病例，可短期增加泼尼松剂量$[1 \sim 2mg/(kg \cdot d)]$。肾功能严重受损的病例可予以透析治疗。对于病程超过3个月、有慢性化表现的病例，也可联合应用免疫抑制剂，并延长疗程，这方面尚待积累经验。因此，在每次使用免疫检查点抑制剂之前，都应检测血清电解质、血尿素氮、血肌酐和肾小球滤过率。

五、内分泌系统疾病

伴随甲状腺功能异常、糖尿病等内分泌疾病的肿瘤患者，在考虑系统控瘤药物治疗前，应充分评估基础内分泌疾病控制情况，将甲状腺功能和血糖调整到合理范围，再考虑行控瘤药物治疗。免疫治疗和靶向治疗在发挥其控瘤效应同时，也伴不同程度内分泌系统不良反应，包括垂体、甲状腺、胰腺、肾上腺等内分泌腺体的功能紊乱。免疫检查点抑制剂（PD-1/PD-L1抑制剂）会导致甲状腺功能障碍，尤其是甲状腺功能减退症，以及血糖异常，如酮症酸中毒、高血糖高渗昏迷等；CTLA-4抑制剂更易导致垂体炎。靶向治疗如酪氨酸激酶抑制剂（TKI）治疗容易导致甲状腺功能减退症。然而，多项研究指出TKI和免疫检查点抑制剂治疗相关的甲状腺功能障碍发生与恶性肿瘤治疗预后良好相关。

另外，手术创伤会直接导致术后应激性高血糖。文献报道，约1/3高血糖患者术后合并心血管疾病的并发症，而术后感染性并发症的发生率为$7\% \sim 10\%$，包括呼吸系统感染、泌尿系统感染及切口愈合延迟，因此肿瘤患者在手术前应积极控制血糖。目前临床推荐术前适宜的血糖浓度：择期手术一般为$8 \sim 10mmol/L$，急诊手术宜$< 14mmol/L$，眼部手术宜$5.8 \sim 6.7mmol/L$，酮症酸中毒、高渗昏迷为手术禁忌证。

免疫检查点抑制剂相关糖尿病（ICI-DM）发生率约为0.2%，考虑临床试验时排除自身免疫疾病患者，并且近年来免疫检查点抑制剂的广泛使用和适应证大幅扩大，所以接受免疫检查点抑制剂治疗后糖尿病发生风险实际应该有所增加。据大型医疗中心报道，如美国梅奥医学中心和耶鲁大学，ICI-T_1DM的发生率为$1\% \sim 1.8\%$。2018年12月发表在*Diabetes Care*上的一篇论文也证实了此结论。来自美国范德堡大学等机构的科学家分析了世界卫生组织全球个体病例安全报告数据库VigiBase数据库，识别了283例于$2014 \sim 2018$年4月在接受免疫检查点抑制剂治疗后新发的糖尿病患者。在调查的时间段内，被报道的免疫检查点抑制剂相关糖尿病显著增加，其中2017年报道了超过50%的病例。该研究也发现，ICI-DM主要见于接受PD-1抑制剂治疗的患者，少数发生于应用PD-L1抑制剂和CTLA-4抑制剂后。其中50%的病例表现为糖尿病酮症酸中毒。发表于*Diabetes Care*研究显示糖尿病发生于免疫检查点抑制剂首次治疗后$5 \sim 790$天，中位时间为116天。54例患者中，69%的患者发生糖尿病是在接受免疫检查点抑制剂治疗过程中或停药1个月内；22%的患者发生糖尿病是在免疫检查点抑制剂停药$1 \sim 3$个月；9%的患者发生糖尿病是在免疫检查点抑制剂停药3个月后。在另一篇Meta研究分析的PD-1/PD-L1抑制剂治疗的发病时间为49天（$5 \sim 448$天），且71%的ICI-T_1DM发病是在初次使用的3个月内。

随着免疫检查点抑制剂在恶性肿瘤患者中的使用增加，其继发的高血糖不良反应也将逐渐增多并显现，虽然ICI-T_1DM相对少见，但它可能导致危及患者生命的严重不良事件，需要引起肿瘤科医师及内分泌科医师的重视，及时正确诊断并采取措施保障患者良好的预后。故对接受PD-1抑制剂治疗的患者在起始治疗前筛查糖尿病，应指导用药者及照护人员了解糖尿病相关症状并定期监测血糖。一旦发生免疫检查点抑制剂相关糖尿病，必须给予足够重视和规范化管理，及时给予胰岛素治疗，尽量避免发展为糖尿病酮症酸中毒。未来研究需要明确发病机制及寻找易感性生物标志物，有利于为患者提供用药建议并减少不良反应。

免疫相关性垂体炎（IR-hypophysitis）所导致的症状多数与垂体水肿相关，常见症状为头痛，少见症状有视交叉压迫导致视野缺损等。抗PD-（L）1和抗CTLA-4联合治疗的免疫相关垂体炎发生率最高（$9\% \sim 10\%$），其次是抗CTLA-4单独治疗（$2\% \sim 6\%$）和抗PD-1单独治疗（1%）。使用含有抗CTLA-4抗体药物治疗的患者多在治疗后$3 \sim 4$个月出现免疫相关垂体炎，而抗PD-1单药治疗相关的病例通常发生在较晚的时间（中位时间为6个月）。免疫相关垂体炎除了典型的头痛及视野缺损等临床表现外，还有一部分患者表现为中枢性肾上腺功能减退的症状（如疲劳、恶心、呕吐、虚弱、头痛或低血压），较少出现中枢性甲状腺功能减退症、尿崩症和性腺功能减退的症状。在出现头痛或视野缺损、视力丧失的病例中，脑磁共振成像（MRI）扫描对排除转移瘤和脑血管疾病很重要，MRI通常显示垂体肿大。然而，垂体大小正常也不能排除免疫相关垂体炎，也可能出现一系列内分泌紊乱的症状。当出现多种垂体激素缺乏时，尤其是皮质醇缺乏症，激素替代治疗是必需的。当出现严重的压迫症状，如头痛、视力障碍或肾上腺危象时，建议停止免疫检查点抑制剂治疗，并给予大剂量类固醇激素治疗［如泼尼松龙1mg/（kg·d），或同等剂量的其他皮质类固醇］。如果激素替代治疗后症状稳定，免疫检查点抑制剂治疗可重新开始。虽然有报道甲状腺和性腺功能分别有24%和58%的患者可能会恢复，但肾上腺功能损伤几乎是永久性的。免疫相关垂体炎患者如出现严重头痛、复视或其他神经系统症状（Ⅲ级），建议使用甲泼尼龙1mg/kg。继发性肾上腺危象（＜Ⅲ级）应采用负荷剂量CS进行激素替代治疗。对于无症状和无严重症状（Ⅰ～Ⅱ级）的病例，应开始给予相应缺乏激素（肾上腺轴、甲状腺轴和性腺轴激素）进行替代治疗。

控瘤药物对内分泌系统的影响表现较为隐匿、缺乏特异性，应提高警惕，要全程化评估和密切监测，以避免发生严重危及生命的不良反应，使患者从控瘤治疗中最大程度受益。

六、神经系统疾病

恶性肿瘤本身或控瘤治疗（如化疗、放射治疗、靶向治疗、免疫治疗等）可能导致患者认知功能下降，在原发性中枢神经系统（CNS）肿瘤患者或发生脑转移患者中特别突出，但在从未涉及颅内肿瘤的患者中也有报道。认知障碍患者应筛查可能导致认知障碍的潜在可逆因素如睡眠障碍、疲劳、精神错乱等。

化疗所致周围神经病变（CIPN）呈药物剂量依赖性，与化疗药物的类型、累积化疗剂量及个人因素等相关。CIPN根据损伤部位的不同，可分为中枢神经系统毒性、周围神经系统毒性和感受器毒性，主要为周围神经系统毒性。临床多以感觉神经受累为主，表现为双侧、远端、对称性感觉障碍，感觉丧失、迟钝麻木和神经性刺痛，腱反射消失，呈现"袜子和手套"样分布，通常从足部开始对称发展，但也可能同时出现于双手和双足。

引起CIPN常见的抗肿瘤药物有紫杉醇类、铂类、长春碱类、甲氨蝶呤、氟尿嘧啶、异环磷酰胺、阿糖胞苷、氟达拉滨、沙利度胺等。紫杉醇类：①神经毒性是紫杉醇类药物引起的常见不良反应，发病率为6%～62%，也是其限制药用剂量的主要原因，临床表现为急性暂时性神经毒性和慢性长期性神经毒性，包括自主神经毒性、周围神经毒性、运动神经毒性、肌病及中枢神经系统毒性等，通常以感觉神经病变为主要表现，主要为肢体麻木、触觉丧失、伴有疼痛的感觉异常、灼热感。大多数呈典型的手套-袜套样分布，罕见癫痫大发作、晕厥、共济失调。通常会在治疗终止后3个月左右缓解，而多西他赛诱发的神经病变在治疗终止后一般会自行缓解。②紫杉醇类药物抑制微管蛋白解聚所致的微管功能障碍可能是其致神经毒性的主要原因，急性疼痛综合征的发生机制可能与炎症相关因子有关。③神经毒性的发生与累积剂量和强度、化疗周期、输注时间和速度、是否联用铂类等其他神经毒性药物、年龄、种族、肿瘤大小、是否有其他基础神经疾病等有关。奥沙利铂：神经毒性发生率为80%～95%，其中急性神经毒性主要表现为短暂性周围感觉神经病变，如四肢及口周的感觉异常和迟钝，有时伴有四肢或关节的肌肉收缩，出现呼吸困难或吞咽困难等。症状可因寒冷刺激而被触发或加重，持续时间较短，多于几小时或几天内自行缓解。慢性神经毒性可出现四肢远端感觉异常和感觉迟钝、浅表和深度感觉缺失、感觉性共济失调、功能障碍和精细感觉运动协调缺陷。1%～2%的患者可能发生短暂性咽喉部感觉麻木。

目前调整控瘤药物的剂量是预防CIPN最有效的措施。治疗药物：神经保护类药物，如B族维生素、氨磷汀、谷氨酰胺、还原型谷胱甘肽、神经营养因子、维生素E、乙酰左旋肉碱等，可减轻神经损伤，改善感觉异常症状，也可预防性给药；神经性疼痛对症治疗药物，包括三环类抗抑郁药、5-羟色胺再摄取抑制剂类、卡马西平等。紫杉醇选用神经生长因子可减少或逆转神经毒性；顺铂选用还原型谷胱甘肽、氨磷汀可预防其引起的神经病变；奥沙利铂使用期间不接触冷刺激，防止冷刺激对末梢神经的刺激，选用钙镁合剂能减小其急性神经毒性症状的发生率和强度，延缓累积性神经病变发生；异环磷酰胺可选用亚甲蓝预防神经毒性；氟尿嘧啶选用维生素B_1可能有预防神经毒性的作用。

B族维生素有保护和防止神经脱髓鞘改变和促进神经功能恢复的作用，可用于防治控瘤药物引起的神经毒性反应。但临床疗效有一定局限性。氨磷汀可选择性地保护正常组织，而不影响化疗的控瘤作用。这种选择性保护主要是因为正常组织对氨磷汀有相对迅速的摄取和缓慢的代谢，而肿瘤组织有缓慢的摄取作用，导致正常组织器官有较高浓度的氨磷汀，可达到保护正常组织免受化疗药物的细胞毒性影响而不影响疗效。临床有大量氨磷汀治疗铂类引起的神经损伤的研究，证实其可改善化疗药物引起的神经损伤且不影响化疗效果，但在长春碱类中的研究较少。

免疫治疗的神经系统毒性如重症肌无力，在接受抗CTLA-4抑制剂治疗的患者中发生率为3.8%，在接受PD-1抑制剂治疗的患者中发生率为6.1%，因此，在应用免疫检查点抑制剂治疗前需要严格筛选患者是否合并重症肌无力。既往文献报道，贝伐珠单抗应用过程中存在血栓栓塞风险。贝伐珠单抗引起血栓栓塞事件的原因：VEGF是内皮细胞最重要的增殖和保护分子，该信号通路的抑制降低了内皮的防御和修复能力，使内皮表面完整性丧失、基膜下胶原暴露、组织因子激活；此外，VEGF通路促进血小板抑制剂一氧化氮（NO）和前列环素（PGI_2）产生，贝伐珠单抗抑制VEGF后促进了血小板聚集。抗血管生成药物如贝伐珠单抗、安罗替尼、阿昔替尼等可增加脑梗死风险。因此，对既往存在脑梗死患者，在抗血管生成药物的选择方面需要慎之又慎。对于高龄和合并高血压患者，需要密切监测血压。

七、运动系统疾病

关节痛和肌痛在应用免疫检查点抑制剂的患者中较多见，临床研究报道发生率高达40%。最多见的是骨关节/肌肉类风湿样改变，如关节炎、肌炎、肌痛等，多见于PD-1/PD-L1单抗及联合免疫治疗，大小关节均可受累，可发生于免疫治疗的任何时段。既往临床试验中对神经肌肉类的irAE（免疫相关不良事件）报道甚少（发生率＜1%）。免疫检查点抑制剂相关肌炎是一种罕见且严重的不良反应。免疫检查点抑制剂联合治疗使发生免疫检查点抑制剂相关肌炎的风险增加。在免疫检查点抑制剂相关肌炎患者中，超过50%重叠心肌炎或重症肌无力。尽管单纯肌炎可以得到成功治疗，肌炎合并心肌炎或重症肌无力的患者仍有较高死亡率。由于治疗过程中可能出现感染等并发症，治疗过程中需要权衡免疫抑制的获益和风险。大多数irAE可以通过停止免疫检查点抑制剂治疗和使用类固醇皮质激素有效控制。目前临床上针对免疫检查点抑制剂相关肌炎暂无指南及治疗标准，多数以大剂量甲泼尼龙治疗（1 mg/kg）为主，个体化辅以免疫抑制剂、免疫球蛋白或胆碱酯酶抑制剂治疗，且患者总体预后良好，包括肌酸激酶水平在2周至4个月恢复至正常水平。目前免疫检查点抑制剂相关不良事件相关指南均建议停用免疫检查点抑制剂，并给予激素治疗。如果类固醇疗效不佳，可考虑添加免疫球蛋白、吗替麦考酚酯或英夫利昔单抗。部分肿瘤患者同时罹患周围神经病变、骨转移、骨骼发育不良、关节炎或肌肉骨骼等问题，这部分患者是运动诱发不良事件的中等风险人群，在运动前应进行稳定性、平衡性及步态的评估。运动相关不良事件高危人群包括有肺部手术或腹部大手术史、造瘘术史、心肺共患病病史的患者，此类患者应在接受专业的医疗评估后进行个体化运动。

第三节 基础用药

基础用药主要涉及循环、呼吸、消化、泌尿、内分泌、神经、运动七大系统疾病，需要评估常用药物与控瘤药物间有无相互作用。老年肿瘤患者常存在多药共用的情况，其基础用药的评估还需要考虑不同种类药物之间的相互作用。

一、循环系统

（一）钙通道阻滞剂

钙通道阻滞剂分为二氢吡啶类和非二氢吡啶类。适应证：二氢吡啶类钙通道阻滞剂在临床上主要用于治疗高血压，常用的有硝苯地平、尼群地平、氨氯地平、非洛地平等。支气管哮喘或心力衰竭患者慎用。

与有心脏毒性控瘤药物合用时注意监测心功能。非二氢吡啶类钙通道阻滞剂主要用于心律失常（如维拉帕米）和冠心病心绞痛（如地尔硫䓬）。禁忌证：心源性休克、急性心肌梗死。与有心脏毒性控瘤药物合用时注意心功能。

（二）慢性心功能不全药物

第一类就是强心药物，常用的有洋地黄制剂，如西地兰、地高辛，它们可以增加心肌的收缩力，增加心脏的射血，从而改善心功能，用于急慢性心功能不全、室上性心动过速。室性心动过速、梗阻性肥厚型心肌病禁用。第二类是利尿药物。常用的有呋塞米，其可以减少血容量，减轻心脏前负荷，对心功能改善也是很有作用的。第三类就是扩血管药物。包括扩张动脉血管和静脉血管的药物。常用的有硝酸甘油或硝普钠。它们可以减轻心脏后负荷，改善心功能。第四类是改善心肌重构的药物。常用的有转化酶抑制剂中的依那普利、赖诺普利等，它们可以从根本上逆转心脏的左心室重构，对心功能的改善有长期的作用。当慢性心功能不全时其与有心脏毒性控瘤药物合用时监测心功能。

（三）抗心律失常药物

抗心律失常药物根据作用靶点和机制可以分为钠通道阻滞剂、β受体阻滞剂、钾通道阻滞剂、钙通道阻滞剂。具体情况及代表药物如下：①钠通道阻滞剂，主要通过阻断细胞膜表面钠通道发挥抗心律失常作用，根据作用特点可分为Ⅰa、Ⅰb、Ⅰc类，代表药物有奎尼丁、普罗帕酮、利多卡因等；②β受体阻滞剂，通过抑制β肾上腺素能受体发挥抗心律失常作用，代表药物有琥珀酸美托洛尔、比索洛尔、普萘洛尔等；③钾通道阻滞剂，可延长动作电位时程，代表药物有胺碘酮、索他洛尔等；④钙通道阻滞剂，通过抑制细胞膜表面钙通道，减少钙离子内流，发挥负性传导等作用，从而发挥抗心律失常作用，代表药物有地尔硫䓬、维拉帕米等。此四类抗心律失常药均可达到治疗快速性心律失常作用，适用于阵发性心动过速、心房颤动，严重心肌损害、妊娠禁用。其与有心脏毒性控瘤药物合用时需要监测心功能；与尼洛替尼合用可能使QT间期延长。

（四）抗凝药物

临床上常见的抗凝药物如下：①阿司匹林，是最常用的抗血小板聚集药物，预防心脑血管疾病发作、人工心脏瓣膜手术后血栓形成。活动性溃疡、血小板减少禁用。其与导致骨髓抑制控瘤药物合用，会加重血小板减少，用药期间需要密切监测血常规。②硫酸氢氯吡格雷片，具有较强的抗血小板聚集作用，防治血小板聚集所致心脑及其他动脉循环障碍。过敏、溃疡、颅内出血禁用；妊娠、哺乳、肝肾功能不全者慎用；其与导致骨髓抑制控瘤药物合用，会加重血小板减少，需要密切监测血常规。③双嘧达莫，用于血栓疾病及缺血性心脏病；心肌梗死和低血压禁用；妊娠、哺乳、肝肾功能不全者慎用；氟达拉滨疗效会被双嘧达莫减弱，避免合用。④华法林，经常应用于心脏瓣膜术后抗凝治疗，或血栓性疾病、心肌梗死，并且需要根据INR调整华法林的用量，一般要求保持INR 2.5左右，通常不能超过3.0。妊娠、出血倾向者禁用；使用期间无法监测血凝酶者慎用。替吉奥、卡培他滨、他莫昔芬、氟他胺可增强双香豆素作用，导致凝血功能异常，与异环磷酰胺合用可增加出血风险。

二、呼吸系统

（一）祛痰药

祛痰药是指能使痰液黏稠度降低，使其易于咳出，或能加速呼吸道黏膜纤毛运动，改善痰液转运的药物。常用的祛痰药为黏痰溶解药，常见的有溴己新、氨溴索、乙酰半胱氨酸等。具体如下：①溴己新，可直接作用于支气管腺体，促使黏液分泌细胞释放溶酶体酶，使黏液中黏多糖解聚，并抑制黏液腺及杯状细胞合成酸性黏多糖，降低痰的黏稠度，还能激动呼吸道胆碱受体，使呼吸道腺体分泌增加，能改善黏痰广泛阻塞支气管所引起的气急症状，可雾化吸入。其适用于慢性支气管炎、支气管扩张、哮喘；过敏禁用，胃炎、胃溃疡患者应慎用。②氨溴索，为溴己新的活性代谢物，可显著增加痰量、降低痰液黏稠度，有一定的镇咳和改善通气功能作用，长期服用可减少慢性支气管炎急性发作。③乙酰半胱氨酸，有特殊臭味，可引起恶心、呕吐。乙酰半胱氨酸可分解核糖核酸酶，使脓性痰中的DNA断裂，达到黏性痰溶解的目的。其通常用于雾化吸入，对黏性痰阻塞及气管插管引起痰栓塞疗效较好，但无吸痰器时不可向气管内滴药，以免大量黏稠度下降的痰液流入气道末梢，引起小气道阻塞；其与控瘤药物之间的相互作用尚不明确。

（二）镇咳药

镇咳药分为中枢性镇咳药、外周性镇咳药及双重机制镇咳药。①中枢性镇咳药：一般是指含有吗啡、可待因及右美沙芬成分的药物，此类药物能够对延髓咳嗽中枢起到抑制作用，也能缓解咳嗽症状，但是此类药物长期使用容易产生依赖性。②外周性镇咳药：在医学上又称为末梢性镇咳药，其中包括复方甘草片、苏黄止咳胶囊等药物，该类药物主要作用是抑制外周神经中枢，从而抑制咳嗽反射弧，帮助缓解咳嗽。③双重机制镇咳药：是呼吸科临床上经常使用的药物，如磷酸苯丙哌林片，具有抑制延髓咳嗽中枢和抑制外周的神经中枢的作用，并且没有成瘾性。镇咳药物与控瘤药物之间相互作用尚不明确。

（三）平喘药

平喘药是具有消除气道慢性炎症，缓解支气管收缩和痉挛，达到舒张支气管，降低气道高反应性的药物。①β受体激动药：为哮喘的首选对症治疗药物，分为选择性$β_2$受体激动药和非选择性β受体激动药。β受体激动药可松弛气道平滑肌而缓解哮喘发作时气道的收缩状态，从而减轻喘息症状，如硫酸沙丁胺醇注射液和硫酸特布他林气雾剂。②糖皮质激素：糖皮质激素类抗炎平喘药通过抑制气道炎症反应，可以达到长期防止哮喘发作的效果，已成为平喘药中的一线药物。其具有强大而持久的抗炎作用，在抑制哮喘和气道炎症过程中的每一个环节抑制免疫反应，起到平喘效果，如吸入用布地奈德混悬液和注射用甲泼尼龙琥珀酸钠等。③茶碱类：茶碱为甲基黄嘌呤类衍生物，具有松弛气道平滑肌及呼吸兴奋作用，还具有强心作用，如氨茶碱注射液和多索茶碱注射液等。④抗胆碱能药物：胆碱受体阻滞剂可抑制副交感神经节神经传递，从而引起气道松弛；胆碱受体激动时，气道平滑肌收缩，气道口径缩小，促进黏液分泌与血管扩张等。选择性阻滞胆碱受体后可产生支气管扩张作用。常用药物有吸入用异丙托溴铵溶液和噻托溴铵喷雾剂等。其适用于支气管哮喘、喘息性支气管炎；过敏、急性心肌梗死禁用；其与控瘤药间相互作用尚不明确。

三、消化系统

（一）抑酸药

抑酸药又称胃酸分泌抑制剂，通过各种机制抑制胃酸分泌，如质子泵抑制剂、H_2受体拮抗剂。临床可用于消化性溃疡、反流性食管炎、胃食管反流病、胃炎、上消化道出血、消化不良、应激性溃疡、非甾体抗炎药相关性溃疡等。①质子泵抑制剂（PPI）：奥美拉唑、兰索拉唑、泮托拉唑、雷贝拉唑、埃索美拉唑等，主要经肝脏P450酶代谢，并有肝药酶抑制作用。PPI可抑制中枢或外周介导的胃酸分泌，对基础胃酸分泌、各种形式的应激性胃酸分泌都可产生有效的抑制作用。其用于胃十二指肠溃疡、反流性食管炎；严重肝肾功能不全者禁用；长期应用奥美拉唑可降低达沙替尼等TKI暴露。②H_2受体拮抗剂（H_2RA）：如西咪替丁、雷尼替丁、法莫替丁、尼扎替丁、罗沙替丁等，可抑制由进食、胃泌素、高血糖或迷走神经兴奋等刺激引起的胃酸分泌。其中西咪替丁对肝药酶有较强的抑制作用，雷尼替丁、法莫替丁、尼扎替丁、罗沙替丁与肝药酶亲和力较小，不抑制肝药酶。H_2受体拮抗剂适用于胃十二指肠溃疡、上消化道出血；妊娠、哺乳者禁用；肝肾功能不全者慎用；西咪替丁可加重卡莫司汀、洛莫司汀白细胞和血小板下降程度，合用时要监测血常规；降低达沙替尼暴露。

（二）胃黏膜保护药物

胃黏膜保护药物主要包括：①胶体果胶铋，适用于慢性胃炎、肠功能紊乱；妊娠、肾功能不全者禁用；

与控瘤药物之间的相互作用尚不明确；②替普瑞酮，适用于胃溃疡、急慢性胃炎；醛固酮增多、低钾血症者禁用；心、肝、肾功能不全者慎用；与控瘤药物之间的相互作用尚不明确；③铝碳酸镁，适用于胃酸过多、胃十二指肠溃疡、消化道出血；含氢氧化铝或氢氧化镁抗酸药，可致卡培他滨血药浓度小幅增加。

（三）胃肠解痉药物

胃肠解痉药物主要包括：①抗胆碱能药物（阿托品、东莨菪碱、山莨菪碱、贝那替秦、哌吡氮平等）。②选择性肠道平滑肌钙通道阻滞剂（匹维溴铵、奥替溴铵、西托溴铵、阿尔维林等）、离子通道调节剂（曲美布汀）、磷酸二酯酶抑制剂（罂粟碱、屈他维林等）等。此类药物主要适用于慢性胃炎及肠易激综合征引起的腹痛、腹胀；儿童、妊娠者禁用；与控瘤药物之间相互作用尚不明确。

（四）促消化药物

促消化药物主要包括：①促动力药物，包括多潘立酮、莫沙必利等，主要用于改善消化不良与进餐相关的上腹部症状。②胃蛋白酶，适用于慢性胃炎、胃癌、胃蛋白酶缺乏，与控瘤药物之间相互作用尚不明确。③甲氧氯普胺，适用于术后呕吐、消化不良、晕车、胃轻瘫；放化疗乳腺癌、胃肠出血、精神障碍锥体外系症状者禁用；哺乳期慎用；与控瘤药物之间相互作用尚不明确。

（五）止吐药物

昂丹司琼：适用于化放疗所致恶心、呕吐，防治术后恶心、呕吐；胃肠道梗阻、妊娠者禁用；哺乳期慎用；与控瘤药物之间相互作用尚不明确。

（六）泻药

泻药主要包括：①硫酸镁，主要用于导泻、梗阻性黄疸、惊厥、子痫；肠道出血、急腹症、妊娠期禁用；过量使用可致脱水；与控瘤药物之间相互作用尚不明确。②聚乙二醇，主要用于成人便秘、术前肠道准备；炎性肠病、肠梗阻未明确腹痛者禁用，妊娠、哺乳期慎用，与控瘤药物之间相互作用尚不明确。

（七）止泻药

1.洛哌丁胺　适用于急性腹泻及各种原因慢性腹泻；2岁以下小儿禁用，哺乳期及妊娠期慎用，与控瘤药物之间相互作用尚不明确。

2.蒙脱石散　用于急慢性腹泻；影响其他药物吸收，与口服化疗药物需要间隔1h。

（八）微生态制剂

微生态制剂包括枯草芽孢杆菌、地衣芽孢杆菌、双歧杆菌四联活菌等，主要适用于肠道菌群失调性腹泻、功能性消化不良及各种原因肠道菌群失调的防治，需要与其他抗菌药联合应用时需要间隔1h，与控瘤药物之间相互作用尚不明确。

四、泌尿系统

（一）利尿剂

常用的利尿剂包括呋塞米、氢氯噻嗪、托伐普坦等。①呋塞米，适用于各种水肿、高血压、高钾血症、高钙血症；过敏、低钾血症者禁用，与控瘤药物之间相互作用尚不明确。②氢氯噻嗪：适用于各种水肿、高血压、高钾血症、尿崩症、肾结石，过敏及无尿者禁用，乳腺癌内分泌治疗药物托瑞米芬与噻嗪类利尿剂合用减少钙排泄，增加高钙血症风险，联合应用时监测血钙；骨转移患者应用他莫昔芬初期，联合应用降低肾脏钙排泄药，如噻嗪类，可能增加高钙血症风险。③托伐普坦，适用于高容量性和正常容量低钠血症、心力衰竭、肝硬化，急需快速升高血清钠浓度者、低容量性低钠血症者禁用；托伐普坦可能会增加甲氨蝶呤血药浓度，联合应用时需要间隔1h。

（二）治疗前列腺增生的药物

常用药物包括坦索罗辛、非那雄胺。①坦索罗辛，适用于前列腺增生所致排尿障碍，对过敏、肾功能不全者禁用，直立性低血压、冠心病慎用，与控瘤药物之间相互作用尚不明确；②非那雄胺，适用于前列腺增生、前列腺肥大所致排尿障碍，过敏者禁用，肝功能不全者慎用，与控瘤药物之间相互作用尚不明确。

五、内分泌系统

（一）肾上腺皮质激素

代表性药物包括泼尼松、甲泼尼龙、地塞米松。①泼尼松，适用于结缔组织病、系统性红斑狼疮、严重支气管哮喘、皮肌炎、血管炎等过敏性疾病及急性白血病、恶性淋巴瘤；妊娠期禁用；病毒性感染、肝功能不全者慎用；与环磷酰胺合用可增加毒性；与门冬酰胺酶合用可增加高血糖风险，注意监测血糖水平。②甲泼尼龙，适用于风湿性疾病、肌源性疾病、皮肤疾病、过敏状态、眼部疾病；用于免疫抑制治疗、休克、内分泌失调；妊娠期、全身真菌感染者禁用；禁止鞘内给药；病毒性感染、肝功能不全者慎用，注意避光；与门冬酰胺酶合用可增加高血糖风险，注意监测血糖水平。③地塞米松，用于过敏性与自身免疫性疾病，如结缔组织病、活动性风湿病、类风湿关节炎、红斑狼疮、严重支气管哮喘、严重皮炎、溃疡性结肠炎、急性白血病。妊娠期禁用及溃疡病、血栓性静脉炎、活动性肺结核、肠吻合手术后禁用；降低厄洛替尼、伊马替尼、吉非替尼血药浓度，监测疗效；地塞米松与来那度胺合用可增加血栓风险。

（二）胰岛素

代表性药物有胰岛素和门冬胰岛素。①胰岛素，适用于1型、2型糖尿病重度营养不良，轻、重度2型糖尿病经口服降糖药血糖控制不佳，糖尿病酮症酸中毒，妊娠糖尿病者；低血糖、肝硬化、过敏者禁用；注意注射部位有皮肤发红、皮下结节、皮下脂肪萎缩等局部反应；与控瘤药物之间相互作用尚不明确。②门冬胰岛素，控制餐后血糖，也可与中效胰岛素合用控制晚间或晨起高血糖；低血糖、肝硬化、过敏者禁用；用药10min内须进食碳水化合物，否则会导致低血糖；与控瘤药物之间相互作用尚不明确。

（三）口服降糖药

代表性药物有二甲双胍、阿卡波糖、西格列汀。①二甲双胍，适用于单纯饮食控制及体育锻炼控制不佳的2型糖尿病患者，特别是肥胖2型糖尿病患者；与胰岛素合用可降低胰岛素用量；低血糖、糖尿病酮症酸中毒、肝肾功能不全、过敏、妊娠期、哺乳期禁用；既往有乳酸酸中毒史者慎用；发热、昏迷、感染和手术时，暂停本品，改为胰岛素；其可加速氨鲁米特代谢，合用注意观察疗效；与硼替佐米合用注意监测血糖。②阿卡波糖，适用于2型糖尿病患者，以及降低糖耐量减低者的餐后血糖；过敏、妊娠期、哺乳期、严重肾功能不全者禁用；注意监测肝功能；可加速氨鲁米特代谢，合用注意观察疗效。③西格列汀，适用于单纯饮食控制及体育锻炼控制不佳的2型糖尿病患者；过敏、1型糖尿病或糖尿病酮症酸中毒者禁用；肾功能不全者调整剂量并注意监测；可加速氨鲁米特代谢，合用注意观察疗效。

（四）甲状腺激素类药物

代表性药物是左甲状腺素，其用于甲状腺激素缺乏替代治疗，过敏者禁用，起效较慢，停药后作用仍存在数周；与控瘤药物之间相互作用尚不明确。

（五）抗甲状腺药物

代表性药物是甲巯咪唑，适用于甲状腺功能亢进症、甲状腺危象；过敏、严重肝功能不全、粒细胞缺乏者禁用；用药期间须监测甲状腺激素；与控瘤药物之间相互作用尚不明确。

六、神经系统

（一）镇痛药

代表性药物包括吗啡、哌替啶。①吗啡，适用于镇痛，如创伤、手术、烧伤引起的疼痛及癌痛；心肌梗死；心源性哮喘；麻醉前给药。颅内压升高、COPD、支气管哮喘、肺源性心脏病、前列腺肥大、排尿困难患者，妊娠期、哺乳期、新生儿和婴儿禁用；原因不明疼痛者慎用；与控瘤药物之间相互作用尚不明确。②哌替啶，适用于镇痛，如创伤、手术、烧伤引起的疼痛及癌痛；心源性哮喘；麻醉前给药、内脏绞痛（胆绞痛、肾绞痛需要与阿托品合用）。颅内压升高、COPD、支气管哮喘、肺源性心脏病、前列腺肥大、排尿困难者禁用；妊娠期、哺乳期及新生儿和婴儿慎用；与控瘤药物之间相互作用尚不明确。

（二）解热镇痛药

代表性药物包括对乙酰氨基酚、布洛芬、塞来昔布。①对乙酰氨基酚，适用于感冒、发热、关节痛、神经痛、偏头痛、癌性疼痛、术后疼痛。重度肝功能不全、活动性溃疡者禁用；肾功能不全者慎用，大量长期应用引起造血系统及肝肾损害；与甲氨蝶呤合用可增加毒性；高剂量可能引起培美曲塞清除率下降。②布洛芬，具有抗炎、镇痛、解热作用；适用于风湿及类风湿关节炎患者；过敏、活动性消化溃疡者及妊娠期、哺乳期禁用；支气管哮喘、心肾功能不全、高血压者慎用；与甲氨蝶呤合用可能增加毒性；高剂量可能引起培美曲塞清除率下降。③塞来昔布，适用于急、慢性骨关节炎和类风湿关节炎；对阿司匹林或磺胺类药物过敏、妊娠期禁用；与甲氨蝶呤合用可能增加毒性；高剂量可能引起培美曲塞清除率下降。

（三）抗痛风药物

代表性药物包括别嘌醇、秋水仙碱、非布司他。①别嘌醇，适用于慢性原发性或继发性痛风、痛风性肾病。重度肝肾功能不全者及妊娠期、哺乳期禁用；服药期间注意多饮水，使尿液呈中性或碱性；别嘌醇可增加环磷酰胺骨髓毒性，适当调整抗痛风药剂量；羟基脲、长春新碱、门冬酰胺酶可提高血尿酸，与降尿酸药合用时，须调整抗尿酸药剂量；别嘌醇可降低氟尿嘧啶所致骨髓抑制，必要时联用。②秋水仙碱，适用于痛风性关节炎急性发作。骨髓增生低下、严重肝肾功能不全者及妊娠期、哺乳期禁用；不宜作为长期预防痛风性关节炎发作的药物；羟基脲、长春新碱、门冬酰胺酶可提高血尿酸，与降尿酸药物合用时，须调整抗尿酸药剂量。③非布司他，适用于痛风患者高尿酸血症的长期治疗。过敏者及妊娠期、哺乳期禁用；使用初期可能会引起痛风发作；羟基脲、长春新碱、门冬酰胺酶可提高血尿酸，与降尿酸药物合用时，须调整抗尿酸药剂量。

（四）抗癫痫药物

代表性药物包括苯妥英钠、卡马西平、丙戊酸钠。①苯妥英钠，适用于复杂部分癫痫发作、单纯部分发作和癫痫持续状态；三叉神经痛、坐骨神经痛；室上性心动过速或室性心动过速。过敏、阿-斯综合征、二和三度房室传导阻滞禁用；久服不可骤停，肝肾功能不全者及妊娠期、哺乳期慎用；注意监测血药浓度；替吉奥与苯妥英钠合用可发生苯妥英钠中毒（恶心、呕吐、眼球震颤和运动异常），避免合用；卡培他滨、替加氟可增加苯妥英钠血药浓度和毒性症状，后者可使替尼泊苷、白消安清除率增加，使用时须监测疗效。②卡马西平，适用于单纯和复杂性部分发作（首选药）；三叉神经痛、坐骨神经痛；神经性尿崩症；预防和治疗躁狂；酒精戒断综合征。过敏、房室传导阻滞、骨髓抑制、严重肝功能不全者禁用；卡马西平可能会降低洛莫司汀、伊马替尼、厄洛替尼、吉非替尼疗效，使用时须监测疗效。③丙戊酸钠，适用于单纯和复杂失神发作、肌阵挛发作、全身强直阵挛发作；严重肝功能不全者禁用；与控瘤药物之间相互作用尚不明确。

（五）镇静催眠药物

代表性药物包括咪达唑仑、右佐匹克隆。①咪达唑仑，适用于失眠症，过敏、重症肌无力、精神分裂、严重抑郁者及妊娠期禁用；老年人及长期使用易出现呼吸抑制，心肝肾功能不全者慎用；与卡莫氟合用可能拮抗，避免同时使用。②右佐匹克隆，适用于失眠症。过敏、重症肌无力、重症睡眠呼吸暂停综合征者及妊娠期禁用；与卡莫氟合用可能拮抗，避免同时使用。

（六）抗帕金森病药物

代表性药物左旋多巴，适用于帕金森病、肝性脑病。高血压、糖尿病、精神病、心律失常及妊娠期、哺乳期禁用；支气管哮喘、肺气肿、严重心血管疾病患者慎用；与控瘤药物之间相互作用尚不明确。

（七）抗精神病药物

代表性药物包括奥氮平、利培酮。①奥氮平，适用于精神分裂急性期及维持期。过敏、闭角型青光眼患者及妊娠期、哺乳期禁用；低血压、癫痫、肝肾功能不全者慎用；与控瘤药物之间相互作用尚不明确。②利培酮，适用于急、慢性精神分裂和双相情感障碍。过敏、15岁以下、妊娠期、哺乳期禁用；癫痫、心肝肾功能不全者慎用；与控瘤药物之间相互作用尚不明确。

（八）抗焦虑药物

代表性药物包括地西泮、丁螺环酮。①地西泮：适用于焦虑症、失眠、癫痫、偏头痛。过敏、严重肝肾功能不全者及妊娠期、哺乳期禁用；与卡莫氟合用可能拮抗，避免同时使用。②丁螺环酮，适用于广泛焦虑。过敏、严重肝肾功能不全、青光眼、重症肌无力者禁用；轻中度肝肾功能不全者慎用；使用期间不宜驾驶；与卡莫氟合用可能拮抗，避免同时使用。

（九）抗抑郁药物

代表性药物包括舍曲林、帕罗西汀。①舍曲林，适用于抑郁症、强迫症。过敏、严重肝肾功能不全者及妊娠期、哺乳期禁用；癫痫、躁狂、青光眼患者慎用；与控瘤药物之间相互作用尚不明确。②帕罗西汀，适用于抑郁症、惊恐障碍、社交恐怖、强迫症。过敏、18岁以下、妊娠期、哺乳期禁用；与控瘤药物之间相互作用尚不明确。

七、运动系统

抗骨质疏松药物：代表性药物包括阿仑膦酸钠、碳酸钙、骨化三醇。①阿仑膦酸钠，适用于骨质疏松。过敏、低钙血症、肾功能不全者禁用；注意服药后30min内避免坐、卧；与口服控瘤药合用需要间隔1h。②碳酸钙，用于预防和治疗钙缺乏。高钙血症、高钙尿症患者禁用；心、肾功能不全者慎用；与雌莫司汀合用可影响雌莫司汀吸收；尿嘧啶替加氟避免与钙同服。③骨化三醇，适用于骨质疏松、甲状旁腺功能减退症、维生素D缺乏。过敏、维生素D中毒、高钙血症者禁用；与控瘤药物之间相互作用尚不明确。

第四节　肿瘤急症评估

一、血栓

恶性肿瘤相关静脉血栓栓塞（venous thromboembolism，VTE）包括深静脉血栓形成、肺栓塞和中心静脉导管相关VTE，是恶性肿瘤患者进展后的第二大死因。恶性肿瘤相关VTE的风险从早期恶性肿瘤患者的3%～5%到转移癌患者的30%。早期有效的风险评估是降低VTE发生率、改善患者预后的关键。目前常用的几种VTE风险评估量表如下。

（一）血栓风险评估

1. Caprini量表　风险因素总分0～1分为低危，2分为中危，3～4分为高危，≥5分为极高危。患者入院2h内完成评估，如遇急症手术等特殊情况，术后返回后完成评估，遇抢救等情况时可延长至6 h内完成评估。低危患者每周评估1次，中危患者每周至少评估2次，高危及以上患者每天评估1次。Caprini量表的风险因素及评分见表3-5。该表一般用于外科住院患者VTE发生风险的评估。

表3-5　Caprini量表

1分	2分	3分	4分
年龄＝41～60岁	年龄＝61～74岁	年龄≥75岁	脑卒中（＜1个月）
小手术	关节镜手术	VTE史	择期关节置换术
体重指数＞25kg/m²	大型开放手术（＞40min）	VTE家族史	髋、骨盆或下肢骨折
下肢肿胀	腔镜手术（＞40min）	凝血因子V *Leiden*突变	急性脊髓损伤（＜1个月）
静脉曲张	恶性肿瘤	凝血酶原G20210A突变	
妊娠或产后	卧床＞72h	狼疮抗凝物阳性	
有不明原因流产或习惯性流产	石膏固定	抗心磷脂抗体阳性	
口服避孕药或激素替代治疗	中央静脉通路	血清同型半胱氨酸升高	
感染中毒症（＜1个月）		肝素诱导的血小板减少症	
严重肺部感染（＜1个月）		其他先天性或获得性血栓形成倾向	
肺功能异常			
急性心肌梗死			
充血性心力衰竭（＜1个月）			
炎性肠病史			
需要卧床休息			

2. Padua量表　风险因素总分＜4分为低危（不采取预防措施，VTE发生率为0.30%），≥4分为高危（不采取预防措施，VTE发生率为11.00%）。Padua量表的风险因素及评分见表3-6。该表一般用于内科住院患者VTE发生风险的评估。

表3-6　Padua量表

风险因素	评分（分）
活动性恶性肿瘤，患者先前有局部或远端转移和（或）6个月内接受过化疗和放射治疗	3
既往VTE史	3
制动，患者身体原因或遵医嘱需要卧床休息至少3天	3
已有血栓形成倾向，抗凝血酶缺陷症，蛋白C或蛋白S缺乏，凝血因子*Leiden* V，凝血酶原G20210A突变，抗磷脂抗体综合征	3
近期（≤1个月）创伤或外科手术	2
年龄≥70岁	1
心力衰竭和（或）呼吸衰竭	1
急性心肌梗死和（或）缺血性脑卒中	1
急性感染和（或）风湿性疾病	1
肥胖（体重指数＞30kg/m²）	1
正在进行激素治疗	1

3. Khorana量表　风险因素总分0分为低危，1～2分为中危，≥3分为高危。Khorana量表具体内容见表3-7。该表一般用于门诊肿瘤患者VTE发生风险的评估。

表3-7　Khorana量表

患者特征	评分（分）
癌症发生的位置	
非常高风险的癌症类型：胃、胰腺、脑	2
高风险的癌症类型：肺、淋巴、消化道、膀胱、睾丸、肾	1
化疗前血小板计数≥350 000/μl	1
血红蛋白水平＜10g/dl，或在使用红细胞生长因子	1
化疗前白细胞计数＞11 000/μl	1
体重指数≥35kg/m²	1

（二）静脉血栓栓塞的治疗

1. 已确诊VTE的初始治疗（最初10天的抗凝治疗）　当肌酐清除率≥30ml/min时，推荐低分子肝素（low molecular weight heparin，LMWH）用于恶性肿瘤相关VTE的初始治疗（1A级）。建议使用LMWH每天1次，除非由于患者本身特点（如出血风险或中度肾衰竭）或需要其他干预（如手术或改变方案）时需要每天2次使用。当需要每天2次的方案时，只能使用依诺肝素（1mg/kg，每天2次）。当肌酐清除率≥30ml/min时，对于胃肠道或泌尿生殖道出血风险不高的患者，也可以使用利伐沙班或阿哌沙班（在前10天内）或依度沙班（在至少5天的肠外抗凝后开始）进行恶性肿瘤相关VTE的初始治疗（1A级）。

2. 早期（最多至6个月）和长期维持（超过6个月）治疗　当肌酐清除率≥30ml/min时，治疗恶性肿瘤相关VTE患者LMWH优于维生素K拮抗剂（1A级）。在没有比较强的药物间相互作用或胃肠道吸收障碍的情况下，当肌酐清除率≥30ml/min时，建议恶性肿瘤患者使用直接口服抗凝药（依度沙班、利伐沙班或阿哌沙班）（1A级）。直接口服抗凝药应慎用于胃肠道恶性肿瘤患者，尤其是上消化道恶性肿瘤患者，因为现有数据表明使用依度沙班和利伐沙班可能会增加胃肠道出血的风险。对于已确诊VTE的恶性肿瘤患者，LMWH或直接口服抗凝药应至少使用6个月（1A级）。6个月后，抗凝治疗（LMWH、直接口服抗凝药或维生素K拮抗剂）终止或继续使用应该基于对患者的个体化评估，评估指标包括获益风险比、耐受性、药物可及性、患者偏好和恶性肿瘤活动性。

3. 抗凝治疗下恶性肿瘤患者VTE复发的治疗　如果患者已经接受抗凝治疗，仍有VTE复发，这种情况下可考虑：①将LMWH增加20%～25%或改用直接口服抗凝药；②对于使用直接口服抗凝药者，可改用LMWH；③对于使用维生素K拮抗剂者，可改用LMWH或直接口服抗凝药（指导）。因患者初始选择的抗凝治疗药物不同，VTE复发后的治疗方案需要遵循个体化原则，并且密切监测患者血栓症状的缓解情况，评估治疗效果。

4. 恶性肿瘤患者导管相关VTE的治疗　对于有症状的导管相关VTE，在中心静脉导管位置良好的情况下，建议抗凝治疗至少3个月；在这种情况下，建议使用LMWH治疗，目前尚缺乏直接比较LMWH、直接口服抗凝药和维生素K拮抗剂治疗恶性肿瘤患者导管相关VTE的随机对照临床试验。如果在进行抗凝治疗时中心静脉导管功能正常、位置良好且未感染，并且在密切监测中观察到血栓症状得到良好缓解，可以继续使用中心静脉导管。

二、上腔静脉综合征

上腔静脉综合征（SVCS）又称上腔静脉阻塞综合征或纵隔综合征，是上腔静脉或其周围的病变引起上腔静脉完全或不完全性阻塞，导致经上腔静脉回流到右心房的血液部分或全部受阻，产生头面部、颈部和上肢水肿及前胸壁淤血和静脉曲张等的临床综合征。

（一）上腔静脉综合征的评估

上腔静脉综合征主要表现为进行性呼吸困难、头痛、颜面及上肢水肿、浅表皮下侧支循环形成及颈静脉怒张。发生时间短，受阻程度重，病情常较严重。反之，病情较缓和。气管、食管及喉返神经受压表现为咳嗽、呼吸困难、进食不畅、声音嘶哑及霍纳综合征（同侧眼睑下垂、瞳孔缩小、眼球内陷、面部及胸壁无汗等）。不可逆性静脉血栓形成和中枢神经系统损害（脑水肿、椎弓根压迫等）、颅内压升高常表现为头痛、呕吐、视神经盘水肿、意识和精神改变等。当患者出现上述症状时，高度怀疑出现上腔静脉综合征。通过胸部X线片、CT、MRI、上腔静脉造影等检查进一步明确诊断。引起上腔静脉综合征的疾病有纵隔肉芽肿（结核等）、主动脉瘤和胸腔内肿瘤。恶性肿瘤占70%～90%，肺癌占绝大多数，其次是淋巴瘤，还有前纵隔肿瘤、纵隔转移癌等。

（二）上腔静脉综合征的治疗

1.一般治疗　给予患者卧位，抬高床头30º～45º，有利于增加静脉回流血量，减轻心脏输出，降低静脉压，减轻颜面及上部躯体水肿；吸氧可缓解暂时性呼吸困难；并要求下肢输液，限制钠盐及液体摄入，控制输液速度。应用呋塞米、甘露醇等利尿，可减少抗利尿激素异常分泌，但要避免过度利尿所致脱水及血液黏稠度增高。应用激素能够抑制正常组织炎性反应，减轻压迫，控制喉、脑水肿，预防和治疗高颅压。

2.抗肿瘤化疗　适合化疗敏感性肿瘤，如小细胞肺癌、淋巴瘤、生殖细胞肿瘤等。避免放射治疗引起暂时性水肿致病情一过性加重。对于病变较广泛，照射范围过大的患者，也可先进行化疗。需要强调的是，静脉用药应避免从上肢静脉滴入，否则可能会因容量增加而加重病情，同时因血液流速较慢，药物在局部静脉内浓度增高，导致血栓形成和静脉炎发生。

3.放射治疗　疗效良好，除小细胞肺癌和恶性淋巴瘤外，对于大多数恶性病因所致的上腔静脉综合征患者，其是首选治疗方法，能使70%～90%的患者症状缓解。无病理诊断而病情危急时，放射治疗是重要治疗手段，应在最短时间内大剂量冲击放射治疗以达到缓解症状的目的。通常采用高能射线，照射野一般应包括原发灶、纵隔区、肺门和邻近的肺部病变。几乎90%的患者放射治疗1周内自觉症状可缓解。

4.抗凝治疗　适用于非恶性病因所致的有血栓形成的情况，或用于配合恶性病因的放射治疗、化疗，有助于缓解症状，但对肿瘤本身无效。对于静脉导管所致血栓形成的上腔静脉阻塞，单用抗凝治疗即可消除阻塞。其可促进抗癌药物向肿瘤组织的运动，提高抗癌效果。

5.其他治疗　支架置入适用于出现呼吸困难等严重症状、需要紧急干预的患者，推荐用于血栓或放化疗不敏感的肿瘤。75%～95%的患者症状缓解，其中11%可能还会出现阻塞，但大多数患者能再通。手术适用于侧支循环过度扩张或破裂出血者，经化疗或放射治疗均未能取得满意效果，且短时间内出现意识障碍、呼吸困难等危急症状者。

三、恶性脊髓压迫症

脊髓压迫症是指各种病变导致脊髓、神经根或血管受压，从而引起脊髓水肿、变性及坏死等病理变化，最终导致脊髓功能丧失的临床综合征。它是一组具有占位性特征的椎管内病变，具有明显进展征象，表现为受压平面以下的肢体运动、感觉、反射、括约肌功能及皮肤营养功能障碍等一系列综合征。其临床表现与受压部位、病变性质、发生速度及范围有关。恶性脊髓压迫症（malignant spinal cord compression, MSCC）是晚期恶性肿瘤的一种表现，椎体转移中约20%出现脊髓压迫症状，诊断后中位生存期仅为3～6个月，迅速识别和治疗MSCC对维持活动能力和保持神经功能至关重要。

（一）恶性脊髓压迫症的评估

1.患者如果出现异常疼痛，四肢感觉或活动变化时，应考虑脊髓压迫的可能，应及时通知医师，行辅助检查。评估和观察患者的疼痛情况：部位、疼痛持续时间、疼痛的特点等。

2.评估患者的脊神经反射及脊髓受压征象，每隔2～4h要检查患者四肢的肌力、肌张力、痛觉、温觉、触觉的情况，并准确记录。

3.根据损伤部位不同而进行重点观察：颈髓损伤患者注意观察呼吸的改变；胸部损伤的患者观察有无血气胸；腰骶部损伤的患者应注意有无大小便失禁。

4.评估患者脊髓休克的表现：当脊髓与高位中枢断离时，脊髓暂时丧失反射活动的能力而进入无反应状态，横断面以下节段脊髓支配的骨骼肌紧张性降低或消失、外周血管扩张、血压下降、发汗反射消失、膀胱内尿充盈、直肠内粪积聚，表明躯体及内脏反射减退或消失。

（二）恶性脊髓压迫症的治疗

MSCC治疗的目标是保护神经功能，控制局部肿瘤生长，稳定脊柱和控制疼痛。具体治疗方法有以下几个方面。

1.糖皮质激素 对减轻脊髓压迫引起的神经水肿和增加脊髓抗缺氧能力均有明显作用。类固醇激素可以缓解血管性水肿，减轻动脉血流减少所致的继发性并发症及继发性缺血、梗死和不可逆性损伤，进而直接缓解脊髓压迫。一旦发生神经功能缺损，应常规使用皮质类固醇，但是至今尚无关于剂量用法和持续时间的明确指南。

2.双膦酸盐 MSCC属于骨相关事件（skeletal related events，SRE），双膦酸盐通过抑制破骨细胞介导的骨吸收作用，减轻骨转移引起的疼痛，降低SRE风险。双膦酸盐的使用时间：关于骨转移患者接受双膦酸盐治疗的持续用药时间问题，临床研究中，双膦酸盐治疗时间都在6个月以上，研究结果显示双膦酸盐持续用药的疗效肯定且安全。此外，由于骨转移患者始终存在发生SRE的风险，患者有必要持续接受预防或延缓SRE风险的治疗。因此建议情况允许时双膦酸盐用药时间在6个月以上。新的研究结果证明，双膦酸盐使用超过2年仍可显著降低SRE风险。临床实践中建议规律使用双膦酸盐，骨转移患者接受双膦酸盐治疗期间如果再次出现SRE，仍然可以继续应用，可减少SRE再次发生的风险。

3.放射治疗 是硬膜外脊髓压迫最常用且有效的方法，分为体外放射治疗（EBRT）、立体定向放射治疗（SBRT）、调强放射治疗（IMRT）、质子束疗法等，EBRT、SBRT是最常用的治疗方法，其目的是通过减少肿瘤细胞的负荷，达到缓解神经结构的压迫、防止神经损害的进展、缓解疼痛和防止局部复发，放射治疗后70%的患者疼痛减轻，45%～60%的患者可以恢复行走功能。

4.手术

（1）手术目的：切除肿瘤，脊髓减压和（或）脊柱稳定，改善生存。

（2）手术指征：①预期生存期大于3个月；②进行性神经功能缺损；③椎管内骨折；④由病理性骨折引起脊柱不稳、顽固性疼痛或神经功能缺损；⑤单个脊柱病变；⑥放射治疗后进展或放射治疗抵抗性肿瘤；⑦其他转移部位病情稳定。

5.化疗 对MSCC的疗效不如手术和放射治疗，但对化疗敏感的肿瘤如淋巴瘤、生殖细胞肿瘤、神经细胞肿瘤、尤因肉瘤等，化疗可以取得很好的疗效，特别是儿童，由于放射治疗会影响生长发育，对于发生于儿童中的化疗敏感肿瘤，选择化疗似乎更合理，对于成人，敏感的肿瘤在放射治疗或手术治疗时应考虑联合化疗，对于外科或放射治疗后局部复发的敏感肿瘤，亦可试用化疗。

四、颅内压升高

颅内压升高是多种疾病所共有的临床病理综合征。患者侧卧时颅内压经腰椎穿刺测定超过200mmH$_2$O时称为颅内压升高。侧卧位腰椎穿刺测量脑脊液压力时，成人正常值为70～180mmH$_2$O（40～50滴/分）。某些病变引起颅内容物体积增加或颅腔容积缩小均可引起颅内压升高。

（一）颅内压升高的评估

颅内压升高的经典症状是头痛、呕吐和视神经盘水肿，其称为高颅压三主征。除此之外，患者还可出现视力减退、黑朦、视物重影、头晕、突然摔倒、意识障碍、大小便失禁、脉搏徐缓及血压升高等征象。当患者出现上述症状时，应高度警惕出现颅内压升高。有创性颅内压监测始终被视为诊断的"金标准"。

（二）颅内压升高的治疗

除了积极治疗原发病，消除颅内压升高原因外，颅内压升高患者的降颅压治疗遵循简便易行、快速有效原则；难治性颅内压升高患者的降颅压治疗遵循从易到难，多种方法叠加强化原则。

1.基本治疗　包括床头抬高30°、镇静镇痛、胸内压和腹内压控制。不推荐使用芬太尼，其有升高颅内压作用，也要注意过度镇静可能会掩盖病情甚至抑制呼吸。

2.药物治疗　常规首选甘露醇降低颅内压治疗，但需要注意，甘露醇脱水降颅压有赖于血脑屏障的完整性。若血脑屏障被破坏，甘露醇可通过破裂的血管进入病灶区脑组织内，造成病灶内脑水肿形成速度加快，程度加重。甘油因存在短时明显反弹现象，不推荐作为首选降颅压药物。

3.放射治疗　是脑转移非手术治疗中最有效的治疗方法，为巩固已取得颅内压升高的疗效，常须加放射治疗。

4.化疗　以亚硝脲类对脑转移灶的疗效较好。根据病理类型，肺小细胞癌、乳腺癌、胃癌等常选用卡莫司汀。非小细胞肺癌、卵巢癌等常选用司莫司汀或洛莫司汀。也可加用长春新碱或依托泊苷（足叶乙苷）以增加疗效，也可采用甲氨蝶呤加地塞米松，以获暂时缓解。

5.低温治疗　有助于降低脑代谢以降低颅内压。核心温度目标为33～35℃，持续时间至少24～72h，之后采取主动缓慢控制性复温，以防止颅内压反跳，并留意低体温增加感染风险。

6.外科手术　降颅压手术治疗是降低颅内压并尽量减少脑部受压所致临床状况恶化的最后手段。但这只在特定情况下可行，需要警惕相应的术后并发症。

五、高钙血症

高钙血症（定义为血钙水平＞10.5mg/dl或2.75mmol/L）是一个重要的临床问题。在众多引起高钙血症的病因中，原发性甲状旁腺功能亢进症（PHPT）和恶性肿瘤最常见，占80%～90%。PHPT是普通人群中高钙血症的主要病因，约占60%的病例，而恶性肿瘤是住院患者的主要病因，占54%～65%的病例。癌症患者约30%有高钙血症，预后较差。

（一）高钙血症的评估

高钙血症的评估始于确证血钙水平升高。血清白蛋白水平低或高的患者血清总钙水平不能反映具有生理活性的离子钙的含量。因此，用白蛋白水平校正血清钙或测定离子钙水平很重要。一旦证实高钙血症，应详细询问病史和回顾用药史（包括是否补充维生素D、服用中草药制剂及饮食摄入情况和之前的血钙水平）。长期存在无症状的轻度高钙血症（通常＜12mg/dl）通常提示PHPT。在恶性肿瘤相关的高钙血症中，当出现症状时基础疾病肿瘤通常都是晚期了。病史和体格检查可能引导做出正确的判断而实验室检查评估价值有限。实验室检查评估始于利用免疫放射或免疫化学发光分析法测定全段PTH（iPTH）。iPTH水平正常上限或升高通常是由PHPT所导致的，然而也还应该考虑家族性低尿钙高钙血症（FHH）。iPTH水平正常低限或降低（＜20pg/ml）与非PTH依赖的过程一致。其他的检查还应该包括评估HHM、维生素D过量和副球蛋白血症。

（二）高钙血症的治疗

高钙血症的治疗包括病因治疗和降低血钙治疗，如原发性甲状旁腺功能亢进症可进行手术治疗，恶性肿瘤相关性高钙血症应进行肿瘤治疗（手术、化疗、放射治疗）。

1.急性期治疗　增加尿钙排泄，主要为应用等渗盐水，因为高钙血症患者常为低容量性，补足容量可增加尿钙排泄。常用等渗盐水以200～300ml/h的初始速度给予，调节滴速使尿量为100～150ml/h。但应注意监测电解质和心功能状态。

2. 一般治疗　尽量减少含钙丰富的食物摄入；注意休息，避免熬夜。

3. 药物治疗　包括降钙素、双膦酸盐、降钙素、糖皮质激素、磷酸盐合剂。

4. 手术治疗　对于原发性甲状旁腺功能亢进症患者，如有症状或出现并发症，可行手术切除治疗。对于顽固性高钙血症经以上治疗无效者，需要积极手术治疗，进行手术探查，在发病后72h内进行，有意识障碍进行性加重者宜抓紧时机手术。若切除颈部增生的甲状旁腺或甲状旁腺腺瘤后高血钙仍未缓解，应注意探查纵隔，切除异位甲状旁腺组织。手术若不彻底，疾病易复发。

5. 其他治疗　如血液透析，血钙水平在2～3h可以下降，对肾功能下降者尤为适用。

6. 治疗周期　高钙血症的治疗周期一般为10天，但受病情严重程度、治疗方案、治疗时机、个人体质等因素影响，可存在个体差异。

六、病理性骨折

骨的原发性或转移性肿瘤是病理性骨折最常见的原因，特别是溶骨性的原发或转移性骨肿瘤。原发性骨肿瘤有多发性骨髓瘤、骨巨细胞瘤及溶骨性成骨肉瘤等；属于转移性骨肿瘤的有转移性肾癌、乳腺癌、肺癌、甲状腺癌及神经母细胞瘤等。不少原发性和转移性骨肿瘤有时在病理性骨折后才被发现。临床表现有休克、软组织损伤、出血。

（一）病理性骨折的病因

1. 骨质疏松　老年、各种营养不良和内分泌等因素可引起全身性骨质疏松，表现为骨皮质萎缩变薄、骨小梁变细、数量减少，主要影响椎骨、股骨颈、掌骨等。老年尤其是绝经后老年妇女容易发生胸椎、腰椎压缩病理性骨折，股骨颈、肱骨上端及桡骨下端骨折较为多见。肢体瘫痪、长期固定或久病卧床等可引起局部失用性骨质疏松而造成骨折。

2. 内分泌紊乱　由甲状旁腺腺瘤或增生引起的甲状旁腺功能亢进症可导致骨脱钙及大量破骨细胞堆积，骨小梁为纤维组织所取代。此时虽有新骨形成，但只能形成纤细的编织骨或非钙化的类骨组织，而极易发生多发性病理性骨折。

3. 骨发育障碍　有多种属于这类的先天性骨疾病可以引起病理性骨折。例如，先天性成骨不全，为一种常染色体显性遗传性疾病，在胎儿或儿童时期发病，乃由于先天性间充质发育缺陷，不易分化为骨母细胞，同时骨母细胞合成骨基质中Ⅰ型胶原纤维障碍，因此长骨骨皮质很薄，骨细而脆，极易发生多发性病理性骨折，又称脆性骨综合征。而骨折后新形成的骨痂为软骨性或纤维性，难以发生骨化。

（二）病理性骨折的治疗

1. 明确病因　对于有明确病因如甲状旁腺功能亢进症、骨质疏松等，且可治疗者，应针对原发病因进行治疗。

2. 对于局部良性肿瘤所致者，可行肿瘤切除（或刮除）加植骨术，肿瘤范围广泛者则需要行截除术，并酌情考虑修补性手术。

3. 对于恶性肿瘤所致者，如全身无转移，可根据肿瘤的性质、病程、分期及全身与局部情况酌情行广泛性或根治性手术。对于已有全身转移者，可考虑选用药物治疗或放射治疗，局部予以适当病理性骨折固定，以减少患者痛苦。

4. 对于成骨不全、畸形性骨炎等疾病所致者，局部以非手术疗法为主，如施行手术治疗，则应充分考虑由骨质本身结构异常和整个肢体畸形所带来的困难。

5. X线检查除正、侧位X线摄片外，尚应根据伤情拍摄特殊体位像，如开口位（上颈椎损伤）、动力性侧位（颈椎）、轴位（舟状骨、跟骨等）和切线位（髌骨）等。复杂的骨盆骨折或疑有椎管内骨折者，尚应酌情行体层片或CT检查。造成各种不同移位的影响因素如下：①外界暴力的性质、大小和作用方向；②肌肉的牵拉，不同病理性骨折部位，由于肌肉起止点不同，肌肉牵拉造成不同方向移位；③病理性骨折远侧段肢体重量的牵拉可致病理性骨折分离移位；④不恰当的搬运或治疗。

6.病理性骨折常由较严重的创伤所致。在一些复杂的损伤中，有时病理性骨折本身并不重要，重要的是病理性骨折伴有或所致重要组织或重要器官损伤，常引起严重的全身反应，甚至危及患者生命。病理性骨折治疗过程中出现的一些并发症将严重影响病理性骨折的治疗效果，应特别注意加以预防并及时正确予以处理。

七、急性肿瘤溶解综合征

急性肿瘤溶解综合征（TLS）可发生于任何肿瘤细胞增殖速度快及治疗后肿瘤细胞大量死亡的患者，一般常见于急性白血病、高度恶性淋巴瘤，较少见于实体瘤患者，如小细胞肺癌、生殖细胞恶性肿瘤、原发性肝癌等。肿瘤溶解综合征具有以下特征：高尿酸血症、高钾血症、高磷血症而导致的低钙血症等代谢异常。少数严重者还可发生急性肾衰竭、严重的心律失常如室性心动过速和心室颤动、弥散性血管内凝血（DIC）。临床医师应判断出肿瘤溶解综合征的高危患者，加强预防和检测，一旦发现，立即开始治疗。

（一）急性肿瘤溶解综合征的评估

识别具有TLS危险因素的患者以实施及时的预防措施，有助于减少TLS的发生率和死亡率。与TLS相关的危险因素包括肿瘤类型、疾病特征及患者的临床特征（表3-8）。

表3-8　与TLS相关的危险因素

肿瘤类型

　血液系统恶性肿瘤

　伯基特淋巴瘤

　淋巴母细胞性淋巴瘤

　弥漫大B细胞淋巴瘤

　急性淋巴细胞白血病

　具有高增殖率和对化疗敏感的实体瘤

疾病特征

　巨大肿块（＞10cm）

　乳酸脱氢酶（LDH）升高（＞2倍正常值上限）

　白细胞计数升高（＞25×10^9/L）

　高增殖指数和对化疗敏感

患者的临床特征

　预先存在的肾损害（肾衰竭、少尿）或尿道梗阻

　先前存在的尿毒症/高尿酸血症（基线血清/血浆尿酸＞450μmol/L或7.5mg/dl）

　低血容量

　涉及腹部器官疾病

　使用肾毒性药物

（二）急性肿瘤溶解综合征的治疗

成功管理TLS的第一步是在肿瘤患者开始抗肿瘤治疗之前对其进行准确的风险评估。一旦被分类为低危、中危、高危风险（表3-9），则应接受相应的预防及治疗措施。

表3-9 TLS的预防

低危	中危	高危
密切监测	密切监测	密切监测
水化	水化	水化
±别嘌醇	别嘌醇±拉布立酶	拉布立酶

1.准确评估并密切监测患者液体出入量、血尿酸及电解质水平 所有新诊断的患者，在初始治疗之前，均应进行详细的病史收集及彻底的体格检查。初始的实验室检查应包括血钾、血尿素氮、尿酸、肌酐、钙和磷及LDH等。血细胞计数也是评估指标之一。

2.水化和利尿剂 水化是预防TLS的基础。充分水化可通过增加血管内容量，增加肾脏血流量和GFR，从而促进尿酸和磷酸盐排泄。建议所有患者在化疗开始前至少48h接受每天至少3L的液体摄入量。但目前对于利尿剂的使用尚存在争议。常用的利尿剂有呋塞米和甘露醇。在严重少尿或无尿的情况下，可考虑应用呋塞米改善尿流量，控制尿比重≤1.010。然而目前尚无证据表明利尿剂可减少TLS的发生率，故除非有容量过载的临床症状或体征，否则目前不推荐使用利尿剂。静脉输液应为等渗或低渗溶液，一般选择低渗盐溶液。此外，应避免肾脏血管收缩药物如非甾体抗炎药及损伤肾脏的药物如碘化物的应用。

3.高尿酸血症的防治 别嘌醇是次黄嘌呤的结构异构体，当其在体内转化成羟嘌呤醇时，竞争性抑制黄嘌呤氧化酶，从而阻断次黄嘌呤向黄嘌呤、黄嘌呤向尿酸转化而减少尿酸产生。羟嘌呤醇由肾脏代谢，肾功能不全时应减少用量。由于别嘌醇也会降低嘌呤类似物的代谢，如治疗急性白血病的化疗药物（如6-巯基嘌呤和硫唑嘌呤），当应用别嘌醇时应适当减少其剂量。由于可导致严重的骨髓抑制，别嘌醇禁止与甲氨蝶呤、环磷酰胺配伍。对别嘌醇过敏或高危患者，建议换用重组尿酸氧化酶。拉布立酶是一种重组尿酸氧化酶，可将尿酸代谢成更易溶解的尿囊素。根据《中国高尿酸血症相关疾病诊疗多学科专家共识》（2023年版），在中危或高危患者中，应使用黄嘌呤氧化酶抑制剂预防尿酸形成。但低危患者存在尿酸或LDH升高或者潜在的肾脏疾病时也应使用。对于高危患者，建议水化联合拉布立酶，并密切监测以预防TLS。

4.碱化 以往碱化被推荐用于接受别嘌醇治疗的高尿酸血症患者，因为尿酸的溶解高度依赖于尿液的酸碱度，以促进尿酸排泄。但尿液（或血清）的碱化可导致磷酸钙沉淀于软组织和肾小管中，从而加重肾功能恶化。此外血清的碱化可通过增加白蛋白-钙的亲和力而降低钙离子水平，加重低钙血症。在重组尿酸氧化酶的时代，只有在严重高尿酸血症的情况下才应考虑碱化，同时应密切关注钙离子水平。

5.电解质紊乱纠正 积极纠正电解质紊乱。

6.急性肾损伤（AKI）的处理 AKI是增加化疗患者死亡率的独立危险因素。治疗AKI的最佳策略是预防而不是治疗。密切监测液体出入量、维持电解质酸碱平衡、控制血压是AKI的基础治疗。在出现肾功能不全及TLS时，对经肾脏代谢的药物应减少其用量或禁止使用。尽管有以上有效的预防和治疗措施，一些肾功能不全和TLS患者需要更积极的措施，包括透析［血液透析和（或）腹膜透析］或血液滤过、连续动-静脉血液滤过、连续性动-静脉血液透析滤过或持续性静脉血液透析滤过。TLS是血液系统肿瘤或实体肿瘤患者接受化疗后发生的严重并发症。对患者进行准确评估，将患者分为低危、中危、高危，根据危险分层采取恰当的预防措施，已大为提高了TLS的预防效果。积极水化和预防高尿酸血症是TLS预防的基石，发展至临床诊断TLS的患者需要多学科联合诊治。

（张红梅 王筱雯 黑 悦 杨瑞霞 王倩荣 白引苗）

参考文献

海峡两岸医药卫生交流协会全科医学分会，2021. 姑息治疗与安宁疗护基本用药指南［J］. 中国全科医学，24（14）：1717-1734.

韩英，高申，文爱东，2021. 临床药物治疗学：消化系统疾病［M］. 北京：人民卫生出版社.

贾俊海，金雯，2018. 循环系统［M］. 镇江：江苏大学出版社.

雷巧，罗春香，2022. 肿瘤溶解综合征的处理［J］. 中国临床医生杂志，50（1）：23-25.

李立立，王艳军，2021. 恶性脊髓压迫症的诊治进展［J］. 癌症进展，19（1）：19-22，75.

刘超，丁鹏绪，周朋利，等，2022. 上腔静脉综合征的诊疗进展［J］. 中华介入放射学电子杂志，10（1）：70-74，87.

刘婷婷，李涛，胡毅，2019. 肿瘤急症与处理［J］. 解放军医学院学报，40（9）：900-903.

石远凯，孙燕，马飞，等，2015. 临床肿瘤内科手册［M］. 6版. 北京：人民卫生出版社.

文爱东，石小鹏，2020. 常用药物配伍禁忌速查手册［M］. 北京：中国医药科技出版社.

吴宣，朱力，李尊柱，2022. 临床用药护理指南［M］. 北京：中国协和医科大学出版社.

中国临床肿瘤学会肿瘤支持与康复治疗专家委员会，中国抗癌协会肿瘤放射治疗专业委员会，重庆市医药生物技术协会癌症康复与姑息治疗专业委员会. 2022. 肺癌姑息治疗中国专家共识［J］. 中华医学杂志，102（27）：2084-2095.

Basolo A，Matrone A，Elisei R，et al，2022. Effects of tyrosine kinase inhibitors on thyroid function and thyroid hormone metabolism［J］. Semin Cancer Biol，79：197-202

Caroline zeind，Michael Carvaiho，2020. 实用临床药物治疗学［M］. 11版. 北京：人民卫生出版社.

Cortazar FB，Kibbelaar ZA，Glezerman IG，et al，2020. Clinical features and outcomes of immune checkpoint inhibitor-associated AKI: a multicenter study［J］J Am Soc Nephrol，31（2）：435-446.

Halpin DMG，Criner GJ，Papi A，et al，2021. Global initiative for the diagnosis, management, and prevention of chronic obstructive lung disease. the 2020 GOLD science committee report on COVID-19 and chronic obstructive pulmonary disease［J］. Am J Respir Crit Care Med，203（1）：24-36.

Lichtman SM，Harvey RD，Damiette Smit MA，et al，2017. Modernizing clinical trial eligibility criteria: recommendations of the American society of clinical oncology-friends of cancer research organ dysfunction, prior or concurrent malignancy, and comorbidities working group［J］. J Clin Oncol，35（33）：3753-3759.

Lima Ferreira J，Costa C，Marques B，et al，2021. Improved survival in patients with thyroid function test abnormalities secondary to immune-checkpoint inhibitors［J］. Cancer Immunol Immunother，70（2）：299-309.

Okwuosa TM，Morgans A，Rhee JW，et al，2021. Impact of hormonal therapies for treatment of hormone-dependent cancers（breast and prostate）on the cardiovascular system: effects and modifications: a scientific statement from the American heart association［J］Circ Genom Precis Med，14（3）：390-407.

Zimmerman S，Davis M，2018. Rapid fire: superior vena Cava syndrome［J］. Emerg Med Clin North Am，36（3）：577-584.

第四章

肿瘤心理评估

第一节 心理评估的意义

肿瘤患者中30%～50%会出现心理问题。患者在得知罹患癌症时，会出现否认、愤怒、担忧等心理变化，这些问题可能会影响患者的生活质量、治疗效果和康复进程。与此同时，抗肿瘤治疗所带来的身心痛苦、经济压力、对社会功能的影响，亦会增加心理问题及疾病风险，如抑郁、焦虑、创伤后应激障碍、睡眠障碍、认知障碍等，这些问题甚至可能持续至诊疗后多年。产生这些负面情绪或出现精神心理疾病时常是患者接受治疗的重要时间节点，如不能及时发现并干预，极可能造成治疗延误和疾病恢复时间延长、生活质量下降，部分患者甚至产生自杀意念或自杀行为而造成严重后果。而通过系统科学的心理评估，可以及早识别肿瘤患者存在的心理问题，帮助医务人员更好地了解患者的心理状态。在早期识别的基础上，进行及时的心理干预和治疗措施可以预防心理问题进一步发展，提高治疗效果和康复概率。

肿瘤患者心理评估、心理干预和心理治疗是重要的研究领域，其关注的是肿瘤患者心理健康的维护和促进。对肿瘤患者进行心理状况及相关疾病筛查与评估，是减轻患者痛苦、提高生活质量、增强治疗疗效的重要策略。肿瘤患者心理评估应贯穿疾病诊治与康复的始终，是一个动态参与的重要环节。研究发现，对肿瘤患者进行心理干预和治疗，如心理支持、认知行为疗法、心理教育等，可以显著改善患者的心理健康状况。这些干预措施可以减少患者焦虑和抑郁症状，提高患者的自我调节能力和抗逆能力，增强患者与治疗团队的合作，促进康复进程。

对于肿瘤患者的心理评估，通常会使用以下方法之一或结合使用：①临床面谈，医师或专业心理咨询师与患者进行面对面的交流，探讨患者的情绪状态、心理困扰等内容；②心理问卷，通过提供标准化的心理评估问卷，患者可以自行填写或回答相关问题，包括抑郁、焦虑、应激反应等方面；③应激测验，通过特定的应激性任务或活动，观察患者在应对压力时的反应，并评估其心理状态和适应能力；④心理观察，医师或专业人士观察患者的行为、情绪表情、语言、行动等，以判断其心理状况和变化；⑤家庭与社会环境评估，了解患者在家庭和社会环境中的支持系统、关系、资源等因素，以评估其心理支持和适应情况。这些方法可以帮助医疗团队了解肿瘤患者的心理健康状况，并根据评估结果制订相应的心理干预措施，提供更全面的医疗和支持。

心理评估完成后，其结果分析与应用需要医疗专业人员进行专业的解读和判断，其中一些常见的方法包括：①标准分析，将受测者的评估结果（得分）与参照群体的得分进行比较，了解患者相对于一般人群的心理状况。通常使用T分数、Z分数等进行比较。②临界值判断，根据评估工具的参考标准，将评估得分与临界值进行比较，判断患者是否存在心理问题，如抑郁、焦虑等。③趋势分析，长期跟踪评估，以评估结果作为基准，通过定期跟踪评估，了解患者心理状态的变化和干预效果，调整干预计划。④个体化分析，结合患者的个人情况和医疗背景，综合考虑评估结果，制订个体化心理干预计划。

肿瘤患者心理干预的理论基础：①应激与适应理论，疾病诊断和治疗过程中，患者面临的心理应激与适应问题，需要理解和应对。该理论关注个体在面对压力时的心理反应和应对方式。②精神分析理论，强调潜意识和无意识的作用，通过心理分析和解决患者的内心冲突和焦虑，帮助患者更好地适应疾病。③认知行为理论，强调个体对外界事件的认知和解释对情绪和行为的影响，通过认知重构和行为调整，帮助患者改变不良情绪和行为，提升心理健康和生活质量。④社会支持理论，强调社会支持对个体心理健康的重要性，通过提供感情支持、信息支持和实质支持等，缓解患者的情绪困扰和心理压力。⑤自我效能理论，强调个体对自身能力的信念和对应对困难的信心，通过培养患者的自我效能感，增强其积极应对疾病的信心和能力。

对于评估结果显示需要进行心理治疗的肿瘤患者，应积极鼓励患者面对并应对困难，接受治疗，常用治疗方法包括：①认知行为疗法（cognitive behavioral therapy，CBT），是一种以认知和行为为重点的治疗方法，通过帮助患者认识和改变自己的错误思维模式和行为习惯促进积极的变化和发展。②心理动力学疗法（psychodynamic therapy），这种治疗方法通过探索患者的潜意识，了解潜藏的冲突和过去经验对当前问题的影响，以促进个人内心的理解和发展。③解决短期治疗（solution-focused brief therapy，SFBT），这种治疗方法注重于解决问题和发掘潜力，通过寻找患者的资源和解决方案，建立合作伙伴关系，帮助患者快速达到治疗目标。④人本主义疗法（humanistic therapy），这种治疗方法强调个体的自我实现和自我调整，通过倾听、理解和支持，帮助患者发展他们的个人潜力和内在力量。⑤家庭治疗（family therapy），这种治疗方法致力于解决家庭系统的问题，通过改善家庭成员之间的沟通和关系促进整个家庭系统的健康和发展。

研究肿瘤患者心理健康问题的意义也体现在提高公众对患者心理需求的认知，促进医疗机构和社会组织提供更好的心理支持服务，提高患者心理健康水平，改善治疗效果和康复机会，减轻患者和家属的心理负担，并促进社会关注和支持体系的建设。

第二节　心理痛苦

一、心理痛苦及诊疗现状

20世纪70年代，随着心理社会肿瘤学学科的建立，人们对患者心理社会问题的关注逐渐增强。但将其纳入肿瘤临床还面临一系列困境，尤其是患者及家属对心理社会问题有"病耻感"。1999年美国国立综合癌症网络（natinal comprehensive cancer network，NCCN）发布了第一版《NCCN癌症临床指南：心理痛苦的管理》，研究并制定了恶性肿瘤患者心理痛苦处理的标准和临床实践指南，首次使用"痛苦"一词代替肿瘤患者存在的所有心理、精神问题及社会、实际问题等，并指出"痛苦"的定义：痛苦是由多种因素影响下的不愉快情绪体验，包括心理（认知、行为、情绪），社会和（或）灵性层面的不适，可影响患者有效应对癌症、躯体症状、临床治疗。几乎所有患者在被确诊肿瘤后都体验过某种程度心理痛苦。心理痛苦会导致患者治疗依从性降低、生活质量下降甚至患者生存率降低，同时也增加肿瘤治疗团队和医疗卫生系统负担。

从定义可以看出，痛苦是包含患者所有心理社会问题的综合概念，其症状表现可归纳为一个连续谱系。轻者可表现为正常的悲伤、恐惧；重者可表现为精神障碍，如焦虑、抑郁、惊恐发作、社会孤立感，以及生存和灵性的危机。肿瘤患者的痛苦是一个较为广泛的概念，包含了躯体痛苦、心理痛苦、社会痛苦和灵性痛苦四个维度。例如，肿瘤本身所致或抗肿瘤治疗所致的躯体症状（疼痛、恶心呕吐、食欲下降、便秘、腹泻、疲乏等）引起的痛苦属于躯体维度的痛苦；患者出现的焦虑、抑郁、适应障碍、恐惧疾病复发或进展等精神、心理层面的表现属于心理维度的痛苦；在患癌后出现的实际生活方面的困难如经济压力、社交退缩、职业归回困难等属于社会层面的痛苦；有些患者可能出现对生存的质疑，认为生活失去意义，质疑长久以来维系自己生存的价值观和生死观，属于灵性痛苦，在疾病晚期和生命末期较为凸显。痛苦与焦虑、抑郁相比概念更为广泛，焦虑、抑郁是痛苦发展到一定严重程度的表现，未达到焦虑、抑郁程度的心理社会问题按精神疾病分类标准可归为适应障碍。无论是轻度表现的适应障碍，还是严重的焦虑、抑郁障碍都是根据精神科分类标准界定，痛苦的概念是在所有精神心理概念基础上"去耻感化"的定义。NCCN在心理痛苦管理指南中指出，选择"痛苦"一词的优势在于：①比"精神的""心理社会的""情感的"等词汇更易接受且无病耻感；②患者听后感觉比较"正常"；③可被定义并经自评量表评估。

随着医学发展及医学模式的转变，为患者提供高质量的综合服务已成为肿瘤临床工作的最主要目标。2007年美国医学研究所强调"高质量照顾"要最大程度达到患者期望的健康结局，必须以患者为中心，即治疗应尊重患者的选择、需求、价值观，确保由患者的价值观来主导医疗决策。建议标准治疗应将心理社会支持纳入目前的医学常规照顾模式中，包括：识别患者的心理社会需求；将患者和家属转诊至所需的服务部门；在患者管理疾病过程中提供支持；整合心理社会支持和生物医学治疗；对所有治疗进行随诊，评估治疗效果。2006年美国临床肿瘤学会（ASCO）将评估患者情绪健康纳入了肿瘤学实践质量评估标准中。美国FDA对医药行业的规范和指南自2016年起要求在药品开发过程中必须将患者报告结局（PRO）纳入评估系统，并指出治疗获益应包括治疗方法对患者生存、感受或功能的改善，既要体现疗效的优势，也要体现安全性的优势。2021年我国国家药品监督管理局药品审评中心也发布了《患者报告结局在药物临床研发中应用的指导原则（试行）》，强调PRO能够反映患者的感受，是以患者为中心药物研发的重要组成部分。对其进行评估是指对直接源于患者本身健康状况任何方面的评估，包含健康相关生活质量的各个维度。在加拿大，痛苦已继疼痛成为第五大生命体征后的第六大生命体征，常规痛苦筛查也已纳入安大略省肿瘤质量管理标准。

常规痛苦筛查是一种最快捷的初级评估模式，可为医疗人员提供最直接、最简洁的患者报告结局的数据和信息，有助于临床工作人员及时发现癌症患者由疾病诊治引起的躯体和情感负担。目前临床对肿瘤患者的心理痛苦识别率很低，成为全人照顾模式的实施挑战，也是患者痛苦得不到及时处理的直接原因。很多国家倡导对肿瘤患者进行常规的痛苦筛查并制定了痛苦管理的临床实践指南，均指出应该对所有肿瘤患者进行常规痛苦筛查。加拿大将痛苦列为第六生命体征，建议痛苦筛查应涉及影响痛苦的广泛内容，如躯体、情绪、社会因素等。利用症状清单等筛查工具进行筛查，有助于对存在问题的患者进行更深入的专科评估和干预。Zebrack等于2015年报道了痛苦筛查实施的依从性、临床应答及可接受性，结果显示应用痛苦温度计（distress thermometer，DT）患者的依从性为47%～73%，筛查可以提高心理社会支持和转诊的比例，肿瘤医师对痛苦筛查的评价也比较积极。Rosenzweig等指出，美国不同种族的乳腺癌患者生存差异源于症状和痛苦所引发的患者对肿瘤治疗依从性变化，建议对症状、痛苦等生活质量相关的因素进行常规纵向评估，继后开展进一步队列研究。

近几年，肿瘤临床及研究中对患者报告结局（patient reported outcomes，PRO）的关注为痛苦筛查纳入实践提供了更多证据。Kotronoulas等系统回顾对纳入2012年前发表的26项关于PRO工具应用的研究汇总提示显著效果有限，PRO干预存在轻中等强度的效果，建议更多研究探讨PRO项目的获益及患者依从性、医师负担和费用支出等问题。Lagendijk等指出PRO的应用可更好地为乳腺癌术式的决策提供信息。Gnanasakthy等研究美国FDA审批药物中纳入PRO数据后的影响，结果显示PRO数据的提供对抗肿瘤药物的审批有积极作用。电子化PRO项目及相关研究也逐年增加，操作便捷性提高了PRO筛查纳入临床实践的可能性，但需要进一步探索评估的灵活性、如何与临床结合、如何收集高质量数据及积极应答。Basch等2016年的一项随机对照试验（randomized controlled trial，RCT）研究显示，通过PRO的方式对患者的症状进行管理后与常规治疗组相比，患者生活质量下降的程度减缓，急诊及再入院的次数减少，对化疗的依从性增加，生活质量调整后的生存期延长。随访7年后显示，总生存期干预组较对照组延长5.2个月。临床获益同样也在接受化疗的患者群体中得到证实，Absolom等2021年的一项Ⅲ期临床试验结果显示，化疗中接受电子化症状监测的乳腺癌、结直肠癌和妇科恶性肿瘤患者与对照组（常规照护）相比在第6周和第12周症状显著改善，第18周自我效能改善。2022年国内一项多中心随机对照研究显示，肺癌术后接受PRO管理的患者与对照组（常规照护）相比在出院时及出院后4周，症状负担及并发症显著下降。推荐在肿瘤临床中进行常规痛苦筛查有助于降低痛苦水平，评估工具选择可根据临床需求而多样化，有严格测量学检验的PRO量表可供选择；对一线临床医师及相关人员进行痛苦筛查培训，有助于有效实施痛苦筛查。给予系统的筛查、评估及后续的合理应答是保证痛苦筛查成功的关键。

尽管有较多的获益证据，目前痛苦筛查仍无标准方法建立。Patt等在社区进行电子化患者报告结局（ePRO）评估实施情况调查数据显示，社区肿瘤患者对ePRO初始利用率较高，但随着时间推移，在实施者参与度下降情况下，患者对ePRO主动使用的比例有所下降，提示可持续化的筛查需要有工作人员维护系统并通过与患者间的互动增加筛查的积极性。Deshields等对ASCO实施痛苦管理面临的挑战也给出了应对建议，提出应按照实施研究综合框架（the consolidated framework for implementation research，CFIR）体系对痛苦管理实施的阻碍和有利因素进行归纳整理，从而为适应所服务人群的痛苦筛查实施建立最适宜的流程，其中包括：①个体特征（患者的个体特征，重点关注痛苦筛查实施困难及接受干预困难的群体）；②干预（痛苦管理独特的干预，心理社会干预的挑战及解决方案）；③痛苦筛查具体流程（筛查的方式、时间点、转诊、与患者报告结局和生活质量评估的融合）；④痛苦筛查的内部设置（门诊、医院或医疗系统的因素）；⑤痛苦筛查的外部设置（保险政策和卫生保健政策等）。痛苦管理措施成功实施依赖于上述几方面问题的综合梳理和完善，涉及多方面人员的参与。

二、心理痛苦评估

NCCN确定痛苦筛查建议以来，有很多国家逐步在临床工作中尝试纳入此项工作，已总结了很多成功或失败的经验。Carlson等指出，要想改善临床结局，必须在痛苦筛查之后给予合理的心理社会干预，简单筛查并不能为患者及临床工作带来明显获益，反而会引起患者对填写报告的反感情绪。目前更多学者倾向纳入综合的筛查项目：应用合理的筛查工具及系统的筛查管理、识别筛查结果、实施进一步评估、及时转诊接受合理的干预。痛苦筛查若想在临床获益，必须针对筛查的问题给予合理、高质量的回应。参与照护癌症患者的整个团队应接受痛苦筛查及提供支持的培训。多学科整合诊疗（multidiscipline to holistic integrative management，MDT to HIM）团队的建立非常重要，包括肿瘤临床医师、护士、心理医师、精神科医师、社会工作者、家属及其他患者权益的倡导者，从而针对患者筛查出的不同问题给予不同的支持。

（一）症状特征

心理痛苦具有连续概念，可从常见情绪状态（如脆弱、悲伤和害怕），到可能使患者致残/失能的严重问题（如抑郁、焦虑、恐慌、社交孤立、存在和精神危机等）。心理痛苦的可能症状有对未来的害怕和担忧，对疾病的担忧，因失去健康的悲伤，对生活失控的恼怒，睡眠失调，食欲差，注意力不集中，常想到患病、死亡、治疗及其不良反应，社会角色困扰（如父亲、母亲）、信仰困扰、经济困扰等。这些症状可能出现在疾病任何阶段，甚至会持续到治疗结束后的很长一段时间。

（二）评估时机

心理痛苦应在患者患病的各个阶段和各种医患互动情境中进行识别、监测和记录，每次筛查均应明确心理痛苦的水平和性质。理想状态下，心理痛苦筛查应在患者每次就诊时实施，或至少应在患者第一次就诊及每隔一段时间进行。另外，当患者出现临床指征时，特别是患者疾病状态发生变化时（如疾病缓解、复发、进展、出现治疗相关并发症），应再次对患者进行心理痛苦评估。

（三）评估工具

正确识别患者心理痛苦是恰当照护的基础。肿瘤临床医师及护理人员识别患者痛苦的能力参差不齐，尤其对精神症状的识别，更受专业培训的局限，但患者对肿瘤临床医护的信任度要高于专业的精神心理从业人员，也决定了肿瘤临床医护人员在痛苦筛查MDT to HIM队伍中的重要作用。筛查工具有助于早期有效识别患者的心理痛苦，并尽早处理。指导肿瘤临床医护人员合理使用筛查工具，而不是给予精神科诊断培训，是提高痛苦识别率最直接有效的方式，此方式对我国忙碌的临床现况有更大现实意义。目前，用于肿瘤临床痛苦筛查的工具很多，大致分为总体痛苦量表、肿瘤相关症状量表、精神症状量表、生活质量及躯体功能量表、患者需求及社会实际问题量表等。从量表的设计角度可分为单一条目量表、多条目量表、访谈等。各类量表优劣共存。单一极简量表适用于初步粗略筛查，省时省力，容易操作，但内容简单，对进一步心理社会支持指导意义减弱；复杂多维度量表涵盖内容丰富，对转诊及心理社会支持指导意义较大，但不便于大规模进行临床初步筛查，操作人员及患者填表负担较重，患者对条目内容理解存在一定困难，需要进行复杂的解释。心理痛苦温度计（distress themometer，DT）是NCCN心理痛苦管理指南中推荐首选的评估工具，多年来已在全球广泛应用，国内应用也越来越多，除此之外，也推荐使用问题清单对心理痛苦进行评估。

痛苦评估工具应能综合识别引起痛苦的各种问题和担忧，应该有效、稳定，对临床工作人员要简便易行，可通过临界值判断患者是否存在痛苦。其应能同时评估患者是否存在躯体症状、情绪负担、社会问题等，且能评估患者上述症状的严重程度，能动员其他专业人员有效地对患者的痛苦状况做出应答，包括将痛苦且有心理社会支持需求的患者转诊给专业的心理治疗师、精神科医师、社工等。

（四）评估流程

用于肿瘤患者痛苦评估的工具大多数为自评量表，可由患者自行填写，但如果仅把痛苦评估工作简化为患者填表过程，则临床获益明显受限。所以，评估流程要系统、科学。①首先需要对评估流程中的所有人员（筛查协调员、临床医师、护士、心理医师、精神科医师、社工等）进行相关培训，设定专门负责评估的协调员具体实施填写问卷过程，指导肿瘤科医师及护士如何解读评估结果，设定具体转诊流程，对心理医师、精神科医师及社工进行肿瘤患者心理社会支持的相关培训。②建立分步评估流程。评估量表存在简易版本和综合版本，各种量表优劣共存，要使不同量表的优势体现出来又规避劣势，建议对肿瘤患者的痛苦进行分步筛查。首先通过极简短量表在繁忙的临床工作中进行初筛，对存在一定问题的患者进行进一步综合评估，如应用DT进行初步筛查，对DT ≥ 4分且根据问题列表（problem list，PL）选择痛苦由焦虑/抑郁引起的患者，接下来使用广泛性焦虑自评量表（generalized anxiety disorder-7，GAD-7）或患者健康问卷-9（patient health questionnaire-9，PHQ-9）对患者的焦虑或抑郁进行进一步评估。③实施形式。目前最常见的评估形式是由筛查协调员协助患者自行填写纸质版问卷。但综合的评估量表纸质版筛查耗时耗力，给临床普及带来一定困难；电子化设备的应用恰好解决了上述困难，患者容易填写，节约时间，且方便数据管理，但受患者电子设备操作技术的限制，如老年人等需要协调员协助操作。ePRO已成为当前应用及研究的热点，有助于医师与患者的沟通聚焦在患者所关注的症状上，并引导医师做出更加迅速的临床判断。目前已有较多成功实施ePRO进行痛苦评估的案例，包括美国约翰斯·霍普金斯大学的Sidney Kimmel综合癌症中心实施的patient view-point系统、Duke综合癌症中心的patient care monitor（PCM）系统、英国多家癌症中心实施的advanced symptom management system（ASyMS）系统、美国Memorial Sloan-Kettering癌症中心使用的symptom tracing and reporting（STAR）系统，以及加拿大Princess Margaret癌症中心的distress assessment and response tool（DART）。上述系统均是将评估问卷整合入软件系统，通过平板电脑、手机、网页版、云端等方式对患者进行筛查，易于操作，且医患双方可同时快速得到评估结果、分析建议等。此外，也有在影响力较大的学术组织平台下建立的评估系统。美国癌症研究所（national cancer institute，NCI）的症状管理项目资助搭建了电子化症状管理系统（electronic symptom management system，eSyM），旨在帮助患者、临床医师和其他工作人员协同工作，以提高患者化疗和手术后的生活质量。美国国立卫生研究院（National Institutes of Health，NIH）所属的美国国家癌症研究所制定了患者报告结局测量信息系统（the patient-reported outcomes measurement information system，PROMIS），旨在改进临床研究中选择和评估PRO的方式，以促使PRO达到精准化；同时也为PRO的选择提供了一个公共可用的资源库，其中也包括癌症相关痛苦的多个领域评估体系。该系统已被翻译成中文在国内癌症患者中应用。

（五）评估结果应用

筛查具备指征的患者后续及时转诊、接受心理社会支持，是筛查成功的关键步骤。通过筛查结果对患者的痛苦进行有依据的分流，减少患者在就诊和医疗过程中盲目寻求帮助。Lee等研究显示接受筛查者中30.5%的患者有接受心理社会肿瘤学服务的转诊意愿。单纯依靠肿瘤科医师对必要的患者进行主动转诊受到很多主观因素的影响，如Kim等研究显示，肿瘤科医师对"抑郁"等问题的"病耻感"会直接影响对心理社会肿瘤学服务的转诊比例。因此，筛查对转诊起到了明显的促进作用。Loth等研究比较了筛查前后心理社会肿瘤学转诊的变化，结果显示筛查后转诊人数是筛查应用前的2.4倍，提示筛查对降低转诊的障碍起到了显著积极的作用。及时接受心理社会肿瘤服务对改善肿瘤患者的痛苦效果显著，即使是由肿瘤临床医务人员主导的初步心理社会支持也能对某些特定痛苦提供帮助。新冠疫情大流行及远程心理社会服务工作的完善为肿瘤患者的痛苦筛查和转诊带来了新的机遇和挑战。尽管目前有很多临床医务工作者或心理治疗师、咨询师投入肿瘤临床的心理社会干预工作，但由于心理社会肿瘤学在国内发展尚处于初步阶段，缺乏肿瘤临床背景的心理治疗师及精神科医师，与肿瘤患者建立关系受到一定阻碍；而肿瘤临床医师和护士由于工作负担较重，接受系统心理干预或心理支持培训也存在一定困难。因此以全国肿瘤心理学术组织为平台建立肿瘤临床心理社会支持培训项目，或完善心理社会肿瘤学学科建设及高校、临床医院培训制度是目前多学科队伍建设的出路所在，也为痛苦筛查项目流程完善提供了必要保障。

根据中国抗癌协会（China Anticancer Association，CACA）指南推荐：

（1）所有癌症患者每次就诊时均应进行痛苦筛查，最少在患者病程变化的关键点进行痛苦筛查。

（2）使用科学合理的筛查流程，通过简洁易操作的工具（如痛苦温度计或症状筛查工具）进行初筛；再根据痛苦程度及出现的问题进行深入综合评估。

（3）通过电子化平台对患者的痛苦进行监测，以及时观察患者的痛苦水平变化并及时提供心理社会支持。

（4）及时将显著痛苦的患者转诊接受心理社会肿瘤学服务。建议使用分级评估及应答策略。

（六）分级应答策略

1.轻度痛苦　是指所有筛查量表按推荐标准评分均为轻度。

（1）人员及评估：所有直接为肿瘤患者提供治疗的医务人员和社会工作者都应有能力识别患者的心理痛苦，并有能力避免在临床治疗中造成对患者及其照顾者的心理伤害，都应该知道患者出现的哪些情况已经到了自己能力的边界，应该转诊给更专业的服务机构。筛查应包括肿瘤给患者日常生活、情绪、家庭关系（包括性关系）和工作带来的影响。评估过程应保持开放且不带有任何判断，才能建立相互信任的关系并认真倾听，最终使患者能清晰地呈现自己的担忧和其他感受。评估本身能帮助患者解决一些担忧，如通过评估不能解决，则要为患者提供适宜的心理支持。出现显著心理痛苦的患者需要转诊接受专业的心理支持和干预。

（2）应答：所有人员应能诚实并富有同理心地与肿瘤患者进行沟通。有仁慈之心、尊严感、尊重心态为患者及其照顾者提供治疗；建立并保持支持性医疗关系；告知患者及其照顾者，有很多心理及支持性的服务机构可供使用；心理技术主要聚焦于解决问题，由经过培训且受过督导的医疗和社会工作者提供，帮助患者处理一些在病程关键时刻的紧急情况。专业的临床护士在接受培训后可以承担评估和提供干预的任务。

2.中度痛苦　是指筛查量表按推荐标准评分其中一项及以上为中度，所有量表均未达到重度。

（1）人员及评估：接受过心理社会肿瘤学培训并获得认可的专业人员能够识别中度到严重的心理需求，并能将严重心理需求的患者转诊至精神卫生专业人员处。

（2）应答：此时需要将患者转诊至专业的心理社会肿瘤学团队，或由接受过专业心理社会肿瘤学培训、获得认可且被督导过的肿瘤临床医务人员根据清晰的理论框架提供干预。目标是控制轻度到中度心理痛苦，包括焦虑、抑郁和愤怒。这种具体心理干预也适用于缓解轻度肿瘤相关的担忧，如对治疗的担忧、个人关系（包括性关系）、与医院工作人员的关系、灵性问题等。

3.重度痛苦　是指筛查量表按推荐标准评分有一项以上为重度。

（1）人员及评估：心理社会肿瘤学团队中的精神卫生专业人员能够评估复杂的精神心理问题，包括严重的情感障碍、人格障碍、物质滥用和精神病等；接受过专业培训并有丰富临床经验的心理治疗师能够识别患者的重度痛苦，尤其评估晚期肿瘤患者的心理社会需求。

（2）应答：此时的干预包括具体的心理和精神科干预，由专业且经验丰富的心理治疗师或精神卫生专业人员提供，帮助患者改善中到重度的精神健康问题，提供专业心理支持和治疗。这些精神健康问题包括重度抑郁和焦虑、器质性脑部综合征、严重的人际困难（包括严重的性心理问题）、酒精和物质相关的问题、人格障碍和精神病等及进展期和终末期肿瘤患者面临的生存意义下降、死亡焦虑等。

第三节 焦 虑

一、焦虑相关概念

焦虑是个体的一种适应性反应，以备抵御潜在危险，常会表现为一种无望和恐惧的感受。精神病学将焦虑症定义为一种以焦虑情绪为主要表现的神经症，包括急性焦虑和慢性焦虑，常伴有头晕、胸闷、心悸、呼吸困难、口干、尿频、尿急、出汗、震颤和运动性不安等。心境障碍在中国成人的终生患病率为7.4%，其中焦虑障碍终生患病率为7.6%。不同肿瘤、不同年龄肿瘤患者焦虑发生率不同，Meta分析显示，乳腺癌患者焦虑发生率为41.9%，消化道肿瘤患者（包括食管癌、胃癌、结直肠癌、胰腺癌及肝癌患者）的发生率为20.4%，儿童和青少年癌症患者的发生率为13.92%。焦虑症状在部分患者会持续存在，一项对乳腺癌患者焦虑抑郁症状随访5年的研究显示，治疗前焦虑发生率为38%，治疗1年后发生率较高的是抑郁，为11%，基线时存在焦虑/抑郁的患者中，约1/5的患者会持续存在焦虑/抑郁。

患者在得知罹患肿瘤及控瘤治疗过程中，出现的由紧张、焦急、忧虑、恐惧、困惑等感觉交织而成的一种复杂情绪反应称为肿瘤相关性焦虑（cancer-related anxiety，CRA）。CRA可出现在疾病任何阶段，甚至会持续到治疗结束后的很长一段时间。例如，当复查或预约随访时，对复发恐惧可致症状加重；当出现躯体症状时，不管与肿瘤诊断时症状是否一样，其焦虑都可能会增加。

焦虑情绪反应除了躯体和心理症状表现外，一般都伴有生理、运动指标的改变。生理指标可间接反映焦虑水平，如皮肤电反应、皮肤导电性、皮肤温度、皮肤血流容积、肌电、脑电、心率、血压、呼吸频率和掌心出汗等。以生理指标测量焦虑具有一定准确性，但多用于研究领域，临床应用较少。目前临床常用的焦虑评估方法多为基于量表使用的综合评估方法。

二、焦虑的评估

推荐肿瘤患者常规进行焦虑症状评估，尤其是当疾病进展、治疗发生变化或患者出现多种身体不适时，及时进行筛查和评估。

在过去2周内，下述情况经常发生。

1. 紧张和担忧

（1）对患有肿瘤感到忧虑吗？

（2）对其他的事情感到紧张或担心吗？

（3）您的担心是否难以控制？

2. 悲伤和沮丧

（1）对活动的兴趣或享受比平时少了？

（2）感到悲伤或沮丧？

3. 精神创伤

（1）存在关于肿瘤、治疗不佳或副作用的噩梦和想法？

（2）存在努力不去想与癌症相关的事件或影响，或想尽办法避免让你想起这些事件的情况？

若对以上任何问题做出肯定回答，需要增加筛查情绪对生活质量的影响。

（1）是否因以上感觉或问题而难以正常参加日常活动或停止日常活动？

（2）有睡眠障碍吗（如入睡困难、睡眠质量差、睡眠过多）？

（3）是否存在难以集中注意力？

若以上问题均未出现，则下次随访时再次筛查；若对以上任何问题做出肯定回答，表示焦虑状态对生活质量造成影响，则须进一步进行焦虑评估与诊断。

针对焦虑，目前临床主要使用的诊断标准是国际疾病分类第10版（international classification of diseases version 10，ICD-10）中精神和行为障碍的分类，其是世界卫生组织170多个成员国家共同使用的现行分类系统。

在ICD-10的诊断中，焦虑障碍包括恐怖性焦虑障碍［包括伴/不伴惊恐发作的广场恐怖；社交恐怖；特定的（孤立的）恐怖；其他恐怖性焦虑障碍；未特定恐怖性焦虑障碍］和其他焦虑障碍（惊恐障碍；广泛性焦虑障碍；混合性焦虑和抑郁障碍；其他混合性焦虑障碍；其他特定的焦虑障碍；未特定的焦虑障碍）。肿瘤患者常见的是惊恐障碍、广泛性焦虑障碍及社交恐怖，它们可以出现在肿瘤诊断之前、诊断之时或接受治疗时。

三、焦虑评估工具

医院焦虑抑郁量表（hospital anxiety and depression scale，HADS）具有良好的信度和效度，广泛用于综合医院患者焦虑和抑郁情绪的筛查和研究。国内常用的中文版医院焦虑抑郁量表已在我国综合医院中开始应用，研究以9分为分界点，焦虑和抑郁分量表敏感度均为100%，特异度分别为90%和100%。Mitchell等对45个短或超短评估工具进行了综合分析，结果显示，在肿瘤临床中使用医院焦虑抑郁量表既能保证结果的有效性，也能确保临床应用的可接受性。

广泛性焦虑自评量表（general anxiety disorder-7，GAD-7）包含7个条目，每个条目评分为0～3分；制定者推荐≥5分、≥10分和≥15分分别代表轻度、中度和重度焦虑。我国综合医院普通门诊患者的研究中以10分为临界值，敏感度和特异度分别为86.2%和95.5%，具有较好的信效度。肖水源等研究发现GAD-7在肿瘤患者的应用中有较好的信效度，能有效筛查和评估肿瘤患者中广泛性焦虑的状况。

汉密尔顿焦虑量表（Hamilton anxiety scale，HAMA）由Hamilton编制，用于评定焦虑症状的严重程度。HAMA是精神科临床和科研领域对焦虑症状进行评定应用最广泛的他评量表，具有良好信效度，广泛用于肿瘤临床。

第四节 抑 郁

一、抑郁相关概念

抑郁是肿瘤患者劣性应激状态中重要的一系列心理健康问题，特征是缺乏主观积极性、对日常事物和经历失去兴趣，情绪低落，以及一系列相关情绪、认知、身体和行为症状。严重程度主要由3个要素组成：症状出现的频率和强度、疾病持续时间、对个人和社会功能的影响。肿瘤患者由于疾病的特殊性，常在诊断及治疗过程中易暴露于不良心理因素，出现抑郁状态的概率增大，抑郁一直是肿瘤患者最常面临的困扰之一，除精神心理承受痛苦，还影响生活质量及家庭社会功能，甚至可能通过一系列神经内分泌、炎症因子等中间因素影响肿瘤细胞和组织。

肿瘤相关性抑郁（cancer-related depression，CRD）是指由肿瘤诊断、治疗及其并发症等导致患者失去个人精神常态的情绪反应。伴随负性生活事件（如肿瘤诊断、治疗不良反应、疾病进展等）出现的情绪低落可以是正常的心理体验。如果这一状态未得到处理，进而会影响生活、工作、社会功能，甚至影响肿瘤的治疗过程，必须要重视。值得注意的是，部分患者虽未达到上述症状数量、严重程度和时长标准，仍要注意筛查，必要时提供早期干预，减少发生抑郁的风险。

最新数据显示，心境障碍在中国成人中的终生患病率为7.4%，在肿瘤人群中更高。Meta分析显示，27%的肿瘤患者存在抑郁症状，其中结直肠癌患者最高，达32%。女性为31%，高于男性的26%。抑郁发生率平均每年增加0.6%，与发达国家和全球平均水平相比，不发达国家和发展中国家的肿瘤患者抑郁发生率更高。我国学者利用诊断性访谈调查发现，肿瘤患者抑郁的患病率为25.9%（21.9%～29.9%），抑郁障碍的发生与肿瘤的发展进程相关，进展期肿瘤患者更易出现抑郁。

二、抑郁的评估

对任何可能患抑郁的肿瘤患者（尤其是有抑郁病史或慢性疾病且伴有相关功能损害者），都应考虑询问其在过去1个月内，是否经常感到沮丧或绝望？在过去1个月内，是否经常因缺乏兴趣或乐趣而烦恼？如患者对任何一个抑郁识别问题回答"是"，就应进入系统评估流程。

肿瘤患者抑郁的研究最常用的评估工具主要包括医院焦虑抑郁量表（HADS）、Zung抑郁自评量表（SDS）、患者健康问卷-9（PHQ-9）、流调用抑郁自评量表（CES-D）和贝克抑郁量表（BDI）等。临床也会用这些问卷筛查抑郁症状，需要注意自评问卷的发生率并不代表抑郁障碍的诊断率，必要时需要精神专科医师通过精神科结构性临床访谈（金标准）进行评估和诊断。

以下是几个临床和研究中常用的抑郁自评量表。

（1）医院焦虑抑郁量表（hospital anxiety and depression scale，HADS）：该问卷有14个条目，评分为0～3分，用于测查患者在过去1周内的焦虑和抑郁情绪，是较完整的评估工具，具有良好的信效度，推荐用于晚期肿瘤或接受缓和医疗的患者。其抑郁分量表有7个条目，临界值为9分。

（2）贝克抑郁问卷（Beck depression inventory，BDI）：共21个条目，每个条目包括4个描述，根据最近1周的情况选择相应描述。每个条目计分0～3分，总分≤4分为无抑郁，5～7分为轻度抑郁，8～15分为中度抑郁，16以上为重度抑郁。该问卷被广泛运用于临床流行病学调查，它更适用于不同类型及不同分期的肿瘤患者，能更好地用于筛查患者的抑郁症状。

（3）患者健康问卷-9（patient health questionnaire-9，PHQ-9）：9个条目，内容简单，且操作性强，广泛用于精神疾病的筛查和评估。该量表适用于国内肿瘤患者抑郁筛查，证实其具有良好的信度和效度，可操作性强、简单方便。该量表临界值为10分。

（4）Zung抑郁自评量表（self-rating depression scale，SDS）：用于衡量抑郁状态的轻重程度及其在治疗中的变化。问卷由20个条目构成；其中10个条目为正性词陈述，反向计分；另10个条目为负性词陈述，正向计分。每个条目根据最近1周内的感受分1～4级，各条目累计为总分，总分越高，抑郁情绪越重。

（5）流调用抑郁自评量表（center for epidemiological survey-depression scale，CES-D）：主要用于流行病学调查，用于筛查出有抑郁症状的对象，以便进一步检查确诊；也有人用作临床检查，评定抑郁症状的严重程度。该量表共20道题目，分别调查20项症状。总分≤15分为无抑郁症状，16～19分为可能有抑郁症状，≥20分为肯定有抑郁症状。

为了避免自评量表在筛查方法上的偏差，临床和科研中一般会同时选用2种以上量表或问卷。

第五节　认 知 障 碍

研究发现，30%～40%的肿瘤患者接受化疗前即有肿瘤相关认知障碍的临床表现，认知障碍可出现在肿瘤病程各阶段，严重影响患者生活质量和功能独立性，给家庭和社会带来沉重负担。75%的患者在治疗过程中出现认知功能下降，60%的患者在治疗后出现，提示肿瘤自身及其特异治疗均可影响患者认知功能。

一、认知障碍初步筛查

1.当出现下列4种情形之一时，警惕可能出现肿瘤相关认知障碍（CRCI）。

（1）短期记忆障碍：自述或被观察到有健忘的现象。

（2）注意力缺乏：注意力无法集中的一种表现。

（3）执行功能下降：日常生活、工作和学习能力出现下降或障碍。

（4）日常处理速度下降：处理日常生活、工作和学习事件时呈现的灵活性。

2.结果应用

（1）初筛阴性，结束此次测评。

（2）初筛阳性，提示可疑肿瘤相关认知障碍，宜采用简易智力状态检查量表（MMSE）及蒙特利尔认知评估量表（MoCA）双量表测评以进一步评价。

二、认知功能测试评估工具及标准

1.简易智力状态检查量表（MMSE）

（1）适用范围：用于评价认知功能障碍有无及其程度。

（2）评价标准：最高分30分，≥27分为正常，＜27分为认知功能障碍，其中≥21分为轻度认知功能障碍，10～20分为中度，≤9分为重度。

（3）评估方法：由有经验的评估师进行引导和打分，具体评分标准见MMSE（表4-1）。

2.蒙特利尔认知评估量表（MoCA）

（1）适用范围：早期及轻度认知障碍；执行力受损较严重者早期识别。

（2）评价标准：最高分30分，≥26分为正常，22分左右为轻度认知功能下降；16分左右为痴呆患者。如果受教育年限≤12年，则加1分。

（3）评估方法：由具备MoCA评估资质的专业评估师进行引导和打分，具体评分标准见表4-2。

表4-1 MMSE量表

姓名		性别		年龄		床号		病历号	
评定医师		发病日期			评定日期		文化程度		
临床诊断									

1.现在是哪一年		1　0
2.现在是什么季节		1　0
3.现在是几月		1　0
4.今天是几日		1　0
5.今天是周几		1　0
6.咱们现在是在哪个国家		1　0
7.咱们现在是在哪个城市		1　0
8.咱们现在是在哪个城区		1　0
9.这里是哪家医院		1　0
10.这里是第几层楼		1　0
11.我告诉你3种东西，我说完后请你重复1遍这三种东西是什么，"树""钟表""汽车"。请你记住，过一会儿还要让你回忆出它们的名字。		3　2　1　0
12.请你算一算　100-7＝　　93-7＝　　86-7＝　　79-7＝　　72-7＝		1　0 1　0 1　0 1　0 1　0
13.现在请你说出刚才让你记住的哪三种东西		3　2　1　0
14.《出示手表》这个东西叫什么		1　0
15.《出示铅笔》这个东西叫什么		1　0
16.请你跟着我说"四十四只石狮子"		1　0
17.我给你一张纸请按我说的去做，现在开始"用右手拿着这张纸，用两只手将它对折起来，放在你的左腿上"。		3　2　1　0
18.请你念一念这句话，并按上面的意思去做		1　0
19.请你写一个完整的句子。		1　0
20.（出示图案）请你照这个样子把它画下来。		1　0

请闭上你的眼睛

得分：＿＿＿

三、评估结果应用

1.简易智力状态检查量表（MMSE）及蒙特利尔认知评估量表（MoCA）双量表评估无风险，结束评估。

表 4-2　MoCA 量表

姓名：_____　性别：____　年龄：____　教育年限：_____　评估日期：_____

视空间与执行功能		得分
画钟表（11点过10分）（3分） 复制立方体		
［　］　　　　　　　［　］ 轮廓［　］指针［　］数字［　］		___/5

命名				
［　］　　　　　　　［　］　　　　　　　　［　］				___/3

记忆	读出下列词语，然后由患者重复上述过程重复2次，5分钟后回忆。		面孔	天鹅绒	教堂	菊花	红色	不计分
		第一次						
		第二次						

注意	读出下列数字，请患者重复（每秒1个）。	顺背［　］ 21854	
		倒背［　］ 742	___/2

读出下列数字，每当数字出现1时，患者敲1下桌面，错误数大于或等于2不给分。［　］	___/1

100连续减7	［　］93　　［　］86　　［　］79　　［　］72　　［　］65 4～5个正确得3分，2～3个正确得2分，1个正确得1分，0个正确得0分	___/3

语言	重复："我只知道今天张亮是帮过忙的人"［　］ "当狗在房间里的时候，猫总是藏在沙发下"［　］	___/2
	流畅性：在1分钟内尽可能多地说出动物的名字。［　］_____（N≥11名称）	___/1

抽象	词语相似性：［　］香蕉—橘子　　［　］火车—自行车　　［　］手表—尺子	___/2

延迟回忆	没有提示		面孔 ［　］	天鹅绒 ［　］	教堂 ［　］	菊花 ［　］	红色 ［　］	只在没有提示的情况下给分
选项	类别提示							
	多选提示							___/5

定向	［　］星期　　［　］月　　［　］年　　［　］日　　［　］地点　　［　］城市	___/6

正常≥26/30	总分 教育年限≤12年加1分	___/30

2. 简易智力状态检查量表（MMSE）及蒙特利尔认知评估量表（MoCA）双量表评估有风险，判断认知功能损伤的程度及损伤的亚领域，给予针对性的专业的干预措施。

四、认知障碍风险评估等级划分标准

1. 无风险　初筛评估无风险。

2. 低风险　初筛有风险，经MMSE测评无风险，但MoCA测评有风险，且为轻度认知功能下降者。

3. 中风险　初筛有风险，经MMSE测评无风险或为轻度认知功能障碍者，经MoCA测评为轻度认知功能下降或接近痴呆者。

4. 高风险　初筛有风险，经MMSE测评为中重度或MoCA测评为痴呆者。

第六节　睡眠障碍

睡眠障碍是指以频繁而持续的入睡困难、睡眠维持困难、睡眠效率下降、睡眠结构异常等为主要特点并导致日间疲乏、睡眠感不满意的一组疾病或症状。肿瘤相关性睡眠障碍是肿瘤患者最常见且持续最长的症状之一，主要由肿瘤本身（疼痛、功能障碍等）、相关治疗及心理因素等导致。在恶性肿瘤患者中，发生率达30%～93.5%，是普通人群（9%～33%）的3倍。肿瘤相关睡眠障碍常被看作肿瘤诊治过程中微不足道的反应，常被患者及医师忽视。实际上，肿瘤相关睡眠障碍严重影响肿瘤患者生活质量，甚至会导致控瘤治疗中断，缩短患者生存时间，应鼓励积极评估、积极干预。

一、睡眠障碍初步筛查

1. 肿瘤患者在治疗任意阶段出现下列情形之一，提示很可能出现睡眠障碍

（1）入睡困难：指连续卧床超过30min仍不能入睡。

（2）睡眠维持困难：指无入睡障碍，但夜间不断醒来，醒后无法轻易再入睡。

（3）睡眠质量欠佳或时间不足：自我评价睡眠不满足或时间不充足。

（4）日间功能障碍：指日间因疲乏、困倦感而影响生活及工作能力，伴或不伴入睡困难、维持困难。

2. 评估结果应用

（1）初筛阴性，结束此次测评。

（2）初筛阳性，提示很可能合并睡眠障碍，宜采用失眠严重程度指数（insomnia severity index，ISI）、阿森斯失眠量表（Athens insomnia scale，AIS）、匹兹堡睡眠质量指数（Pittsburgh sleep quality index，PSQI）量表分别测评以进一步进行专科评价。

二、睡眠障碍风险等级划分标准

1. 无风险　初筛评估无风险。

2. 低风险　经ISI量表及AIS量表测评证实存在失眠，且为轻度睡眠障碍。

3. 中风险　经ISI量表测评为中重度或AIS量表＞6分的失眠。

4. 高风险　经量表测评为严重失眠或伴有严重日间功能障碍或由睡眠问题导致情绪焦虑、抑郁者。

第七节　心理创伤

恶性肿瘤的诊断和治疗是一种潜在压力源，会导致患者心理恐惧，包括焦虑、抑郁等创伤后应激症状，重者会导致创伤后应激障碍（post-traumatic stress disorder，PTSD）。

一、肿瘤创伤后应激障碍概念

PTSD常指由于受到异乎寻常的威胁性、灾难性心理创伤，导致延迟出现的长期持续的精神障碍，临床以创伤记忆侵入、创伤相关刺激回避、负性认知与情绪改变、持续性警觉增强4个核心症状群表现为主，可同时伴人格解体、现实解体等症状。肿瘤患者的诊疗及治疗过程中伴随的身体功能失调、外形改变、社会角色功能变化等，作为不可回避的应激源持续刺激肿瘤患者。相比单一应激源刺激，多元应激刺激下肿瘤患者更易患PTSD。相关流行病学研究表明，与癌症相关的PTSD发病率呈上升趋势，虽在肿瘤患者中PTSD患病率较低，但肿瘤患者普遍存在PTSD核心症状，大多临床患者表现为焦虑抑郁、睡眠障碍等。

二、创伤后应激障碍初筛和评估

PTSD具有明确的国际通用诊断标准，需要精神专科医师进行专科诊断，推荐自陈式量表PTSD检查表普通版（the posttraumatic stress disorder checklist-civilian version，PCL-C）进行初筛评估。评估结果≥38分，转精神专科确诊和治疗。

总而言之，重视癌症患者的心理治疗，努力减轻患者心理压力，排除心理障碍，不仅有利于肿瘤患者的治疗和康复，还有利于肿瘤的消退。针对不同的肿瘤患者心理特点，制订出合理的、科学的心理护理方案，以及必要的生活指导，充分调动其自身内在的积极因素，是肿瘤心理护理的重要内容。

第八节　失　　眠

一、概述

失眠（insomnia）指患者对睡眠时间和（或）质量不满足，并持续相当长一段时间，影响其日间社会功能的一种主观体验。失眠的主要表现：入睡困难、睡眠表浅、频繁觉醒和（或）早醒、多梦，导致日间疲乏、犯困、萎靡等一系列神经精神症状。肿瘤患者失眠的发生率高于普通人群，其中高达50%新诊断或治疗的肿瘤患者主诉有睡眠障碍，失眠是成年肿瘤患者最常见的症状之一，对肿瘤患者的生活质量及治疗转归有重大影响。

二、诊断

根据国际疾病分类第10版（ICD-10）精神与行为障碍分类，非器质性失眠症（F51.0）诊断标准如下。

1. 主诉入睡困难，或难以维持睡眠，睡眠质量差。

2. 这种睡眠紊乱每周至少发生3次并持续1个月以上。

3. 日夜专注于失眠，过分担心失眠的后果。

4. 睡眠量和（或）质的不满意引起明显苦恼或影响社会及职业功能。

三、评估

1. 临床评估　无论肿瘤患者是否主诉失眠，都应主动询问睡眠情况。当患者主诉有失眠（入睡困难、睡眠维持障碍、早醒）时，应该对失眠的原因及类型等进行及时评估，并明确诊断和治疗。临床评估包括主诉、目前控瘤治疗、躯体症状（如疼痛、恶心、呕吐等）、有无使用精神活性物质及目前的精神心理状况等。

2. 量表评估　标准化评估量表包括：匹兹堡睡眠质量指数（Pittsburgh sleep quality index，PSQI），主要用于评估最近1个月的睡眠质量；失眠严重程度指数（insomnia severity index，ISI）量表，用于评估最近2周失眠的严重程度；清晨型与夜晚型睡眠问卷（morning and evening questionnaire，MEQ）等。

3. 检测评估　多导睡眠图（polysomnogram，PSG）监测：是在整夜睡眠过程中，连续并同步记录脑电、呼吸等10余项指标，记录次日由仪器自动分析后再行人工逐项核实。PSG不必作为常规检查项目，但可为慢性失眠的诊断、鉴别诊断提供客观依据，也可为选择治疗方法及评估疗效提供参考信息。

第九节　谵　妄

一、概述

谵妄是肿瘤患者常见的一组神经精神综合征，是严重生理障碍的表现，通常涉及多种医学病因，如感染、器官衰竭，以及药物副作用，其会导致一系列负性结局。此外，谵妄的体征与症状变化很大，常被误认，或干扰其他生理和心理症状的识别和控制。研究表明，肿瘤住院患者的谵妄发生率为10%～30%，在生命终末期肿瘤患者可达85%。

二、诊断

1.临床亚型　基于不同的精神运动表征，谵妄分为淡漠型、激越型和混合型。淡漠型表现为活动减少、缓慢和淡漠、言语的量和速度减少、警觉性下降和退缩。激越型的特点是精神运动增强、自我调节能力丧失、躁动等。混合型指在一天内表现为淡漠型和激越型两种特征。

2.诊断标准　ICD-10对谵妄的诊断标准如下。

（1）意识和注意损害：从混沌到昏迷；注意的指向、集中、持续和转移能力均降低。

（2）认知功能紊乱：知觉歪曲、错觉和幻觉；抽象思维和理解能力损害，可伴有短暂妄想；但典型者常伴某种程度言语不连贯；即刻回忆和近记忆受损，但远记忆相对完好，时间定向障碍，较严重患者还可出现地点和人物的定向障碍。

（3）精神运动紊乱：活动减少或过多，不可预测地从一个极端转成另一极端；反应时间增加；语流加速或减慢；惊跳反应增强。

（4）睡眠-觉醒周期紊乱：失眠，严重者完全不眠，或睡眠-觉醒周期颠倒；昼间困倦；夜间症状加重；噩梦或梦魇，其内容可作为幻觉持续至觉醒后。

（5）情绪紊乱：如抑郁、焦虑或恐惧、易激惹、欣快、淡漠。

谵妄常为迅速起病，病情每天波动，总病程不超过6个月。

三、评估

谵妄由显著的生理障碍导致。对于肿瘤患者，谵妄一方面源自肿瘤对中枢神经系统的直接作用（如转移性脑损害）或由于疾病或治疗对中枢神经系统的间接作用（如药物、电解质紊乱、脱水、重要器官衰竭、感染并发症或副癌综合征等）。此外，肿瘤治疗药物如化疗药物和免疫治疗药物及在肿瘤支持治疗使用的药物（如阿片类药物、止吐药及苯二氮䓬类药物）均可导致及加速肿瘤患者谵妄。

当患者不能准确处理加工环境中的信息时，应进行谵妄评估。例如，相识多年的患者不能认出你或叫出你的名字；患者看起来嗜睡或易激惹；回答问题时需要很长时间；需要反复重复同一问题；言语散漫或不连贯；定向力障碍；出现幻视、幻听或妄想等。例如，护士报告患者拔输液管或胃管，此患者很可能出现了谵妄，应该将终末期肿瘤患者谵妄的评估纳入常规临床工作之中。一旦发现患者出现谵妄，在积极治疗同时，应仔细回顾病史，进行躯体检查、实验室检查及了解患者目前使用的药物，查找引起谵妄的病因。

第十节　自　杀

一、概述

自杀（suicide）是全球重要的公共卫生问题，也是肿瘤学的重要问题。世界卫生组织（WHO）将自杀定义为：自发完成的、故意的行动后果，行为者本人完全了解或期望这一行动的致死性后果。按自杀行为

（suicide behavior）的结局分为自杀未遂和自杀死亡。自杀死亡（completed suicide）是指采取了伤害自己生命的行动并直接导致了死亡结局。死者在采取行动时，必须有明确的死亡愿望，才能认为是自杀死亡。自杀未遂（attempted suicide）是指采取了伤害自己生命的行动，但未直接导致死亡结局。自杀未遂者通常存在躯体损伤，但躯体损害不是自杀未遂的必备条件。按行动执行者不同，自杀分为主动自杀（自己采取行动伤害或结束自己生命）、被动自杀（拒绝接受维持生命的必要措施）和帮助自杀（在医务人员或其他人的帮助下自杀）。自杀行为包括4个心理过程，分别是自杀意念、自杀计划、自杀准备、自杀行动。

最新的系统综述和荟萃分析显示全球肿瘤患者自杀死亡总发生率为39.72/10万，男性（57.78/10万）高于女性（14.47/10万），食管癌的自杀率最高（87.71/10万），亚洲的自杀率最高（61.02/10万），大洋洲的自杀率最低（24.07/10万），中国肿瘤患者自杀率为63.17/10万。

二、评估

1.评估工具

（1）护士用自杀风险评估量表（nurses' global assessment of suicide risk，NGASR）：由英国学者Cutcliffe等在临床实践基础上编制的用于精神科评估自杀风险的他评量表。该量表根据自杀相关的危险因素筛选出15项自杀风险预测因子，并根据各自杀因子与自杀相关性给予其不同的权重赋值。测试时只要个体存在预测因子就给予表格中的相应得分，根据总分评估决定自杀风险的严重程度及应采取的相应处理等级。量表总分范围为0～25分。分数越高代表自杀的风险越高，总分≤5分为低自杀风险，6～8分为中自杀风险，9～11分为高自杀风险，≥12分为极高自杀风险。

（2）简明国际神经精神访谈（mini-international neuropsychiatric interview，MINI）自杀筛选问卷：是由美国和欧洲的精神病学家和临床医师发明，是针对美国精神障碍诊断与统计手册第4版和国际疾病分类第10版中精神疾病的一种简式结构式诊断访谈问卷。自杀筛选问卷有6个问题：①您是否觉得死了会更好或希望自己已经死了？回答"是"为1分。②您是否想要伤害自己？回答"是"为2分。③您是否想到自杀？回答"是"为6分。④您是否有自杀计划？回答"是"为10分。⑤您是否有过自杀未遂情况？回答"是"为10分。以上均为最近1个月内情况。⑥您一生中是否曾经有过自杀未遂情况？回答"是"为4分。以上问题回答"否"均为0分。将以上问题分数相加，总分0分为无风险，1～5分为低风险，6～9分为中风险，≥10分为高风险。

2.评估内容
自杀风险是指一个人采取自杀行动的可能性大小。对患者自杀风险进行评估是预防自杀的重要环节和组成部分，其主要目的是筛查出自杀意念的高危人群，从而进行相应预防干预。对个体自杀危险性的评估包括对自杀危险因素的评估、自杀意念和采取自杀行为的可能性大小评估，以及对自杀态度的评估。对肿瘤患者自杀企图和自杀意念的评估，一般采用开放式临床访谈收集资料，可从以下几个方面评估：①自杀意念的访谈，询问患者是否有自杀意念；②与疾病和治疗相关评估；③情绪和精神状况的评估；④行为的评估；⑤个人特征的评估；⑥社会资源的评估。

第十一节 结 语

一、目前的问题与不足

在肿瘤患者的心理评估和心理支持治疗领域，存在以下问题与不足：①缺乏统一的评估工具。目前针对肿瘤患者的心理评估尚缺乏统一的标准评估工具，导致评估结果的客观性和可比性不足。有些评估工具缺乏针对性，不能全面准确地评估患者的心理状况。②心理支持和心理治疗的不足。在肿瘤治疗过程中，心理支持和心理治疗的重要性被逐渐认识到，但在实际应用中仍存在不足。有些医疗机构缺乏专门的心理支持团队，导致肿瘤患者无法及时获得心理支持和治疗。③专业人员的缺乏。相关领域的专业人员，如肿瘤心理咨询师和心理治疗师的数量较少，导致肿瘤患者无法得到及时和专业的心理支持和治疗。同时，部分医疗机构中的医务人员对心理健康问题了解较少，无法有效开展心理干预工作。④缺乏长期跟踪和持续支持。肿瘤患者通常需要长期的心理支持和治疗，但目前还缺乏系统的长期跟踪机制和持续的心理支持服务。患者在完成治疗后可能面临恐惧、焦虑、抑郁等心理问题，但在出院后难以获得及时的心理帮助。为解决上述问题，需要加强相关领域的专业人员培养与队伍建设，建立全面、准确、标准化的心理评估工具与方法，完善心理支持体系，加强患者的长期跟踪和持续支持。只有这样，才能更好地满足肿瘤患者的心理需求，提高其心理健康水平。

二、未来的发展方向

1. 多维度评估　传统的心理评估主要针对心理症状和心理健康进行评估，未来可以将评估范围扩大到更多维度，包括个体生活质量、社交支持、情绪调节等方面，以更全面地了解患者的心理状态。

2. 个性化治疗　不同的肿瘤患者在心理上有着不同的需求和应对方式，未来的发展方向是个性化治疗，根据患者的个体特点和心理需求，制订相应的心理干预计划。

3. 移动技术应用　随着智能手机和移动应用的普及，未来可以利用移动技术开发相关的心理支持应用程序，为患者提供实时的心理支持和信息共享，丰富心理干预手段。

4. 心身综合治疗　肿瘤患者的心理健康与身体健康密切相关，未来的发展方向是将心理干预与身体治疗相结合，开展心身综合治疗，促进患者的身心康复。

5. 虚拟现实技术　可以提供沉浸式体验，未来可以应用于肿瘤患者的心理治疗中，通过模拟不同情境和场景，帮助患者调节情绪、减轻焦虑和恐惧感。

综上所述，未来肿瘤患者的心理评估和心理支持治疗将向着更细致、个性化、技术化的方向发展，以提升患者的心理健康水平和整体生活质量。

三、实践经验与建议

以下是关于肿瘤患者心理评估和心理支持的一些建议：①多维度评估，在进行心理评估时，应综合考虑患者的疾病特征、社会支持、心理状况等多个维度，以全面了解患者的心理需求和风险因素，从而提供个性化的支持和治疗。②面对面交流，与患者进行面对面的交流是进行心理支持治疗的重要环节。建立信任和安全感的关系，充分倾听患者的感受和需求，能够更有针对性地设计干预方案，提供有效的支持。③心理教育和信息沟通，帮助患者和家属了解疾病的特点、治疗方法、不良反应和康复等相关信息，可以减少焦虑和恐惧感，提高治疗的依从性和生活质量。④强调团队协作，开展肿瘤患者心理支持治疗需要建立跨学科的团队合作。医师、心理咨询师、社工、护士等共同合作，共同关注患者的心理健康需求，提供全方位的支持和治疗。⑤心理干预的个体化，每名患者都有自己独特的心理需求和应对方式，因此心理干预应根据个体的特点和需求进行个性化设计，如认知行为疗法、支持性治疗、家庭治疗等。肿瘤患者心理评估和心理支持治疗是一个长期的、复杂的过程，需要持续关注和改进，为患者提供最有效的心理支持和治疗。

本章对肿瘤患者心理评估和心理治疗进行了全面介绍及深入分析。通过及时的心理评估、科学的心理治疗，可以帮助肿瘤患者缓解痛苦，提高生活质量及促进康复。然而，在实践和研究中仍存在一些问题和挑战。为了更好地应对肿瘤患者的心理健康问题，有必要不断深化研究，拓展心理干预和治疗方法，并提供更具针对性和有效性的心理支持。

（周文丽　张颖一　原凌燕　陈静静）

参考文献

Bates GE，Mostel JL，Hesdorffer M，2017. Cancer-related anxiety［J］. JAMA Oncol，3（7）：1007.

Blackwood HA，Hall CC，Balstad TR，et al，2020. A systematic review examining nutrition support interventions in patients with incurable cancer［J］. Support Care Cancer，28（4）：1877-1889.

Blumenstein KG，Brose A，Kemp C，et al，2022. Effectiveness of cognitive behavioral therapy in improving functional health in cancer survivors：a systematic review and meta-analysis［J］. Crit Rev Oncol Hematol，175：103709.

Breitbart W, Pessin H, Rosenfeld B, et al, 2018. Individual meaning-centered psychotherapy for the treatment of psychological and existential distress: a randomized controlled trial in patients with advanced cancer [J]. Cancer, 124 (15): 3231-3239.

Breitbart W, Rosenfeld B, Pessin H, et al, 2015. Meaning-centered group psychotherapy: an effective intervention for improving psychological well-being in patients with advanced cancer [J]. J Clin Oncol, 33 (7): 749-754.

Butow PN, Turner J, Gilchrist J, et al, 2017. Randomized trial of ConquerFear: a novel, theoretically based psychosocial intervention for fear of cancer recurrence [J]. J Clin Oncol, 35 (36): 4066-4077.

Cai T, Huang Q, Wu F, et al, 2021. Psychometric evaluation of the PROMIS social function short forms in Chinese patients with breast cancer [J]. Health Qual Life Outcomes, 19: 149.

Capriglione S, Plotti F, Montera R, et al, 2016. Role of paroxetine in the management of hot flashes in gynecological cancer survivors: results of the first randomized single-center controlled trial [J]. Gynecol Oncol, 143 (3): 584-588.

Carlson LE, Tamagawa R, Stephen J, et al, 2016. Randomized-controlled trial of mindfulness-based cancer recovery versus supportive expressive group therapy among distressed breast cancer survivors (MINDSET): long-term follow-up results [J]. Psychooncology, 25 (7): 750-759.

Danon N, Al-Gobari M, Burnand B, et al, 2022. Are mind-body therapies effective for relieving cancer-related pain in adults? A systematic review and meta-analysis [J]. Psychooncology, 31 (3): 345-371.

Deshields TL, Wells-Di Gregorio S, Flowers SR, et al, 2021. Addressing distress management challenges: recommendations from the consensus panel of the American Psychosocial Oncology Society and the Association of Oncology Social Work [J]. CA Cancer J Clin, 71 (5): 407-436.

Donovan KA, Grassi L, Deshields TL, et al, 2020. Advancing the science of distress screening and management in cancer care [J]. Epidemiol Psychiatr Sci, 29: e85.

Fraguell-Hernando C, Limonero JT, Gil F, 2020. Psychological intervention in patients with advanced cancer at home through Individual Meaning-Centered Psychotherapy-Palliative Care: a pilot study [J]. Support Care Cancer, 28 (10): 4803-4811.

Hashemi SM, Rafiemanesh H, Aghamohammadi T, et al, 2020. Prevalence of anxiety among breast cancer patients: a systematic review and meta-analysis [J]. Breast Cancer, 27 (2): 166-178.

Holtmaat K, van der Spek N, Lissenberg-Witte B, et al, 2020. Long-term efficacy of meaning-centered group psychotherapy for cancer survivors: 2-Year follow-up results of a randomized controlled trial [J]. Psychooncology, 29 (4): 711-718.

Hui D, Bruera E, 2014. A personalized approach to assessing and managing pain in patients with cancer [J] J Clin Oncol, 32 (16): 1640-1646.

Hunter CN, Abdel-Aal HH, Elsherief WA, et al, 2021. Mirtazapine in cancer-associated anorexia and Cachexia: a double-blind placebo-controlled randomized trial [J]. J Pain Symptom Manage, 62 (6): 1207-1215.

Hunter JJ, Maunder RG, Sui D, et al, 2020. A randomized trial of nurse-administered behavioral interventions to manage anticipatory nausea and vomiting in chemotherapy [J]. Cancer Med, 9 (5): 1733-1740.

Johns SA, Stutz PV, Talib TL, et al, 2020. Acceptance and commitment therapy for breast cancer survivors with fear of cancer recurrence: a 3-arm pilot randomized controlled trial [J]. Cancer, 126 (1): 211-218.

Johns SA, Tarver WL, Secinti E, et al, 2021. Effects of mindfulness-based interventions on fatigue in cancer survivors: a systematic review and meta-analysis of randomized controlled trials [J]. Crit Rev Oncol Hematol, 160: 103290.

Kalter J, Verdonck-de Leeuw IM, Sweegers MG, et al, 2018. Effects and moderators of psychosocial interventions on quality of life, and emotional and social function in patients with cancer: an individual patient data meta-analysis of 22 RCTs [J]. Psychooncology, 27 (4): 1150-1161.

Kim WH, Bae JN, Lim J, et al, 2018. Relationship between physicians' perceived stigma toward depression and physician referral to psycho-oncology services on an oncology/hematology ward [J]. Psychooncology, 27 (3): 824-830.

Lee JY, Jung D, Kim WH, et al, 2016. Correlates of oncologist-issued referrals for psycho-oncology services: what we learned from the electronic voluntary screening and referral system for depression (eVSRS-D) [J]. Psychooncology, 25 (2): 170-178.

Lim YL, Teoh SE, Yaow CYL, et al, 2022. A systematic review and meta-analysis of the clinical use of megestrol acetate for cancer-related anorexia/Cachexia [J]. J Clin Med, 11 (13): 3756.

Lin CY, Cheng ASK, Nejati B, et al, 2020. A thorough psychometric comparison between Athens Insomnia Scale and Insomnia Severity Index among patients with advanced cancer [J]. J Sleep Res, 29 (1): e12891.

Loth FL, Meraner V Holzner B, et al, 2018. Following patient pathways to psycho-oncological treatment: identification of treatment needs by clinical staff and electronic screening [J]. Psychooncology, 27 (4): 1312-1319.

Lu Z, Fang Y, Liu C, et al, 2021. Early interdisciplinary supportive care in patients with previously untreated metastatic esophagogastric cancer: a phase III randomized controlled trial [J]. J Clin Oncol, 39 (7): 748-756.

Mavropalias G, Sim M, Taaffe DR, et al, 2022. Exercise medicine for cancer cachexia: targeted exercise to counteract mechanisms and treatment side effects [J]. J Cancer Res Clin Oncol, 148 (6): 1389-1406.

Mehnert A, Koranyi S, Philipp R, et al, 2020. Efficacy of the Managing Cancer and Living Meaningfully (CALM) individual psychotherapy for patients with advanced cancer: a single-blind randomized controlled trial [J]. Psychooncology, 29 (11): 1895-1904.

Mejareh ZN, Abdollahi B, Hoseinipalangi Z, et al, 2021. Global, regional, and national prevalence of depression among cancer patients: a systematic review and meta-analysis [J]. Indian J Psychiatry, 63 (6): 527.

Molassiotis A, Brown T, Cheng HL, et al, 2021. The effects of a family-centered psychosocial-based nutrition intervention in patients with advanced cancer: the PiCNIC2 pilot randomised controlled trial [J]. Nutr J, 20 (1): 2.

Moon SY, Jerng UM, Kwon OJ, et al, 2020. Comparative effectiveness of cheonwangbosimdan (Tian Wang bu Xin Dan) versus cognitive-behavioral therapy for insomnia in cancer patients: a randomized, controlled, open-label, parallel-group, pilot trial [J]. Integr Cancer Ther, 19: 1534735420935643.

Muscaritoli M, Arends J, Bachmann P, et al, 2021. ESPEN practical guideline: clinical Nutrition in cancer [J]. Clin Nutr, 40 (5): 2898-2913.

Nunziante F, Tanzi S, Alquati S, et al, 2021. Providing dignity therapy to patients with advanced cancer: a feasibility study within the setting of a hospital palliative care unit [J]. BMC Palliat Care, 20: 129.

Oberoi S, Yang J, Woodgate RL, et al, 2020. Association of mindfulness-based interventions with anxiety severity in adults with cancer [J]. JAMA Netw Open, 3 (8): e2012598.

Okamoto H, Shono K, Nozaki-Taguchi N, 2019. Low-dose of olanzapine has ameliorating effects on cancer-related anorexia [J]. Cancer Cancer Manag Res, 11: 2233-2239.

Riba MB, Donovan KA, Andersen B, et al, 2019. Distress Management, Version 3. 2019, NCCN Clinical Practice Guidelines in Oncology [J]. J Natl Compr Canc Netw, 17 (10): 1229-1249.

Roeland EJ, Bohlke K, Baracos VE, et al, 2020. Management of cancer Cachexia: ASCO guideline [J]. J Clin Oncol, 38 (21): 2438-2453.

Schofield P, Gough K, Pascoe M, et al, 2020. A nurse- and peer-led psycho-educational intervention to support women with gynaecological cancers receiving curative radiotherapy: the PeNTAGOn randomised controlled trial-ANZGOG 1102 [J]. Gynecol Oncol, 159 (3): 785-793.

Setyowibowo H, Yudiana W, Hunfeld JAM, et al, 2022. Psychoeducation for breast cancer: a systematic review and meta-analysis [J]. Breast, 62: 36-51.

Squires LR, Rash JA, Fawcett J, et al, 2022. Systematic review and meta-analysis of cognitive-behavioural therapy for insomnia on subjective and actigraphy-measured sleep and comorbid symptoms in cancer survivors [J]. Sleep Med Rev, 63: 101615.

Wang CW, Chow AY, Chan CL, 2017. The effects of life review interventions on spiritual well-being, psychological distress, and quality of life in patients with terminal or advanced cancer: a systematic review and meta-analysis of randomized controlled trials [J]. Palliat Med, 31 (10): 883-894.

Wefel JS, Kesler SR, Noll KR, et al, 2015. Clinical characteristics, pathophysiology, and management of noncentral nervous system cancer-related cognitive impairment in adults [J]. CA Cancer J Clin, 65 (2): 123-138.

Yang W, Geng G, Hua J, et al, 2022. Informational support for depression and quality of life improvements in older patients with cancer: a systematic review and meta-analysis [J]. Support Care Cancer, 30 (2): 1065-1077.

Yang Y, Huang Y, Dong N, et al, 2022. Effect of telehealth interventions on anxiety and depression in cancer patients: a systematic review and meta-analysis of randomized controlled trials [J]. J Telemed Telecare, 1357633X2211227.

Yee MK, Sereika SM, Bender CM, et al, 2017. Symptom incidence, distress, cancer-related distress, and adherence to chemotherapy among African American women with breast cancer [J]. Cancer, 123 (11): 2061-2069.

Zamani M, Alizadeh-Tabari S, 2023. Anxiety and depression prevalence in digestive cancers: a systematic review and meta-analysis [J]. BMJ Support Palliat Care, 13 (e2): e235-e243.

Zebrack B, Kayser K, Sundstrom L, et al, 2015. Psychosocial distress screening implementation in cancer care: an analysis of adherence, responsiveness, and acceptability [J]. J Clin Oncol, 33 (10): 1165-1170.

Zhang Y，Li J，Hu X，2022．The effectiveness of dignity therapy on hope，quality of life，anxiety，and depression in cancer patients：a meta-analysis of randomized controlled trials［J］．Int J Nurs Stud，132：104273．

Zheng R，Guo Q，Chen Z，et al，2023．Dignity therapy，psycho-spiritual well-being and quality of life in the terminally ill：systematic review and meta-analysis［J］．BMJ Support Palliat Care，13（3）：263-273．

第五章

家庭和社会支持评估

第一节　概　　述

恶性肿瘤以不同方式影响患者及其家人的生活。肿瘤诊断改变患者的生活方式、日常活动、工作、人际关系和家庭角色，给患者造成很大心理压力，甚至引起焦虑和（或）抑郁。在处理肿瘤带来的危急情况时，家庭社会支持非常重要。家庭是指由一组人组成的社会单位，通常包括父母及其子女，也包括其他亲属、养儿女或非血缘关系的成员。家庭是最基本的社会单位，是一个相互依存、互相支持和保护的群体，有着重要的经济、文化、社会和情感意义。随着人们的生活方式、价值观和经济状况的不断变化，家庭类型呈现多样化和多元化的趋势。无论家庭的形态如何变化，它所承担的社会职责和意义都是重要且不可替代的。狭义的社会支持指社会关系中重要成员提供的支持及帮助，包括工具、信息及情感，广义的社会支持还包含客观社会支持，如收入、环境、医疗资源等。社会支持被视为压力与个体健康之间的保护性因素，可以帮助个体抵御压力带来的负面影响，有助于改善预后，促进康复。

家庭社会支持系统为肿瘤患者提供认知（信息、建议和知识）、情感（安全感、爱和舒适感）和物质服务（解决实际问题）以提高肿瘤患者应对能力和改善肿瘤患者的生活质量，同时，直接或间接影响肿瘤患者治疗疗效和预后。低支持可通过一些不良健康行为（如缺乏照顾者导致患者未按时服用抗肿瘤药物）影响抗肿瘤治疗疗效；也可因为患者社会心理压力大，影响机体免疫系统，而促进肿瘤病情进展。因此，临床进行肿瘤相关评估同时，也应重视肿瘤患者家庭和社会支持评估。

第二节　个体需求评估

家庭和社会支持对肿瘤患者有积极作用，有些个体喜欢独自应对挑战而无须他人帮助，仅在最坏情况下才会寻求外部帮助。另一些个体对家庭和社会支持有更强烈依赖和需求。因此，评估个体需求是评估家庭和社会支持的第一步。个体需求评估是指对单个人的需求进行系统、综合的评估，以了解其所面临的问题和困难，并制订相应的干预计划，是一个非常重要的过程，可以帮助个体更好地理解自己的状态和需要，为其提供必要的支持和服务。

肿瘤患者的个体需求主要包括生理需求、日常生活和信息沟通需求、性需求、社会心理需求、精神需求、社会家庭需求和认知需求、居丧支持需求等，覆盖患者从确诊之前至治疗、治愈全过程，甚至到患者死亡与居丧支持阶段的所有支持治疗方面的需求。为提高患者生活质量，了解患者的个体需求并进行相应的干预是十分必要的。最重要的是，评估应该是一个持续的过程。对于可能拒绝外部支持的患者，应该尊重他们的意愿，同时继续进行评估，以确保他们随时可以获得所需的支持。

一、评估意义

个体需求评估具有多重重要意义。它有助于识别患者所面临的问题和困难，从而为他们提供精准的支持。通过评估，可以了解患者的需求，有助于制订个性化干预计划，为患者提供必要的支持和服务，提高生活质量。个体需求评估有助于建立信任和沟通。通过了解患者的需求，与他们建立更亲近的关系，提供更有效的支持。患者通常更愿意与真正理解他们需求的医疗专业人员合作。个体需求评估有助于提高治疗效果。

总之,根据患者不同需求针对性给予帮助,在肿瘤患者整个治疗过程中至关重要。识别患者未满足的需求,综合评价患者的症状及需求,可以给予患者个体化支持,从而达到有效利用医疗资源、综合提高患者生活质量的目的。

二、评估方式

肿瘤患者进行个体需求评估时,可以根据患者的特定情况和需求使用多种方式进行评估,包括使用单一某种方式,或联合应用多种方式。常用的评估方法如下。

1.问询 与患者进行面对面的访谈是最直接的方式之一。这允许医疗专业人员与患者建立联系,深入了解他们的需求和担忧。主要包括身体健康和医疗需求、情感和心理健康需求、社交和家庭关系、财务情况和支付医疗费用、信息需求、居住和环境需求、对疾病和治疗的理解、宗教信仰和精神健康相关的问题等。

2.观察 观察患者在日常生活中的表现可以提供有关需求的重要信息,尤其适用于可能不愿意或无法直接表达需求的患者。

3.量表 标准化问卷可以帮助医疗专业人员系统了解患者的需求,可以提供一致的数据,以便进行分析和比较。常用的个体需求评估问卷如下。

(1)34条目癌症患者支持性需求简明问卷(the 34-item short form supportive care needs survey,SCNS-SF34):最初是一项英文版的调查工具,用于评估癌症患者在不同领域中的支持性护理需求。为了使其适用于汉语使用地区的患者,研究人员进行了翻译和文化适应的工作。SCNS-SF34中文版已经在研究和临床实践中得到广泛使用。它帮助研究人员了解患者的需求,从而改善癌症护理和支持的质量。此外,临床医师和医疗团队也可以使用这一工具评估患者的需求,为他们提供更全面的关心和支持,以提高癌症患者的生活质量和医疗护理,目前已在汉语使用地区广泛应用。

中文版量表共有34个条目(表5-1),包含5个方面的需求:生理和日常生活方面的需求(5条目)、心理方面的需求(10条目)、患者照顾和支持方面的需求(5条目)、卫生系统和信息方面的需求(11条目)、性需求(3条目)。要求患者评估自己在过去1个月内各种需求的需求程度,计分方式采用Likert 5级计分法:1分为没有这方面的需求;2分为有过这方面的需求,但目前已经解决了;3分为对额外的帮助有少量需求;4分为对额外的帮助有中量需求;5分为对额外的帮助有大量需求。SCNS-SF34中文版总的克龙巴赫α系数为0.947。

表5-1 34条目癌症患者支持性需求简明问卷中文版

条目	描述	不适用	已满足	少量需求	中量需求	大量需求
1	疼痛					
2	没有精神/疲乏					
3	很多时候都感觉不舒服					
4	做家务					
5	不能做过去常做的事情					
6	焦虑					
7	情绪低落或抑郁					
8	感觉悲伤					
9	害怕癌症扩散					
10	担忧治疗结果您无法控制					
11	对未来感到不确定					
12	学会控制您的处境					
13	保持积极的态度					

条目	描述	不适用	已满足	少量需求	中量需求	大量需求
14	对死亡和濒临死亡的感受					
15	性感受的变化					
16	性关系的变化					
17	对亲朋好友因您而产生的焦虑的担忧					
18	在求诊哪位癌症专家方面有更多的选择					
19	在到哪家医院就诊方面有更多的选择					
20	医护人员认同您的感受是正常的					
21	医护人员对您的生理需求能及时给予照护					
22	医护人员理解并能敏感地觉察您的情感需求					
23	获得关于您诊疗护理重要方面的书面信息					
24	获得关于疾病及治疗副作用居家管理的信息（如书面信息、表格或图片）					
25	获得您所希望了解的医疗检查项目的解释					
26	在您做出治疗选择之前，充分告知您各种治疗方法的好处及其副作用					
27	在可行的情况下，尽快告知您的检查结果					
28	癌症受到控制或缓解时，得到告知					
29	告知您可以做什么以帮助自己康复					
30	在您、您的家人或朋友需要时，有渠道获得专业咨询（如心理医师、社工、心理顾问、专科护士）					
31	获得性关系方面的信息					
32	被当作一个人来对待，而不是被当作一例病例来对待					
33	在环境令人感觉舒适的医院或诊所接受治疗					
34	有一名医护人员可供倾谈各项有关您的病情、治疗和随访的所有事宜					

示例：我国学者进行的一项研究，旨在评估SCNS-SF34中文版的信度和效度。研究招募了861名我国的癌症患者，研究结果表明，SCNS-SF34中文版是一种可靠和有效的工具，用于评估我国癌症患者的支持性护理需求，有望在我国广泛应用，以更好地满足癌症患者的需求。

杨璞对SCNS-SF34中文版的信度和效度进行检验，应用SCNS-SF34中文版对326名患者施测，采用探索性因素分析、验证性因素分析及内部一致性信度对SCNS-SF34中文版进行评定。结果表明各分量表重测信度均 > 0.8。验证性因素分析显示该量表拟合度较好，比较拟合指数（comparative fit index，CFI）= 0.972。证实SCNS-SF34中文版具有良好的信度和效度，适合用于评估我国癌症患者支持治疗方面的需求。

（2）癌症患者综合需求评估量表中文版：癌症患者综合需求评估量表（comprehensive needs assessment tool，CNAT）最初是一项英文版的评估工具，旨在帮助了解癌症患者的多方面需求，为了使其适用于汉语使用地区的患者，研究人员进行了翻译和文化适应的工作。CNAT中文版已经在临床实践中用于评估患者的需求，还在癌症研究中得到广泛使用。它帮助研究人员收集数据，了解不同患者群体的需求，从而改进护理和治疗方法。目前已在我国广泛应用，以改善癌症护理的质量并更好地满足患者的需求。这一工具的发展和应用有助于提供更全面和个性化的癌症护理。

中文版包含7个维度（59个条目）（表5-2），分别是信息和教育（10个条目）、心理问题（10个条目）、医疗保健人员（8个条目）、身体症状（12个条目）、医院设施和服务（6个条目）、社会和宗教/精神支持（5个条目）、实际支持（8个条目）。每个条目均采用Likert 4级计分法，按照不需要、低需求、中需求、高需求依次赋分0～3分。总分为所有条目得分之和，得分越高说明患者的需求越高。按照欧洲癌症治疗研究组织标准计算维度得分，每个维度平均得分按照线性转换成0～100分，各维度得分=（各维度实际得分×100）/该维度条目数×3。CNAT中文版总的克龙巴赫α系数为0.970。

表5-2　癌症患者综合需求评估量表中文版

条目	维度	描述	不需要	低需求	中需求	高需求
1	1	我需要关于我的疾病现状和未来疗程的信息				
2	1	我需要关于检查和治疗的信息				
3	1	我需要了解出现哪些症状需要去医院就诊				
4	1	我需要关于目前服用药物的作用和不良反应有一个简单明确的解释				
5	1	我需要了解在家能做哪些事（如运动等）来促进我的健康				
6	1	我需要关于补充替代疗法（针灸、按摩、沉思、祈祷催眠、饮食补充剂疗法）的指导和信息				
7	1	我需要关于正确饮食的信息（能吃的食物、不能吃的食物）				
8	1	我需要关于疾病的专科医院或诊所和医师的信息				
9	1	我需要关于我的医疗费用的财政支持的信息				
10	1	我需要关于临终关怀的信息				
11	2	我需要帮助来应对无法识别的焦虑感				
12	2	我需要帮助来应对复发的恐惧				
13	2	我需要帮助来应对治疗后遗症的担忧				
14	2	我需要帮助来表达我对家庭的关心				
15	2	我需要帮助来应对我会成为身边人的负担的担心				
16	2	我需要帮助来应对抑郁情绪				
17	2	我需要帮助来应对生气、易怒或神经过敏的情绪				
18	2	我需要帮助来应对孤独感或孤立感				
19	2	我需要帮助来接受肿瘤确诊后在家庭、工作、社会中的角色转变				
20	2	我需要帮助来接受因疾病导致的外貌改变				
21	3	我希望医师能够尊重我的人格				
22	3	我希望医师能够简单、详细、诚实地解答我的问题				
23	3	我希望在需要时能够很快见到医师				
24	3	我希望积极地参与决定我所要接受的检查和治疗				
25	3	我希望医护人员能够相互协作，沟通良好				
26	3	我希望护士能够给予真诚的关心和同情				
27	3	我希望护士能够给我解释所做的治疗和护理				
28	3	我希望护士能够及时地护理我的不适和疼痛				
29	4	我需要帮助来应对疼痛				
30	4	我需要帮助来应对精神不振/疲劳				
31	4	我需要帮助来应对失眠/嗜睡				
32	4	我需要帮助来应对腹泻或便秘				
33	4	我需要帮助来应对恶心/呕吐				
34	4	我需要帮助来应对食欲缺乏				
35	4	我需要帮助来应对脱发				
36	4	我需要帮助来应对气短/呼吸急促				
37	4	我需要帮助来应对身体麻木/刺痛的感觉				

条目	维度	描述	不需要	低需求	中需求	高需求
38	4	我需要帮助来应对发热/潮热的感觉				
39	4	我需要帮助来应对注意力或记忆力下降				
40	4	我需要帮助来应对性生活的改变				
41	5	我希望能够缩短预约和医师看病之间的等待时间				
42	5	我希望能够在一个愉悦的环境中就诊				
43	5	我需要康复医疗服务来促进我治疗后的功能恢复				
44	5	我需要一直都有一个固定的医院工作人员提供咨询和指导				
45	5	我需要专业的心理咨询服务				
46	5	我需要居家护理服务				
47	5	我需要和其他患者分享经验或信息				
48	5	我需要返回到工作或再就业的辅导和支持				
49	6	我需要从亲近的人那里得到帮助和支持				
50	6	我需要帮助来应对在疾病确诊后出现的家庭困难				
51	6	我需要帮助来应对因肿瘤确诊对人际交往造成的困难				
52	6	我需要宗教的支持				
53	6	我需要帮助来寻找现在处境的意义并适应它				
54	7	我需要往返医院的交通运输服务				
55	7	我需要得到我家附近的治疗				
56	7	我需要在我治疗的医院附近的住宿服务				
57	7	我需要帮助来应对由疾病带来的经济负担				
58	7	我需要有人能够帮助我做家务/照顾孩子				
59	7	我需要在医院或家中得到辅助照顾				

示例：我国学者采用了CNAT测量患者癌症未满足的需求，并探索其与生活质量的相关性。多元回归分析显示，年龄、就业状况（受雇）、婚姻状况（未婚/离婚/丧偶）和对身体症状的高需求与身体质量水平有关。此外，性别（女性）、婚姻状况（未婚/离婚/丧偶）及健康和心理问题与身体症状方面的需求是精神生活质量的重要因素。该研究的这些发现为护理提供者识别和满足癌症患者改善生活质量的特定需求提供了有用的信息。

王梦玲分析消化道癌症患者综合需求、自我效能感和生活质量三者之间的相关性及作用机制。结果显示消化道癌症患者综合需求量表总分为（68.81±30.79）分，消化道癌症患者综合需求与生活质量呈负相关。而且消化道癌症患者综合需求处于较高水平，而生活质量则处于低水平，因此医护人员可以通过改善消化道癌症患者的综合需求水平，进而提高患者的生活质量。

（3）决策参与期望量表简体中文版：医患共同决策（shared decision making，SDM）是基于所得最佳临床证据由医师整合患者的特定特征、价值观联合进行决策的过程。实施SDM被认为是实现"以患者为中心"护理的重要一环。个体需求评估需要评估患者在医疗决策中期望参与的角色。

针对患者多方面需求，通过整合肿瘤知识及辅助决策手段和技巧，帮助患者详细了解肿瘤不同治疗、护理方案的优缺点，从而均衡患者参与临床诊疗护理的综合决定。其实质是了解患者参与医疗决策的个性化需求，从而让护理人员合理地运用辅助决策的方法帮助肿瘤患者全面提升决策参与的程度，增强患者抗肿瘤信心。

加拿大渥太华大学Degner教授1992年编制的量表——决策参与期望量表（control preference scale，

CPS），最初是一项心理评估工具，旨在帮助了解个体在面临重要决策时的期望和信念。这一工具的发展是为了揭示人们在决策过程中的态度和期望，以便更好地了解他们的决策行为。CPS通常用于研究和临床实践中，特别是在决策心理学和医疗决策领域，可以应用于各种决策情境，包括医疗决策（如治疗选择）、生活中的重大选择等。研究人员和医疗专业人员使用CPS了解个体在面临决策时的态度和期望，以更好地指导他们的决策过程。

此量表共有主动-被动5个选项，"完全由医师做出这个决定""医师在认真考虑我的想法后作出了这个决定""我和医师经过综合权衡后，共同做出这个决定""我在认真考虑过医师的建议后，由我做出医疗决定""我在了解各种医疗选择后由我做出医疗决定"，由患者从中选出最符合自己的选项，根据患者选择将治疗决策角色分为被动型、合作型和主动型。此量表被众多学者用于评估患者在医疗决策中实际参与的角色，具有较好的重测信度（$r = 0.82 \sim 0.87$）。该量表简单，易于理解，但受量表条目较少的限制，不包括家属在治疗决策中的意愿。台湾大学的邱教授及国内学者徐小琳教授等对该量表进行翻译及修订，形成最终的患者参与医疗决策（期望）量表简体中文版（表5-3）。

表5-3　决策参与期望量表简体中文版

卡片编号	角色类型	描述
A	主动角色	我希望由我做出有关治疗的决定
B	主动角色	我希望在认真考虑过医师的建议后，由我做出有关治疗的决定
C	合作角色	我希望与医师经过综合权衡后，共同做出治疗决定
D	被动角色	我希望由医师做出最后的治疗决定，但要认真考虑我的意见
E	被动角色	我希望由医师做出所有相关治疗的决定

示例：侯晓婷对结直肠癌住院患者在手术治疗决策过程中期望参与的情况、实际参与的情况及两者的符合程度进行分析。研究发现，超过40%的结直肠癌患者期望家属参与程度与家属实际参与程度之间，以及参与方式与实际决策参与方式之间均存在不一致。建议医务人员加强与患者沟通，满足他们对治疗相关信息的需求，推动实现医患共同决策。

李玉对原发性肝癌诊断知情患者参与手术决策现状及影响因素进行研究，以决策期待量表为基础设计患者参与手术决策调查问卷，对145例诊断知情的原发性肝癌术后患者进行问卷调查。结果发现原发性肝癌诊断知情者期望参与手术决策方式与实际参与方式的符合率为57.2%。这提示医护人员应评估患者决策需求，加强与患者及家属沟通。

第三节　家庭支持评估

家庭向个人提供他们的家族史、强大的信仰模式（包括疾病及治疗的信仰）、传统和身份认同。每个人都与他们的家庭有着千丝万缕的联系和影响，而家庭又反过来对个人的变化做出反应。为了充分了解肿瘤对患者的影响，也需要考虑肿瘤对整个家庭的影响。因此，了解患者与其疾病的生活背景至关重要。此外，家庭被视为医疗的重要资源，为肿瘤患者提供基于家庭的护理，构成了治疗方案的关键组成部分。

出于责任感和亲情，家属常认为自己对患肿瘤的家人负有重大责任，应该成为患者的主要照顾者，也应是帮助患者应对疾病的最重要资源。肿瘤的诊断还常与社会污名及肿瘤是致命疾病的信念有关。因此，一些肿瘤患者为了避免与他人谈论其疾病而回避人际交往，此时家庭支持对他们更加重要。

一、评估意义

肿瘤诊断给患者和家庭带来的压力巨大，患者和家庭都需要调整自己以适应疾病和疾病治疗过程。有证据表明，以家庭为基础的支持与所有相关人员的社会心理适应能力有关。家庭是患病成员的主要依靠和情感支持基地，提供了必要的辅助功能，使患者能够遵守艰难的治疗方案，并管理与治疗相关的不良反应。家庭作为照顾者的存在极大地提高了肿瘤治疗中症状控制的有效性。重要的是，支持和照顾已被证明可以增加肿瘤治疗中照顾者的积极性。因此，对家庭支持的评估应是社会评估最重要的部分。

二、评估方式

1.问询　内容包括患者的人口统计学和疾病相关特征，以及家庭成员的人口统计学特征，包括患者年龄、性别、肿瘤原发部位和分期，家庭成员年龄、文化程度、是否有宗教信仰，家庭人均月收入、家庭类型、家庭生活周期、家庭结构类型、家庭所在地，主要照顾者对病情的态度等。

2.观察

（1）家庭沟通过程，观察每个家庭成员的反应，谁在回答问题，谁作决定，谁一直保持沉默，家庭各成员的情绪。

（2）家庭关系不良的现象，如在家庭成员交流过程中，频繁出现敌对性或伤害性语言，家庭成员过于严肃，家庭规矩过于严格，所有问题均由某一家庭成员回答，而其他成员只是附和，家庭成员间很少交流意见，家庭内部有家庭成员被忽视等。

3.量表

（1）家庭危机个人评价量表（family crisis oriented personal evaluation scales，F-COPES）：最早由James McCubbin及其同事在20世纪80年代初开发，是基于系统家庭压力模型，考虑了个体在家庭危机中的角色和反应。其通常用于心理研究、家庭治疗和心理评估中。F-COPES将家庭作为一个有机整体进行评估，旨在确定家庭面对危急情况下使用的解决问题和行为策略。F-COPES主要关注家庭调整和适应韧性模型在两个层面的互动：①个体与家庭系统，也就是家庭内部处理其成员间的困难和问题方式；②家庭对社会影响，也就是家庭对外处理超出家庭范畴但影响家庭及其成员问题或要求的方式。能在两个互动层面集中更多应对行为的家庭将更能成功地适应压力。

F-COPES中文版包括27个条目6个维度（表5-4），采用Likert 5级评分法，每一条目有5个应对选项，"非常不同意"计1分，"中度不同意"计2分，"中立"计3分，"中度同意"计4分，"非常同意"计5分，总分为所有条目的得分之和，得分越高说明家庭的解决问题与应对水平越高。王庆妍等翻译并修订后的F-COPES专家效度I-CVI＝0.833～1.00，S-CVI＝0.983，测试内部一致性信度克龙巴赫α系数为0.842，证明F-COPES中文版具有良好的信效度。

表5-4　家庭危机个人评价量表中文版

分量表	条目	非常不同意	中度不同意	中立	中度同意	非常同意
获得亲属支持	1.和亲属一起分担我们的困难					
	2.询问亲属对我们家庭困难的感受					
	3.和亲戚一起来往（聚会或晚餐等）					
	4.向亲属寻求建议（祖父/母、外祖父/母等）					
获得朋友支持	1.向朋友寻求鼓励和支持					
	2.与亲密的朋友一起分担忧愁					
	3.与朋友一起锻炼，以保持健康，减轻压力					
获得邻居或他人的支持	1.请求邻居的关照和帮助					
	2.接受来自邻居的礼物和关照（如食品、通信交往等）					
	3.向其他面临相同或相似问题的家庭寻求信息或建议					
	4.向社区机构或针对我们这种处境家庭的救助项目寻求援救					
	5.对家庭的困难寻求专业咨询和帮助					

续表

分量表	条目	非常不同意	中度不同意	中立	中度同意	非常同意
寻求精神支持	1.去教堂做礼拜					
	2.参加教会（或寺庙等）的活动					
	3.向牧师（或其他宗教人士）寻求忠告					
重新定位	1.认为我们有能力解决主要问题					
	2.认为我们擅长在家庭内部解决问题					
	3.正视问题，并试图尽快解决					
	4.展示我们是坚强的					
	5.把压力作为生活中的事实来接受					
	6.接受意外发生的困难					
	7.坚信我们有能力处理自己的问题					
	8.用比较积极的方式看待家庭问题，使我们不至于丧失信心					
被动评价	1.看电视					
	2.认为运气通常对我们解决家庭问题起着很大的作用					
	3.感到我们无论怎样准备，都很难处理问题					
	4.相信随着时间推移，问题会自动解决					

示例：国外学者对适应不良指标与癌症患者家庭照护者的整体感觉及其他家庭弹性决定因素之间的关系进行探索，结果发现F-COPES的"重新定位"子量表显著预测了家庭困扰指数和照护者负担指数；并且家庭困扰指数总分与F-COPES总分呈显著负相关，F-COPES与其他量表联合能够预测家庭照顾者负担的强度及家庭困扰。

国外学者对父母诊断癌症后农村家庭功能进行探讨，使用F-COPES对10个父母诊断为癌症的家庭进行抽样，参加者共34人。研究表明，频繁就诊、工作和经济压力的增加及家庭分离可能是农村癌症患者经历的特殊问题。研究结果表明，农村家庭获取外部资源的能力和意愿，包括非正式社区支持和正式支持服务，受到其内部保护因素（如调整与家中儿童的沟通方式、家庭关系的强度及其被重视的程度、家庭解决问题以恢复正常生活的能力）的影响。虽然我国农村家庭和社区结构、功能和国外存在一定差异，但这些结果对开发适应我国农村癌症家庭特定支持护理需求的干预措施具有很好的指导意义。

（2）家庭支持自评量表（family support scale，PSS-Fa）：恶性肿瘤的影响可能是灾难性的，足以要求对每个家庭进行评估，但这显然不是一个切实可行的选择。当家庭成员没有提供预期的实际或情感支持时，工作人员通常会对他们产生担忧。但这并不是决定资源分配的有效依据。而是应该通过评估筛选出有较大适应不良风险的家庭，以便将稀缺的资源分配给更需要的人。

功能失调家庭的成员具有更高的社会心理发病率，需要测评他们的家庭功能状况及其可从家庭中获得支持情况。根据我国国情进行修订的家庭支持自评量表（表5-5）是一种用于评估个体对家庭支持的主观感受和评价的工具。它在研究、心理咨询和家庭治疗等领域中用于了解个体在家庭支持方面的心理体验，以便提供支持和指导。该量表克龙巴赫α系数为0.77，具有良好的信效度。该量表总共15个条目，总分15分，回答"是"评1分，回答"否"评0分，部分条目反向计分，0～5分为低家庭支持水平，6～10分为中等家庭支持水平，11～15分为高家庭支持水平。

表5-5 家庭支持自评量表

条目	描述	否	是
1	当我需要时，我的家庭会给我义不容辞的支持		
2	我能得到家庭成员给我的好建议		
3	我与家庭成员之间的关系不如与其他人的关系好		

条目	描述	否	是
4	我向家中最亲密的成员倾诉痛苦后，他（她）也感到同样痛苦		
5	家庭成员乐于倾听我的想法		
6	我的许多快乐都与家庭成员共同分享		
7	我依赖家庭成员给我情绪（精神）支持		
8	如果我感到沮丧，我能向某个家庭成员诉说，且以后不会被嘲笑		
9	我与家庭成员之间所考虑的共同的事情能彼此公开交流		
10	对我个人的需要，我的家庭成员反应敏感		
11	家庭成员乐于帮我解决问题		
12	我和许多家庭成员之间关系很好		
13	当我向家庭成员倾诉时，我感到不舒服		
14	如果其他人和家庭成员之间的关系过于亲密，我感到不舒服		
15	我希望我的家庭与现在有所不同		

示例：刘凯莉、罗艳艳等采用PSS-Fa等研究工具评估晚期癌症患者对安宁疗护态度的现状和影响因素。结果发现，家庭支持与晚期癌症患者安宁疗护态度相关，PSS-Fa可以作为评估晚期癌症患者安宁疗护态度和需求的测评工具。

刘祯探讨家庭支持程度对宫颈癌术后患者的不确定感及生活质量的影响。研究选择142例宫颈癌术后患者，按PSS-Fa分为高支持组、中支持组及低支持组，采用Mishel疾病不确定感量表评价各组不确定感各因子评分，结果发现高支持组患者Mishel疾病不确定感量表不明确性、复杂性、信息缺乏、不可预测性各因子及总分评分低于中支持组及低支持组，中支持组低于低支持组。这表明家庭支持能够降低宫颈癌患者的疾病不确定感，提高生活质量。因此在宫颈癌患者的治疗过程中应积极干预，提高家庭支持度，以改善患者的心理健康，提高生活质量。

（3）家庭功能评定量表：由Smilkstein于1978年开发，是一种用于评估家庭功能的简短自评量表，是反映家庭成员对家庭功能的主观满意程度的问卷量表。目前其已在包括临床实践、家庭研究、健康研究、教育和培训在内的多个领域中应用，以帮助专业人员更好地了解和支持家庭。

该问卷含有成长度、亲密度、合作度、情感度及适应度5个维度（表5-6），每个维度选项从"几乎很少""有时这样""经常这样"依次计0分、1分、2分。总分值范围为0～10分，分数越高表示患者家庭关怀度越高。得分超过7分代表家庭功能良好且具有凝聚力。该量表克龙巴赫α为0.891，信效度良好。该量表优点是由于其问题较少，评分容易，可以粗略、快速地评价家庭功能，因而是最为常用的家庭评估方法。缺陷是该量表主观性较强，只能较多地反映个体对家庭功能的主观感受，并不能完全客观地反映整个家庭功能。

表5-6　家庭功能评定量表

维度	描述	经常这样	有时这样	几乎很少
1	当我遇到困难时，可从家人处得到满意的帮助			
2	我很满意家人与我讨论与分担问题的方式			
3	当我从事新的活动或希望发展时，家人能接受并给我支持			
4	我很满意家人对我表达感情的方式及对我的情绪（如愤怒、悲伤、爱）的反应			
5	我很满意家人与我共度时光的方式			

示例：张文惠对食管癌患者术后自我感受负担与家庭关怀度的相关性进行研究。采用自我感受负担量表、家庭关怀度指数问卷进行评估和分析食管手术患者自我感受负担与家庭关怀度的关系。结果显示食管癌手术患者自我感受负担与家庭关怀度呈负相关，良好的家庭关怀度有助于减轻患者自我感受负担水平。

王林等采用一般情况调查表和家庭功能评定量表对245例康复期乳腺癌患者的一般情况、疾病信息、家庭功能指数进行调查，并分析影响其家庭功能的因素。结果发现参与调查的康复期乳腺癌患者家庭功能评定量表评分为（7.51±1.17）分。其中，家庭功能良好者180例（73.5%），存在中、重度功能障碍者分别有52例（21.2%）和13例（5.3%）。在多元回归分析中发现，影响康复期乳腺癌患者家庭功能指数的因素主要包括是否复发和（或）转移、婚姻状况和是否参加抗癌团体。研究表明，对于复发、转移的患者，需要给予更多的关注。

第四节　家庭照顾者评估

罹患肿瘤是需要家庭照顾的主要原因之一。家庭照顾者常要为肿瘤患者提供数月至数年照顾，涉及身体、社交、情感或经济等方面，并要协助日常生活活动、参加和协调医院预约和管理、提供家庭医疗护理及协助决策，患者病情越到晚期，照顾任务越复杂、越繁重。许多家庭照顾者需要减少工作时长甚至放弃工作，对家庭照顾者造成包括重返工作岗位挑战和退休储蓄损失等长期影响。

一、评估意义

患者和家庭照顾者的绝望或乐观程度相互关联，是彼此心理健康的重要预测因素。肿瘤患者照顾任务对照顾者的身体和心理会产生许多负面后果，照顾者常存在睡眠障碍、体重减轻和疲劳感，更深远影响是心理问题，特别是晚期恶性肿瘤患者的照顾者，严重抑郁和广泛性焦虑症的发病率更高，以至于将肿瘤患者亲密的家庭成员视为"间接患者"。

家庭成员可提供"缓冲"保护和支持患者，但这种支持与患者回报是不对等的，患者回报能力可能减弱。因此，家庭照顾者可能会发现，他们是这种情感支持关系的主要责任人。出现对这些关系的不满将加剧或导致家庭不和谐，这种不满关系常会使患者高估他们给照顾者带来的负担，而照顾者也可能高估患者的痛苦。降低照顾者负担的努力也会加剧患者痛苦，患者会认为自己是一种负担，这有可能导致患者抑郁。此时，患者常需要住院以减轻照顾者的负担和压力。

家庭照顾者在肿瘤患者医疗保健劳动力中占很大比例，他们通常面临许多不良风险。焦虑和抑郁最为普遍，还常因经济压力、社会支持不足、患者病情恶化和照顾者本身地位下降而加剧。因此在进行患者评估时，应注意家庭照顾者的全面评估。

照顾者分为专业照顾者和非专业照顾者两种，本部分中照顾者特指癌症患者的非专业照顾者，包括患者的配偶、兄弟姐妹、子女、孙子及其他家属。医疗领域中，需求指"希望从专业人员处所获得的帮助"。本部分中需求指癌症患者照顾者存在的身体、心理、社会等各方面的需求。

二、评估方式

1.问询　家庭成员基本资料、家庭类型和结构、家庭成员的角色作用、家庭经济状况、家庭压力等。还应确认照顾者是否与患者同住或将与患者同住，是否有其他需要抚养的人，以及是否有其他人也会提供帮助。评估家庭照顾者提供护理的能力和意愿也至关重要。

2.量表

（1）照顾者支持需求评估工具（career support needs assessment tool，CSNAT）：最早由Gail Ewing等于2013年开发，是使照顾者（承担无偿支持角色的家庭成员/朋友）能够识别、表达和优先考虑需要更多支持的方面。然后用以需求为导向的对话来探讨照顾者的个人需求，从而提供量身定制的支持。它在临床实践、研究和教育和培训中广泛应用，有助于更好地理解照顾者的需求，并提供适当的支持。

中文版照顾者支持需求评估工具包括13个条目（表5-7），采用0～3分四级评分法，从"不需要支持（0分）"到"需要很多支持（3分）"。总分为0～42分，总分越高，说明个体支持需求越高。总工具克龙巴赫α系数为0.899，内容效度指数为0.986，信效度良好。

表5-7　照顾者支持需求评估工具

条目	不需要	需要一点	需要一些	需要很多
	0分	1分	2分	3分
在照顾亲人时，能预见其可能出现的病情变化				
处理亲人的症状，包括给他/她用药				
了解亲人（患者）所患的疾病该与谁联络商量有关你对亲人的各种关注（包括需要帮忙解决的各种各样的问题、晚上照顾事宜）				
空出属于自己私人的时间				
处理自己的感受及忧虑				
在家里得到实际的帮助				
与亲人谈论他/她的疾病				
在通宵照顾亲人时，能休息一下				
为亲人提供个人照顾（如穿衣、洗澡、如厕）				
处理个人财务或工作事宜				
用于帮助照顾亲人的设备				
照顾自己的健康（身体上的问题）				
关注自己的信仰或精神上的需要				
总分				

示例：周思佳在居家终末期癌症患者家庭照顾者中检验中文版CSNAT信效度，评价该中文版工具在我国应用的可行性。结果发现，居家终末期癌症癌患家庭照顾者支持需求总得分为（14.67±0.862）分，处于中等水平，各条目需求率居于前三位的分别为"在照顾亲人时，能预见其可能出现的病情变化""处理亲人的症状，包括给他/她用药""该与谁联络商量有关你对亲人各种关注（包括需要帮忙解决的各种各样的问题、晚上照顾事宜）"。多元线性回归分析显示影响照顾者支持需求的因素包括家庭月收入、患者疼痛程度及患者有无吞咽困难、呼吸困难。证实中文版CSNAT具有较好的效度、信度，且条目少，其可用于我国居家安宁疗护的实践中照顾者需求的评估。

在澳大利亚的临终关怀社区中，使用CSNAT对29名原发性脑癌患者的照顾者进行评估。研究结果发现，与其他癌症患者的照顾者相比，原发性脑癌患者的照顾者负担明显更高，心理健康水平较低，日常生活活动工作负担较高。他们的身体健康也显著下降。初步研究表明，CSNAT提供了一种实用和有用的工具，用于评估脑癌患者对家庭照顾者的支持需求，并为一个更大规模、长期性质的研究提供了基础。

（2）癌症患者照顾者综合需求量表（comprehensive needs assessment tool in cancer for caregivers，CNAT-C）：旨在更好地理解和满足癌症患者的照顾者的需求。这一量表的设计基于照顾者的需求导向理念，强调了照护者心理、情感和实际需求，从而更好地满足他们的需求。该量表在临床实践和照顾者支持服务及教育和培训中广泛使用，以提供适当的支持，提高患者的幸福感。

CNAT-C是第一个用于评估癌症照顾者的最全面的综合性量表（表5-8），主要包括7个维度，共41个条目，分别为健康和心理需求（6个条目）、家庭和社会支持需求（5个条目）、医护相关行为需求（8个条目）、知识信息需求（8个条目）、医院的设施服务需求（6个条目）、实际支持需求（6个条目）、宗教精神支持需求（2个条目）。每个条目按0～3分评分，"0"代表"不需要"，"1"代表"低需求"，"2"代表

"中需求"，"3"代表"高需求"。维度得分由每个维度平均得分进行线性转换成0～100的分数，具体计分如下：各维度得分＝（实际得分×100）/条目数×3。克龙巴赫α系数为0.79～0.95。

表5-8　癌症患者和照顾者综合需求量表

条目	维度	描述	不需要	低需求	中需求	高需求
1	1	我需要帮助来应对我自己的健康问题				
2	1	我需要帮助来应对我对患者的担心				
3	1	我需要帮助来应对我的抑郁情绪				
4	1	我需要帮助来应对我生气、易怒或者神经过敏的情绪				
5	1	我需要帮助来应对我的孤独感				
6	1	我需要帮助来应对我的焦虑情绪				
7	2	当患者过分依赖时，我需要帮助				
8	2	当患者对照顾缺乏认同时，我需要帮助				
9	2	我需要帮助应对癌症诊断后出现的家庭关系的困难				
10	2	我需要帮助应对癌症诊断后出现的人际关系的困难				
11	2	我需要帮助应对自我放松和个人生活				
12	3	我希望医师能够尊重我的人格				
13	3	我希望医师在解释时能够清楚、详细并诚实				
14	3	我希望在需要的时候能够快速见到医师				
15	3	我希望积极地参与检查和治疗的决策过程				
16	3	我希望医护人员能够相互协作、沟通良好（包括医师与医师之间、医师与护士之间）				
17	3	我希望护士能够给予真诚的关心和共情				
18	3	我希望护士能够解释所做的治疗和护理				
19	3	我希望护士能够及时护理患者的不适和疼痛				
20	4	我需要关于患者目前的疾病状态和未来疗程的信息				
21	4	我需要关于检查和治疗的信息				
22	4	我需要关于在家中护理患者的信息（症状管理、饮食、运动等）				
23	4	我需要关于补充替代疗法（针灸、按摩、沉思、祈祷、催眠、饮食补充剂疗法）的指导和信息				
24	4	我需要关于治疗癌症的医院或诊所的医师的信息				
25	4	我需要关于医疗费用的财政支持信息，无论政府还是私营机构				
26	4	我需要帮助患者和（或）家庭成员进行沟通				
27	4	我需要管理与照顾相关的压力信息				
28	5	我需要宗教支持				
29	5	我需要帮助来寻找处境的意义并适应它				
30	6	我需要从刚开始诊断到出院之后都有一个指定的医院工作人员能够针对我的任何担心提供咨询，并能在治疗的整个疗程期间提供指导				
31	6	我需要关于医院设施和服务的指导				
32	6	我需要有照顾者的空间				
33	6	我需要家访的护理服务				
34	6	我需要有机会能够和其他照顾者分享经验和信息				
35	6	我需要有为照顾者提供的服务（如心理咨询）				

条目	维度	描述	不需要	低需求	中需求	高需求
36	7	我需要往返医院的交通运输服务				
37	7	我需要离家近的治疗				
38	7	我需要在患者治疗的医院附近的住宿服务				
39	7	我需要缓解癌症而带来的经济负担（如治疗费用、收入的损失）				
40	7	我需要有人能够帮助我做家务和（或）照顾孩子				
41	7	我需要在医院或者家中辅助照顾				

示例：操帅等对妇科癌症患者主要照顾者综合需求现状及其相关因素进行分析，采用自制问卷及癌症患者照顾者综合需求量表中文版对其进行调查，了解妇科癌症患者主要照顾者综合需求现状及其相关因素。结果发现妇科癌症患者主要照顾者综合需求总分为（144.57±23.85）分，处于"一般需要"和"比较需要"之间，各维度中知识信息需求得分最高，其次为医护相关行为需求，实际支持需求、宗教精神支持需求得分最低。表明妇科癌症患者主要照顾者存在不同程度需求，提示医护人员应重视妇科癌症照顾者群体，在临床工作中尽可能根据照顾者的特点及不同的需求，进行针对性指导，满足照顾者各方面需求，提高照顾质量，从而促进患者康复。

石春凤教授对原发性肝癌手术患者主要照顾者综合需求进行调查，结果发现综合需求的7个维度中，对医护人员需求得分最高，对知识信息需求较高，对医院的设施和服务需求稍低，对家庭和社会支持需求得分位列第四，表明医护人员应根据原发性肝癌手术患者主照顾者的综合需求调查结果，采取有针对性教育指导及全面支持，以满足照顾者的不同需求，促进患者顺利康复。

第五节　经济毒性评估

经济毒性也称经济负担或经济困难，对癌症患者健康相关生活质量和临床转归有负面影响。经济困难的患者可能表现出与癌症相关的药物依从性差，健康相关生活质量、情感和社会功能更差，幸福感下降，症状负担更高，资不抵债（即破产），以及死亡风险增加。癌症幸存者在癌症诊断后很长一段时间内可能经历严重和持续的经济困难，并可能是他们主要生存需求之一。

经济毒性的影响在癌症诊断之前表现为保险不足的患者缺乏定期的医疗预约和筛查，从而延迟诊断及出现更糟的预后。2023年NCCN成人癌痛指南已推荐对癌痛患者进行经济毒性评估：低收入社区或经济弱势群体存在与系统相关的困难，包括镇痛药费用太高，无法获得镇痛。NCCN专家小组建议解决这些制度困难，可以根据需要从社会服务中寻求援助。

我国城乡居民基本医疗保险利用率和直接用于医疗费用的收入低于城镇职工基本医疗保险，自付费用较高，使城乡癌症患者面临更高的经济毒性和更低的医疗保障。我国长期进行的医疗改革正在逐步改善这方面的问题。在我国，成年子女有赡养父母的义务，这意味着成年子女被期望向父母提供爱、尊重、物质供应和身体照顾。大多数老年患者依靠子女支付癌症费用，老年人中与癌症相关的经济困难是医疗保健系统和癌症家庭面临的重要挑战。因此，癌症相关的经济困难延伸到家庭，失业、退休或收入较低的农村患者可表现出更高的经济毒性。此外，中年人面对抚养孩子和赡养老人的双重压力，经济毒性高于年轻人。因此，对癌症患者及其家庭进行经济毒性评估显得尤为重要。

一、评估内容和意义

经济毒性包括肿瘤患者因治疗而承受的物质经济负担、心理经济负担和适应不良的应对行为。物质经济负担包括医疗费用与非医疗费用。医疗费用主要是与诊断和治疗相关的自付费用，也可包括收入损失。医疗费用有些是可变的（医疗保险或商业保险的自付部分），有些是不可变的（如保险费）。非医疗费用包括看病的交通费或帮助做家务的费用。就业改变也是非常重要的压力因素。所有这一切都是物质和心理经济负担的压力源。心理经济负担是负面情绪和认知的组合，是对预期未来物质经济负担及其原因产生焦虑所致。可变费用由于不确定性，更易引起财务担忧。

肿瘤患者患病前社会经济地位和健康状况等因素可调节经济负担与导致经济负担原因间的关系。社会经济地位包括收入和财富两个方面。收入是指个体定期工资，在诊断肿瘤后，患者和家庭成员都可能发生收入改变。财富是指已到手资本，对经济负担起保护作用。患者患病前健康状况（如存在慢性肾衰竭）也可能会增加经济负担风险。

财务应对行为是为维持医疗保健基本需求而采取的具体行动，包括制订医疗支付计划，放弃高自付比例的治疗，增加工作时间或从事另一份工作，申请援助和搬到更便宜的住房。适应不良的应对行为包括由于费用原因放弃或推迟癌症治疗及其他必要的医疗护理。良好应对行为可使患者避免经历财务后果（无法支付医疗费用）和减轻患者心理经济负担。

二、评估方式

1. 问询 患者基本资料、就业情况、家庭收入情况、医疗服务使用情况（医疗保险或商业保险）、费用意愿和心理压力情况。此外肿瘤情况、并发症、合并症等也是经济毒性的主要影响因素。

医疗费用与收入比率是一种简单粗略地评估经济负担的方法，医疗费用占收入超过10%或20%，表明经济负担很高。但医疗费用/收入比值未考虑收入和医疗费用间的非线性关系。例如，低收入患者10%的医疗费用/收入比值可能比同样医疗费用/收入比值的高收入患者有更高的经济负担。

2. 量表 目前经济毒性的测量方式主要包括货币测量、客观测量和主观测量。不同测量方式分别衡量经济毒性的不同方面：货币测量用于量化客观经济负担，客观测量用于了解患者对经济负担的应对方式，而主观测量则用于评估经济负担带来的痛苦水平及实际影响。

（1）患者报告结局的经济毒性综合评分量表（comprehensive scores for financial toxicity based on the patient-reported outcome measures，COST PROM）：旨在更好地了解患者在医疗治疗过程中所面临的经济负担，以便医疗保健专业人员更好地理解和应对这些问题。COST PROM 的应用有助于改进治疗和护理方案，减轻患者的负担，并制订更好的政策和决策。

COST PROM 是目前应用最广泛的经济毒性评估量表（表5-9）。该表有11个条目，采用Likert 5级评分法，0代表"完全没有"，4代表"非常多"。其中条目2、3、4、5、8、9和10反向计分。总分为0～44分。患者根据自己过去7天内对财务压力的感知状况进行填写，得分越低，表示经济毒性程度越严重，总分≤22分被判定为存在高经济毒性，相反为低经济毒性。

表5-9 患者报告结局的经济毒性综合评分量表（COST PROM）

条目	描述	完全没有	有一点	有一些	相当多	非常多
1	我非常自信自己拥有足够的储蓄、退休金或资产来支付我的治疗费用					
2	自费医疗费用远超出了我的预期					
3	我非常担心因为我的疾病或治疗将来会遇到一系列经济问题					
4	我在护理上的花费根本没有选择的余地					
5	我无法像往常一样工作，个人做出的贡献也大不如从前，为此我感到沮丧					
6	我对目前的经济状况感到满意					
7	我能够支付我的每月花费					
8	我有经济上的压力					
9	为能继续维持我的工作、收入感到担忧，包括在家工作					
10	癌症或其治疗减少了我对目前财务状况的满意度					
11	我能控制我的财务状况					

示例：查荣苹等对262例结直肠癌患者进行研究，采用COST PROM进行调查。结果发现，结直肠癌患者经济毒性总分为12.50分，其中高经济毒性患者占82.06%。大部分患者曾经采取多种生活上或治疗上的应对策略减轻经济毒性，且经济毒性越高的患者越易采取应对策略。可见结直肠癌患者普遍存在较高水平的经济毒性，医护人员应全面评估患者的经济毒性水平，关注重点人群，教育患者采用正确的应对策略，社会及管理层面也应提供重点支持。

陈菲等对143例乳腺癌患者进行问卷调查。结果发现乳腺癌患者普遍存在经济毒性，而且经济毒性综合得分与社会支持得分呈正相关。临床医护人员应全程、全面评估患者的经济毒性水平，针对性给予个体化干预，降低患者因治疗相关经济负担产生的痛苦。

（2）老年癌症患者自我报告经济毒性量表（hardship and recovery with distress survey，HARDS）（表5-10）：基于老年癌症患者的需求，旨在让他们能够提供关于经济负担和健康问题的信息，以便医疗保健专业人员更好地理解并应对这些问题，从而改进护理和治疗方案，减轻患者的负担，并帮助制订更好的政策和决策。这一工具重点关注老年癌症患者的需求，以更好地满足他们的需求。

该量表包含10个条目，总分范围为10（最高的经济毒性）～50分（最低的经济毒性），克龙巴赫α系数为0.838。HARDS是衡量中国老年患者癌症相关经济毒性的新工具，它可以反映老年患者的主观经济困难和客观医疗负担，其可帮助早期识别老年患者经济困难，改善他们的生活质量和预后，以及辅助医疗决策。

表5-10　老年癌症患者自我报告经济毒性量表

项目	您的回答	
	是（1分）	否（5分）
1　我负担不起癌症治疗的费用		
2　我没有足够的收入、储蓄或退休金来支付我的治疗费用		
3　我依靠我的子女支付我的医疗费用		
4　由于癌症治疗和对我的日常生活的长期影响，我不得不借钱或负债		
5　我把所有的积蓄都用完了		

	非常同意（1分）	同意（2分）	中立（3分）	不同意（4分）	强烈不同意（5分）
6　我担心我的癌症治疗会影响我的家庭的经济稳定					
7　我担心在癌症治疗结束时失去我的生命和金钱					
8　如果预期的医疗费用超出了我的承受能力，我就放弃治疗					
9　我会选择保险承保的癌症治疗药物					
10　由于癌症治疗费用，我减少了在食品或服装等基本用品上的开支					

示例：刘丽等通过定性访谈和文献综述生成项目，最终保留了10个项目并包含2个域。内部一致性令人满意（克龙巴赫α系数0.838）。重测信度良好（组内相关系数0.909）。分析确定了新工具预测不良生活质量的截止分数：HARDS平均分为20.4分（标准差＝6.4分）。ROC分析结果表明，当根据18.5分的截止分数对样本进行分层时，42%的样本被定义为具有较高的经济困难。财务困难的影响因素包括社会经济地位（即就业、家庭收入、教育和医疗保险类型）、社会支持、孤独、虚弱状况、肿瘤部位、自付费用和医疗决策模式。该量表具体反映了中国老年癌症幸存者的经济困难经历，并且在临床环境中表现出良好的信度和效度。

三、经济毒性分级及应对策略

1.分级标准　在测量经济毒性严重程度时需要考虑经济毒性分级。目前关于经济毒性的分级尚未明确。Khera提议将经济毒性列入癌症常见不良反应事件中，按照严重程度分为4个等级。1级：由于医疗支出患者生活方式改变（如商品及娱乐活动费用开支减少）；2级：因治疗而暂时失去工作，需要动用储蓄金或退休金等工作以外的收入填补医疗支出；3级：因治疗而永久性失去工作，需要依靠抵押或借贷的手段支付医疗费用，或家庭收入无法支付食物等生活必需品；4级：因治疗而破产，需要出售住宅以支付医疗费用，或选择放弃治疗。

2.经济毒性的应对策略　经济毒性可以被认为是一种与治疗相关的不良反应，医师应该提前与患者及其家属沟通，因为大多数患者及其家属愿意讨论费用问题。药物成本会明显影响经济毒性，降低抗肿瘤药物的成本需要通过协调地方和国家资源及政策的推进来改善。目前，我国医药政策相关性措施主要包括医疗保险制度、药品价格谈判、"4＋7"带量采购、进口抗肿瘤药物零关税等。而现阶段我国医疗保险按病种付费与集采开启联动模式，一场围绕降本控费降价的改革正在形成，进一步降低了患者的经济毒性。

此外，广泛的社会支持对解决癌症经济毒性这一难题也必不可少，其中，促进医药企业良性发展、转变医院运营模式等较有代表性。所有癌症中心都应该努力提供全面的癌症治疗服务，解决癌症相关治疗的各个方面，包括将资源投入经济毒性治疗中。在治疗开始前就应该考虑经济毒性问题，并及早发现和处理，以避免对患者造成伤害。此外，应进一步完善风险评估工具，以确定并指导患者尽早获得所需资源。

第六节　社会支持系统评估

社会支持包括社会功能和社会关系，通常分为感知支持和实际接受的支持。前者是指在需要时可预期的帮助，后者是在特定时间内提供的帮助。前者常为前瞻性，后者则为回顾性。社会支持通过一个互动过程进行，与利他主义、义务感和互惠感有关。社会支持的理论模型明确了以下两个重要方面：①结构方面，包括社会网络规模和社会互助的频率；②功能方面，包括情感（如接受爱和同理心）和物质（如金钱礼物或儿童保育援助等实际帮助）成分。尽管两者都很重要，但大多数研究发现，支持的质量（功能方面）比支持的数量（结构方面）更能预测健康状况。同时，社会支持功效能否达到最佳，可能还取决于接受支持的人所处的发展阶段。例如，与青少年后期相比，父母支持在青少年早期似乎更有价值。社会支持对保持良好的身心健康尤为重要。总体而言，高质量积极社会支持似乎可以增强对压力的适应能力，帮助预防与创伤相关的精神病理疾病，减少创伤性疾病的功能影响，如创伤后应激障碍。

一、评估意义

社会支持可来源于家人、朋友、合作伙伴、医务工作者和其他患者。政府、基金会、家庭、保险公司、捐赠者和其他人员可提供物质支持。由于疾病和治疗特点，肿瘤患者常需更多、更高水平的支持。因此，评估肿瘤患者需求，根据肿瘤患者需求提供尽可能多的社会支持也是肿瘤整体评估非常重要的组成部分。研究表明感知支持对心理健康的影响更大。

二、量表评估

社会支持评定量表（social support rating scale，SSRS）参考国外相关量表并结合我国人群特有的文化和国情，由肖水源于1986～1993年修订，共包含3个维度，即客观支持（患者所接受到的实际支持）、主观支持（患者所能体验到的或情感上的支持）、对支持的利用度（个体对各种社会支持的主动利用）。该量表设计合理（表5-11），在国内广泛应用，克龙巴赫α系数为0.92，各条目的一致性达0.89～0.94，具有较好的信度和效度，能较好地反映个体的社会支持水平。通过该量表可以了解个体的社会支持水平，能更好地帮助人们适应社会和环境，提高个体的身心健康水平。

判断标准：SSRS评分越高，说明可能获得的社会支持越高。一般认为总分＜20分为获得社会支持度较少；20～30分为具有一般社会支持度，30～40分为具有满意的社会支持度。

表5-11　社会支持评定量表

1.您有多少关系密切，可以得到支持和帮助的朋友（只选一项）（　）
　（1）一个也没有
　（2）1～2个
　（3）3～5个
　（4）6个或6个以上

2.近一年来，您（只选一项）（　）
　（1）远离家人，且独居一室
　（2）住处经常变动，多数时间和陌生人住在一起
　（3）和同学、同事或朋友住在一起
　（4）和家人住在一起

3.您与邻居（只选一项）（　）
　（1）相互之间从不关心，只是点头之交
　（2）遇到困难可能稍微关心
　（3）有些邻居很关心您
　（4）大多数邻居都很关心您

4.您与同事（只选一项）（　）
　（1）相互之间从不关心，只是点头之交
　（2）遇到困难可能稍微关心
　（3）有些同事很关心您
　（4）大多数同事都很关心您

5.从家庭成员得到的支持和照顾（在合适的框内画"√"）（　）

	无	极少	一般	全力支持
A.夫妻（恋人）				
B.父母				
C.儿女				
D.兄弟姐妹				
E.其他成员（如嫂子）				

6.过去，您在遇到急难情况时，曾经得到的经济支持或解决实际问题的帮助的来源有（　）
　（1）无任何来源
　（2）有下列来源（可选多项）（　）
　　　A.配偶　B.其他家人　C.朋友　D.亲戚　E.同事　F.工作单位　G.党团工会等官方或半官方组织
　　　H.宗教、社会团体等非官方组织　I.其他

7.过去，在您遇到困难或急难情况时，曾经得到的安慰和关心的来源有（　）
　（1）无任何来源
　（2）有下列来源（可选多项）（　）
　　　A.配偶　B.其他家人　C.朋友　D.亲戚　E.同事　F.工作单位　G.党团工会等官方或半官方组织
　　　H.宗教、社会团体等非官方组织　I.其他

8.您遇到烦恼时的倾诉方式（只选一项）（　）
　（1）从不向任何人诉说
　（2）只向关系极为密切的1～2人诉说
　（3）朋友主动询问时说出来
　（4）主动诉说自己的烦恼，以获得支持和理解

9.您遇到烦恼时的求助方式（只选一项）（　）
　（1）只靠自己，不接受别人帮助
　（2）极少请求别人帮助
　（3）有时请求别人帮助
　（4）有困难时经常向家人、亲人、组织求援

10.对于团体（如党团组织、宗教组织、工会、学生会等）组织活动，您（只选一项）（ ）

　　（1）从不参加

　　（2）偶尔参加

　　（3）经常参加

　　（4）主动参加并积极活动

注：量表计分方法如下。第1～4、8～10条：每条只选一项，（1）、（2）、（3）、（4）项分别计1、2、3、4分；第5条分A、B、C、D 4项计总分，每项从无到全力支持分别计1～4分；第6、7条如回答"无任何来源"则计0分，回答"下列来源"者，有几个来源就计几分。社会支持评定量表分析方法：总分，即10个条目计分之和；客观支持分，第2、6、7条评分之和；主观支持分：第1、3、4、5条评分之和；对支持的利用度：第8、9、10条。

　　示例：陈慧等探讨老年癌症患者的应对策略特点及其与社会支持的关系。结果发现，老年癌症患者的应对策略可以分为消极被动应对型和积极主动应对型，其中积极主动应对型的社会支持水平明显高于消极被动应对型。这说明老年癌症患者的应对策略不同，社会支持水平也存在差异。治疗和护理过程中应鼓励老年癌症患者更多采用积极主动的应对策略，并提高社会支持水平。

　　陈丽萍通过对癌症患者就医延迟与社会支持现状两者之间的相关性进行研究发现，就医延迟患者与未延迟患者在社会支持总分及客观支持、主观支持和对支持的利用度3个维度得分差异均有统计学意义；癌症患者社会支持总分及各维度得分与患者就医延迟时间均呈负相关。增强社会支持是对癌症患者进行有效诊疗的一个重要组成部分。为防止癌症患者就医延迟发生，应了解并提供癌症患者在就医过程所需要的社会支持，指导他们主动寻求有效的社会支持与理解，并充分利用社会支持。

第七节　家庭社会支持评估结果的干预

　　高效的家庭社会支持可以降低恶性肿瘤患者对疾病的恐惧感，改善其负面情绪，增加治疗依从性。本章介绍的对家庭社会支持的评估方法，采用问询和量表的方式，在临床实践中，量表较为费时费力，可根据实际情况实施，或可主要采取问询的方式进行评估。通过对从患者到家庭再到社会支持网络评估结果分析，精准把握患者不同层面需求。并从个人层面、家庭层面、社会层面、政府层面发挥各自的属性功能，协助患者建立更多的支持网络。

（林榕波　赵　珅　苏丽玉）

参考文献

白雪霏，曹雨，赵亚利，2021. 国内外医患共享决策评估工具的系统综述［J］. 中国全科医学，24（1）：109-117.

操帅，杨志敏，谢莉玲，等，2019. 妇科癌症患者主要照顾者综合需求现状及其相关因素［J］. 现代临床护理，18（2）：18-25.

查荣苹，刘淑华，曾梦婷，等，2023. 结直肠癌患者经济毒性现状及影响因素调查分析［J］. 护理学杂志，38（10）：70-74.

陈菲，龚小玲，2023. 乳腺癌病人经济毒性现状及影响因素分析［J］. 全科护理，21（14）：1990-1993.

陈慧，杨智辉，2017. 老年癌症患者应对策略特点及其与社会支持的关系［J］. 中国老年学杂志，37（12）：3066-3067.

陈丽萍，张爱华，刘化侠，等，2014. 癌症病人就医延迟与社会支持的相关性研究［J］. 护理研究，28（16）：1946-1947.

陈婷，阮叶，黄伶智，等，2019. 新的社会矛盾下医患共同决策对和谐医患关系的影响［J］. 中国医学工程，27（10）：48-51.

褚晓妍，2022. 中重度老年痴呆症患者家庭抗逆力现况及影响因素的研究［D］. 北京：北京协和医学院.

范硕宁，赵秋利，刘慧宇，2019. 癌症患者治疗决策评估工具的研究进展［J］. 中国护理管理，19（9）：1417-1421.

高洋洋，2014. 癌症患者照顾者照顾负荷、家庭功能和社会支持的调查研究［D］. 大连：大连医科大学.

侯晓婷，徐征，周玉洁，等，2014. 结直肠癌住院患者参与手术治疗决策的现况研究［J］. 中华护理杂志，49（5）：526-529.

姜华，江庆华，2022．我国癌症病人经济毒性现状及应对策略研究进展［J］．护理研究，36（18）：3299-3303．

李静，2015．乳腺癌患者家庭功能、社会支持、心理一致感与生活质量的关系研究［D］．天津：天津医科大学．

李玉，叶志霞，刘佩玉，等，2016．原发性肝癌诊断知情患者参与手术决策现状及影响因素研究［J］．护理学报，23（18）：6-10．

刘凯莉，2022．晚期癌症患者安宁疗护感知与需求量表的汉化及应用［D］．新乡：新乡医学院．

刘祯，2018．家庭支持程度对宫颈癌术后患者不确定感及生活质量的影响［J］．中国处方药，16（8）：107-108．

石春凤，刘梅，刘伟红，2017．原发性肝癌手术患者主要照顾者综合需求的调查［J］．天津护理，25（5）：384-386．

王林，王丕琳，宋茂民，等，2015．康复期乳腺癌患者家庭功能的调查研究［J］．中国康复理论与实践，21（6）：723-726．

王梦玲，武礼琴，高楠，2022．综合需求在消化道癌症患者自我效能感和生活质量间的中介效应［J］．上海护理，22（9）：41-45．

王庆妍，2018．中国文化下家庭抗逆力模型在老年期痴呆患者家庭照顾中的验证［D］．北京：北京协和医学院．

王小仁，2016．慢性阻塞性肺疾病患者家庭功能、社会支持、心理状态及生存质量现况调查及相关性研究［D］．广州：南方医科大学．

徐小琳，2010．患者对医疗决策参与的满意度量表的编制及信效度考评［D］．长沙：中南大学．

严雪，刘倩倩，苏予洁，等，2022．基于COSMIN指南对癌症患者支持性照护需求量表的系统评价［J］．中国全科医学，25（4）：408-415．

杨璞，朱建华，肖文华，等，2016．34条目癌症患者支持性需求简明问卷中文版的信效度分析［J］．医学研究生学报，29（6）：610-615．

张文惠，2023．食管癌患者术后自我感受负担与家庭关怀度的相关性［J］．河南医学研究，32（3）：483-486．

赵新爽，张洛灵，李转珍，2017．癌症患者综合需求评估量表的汉化及信效度检验［J］．中华护理杂志，52（1）：34-39．

赵新爽，张银萍，2014．癌症患者照顾者综合需求量表的本土化研究［J］．中华护理杂志，49（8）：1005-1010．

周思佳，2020．居家终末期癌症患者家庭照顾者支持需求的研究［D］．广州：南方医科大学．

Carrera PM，Kantarjian HM，Blinder VS，2018．The financial burden and distress of patients with cancer：understanding and stepping-up action on the financial toxicity of cancer treatment［J］．CA Cancer J Clin，68（2）：153-165．

Curro NICMTFSKRKPDC，2021．Oxford Textbook of Palliative Medicine［M］．8版．牛津：牛津大学出版社．

Garrard ED，Fennell KM，Wilson C，2017．'We're completely back to normal，but I'd say it's a new normal'：a qualitative exploration of adaptive functioning in rural families following a parental cancer diagnosis［J］．Support Care Cancer，25（11）：3561-3568．

Han Y，Zhou Y，Wang J，et al，2017．Psychometric testing of the Mandarin version of the 34-item Short-Form Supportive Care Needs Survey in patients with cancer in mainland China［J］．Support Care Cancer，25（11）：3329-3338．

Liu L，Zhang A，Su M，et al，2023．The development and validation of a patient-reported outcome measure to assess financial hardship among older cancer survivors in China：hardship and recovery with distress survey［J］．Front Oncol，13：1151465．

Mirsoleymani S，Matbouei M，Vasli P，et al，2021．The role of family caregiver's sense of coherence and family adaptation determinants in predicting distress and caregiver burden in families of cancer patients［J］．Indian J Palliat Care，27（1）：47-53．

Procidano ME，Heller K，1983．Measures of perceived social support from friends and from family：three validation studies［J］．Am J Community Psychol，11（1）：1-24．

Qiu Z，Yao L，Jiang J，2023．Financial toxicity assessment and associated factors analysis of patients with cancer in China［J］．Support Care Cancer，31（5）：264．

Usta YY，2012．Importance of social support in cancer patients［J］．Asian Pac J Cancer Prev，13（8）：3569-3572．

Voleti SS，Warsame R，Mead-Harvey C，et al，2022．Assessing patient-reported financial hardship in patients with cancer in routine clinical care［J］．JCO Oncol Pract，18（11）：e1839-e1853．

Yabroff KR，Shih YT，Bradley CJ，2022．Treating the whole patient with cancer：the critical importance of understanding and addressing the trajectory of medical financial hardship［J］．J Natl Cancer Inst，114（3）：335-337．

Yang GM，Pang GS，Lee GL，et al，2019．Validation of the Comprehensive Needs Assessment Tool in Patients with Advanced Cancer．Indian J Palliat Care．25（3）：374-378．doi：10.4103/IJPC.IJPC_38_19.PMID：31413451；PMCID：PMC6659524．

Zhang YP，Zhang Y，Liu W H，et al，2018．Comprehensive unmet needs and correlations with quality of life in Chinese cancer patients［J］．Eur J Cancer Care（Engl），27（2）：e12813．

第六章

肿瘤生物特征评估

肿瘤生物特征是指肿瘤细胞和组织在生物学层面上的特定特征，这些特征可以影响肿瘤的发生、发展、治疗效应和预后。

肿瘤生物特征的研究和发展经历了多个阶段，随着科学技术的进步，人们对肿瘤生物特征的认识逐渐加深。①早期观察和描述（19世纪末至20世纪初）：早期医学家主要依赖于显微镜观察，描述肿瘤的组织学特征，如细胞形态和组织结构；②组织学研究的深入（20世纪初中期）：组织学技术的改进使医学家能够更详细地观察和描述肿瘤的组织结构，这为肿瘤的分类和诊断提供了基础；③细胞生物学的发展（20世纪中期）：细胞生物学的研究逐渐揭示了肿瘤细胞与正常细胞之间的差异，包括细胞生长、分化和凋亡等方面的变化；④分子生物学和基因研究的兴起（20世纪70～80年代）：分子生物学的发展使科学家能够深入研究肿瘤细胞的基因组，发现了与肿瘤相关的基因突变和基因表达变化；⑤分子生物学技术的进步（20世纪90年代以后）：基因组学、转录组学、蛋白质组学等高通量技术的应用使科学家能够更全面地分析肿瘤细胞的生物特征，包括基因突变、基因表达、蛋白质水平等；⑥个体化医学的兴起（21世纪以后）：高通量技术的发展，结合生物信息学和计算生物学的进步，使肿瘤生物特征的研究逐渐转向个体化层面，为个体化治疗提供了依据；⑦免疫治疗的突破（近年来）：免疫治疗的研究为肿瘤生物特征的认识提供了新视角，包括肿瘤细胞和免疫系统之间的相互作用，免疫细胞的浸润情况等。

肿瘤的生物特征包括多个方面的内容，这些特征可以通过组织病理学、分子生物学、免疫学和影像学等技术手段进行评估。以下是肿瘤的主要生物特征内容。

（1）组织学特征：①组织来源，肿瘤起源于哪种类型的细胞，如上皮细胞、间质细胞等；②组织结构，肿瘤组织的结构和形态，包括细胞排列方式、腺体形成等；③异型性：肿瘤细胞形态的异常特征，与正常细胞形态不同。

（2）分子生物学特征：①基因突变，肿瘤细胞中的基因突变，可能是肿瘤发展的关键因素；②基因表达，肿瘤细胞中特定基因的表达水平，包括促癌基因和抑癌基因；③基因拷贝数变异，肿瘤细胞中某些基因拷贝数的变化，影响基因功能。

（3）免疫学特征：①免疫细胞浸润，肿瘤组织中是否存在免疫细胞浸润，如淋巴细胞、巨噬细胞等；②免疫检查点分子表达，肿瘤细胞上是否表达免疫检查点分子（如PD-L1），影响免疫治疗的效果。

（4）代谢特征：肿瘤细胞的代谢活性，包括葡萄糖摄取水平，可以通过影像学检查评估。

（5）血管生成：肿瘤组织中心血管的生成情况，与肿瘤的生长和扩散相关。

（6）细胞增殖和凋亡：①细胞增殖率，肿瘤细胞的增殖速率，通常通过Ki-67指数等指标进行评估；②凋亡率，肿瘤细胞的凋亡水平，与肿瘤生长和治疗敏感性相关。

这些生物特征的综合评估有助于医师判断患者的疾病分期和分子分型，明确治疗目标和预后，确定最合适的治疗方案，包括手术、放射治疗、化疗、靶向治疗、免疫治疗等，以提高治疗的精准度和效果。

第一节　肿　瘤　分　期

肿瘤的TNM分期系统是目前使用最为广泛的肿瘤分期方法，它由美国癌症联合委员会（American Joint Committee on Cancer，AJCC）和国际抗癌联盟（Union for International Cancer Control，UICC）在20世纪50年代共同提出，并经过数次修订，形成了一个权威的肿瘤分期体系。

一、TNM分期的定义

TNM分期系统是根据肿瘤原发灶的解剖部位、原发灶大小和局部浸润范围、淋巴结是否受累及远处是否有转移等要素，采用TNM符号对肿瘤进行综合评估分期。其中，T代表肿瘤原发灶的情况，N代表淋巴结的情况，M代表远处转移的情况。每项根据不同标准再细分为不同级别，以数字编号表示（表6-1）。

例如，在评估原发灶时，会观察其大小和对周围组织的侵犯情况。如果为原位癌，则记为Tis；如果仅限于黏膜内，但未穿透基底膜，则记录为T1；如果已侵犯黏膜下层，但未犯及肌层，则为T2，以此类推。其分为Tis、T1、T2、T3和T4几个等级。N表示区域淋巴结受累情况，通常N0表示无转移，N1表示局部单侧转移，N2为局部多处转移，N3表示全身性转移。

表6-1 TNM分期系统

T-原发肿瘤	
Tx	原发肿瘤不能评估
T0	无原发肿瘤证据
Tis	原位癌
T1、T2、T3、T4	随着原发肿瘤的大小和（或）局部范围增加而增加
N-区域淋巴结	
Nx	区域淋巴结不能评估
N0	无区域淋巴结转移
N1、N2、N3	随着区域淋巴结的受累数目/范围增加而增加
M-远处转移	
Mx	远处转移不能评估
M0	无远处转移
M1	有远处转移

二、TNM分期的临床应用

TNM分期系统是一种综合考虑肿瘤生物学特征的分期系统，具有多个优点。首先，它可以更全面地反映肿瘤的严重程度和浸润扩散情况。通过对肿瘤的大小（T）、淋巴结受累情况（N）和远处转移（M）进行综合评估，可以全面了解肿瘤的病理特征，从而更准确地确定肿瘤的分期。这对于判断预后、指导治疗方案的选择及用于临床试验对照组设计都具有重要意义。其次，TNM分期系统可以提供统一的语言和标准，使不同医疗机构能够采用相同的术语和标准对癌症进行描述。这一点对于肿瘤管理的各个环节来说都非常重要。不同医疗机构之间的统一语言和标准可以促进信息的共享和交流，提高各医疗团队之间的合作效率，进而提高肿瘤管理的质量。

实际上，每个部位的肿瘤都对应两个TNM分期：临床分期和病理分期。

临床分期是根据患者在首次治疗前所获得的各种资料进行评估的，包括体格检查、影像学检查、内镜检查、组织活检及手术探查等。临床分期能够提供初步的治疗方案指导，并在决定不再进行治疗后终止工作。

病理分期则是在临床分期的基础上，通过手术分期和病理检查结果的补充修订，对肿瘤进行再次评估。这种分期方式能够更准确地确定肿瘤的分期，并为后续的治疗和预后判断提供更可靠的依据。

此外，TNM分期系统还可以用于评估新辅助治疗后或系统性全身治疗后的肿瘤病灶范围。通过使用yTNM或ypTNM表示，可以更好地评估治疗的效果，并对治疗的进一步方向进行指导。对于治疗后复发的癌症，可以使用rTNM或rpTNM进行分期，保持初始诊断时的分期不变，以便准确评估疾病的进展和制订后续治疗计划。

综上所述，TNM分期系统通过全方位的生物学特征评估，为肿瘤临床工作的多个环节和医疗团队间的协作提供了统一的语言和标准。作为目前使用最广泛的肿瘤分期方法，TNM分期系统具有重要的临床意义，可以为判断预后、指导治疗方案选择及推进肿瘤精准医疗提供重要的依据。

第二节　肿瘤预后

一、肿瘤预后的定义及分类

（一）肿瘤预后的定义

肿瘤预后是指基于疾病的发病程度，结合临床表现、血液学检验结果、影像学检查结果、病因、病理（必要的基因检测分析）、病情规律、患者的身体状况及治疗情况，对疾病后期发展和结果（包括近期疗效、远期疗效、转归或者进展程度）进行评估。

（二）肿瘤预后的分类

肿瘤预后通常分为自然预后和干预治疗预后，前者是医师在癌症没有经过治疗的情况下，对肿瘤发展过程及后果的预测；后者是指患者接受医学干预治疗后，医师对癌症的发展过程和最终后果进行预测。

（三）影响预后的因素

影响预后的相关因素主要包括发病机制、癌症类型、癌症分期，以及临床症状和体征、遗传因素、个体差异、年龄、性别、基础疾病、并发症等，患者的免疫状态和精神状态也可能会影响癌症预后。对于大多数类型的肿瘤，肿瘤负荷和远处转移（临床特征）被认为是最可靠的生存预测因素及所使用的治疗类型和强度的决定因素。随着对肿瘤研究的不断深入，肿瘤的诸多分子特征也逐渐被揭示，部分肿瘤的分子特征也被纳入用于评估肿瘤预后及疗效预测。

近年来，肿瘤预后评估中纳入了越来越多的分子标志物。例如，乳腺癌中，肿瘤增殖指数Ki-67、雌激素受体和HER2的表达状态都被广泛用于评估预后。肺癌中，*EGFR*突变状态和*ALK*融合基因的检测也成为评估预后的重要指标。结直肠癌中，微卫星不稳定性（MSI）和缺失的18q染色体也被证实与预后相关。此外，基因表达谱分析可以更全面地预测各种肿瘤的预后。肿瘤免疫微环境中的免疫细胞浸润和免疫检查点表达水平也被证实与肿瘤预后密切相关。

（四）肿瘤预后和治疗预测标志物

随着靶向治疗和免疫治疗的兴起，预测这些治疗疗效的生物标志物显得尤为重要。例如，*EGFR*突变和*ALK*融合突变对EGFR和ALK抑制剂疗效的预测价值，PD-L1表达水平可预测抗PD-1/PD-L1单抗免疫治疗的疗效。此外，肿瘤突变负荷（TMB）、MSI-H和某些基因组子集（如BRCA等）也被证实与免疫检查点抑制剂疗效相关。总体来说，肿瘤预后和治疗预测标志物的研究仍在持续探索中，这些指标的应用将有助于实施个体化精准医疗，提高肿瘤患者的生活质量。

二、预后因素与预测因子

1. 预后因素　是指在治疗开始前就可以评估的变量，用于预测疾病的自然过程和患者结局，包括疾病复发、转移和死亡风险。预后因素可以分为临床预后因素和分子预后因素。

（1）临床预后因素：主要包括疾病分期、病理类型、年龄、性别、体能状态、肿瘤负荷等。这些因素基本上不受后续治疗的影响。例如，肿瘤分期越晚，预后越差。

（2）分子预后因素：通过基因组学、蛋白质组学和代谢组学技术识别的各种生物学标志物，如乳腺癌中Ki-67指数、HER2过表达等。这些标志物能更精准地预测预后。

2.预测因子 也称治疗预测标志物，是指对应特定治疗方式的疗效做出预测的生物标志物。预测因子一般与治疗的分子靶点或作用机制相关。

例如，NSCLC中*EGFR*突变和*ALK*重排可准确预测EGFR和ALK抑制剂的疗效。肺鳞癌PD-L1高表达预测抗PD-1/PD-L1单抗疗效。结直肠癌中，*RAS*突变意味EGFR抑制剂无效。HER2过表达的胃癌，曲妥珠单抗治疗效果好。检测这些预测标志物，可以避免无效的治疗。

综上所述，预后和预测标志物在精准医疗中发挥着日益重要的作用。其应用有助于发现高危人群，采取适当治疗措施，提高生存率。

三、肿瘤预后评估

多方面因素交织影响肿瘤预后，需要进行综合评估，以更准确预测病情进展。这对选择合适的治疗方案意义重大。肿瘤预后评估方法如下。

1.自然预后评估 在患者未接受任何治疗的情况下，根据疾病状态、患者一般状况等判断预后，预测肿瘤的自然过程。

2.治疗预后评估 根据患者在标准治疗后肿瘤的反应情况，如缩小程度、进展时间等，评价治疗效果，预测疾病预后。

3.基于分子特征评估 检测肿瘤组织标本中的预测性生物标志物，如某些蛋白或基因异常，提高预后预测的准确性。

4.综合评估 将疾病本身的状态、患者一般状况、分子标志物结果等信息综合考虑，进行预后评估。例如，晚期肺癌患者，首先评估疾病分期、肿瘤负荷、患者体力状态等，再检测EGFR/ALK等标志物，最后综合患者是否适合手术、化疗或靶向治疗，从而对预后做出判断。

采用多学科合作的综合评估方式，可以使肿瘤预后判断更全面准确，为患者选择最佳治疗方案提供依据。

第三节 肿瘤的分子特征和分子分型

一、肿瘤分子特征概述

随着对肿瘤研究的不断深入，肿瘤的诸多分子特征也逐渐被揭示，常见的十大特征包括获得的持续的增殖信号、逃避生长抑制信号、抵抗细胞死亡、无限复制永生能力、诱导/进入血管系统、激活侵袭和转移、细胞代谢重编程、基因组不稳定或突变、促肿瘤生成炎症和免疫逃逸。最新纳入的分子特征还包括解锁表型可塑性、非突变的表观遗传重编程、多形微生物组和衰老细胞。

（一）持续的增殖信号

肿瘤细胞可以通过多种途径获得持续增殖信号的能力，如自分泌或旁分泌生长因子，提高癌细胞表面生长因子受体的蛋白表达水平，也可以解除对受体信号的调控，使肿瘤细胞对数量有限的生长因子配体产生超反应。与增殖信号相关的生长因子受体大多属于受体酪氨酸激酶（RTK），因此肿瘤细胞还可以通过胞内区激酶结构域的异常激活而不依赖配体，直接激活并传递下游增殖信号通路。常见的生长因子受体包括表皮生长因子受体（EGFR）超家族、血管内皮生长因子受体（VEGFR）超家族等，而下游增殖信号通路包括PI3K-Akt信号通路、RAS-RAF-MAPK信号通路等。

（二）逃避生长抑制信号和抵抗细胞死亡

抑癌基因在维持细胞稳态中发挥重要作用。在肿瘤细胞中抑癌基因通常突变失活，因此失去了对癌细胞增殖的抑制作用。肿瘤细胞进化出各种策略来限制或避免凋亡。其中以TP53（关键的损伤传感器）的肿瘤抑制功能丧失最为常见。此外还可能通过增加抗凋亡调节因子（Bcl-2、Bcl-xL）或生存信号的表达，下调促凋亡因子（Bax、Bim、PUMA），或阻碍外部配体诱导的凋亡通路达到类似的效果。避免凋亡机制的多样性可能反映了肿瘤细胞群在向恶性状态进化过程中所遇到的诱导凋亡信号的多样性。

除此之外，自噬与程序性坏死在促肿瘤进展中的作用也引发关注。在肿瘤细胞经历营养缺乏、放射治疗和某些细胞毒性药物时可以诱导自噬水平升高，这显然是对肿瘤细胞的保护。因此未来研究的一个重要难题将涉及阐明决定自噬何时及如何使肿瘤细胞存活或导致它们死亡的遗传和细胞生理条件。肿瘤进展中部分坏死细胞会向周围的组织微环境释放炎性信号。在肿瘤增生的背景下，免疫炎性细胞能够促进血管生成、癌细胞增殖和侵袭。

（三）无限复制的能力和细胞衰老

肿瘤细胞能够长生不老归因于它们能够维持足够长的端粒DNA长度，以避免引发衰老或凋亡。肿瘤细胞通常通过上调端粒酶的表达/活性或激活端粒替代延长通路两种方法避免端粒缩短。

细胞衰老是一种典型的不可逆的增殖停滞形式，可能是作为维持组织平衡的一种保护机制而进化的，表面上是作为程序性细胞死亡的一种补充机制，用于失活并在适当的时候清除病变、功能障碍或其他不必要的细胞。细胞衰老长期以来被认为是对肿瘤的一种保护机制，即诱导肿瘤细胞发生衰老。然而情况恰恰相反，越来越多的证据表明衰老细胞会刺激肿瘤的发展和恶性进展。衰老程序唤起了细胞形态和代谢的变化，激活了衰老相关的分泌表型（SASP），包括释放大量的生物活性蛋白，包括趋化因子、细胞因子和蛋白酶，以旁分泌的方式将信号分子传递给邻近的肿瘤细胞及肿瘤微环境（TME）中的其他细胞，从而避免凋亡，诱导血管生成，刺激侵袭和转移，以及抑制肿瘤免疫力。

（四）诱导血管生成

肿瘤相关的新生血管满足了肿瘤对营养和氧气的需求。血管生成开关受诱导或抑制血管生成的因子控制。血管生成诱导剂和抑制剂的原型分别是血管内皮生长因子A（VEGF-A）和血栓反应蛋白-1（TSP-1）。在肿瘤进展过程中，血管生成开关几乎总是被激活并保持打开，导致正常静止的血管系统不断地长出新的血管，帮助维持肿瘤生长。

（五）侵袭和转移

肿瘤细胞从局部侵袭开始，然后进入附近的血液和淋巴管，通过淋巴和造血系统运输，接着从血管腔逃逸到远处组织的实质（渗出），形成小的癌细胞结节（微转移），最后微转移病灶生长成肉眼可见的肿瘤，这一步骤称为定植。肿瘤细胞通过上皮-间充质转化（EMT）机制获得入侵、抵抗凋亡和传播的能力。肿瘤细胞和肿瘤基质细胞之间的相互作用参与了侵袭性生长和转移的能力获得过程。肿瘤基质中存在的间充质干细胞（MSC）分泌趋化因子配体5（CCL5/RANTES）刺激侵袭行为发生。肿瘤周围的巨噬细胞可通过提供基质降解酶如金属蛋白酶和半胱氨酸组织蛋白酶等促进局部侵袭。

（六）基因组不稳定和突变

肿瘤细胞具有大量的基因突变和基因组的结构变化。这些变异可以导致肿瘤抑制基因的丧失和肿瘤促进基因的激活，推动肿瘤细胞增殖和生存。基因突变是指DNA序列中的改变，可以影响基因的结构和功能。基因突变可以是单个碱基的改变，也可以是较大的结构变化，如基因重排、插入或删除等。基因突变可以在个体细胞或生殖细胞中发生。在肿瘤中，基因突变对肿瘤的发生和进展起着重要作用。

基因突变的产生可以是由内源性和外源性因素引起的，包括遗传因素、环境暴露、化学物质、辐射等。基因突变可以发生在蛋白编码区域，导致蛋白质的氨基酸序列发生改变，从而影响蛋白质的结构和功能。这种类型的突变称为错义突变。另外，基因突变也可以发生在非编码区域，这可能导致转录和转录后的调控发生变化。

基因突变不仅可以导致单一基因功能改变，还有可能对多个信号通路和细胞功能产生深远的影响。基因突变可能导致肿瘤抑制基因的失活或肿瘤促进基因的激活。这使细胞失去正常的增殖和凋亡调控。例如，突变可能导致肿瘤抑制基因 *p53* 的功能丧失，从而使细胞失去对DNA损伤的敏感性和修复能力，促进肿瘤细胞增殖。

基因组不稳定性指的是细胞染色体结构和数目的异常变化。它可以分为两种类型：染色体数目异常和结构异常。染色体数目异常是指细胞染色体数目的改变，如多倍体、单倍体或异倍体的存在。结构异常是指细胞染色体结构的改变，如断裂、缺失、倒位、重排等。

基因组不稳定性可能是由多种因素引起的，包括DNA复制错误、DNA修复缺陷、干扰素缺失及非经典剪接等。这些异常会导致染色体断裂、重排或丢失，进而影响基因的表达和功能。

基因组不稳定性在肿瘤的发生和进展中扮演着重要角色。它可以导致肿瘤细胞的遗传多样性和异质性，使肿瘤对治疗的耐药性增加。此外，基因组不稳定性还可以导致肿瘤细胞内的基因组漫游，将致癌基因和抑癌基因带到不稳定的基因组区域，从而促进肿瘤细胞的发生和进化。

总结起来，基因突变是指DNA序列中的改变，可以影响基因的结构和功能。基因突变可以产生于单个碱基或较大的结构变化。基因组不稳定性则是指细胞染色体结构和数目存在异常变化的特性。这两个特征在肿瘤的发生和发展中起着重要作用，并对肿瘤的遗传多样性和治疗效果产生影响。某些突变基因型赋予了细胞亚克隆的选择性优势，使它们能够在局部组织环境中最终占据优势地位。因此，多步骤的肿瘤进展可以描述为连续的克隆扩增，每一个克隆扩增都是由偶然获得一个功能突变基因型触发的，它既可以是肿瘤抑制基因的失活，也可以通过表观遗传机制（如DNA甲基化和组蛋白修饰）、染色质可及性及RNA的转录后修饰和翻译获得。

（七）炎症促生肿瘤与肿瘤免疫逃逸

固有免疫系统中的免疫细胞具有重要的功能性促进肿瘤作用。通过向肿瘤微环境提供生物活性分子，炎症可以促进多种标志性功能，包括维持增殖信号、限制细胞死亡、促血管生成、细胞外基质修饰、促侵袭、转移和诱导信号，导致EMT和其他标志性促进程序的激活。

免疫监视理论认为，肿瘤免疫负责识别和消除绝大多数早期肿瘤细胞和新生肿瘤。免疫监视对病毒诱发的癌症的控制在很大程度上依赖于减少受感染个体的病毒负荷或清除受病毒感染的细胞。而对于绝大多数非病毒诱导肿瘤而言，实体肿瘤通过各种方式干预免疫应答（下调抗原呈递、上调免疫检查点、诱导效应性T细胞耗竭、募集免疫抑制细胞等），从而形成免疫逃逸。

（八）代谢重编程

即使在氧气存在的情况下，肿瘤细胞也可以通过将能量代谢主要限制于糖酵解，从而重新规划其葡萄糖代谢并产生能量，称为有氧糖酵解（Warburg效应）。增加的糖酵解允许糖酵解中间体转移到各种生物合成途径，包括生成核苷和氨基酸的途径，反过来又促进了组装新细胞所需的大分子和细胞器的生物合成。一些肿瘤被发现含有两种不同能量产生途径的癌细胞亚群。一个亚群由分泌乳酸的Warburg效应细胞组成，而另一个细胞亚群优先利用邻居产生的乳酸作为他们的主要能量来源，利用部分柠檬酸循环。两个亚群细胞之间处于共生关系。

（九）解锁表型可塑性

在大多数情况下，细胞分化的最终结果是抗增殖并构成阻碍肿瘤所需持续增殖的屏障。越来越多的证据表明，释放通常被限制的表型可塑性能力，以逃避或逃离终末分化的状态，是肿瘤发病机制的一个关键组成部分。肿瘤细胞可能通过去分化或阻止分化的方式，回归祖细胞状态或保持在部分分化的、类似祖细胞的状态。还可以通过转分化方式使最初进入一种分化途径的细胞转入一种完全不同的发育程序，从而获得其正常原生细胞所没有预设的组织特质。下面的例子支持了这样的论点：不同形式的细胞可塑性如果放在一起，就构成了一种功能上不同的标志能力。

（十）多态性微生物群

越来越多的证据表明，人群中不同个体之间的微生物组的多态性可以对癌症表型产生深刻的影响。事实上，虽然肠道微生物是这个新领域的先驱，但多个组织和器官都有相关的微生物组，它们在微生物物种和亚种的种群动态和多样性方面具有独有的特征。针对肠道微生物群的多种调节作用研究发现，肠道内既有保护癌症的微生物群，也有促肿瘤微生物群，涉及特定的细菌种类。后者一方面影响结肠上皮的突变，导致细菌毒素和其他分子的产生，这些分子要么直接损害DNA，要么破坏维持基因组完整性的系统，或者以其他方式胁迫细胞，间接损害DNA复制和修复的保真度。另一方面涉及丁酸盐产生菌。代谢物丁酸盐的产生具有复杂的生理效应，包括诱导衰老的上皮细胞和成纤维细胞。除此之外，针对肠道外其他屏障组织中独特的微生物群和瘤内微生物群的影响目前正在积极探索中。

肿瘤的异质性是肿瘤分子分型的基础，也是肿瘤在不同压力下克隆进化的结果。肿瘤分子分型目的是通过二代基因测序、蛋白质组等组学技术，对肿瘤进行分子谱的系统描绘，并根据分子特征谱，进行肿瘤的精准分类及精准诊疗研究。

二、乳腺癌的分子分型

（一）乳腺癌分子检测与分型

乳腺癌是一种高度异质性的疾病，其发展和进展与多种分子特征有关。乳腺癌也是最早建立分子分型的肿瘤。乳腺癌分子分型的研究已从分子水平深入到基因水平，其相关因子包括ER、PR、HER2基因、Ki-67蛋白表达等，这些生物学指标不但与肿瘤的生长、浸润、转移、复发等密切相关，更可以为临床判断预后提供依据。《中国临床肿瘤学会（CSCO）乳腺癌诊疗指南》中依据ER、PR、HER2及Ki-67状态作为乳腺癌分子分型的重要原则（表6-2）。

表6-2　乳腺癌分子分型及特征

	指标			
	HER2	ER	PR	Ki-67
HER2阳性（HR阴性）	＋	－	－	任何
HER2阳性（HR阳性）	＋	＋	任何	任何
三阴型	－	－	－	任何
Luminal A型				低表达
Luminal B型（HER2阴性）				高表达

根据患者是否有基因突变、激素受体和细胞分子状态将乳腺癌分为Luminal A型、Luminal B型、HER2过表达型和三阴型（Basal-like型）。不同亚型患者的预后存在显著差异。其中，Luminal型乳腺癌患者的预后相对较好，而HER2过表达型和三阴型的患者预后较差。2023版《NCCN乳腺癌指南》中更为简略直接地依据激素受体阳性HER2阴性、HER2阳性和三阴性乳腺癌的分类予以指导临床实践。

需要特别指出的是，HER2检测目前国内参照《乳腺癌HER2检测指南》和《人表皮生长因子受体2阳性乳腺癌临床诊疗专家共识》予以执行。应对所有乳腺浸润性癌进行HER2状态检测。HER2检测需要在资质良好的病理实验室进行免疫组化（IHC）检测和（或）原位杂交（in situ hybridization，ISH）检测。当IHC判读HER2（2＋）阳性时，应该进一步通过ISH方法进行HER2基因状态检测。ISH的阳性判读与否取决于HER2/CEP17的比值和平均HER2拷贝数/细胞。

对于激素受体（HR）而言，IHC是最主要的检测手段。ER、PR检测参考《ASCO-CAP乳腺癌HER2

检测指南》对 ER 和 PR 进行检测和判读。ER、PR 免疫组化检测的阳性阈值为 ≥ 1%。< 1% 的细胞核着色判读为阴性，1% ～ 10% 细胞核着色判读为弱阳性，并应加以注释染色百分比和强度。> 10% 细胞核着色则为阳性。专家认同 PR 是重要的乳腺癌预后指标。建议将 PR 20% 阳性作为 Luminal A 型和 Luminal B 型的临界值。

（二）乳腺癌分子标志物探索

在上述乳腺癌分子分型基础上，乳腺癌也步入更为精准的基于分子特征指导临床治疗的时代。乳腺癌中常见的基因突变包括 BRCA1、BRCA2、TP53 等。BRCA 基因突变与遗传性乳腺癌有关，其中 BRCA1 突变与三阴性乳腺癌的发生相关，而 BRCA2 突变与激素受体阳性型乳腺癌的发生相关。TP53 的突变与乳腺癌的预后较差及耐药性的产生相关。针对 HR 阳性、HER2 阴性的内脏危象或内分泌治疗复发的患者，如携带 BRAC1/2 胚系突变，可给予 PARP 抑制剂（PARPi）治疗。后线可接受靶向 TOP2 的 ADC 药物。基于 KEYNOTE 355 研究结果，当 PD-L1 综合阳性评分（CPS）> 10 且不伴有 BRAC1/2 突变，帕博利珠单抗联合化疗可作为晚期三阴性乳腺癌的一线治疗推荐。当 HR 阳性、HER2 阳性或三阴性乳腺癌晚期患者步入后线治疗时，NCCN 指南推荐尝试 NGS 寻找潜在的分子标志物（MSI-H、NTRK、RET、TMB-H）及靶向/免疫治疗可能。突变负荷（mutational burden）是指肿瘤细胞基因组中突变的数量和频率。高突变负荷的乳腺癌患者通常具有更差的预后，但在免疫治疗中可能具有更好的反应。MSI-H 是一种肿瘤基因组的不稳定状态，由 DNA 错配修复基因缺陷导致。尽管乳腺癌中 MSI-H 较为罕见，但考虑到美国 FDA 已批准 MSI-H 作为泛肿瘤型 ICI 治疗的适应证，提示 MSI-H 乳腺癌可能对免疫治疗有一定应答。RET 基因编码一种跨膜受体酪氨酸激酶。RET 融合基因是一种驱动基因融合，可导致 RET 蛋白构象改变和持续激活，促进肿瘤发生。RET 融合基因在乳腺癌中的发生率较低，不同研究报道为 0.2% ～ 2%，主要存在于绝经后 Luminal B 类型乳腺癌。KIF5B-RET 是乳腺癌中最常见的融合类型。CIMA、TRIM33 等也是研究报道的 RET 融合伙伴基因。携带 RET 融合突变晚期乳腺癌患者有可能从特异性 TKI 药物治疗中获益，但仍有待进一步循证医学证据证实。

综上所述，乳腺癌的分子特征和分子分型涉及多方面的因素，包括激素受体和 HER2 的表达情况、基因表达谱、基因突变、突变负荷、免疫基因表达及微环境特征等。这些分子特征和分子分型有助于指导乳腺癌的个体化治疗和预后评估。

（三）乳腺癌多基因预后评估模型

随着对乳腺癌分子生物学特性的深入研究，乳腺癌预后风险评估模型已成为临床研究热点。乳腺癌多基因评估模型是一种利用多个基因标志物评估乳腺癌患者的预后和治疗反应的方法。通过对多个基因的表达或突变状态进行综合分析，可以提供更准确的预后预测和治疗指导。国外指南推荐将多基因表达谱测定作为部分激素受体阳性、HER2 阴性患者选择辅助化疗的重要依据。

常见的多基因预后评估包括 MammaPrint®（70 基因）和 Oncotype DX®（21 基因）复发风险评估。TAILORx 研究显示 T1~2N0M0、ER 阳性、HER2 阴性乳腺癌患者进行 21 基因表达测定时，约 70% 的患者复发风险指数（RS）评分 11 ～ 25 分，这部分患者可以免除化疗。MINDACT 研究显示对于临床高危的部分患者，70 基因检测结果也可筛选部分患者避免化疗。虽然 Oncotype DX® 目前在淋巴结阴性人群中的使用率很高，但 RS 中危队列及淋巴结阳性患者的使用仍有待确定。前瞻性 TAILORx 和 RxPONDER 试验的结果将有助于回答上述问题。对于 ER/PR 阳性、淋巴结阳性的乳腺癌患者，ASCO 指南对使用 Oncotype DX 试验持谨慎态度。ASCO 和 NCCN 指南都表明 21 基因 RS 不应用于指导 HER2 阳性乳腺癌或三阴性乳腺癌的治疗决策。《中国临床肿瘤学会（CSCO）乳腺癌诊疗指南》提出考虑到 MammaPrint® 已经在国内获批上市，对于需要多基因表达谱测定的患者，推荐 MammaPrint® 检测。除此之外，50 基因（Prosigna）、12 基因（Endopredict）及乳腺癌指数（breast cancer index，BCI）均证实在乳腺癌预后评估和疗效预测中发挥作用。

这些乳腺癌多基因评估模型提供了更精确的预后和治疗指导信息，有助于医师和患者共同决策治疗方案，避免不必要的化疗并提高预后。然而，需要注意的是，这些评估模型仅作为辅助工具，最终的临床决策还需要综合考虑患者的个体情况、疾病阶段和治疗目标等因素。

三、肺癌的分子特征和分子分型

肺癌仍然是全球最常见的癌症，也是癌症死亡的主要原因。从历史上看，细胞毒性化疗一直是主要的治疗方法。然而近几十年来，精确肿瘤靶向治疗和免疫检查点抑制剂免疫治疗的时代显著改善了晚期肺癌的生存结局。目前单纯的组织分型已不能满足肺癌个体化治疗的需求，随着分子生物技术的发展，对不同组织亚型的肺癌再进行分子分型，根据肺癌驱动基因突变谱指导分子靶点个体化治疗已经逐步成了现实。鉴于 SCLC（占肺癌的15%～20%）的高侵袭转移特征和高度异质性，目前的分子特征及分子分型尚在起步阶段。然而以 NSCLC（占肺癌的80%～85%）为代表的基于驱动基因状态指导临床诊疗的概念逐步深入临床实践。

先后有10个基因被证明与 NSCLC 预后及疗效预测相关，并将其划分为驱动基因阳性 NSCLC 和驱动基因阴性 NSCLC。针对驱动基因阳性 NSCLC，常见基因突变包括：表皮生长因子受体（epidermal growth factor receptor，*EGFR*）基因突变、间变性淋巴瘤激酶（anaplastic lymphoma kinase，*ALK*）基因融合、C-ros 原癌基因1酪氨酸激酶（C-ros oncogene 1 receptor kinase，*ROS1*）基因融合、间充质上皮转移因子外显子14（*METex14*）跳跃突变、鼠类肉瘤病毒癌基因（kirsten rat sarcoma viral oncogene，*KRAS*）突变、鼠类肉瘤病毒癌基因同源物 B1（V-Raf murine sarcoma viral oncogene homolog B1，*BRAF*）基因突变、转染重排（rearranged during transfection，*RET*）基因融合、神经营养酪氨酸受体激酶1/2/3（*NTRK1/2/3*）融合基因突变和 v-erbb-b2 禽红母细胞白血病病毒癌基因同源物2（*ERBB2*）[又称人表皮生长因子受体2（*HER2*）] 突变。其中绝大部分都有对应的分子靶向治疗药物。而对于驱动基因阴性 NSCLC，则依据 PD-L1 TPS 表达状态、肿瘤突变负荷（TMB）和微卫星不稳定性（MSI）划分为不同亚型针对性提供治疗方案。不仅如此，与相应酪氨酸激酶抑制剂（TKI）治疗耐药相关的基因突变（分子特征）也陆续被鉴定出来（如 *EGFR* T790M 突变、*ALK* G1202R 突变）。

新兴的预测性分子生物标志物包括高水平 *MET* 扩增。特异性靶向药物有望治疗具有高水平 *MET* 扩增的 NSCLC 患者。然而支持使用这些药物的数据较少，尚未正式被美国 FDA 批准用于 NSCLC。2020年，NCCN 小组基于临床试验数据和其他问题删除了肿瘤突变负担（TMB）作为新兴免疫生物标志物（详见后续内容）。

（一）EGFR

EGFR 是一种具有酪氨酸激酶活性的穿膜糖蛋白，属于 erbB（HER）家族的成员之一。在 NSCLC 患者中，*EGFR* 突变的发生率在北美和西欧约为10%，而在东亚地区则有30%～50%的高发生率。亚洲人、女性、非吸烟史和腺癌患者的 *EGFR* 突变率最高，可达70%～80%。国内外的权威指南建议对满足条件的转移性 NSCLC 患者进行 *EGFR* 突变检测，包括常见和罕见突变类型。这些建议基于临床试验数据。此外，对于可切除的 ⅠB～ⅢA 期和仅局部进展的 ⅢB 期（T3、N2）NSCLC 患者，也推荐进行 *EGFR* 突变检测，以确定是否适合接受奥希替尼术后辅助治疗（适于携带 *EGFR* 19外显子缺失和 *EGFR* 21外显子 L858R 突变的 ⅠB～ⅢA 期 NSCLC 术后患者）。

EGFR 19外显子缺失和 *EGFR* 21外显子 L858R 突变是 NSCLC 患者中最常见的 EGFR 基因突变。这两种突变导致酪氨酸激酶结构域激活，并且与阿法替尼、达可替尼、厄洛替尼、吉非替尼、奥希替尼和阿美替尼等小分子 EGFR TKI 的敏感性相关。由于这些 *EGFR* 突变对 EGFR TKI 高度应答，因此过去称为 *EGFR* 敏感突变。此外，随着二代测序技术的发展，一些罕见的 *EGFR* 突变也在逐渐被发现和鉴定，并显示出对 EGFR TKI 不同程度的敏感性。这些罕见突变包括外显子20p.S768I、外显子21p.L861Q 和外显子18p.G719X 等。

对 *EGFR* 19外显子缺失和 *EGFR* 21外显子 L858R 突变的预测作用是确定的。携带这些常见 *EGFR* 突变的患者对阿法替尼、达可替尼、厄洛替尼、吉非替尼、奥希替尼和阿美替尼的治疗反应明显更佳。数据显示，对于携带 *EGFR* 敏感突变的晚期 NSCLC 患者，与含铂双药方案的全身治疗相比，使用 EGFR TKI 单药治疗的无进展生存期（PFS）更长。尽管阿法替尼、厄洛替尼或吉非替尼的总生存期没有统计学差异，但有研究显示一线奥希替尼（基于FLAURA研究）和阿美替尼（基于ANNEAS研究）治疗的总生存期（OS）获益。*EGFR* 20外显子插入突变的患者通常对阿法替尼、达可替尼、厄洛替尼或吉非替尼产生耐药现象（详见后文），但也有一些罕见例外（如 p.A763_Y764insFQEA）。

大多数*EGFR*敏感突变患者（约60%）在接受一/二代 EGFR-TKI（吉非替尼、厄洛替尼、埃克替尼、阿法替尼、达可替尼）治疗后会出现耐药，其中最常见的耐药原因之一是出现 *EGFR* 20外显子 T790M突变。其他常见的 EGFR-TKI 机制还包括发生SCLC的细胞学类型转化（发生率约为6%）、上皮-间质转化及其他分子事件（如获得 *ALK* 重排、*MET* 或 *ERBB2* 扩增及其他生物标志物）等。

EGFR 20外显子插入是EGFR第三大常见突变类型。尽管存在许多不同的20插入突变类型，但insASV、insSVD和insNPH 3种最为常见。大多数*EGFR* 20外显子插入突变患者对阿法替尼、吉非替尼和厄洛替尼的应答率低（≤9%）。与*EGFR* 19外显子缺失或*EGFR* 21外显子L858R突变接受阿法替尼、厄洛替尼或吉非替尼靶向治疗的晚期 NSCLC患者（OS约39个月）相比，接受一线铂类化疗药物的*EGFR*外显子20插入突变患者的中位总生存期更短（约16个月）。免疫治疗方案的应答率（0～25%）不同，取决于特定的*EGFR*外显子20插入突变类型。

（二）ALK重排

约5%的NSCLC患者存在*ALK*基因重排。*ALK*重排患者与*EGFR*突变患者具有相似的临床特征，如腺癌组织学和轻度或无吸烟史患者。近年来，已经鉴定出多种不同的*ALK*重排融合类型，其中最常见的是*EML4-ALK*重排。在此重排中，*ALK*基因位于2号染色体短臂，与棘皮类微管相关样蛋白-4（*EML4*）基因融合，形成具有癌基因属性的*EML4-ALK*融合基因。*ALK*重排常见于肺腺癌患者，然而鳞状细胞NSCLC同样可以考虑进行*ALK*基因检测，因为*ALK*重排也发生在鳞状细胞NSCLC中，但其发生率低于非鳞状细胞NSCLC。

与EGFR-TKI类似，ALK TKI也是晚期*ALK*重排NSCLC的一线治疗选择。作为一代ALK TKI，克唑替尼基于PROFILE 1014 Ⅲ期临床研究结果，获批用于晚期*ALK*重排NSCLC患者一线治疗。随后具有更优PFS获益的二代ALK-TKI药物（阿来替尼、布加替尼、色瑞替尼、恩沙替尼）和三代药物（洛拉替尼）获批用于*ALK*阳性晚期NSCLC的一/二线治疗。然而对选择最佳的前期治疗仍然存在争议。

与*EGFR*突变的NSCLC类似，ALK TKI耐药后的治疗选择是有限的。耐药机制通常涉及ALK激酶结构域突变或旁路信号通路激活。需要特别指出的是，洛拉替尼（lorlatinib）已被证明对先前的一种或多种ALK TKI耐药后治疗有效，特别是对携带*ALK* G1202R突变的患者。

（三）ROS1重排

*ROS1*重排在NSCLC中发生率为1%～2%。尽管ROS1是一种独特的酪氨酸激酶受体，但它与ALK和胰岛素受体家族成员非常相似。对于晚期*ROS1*重排NSCLC，克唑替尼和恩曲替尼是美国FDA批准的靶向治疗药物。

克唑替尼获批是基于对50例*ROS1*重排NSCLC患者进行的Ⅰ期研究扩展队列的结果，其中86%的患者之前接受过全身姑息治疗。研究显示，克唑替尼的总体有效率（ORR）为72%，中位无进展生存期（PFS）为19.2个月。

针对*ROS1*重排NSCLC，恩曲替尼的评估是基于对来自3项Ⅰ期或Ⅱ期试验（ALKA、STARTRK-1和STARTRK-2）患者的综合分析。最新的分析结果显示，共有161例可评估的患者，其中60例（37%）在转移性情况下未接受过治疗。在整体人群中，ORR为67%，中位PFS为15.7个月。

根据TRIDENT-1的Ⅰ期和Ⅱ期试验的初步数据，瑞普替尼（Repotrectinib）也获得了美国FDA的突破性治疗指定，对于未接受ROS1 TKI治疗的患者，其ORR为86%。除此之外，色瑞替尼和洛拉替尼在*ROS1*重排的NSCLC中显示出一定的活性。

（四）RET融合突变

*RET*融合突变在NSCLC中的发生率为1%～2%，较常见于不吸烟或轻度吸烟的腺癌患者。*RET*基因编码一种跨膜受体酪氨酸激酶蛋白，参与各种细胞过程的信号传导。*RET*基因发生重排/融合是导致其激活的主要机制之一，常见的融合伴侣包括*KIF5B*、*CCDC6*和*NCOA4*。*RET*重排可导致*RET*酪氨酸激酶域持续激活，促进肿瘤生成。早期多靶点RET抑制剂如卡博替尼和万德替尼疗效有限。而新型RET抑制剂普拉替尼和塞普替尼（Selpercatinib）在最近临床试验显示出显著的抗肿瘤活性。Selpercatinib在Ⅰ/Ⅱ期临床研究LIBRETTO-001中对经治患者和初治患者的ORR分别为64%和85%，经治患者的中位PFS为16.5个月。在Ⅰ/Ⅱ期ARROW试验中，普拉替尼对先前接受铂类药物化疗的患者ORR为57%，中位反应持续时间（DOR）未达到，而初治患者中ORR为70%，中位DOR为9.0个月。

（五）BRAF突变

BRAF是MAP/ERK信号通路的一部分，属于丝氨酸/苏氨酸激酶家族。在肺腺癌患者中，*BRAF* p.V600E突变发生的比例为1%～2%。从全肿瘤类型来看，这是*BRAF*点突变中最为常见的一种。其他罕见*BRAF*突变包括p.V600K和p.V600D等。值得注意的是，*BRAF* p.V600E突变通常与吸烟史相关，而*EGFR*突变或*ALK*重排通常出现在从未吸烟的患者中。此外，*BRAF*突变与*EGFR*突变、*METex14*跳跃突变、*RET*重排、*ALK*重排或*ROS1*重排通常不会共存。

因此，在转移性非鳞状细胞NSCLC患者中，建议进行*BRAF*突变检测。鳞状细胞癌患者也可以考虑进行检测，尽管*BRAF*突变在该亚型中的发生率较低，但不容忽视。数据表明，对于*BRAF* p.V600E突变患者，达拉非尼加曲美替尼的疗效已得到美国FDA批准，因此成为首选治疗方案。此外，如果达拉非尼加曲美替尼联合治疗不可耐受，也可以考虑达拉非尼或维莫非尼单药治疗（"在某些情况下有用"）。在某些情况下采用初始全身治疗的化疗方案（如卡铂加紫杉醇）也被认为是可行的。对于*BRAF* p.V600E突变阳性的转移性NSCLC患者，单药免疫检查点抑制剂（ICI）的应答率约为24%。

（六）HER2突变

*ERBB2*基因编码HER2蛋白，后者是一种酪氨酸激酶受体，存在于正常上皮细胞或各种人类恶性肿瘤细胞表面。*ERBB2*（*HER2*）突变通常是外显子20的插入或复制事件，但也观察到其他激活突变。虽然已知一些*ERBB2*（*HER2*）突变是激活的，但并非所有的单核苷酸或双核苷酸变化都是激活的。ERBB2（*HER2*）20外显子突变发生在约3%的晚期非鳞状细胞NSCLC中（中位年龄62岁）。携带*HER2*突变的NSCLC患者有更高的脑转移发生率。*HER2*突变与年轻、女性、非吸烟者和无长期暴露于致癌物质的NSCLC患者有较高的关联。此外，*HER2*突变也可能预示着对传统治疗方法（如化疗和放疗）的抵抗性。尽管上述临床病理特征（如吸烟状况和组织学）与*ERBB2*（*HER2*）激活突变相关，但这些特征不应干扰患者进行*HER2*突变检测。相对于传统的Sanger测序和聚合酶链反应（PCR），基于NGS更能准确而具体地表征可能发生的基因组*ERBB2*（*HER2*）改变谱。优先推荐在所有转移性非鳞状细胞NSCLC或NSCLC NOS患者中检测*ERBB2*（*HER2*）突变；但转移性鳞状细胞癌患者也可考虑*ERBB2*（*HER2*）突变检测。在针对DS-8201的一项Ⅰ期临床研究中，携带*HER2* 20外显子插入突变的患者ORR为56%，中位PFS为11.3个月。Ⅱ期DESTINY-Lung01试验的结果显示，86%的患者有HER2外显子20插入突变，ORR为55%，中位PFS为8.2个月。此外有数据表明，携带*ERBB2*突变晚期NSCLCL患者对一线免疫治疗方案有一定应答。

（七）MET基因异常

肝细胞生长因子（HGF）受体C-MET是一种酪氨酸激酶受体，参与细胞存活和增殖。MET的致癌驱动基因改变包括*METex14*跳跃突变、*MET*基因拷贝数（GCN）获得或扩增及MET蛋白过表达。*MET*基因组的改变通常不会与*EGFR*、*ROS1*、*BRAF*和*ALK*基因突变重叠（意味着是相对独立的分子事件）。然而，*MET* 14外显子（*METex14*）跳跃突变和*MET*扩增可能同时发生。*METex14*跳跃突变发生在3%～4%的腺癌NSCLC患者和1%～2%的其他NSCLC患者中。*METex14*跳跃突变在从未吸烟的老年妇女中更为常见。

*METex14*常见的突变包括外显子14跳跃突变（98%）和外显子14 Y1003突变（2%）。此外，*METex14*跳跃突变可能存在不同类型，如突变、碱基替换和缺失，因此很难对所有突变进行检测。NGS是检测*METex14*跳跃突变的主要方法，目前免疫组化（IHC）尚不适应于检测*METex14*跳跃突变。在*METex14*跳跃突变阳性的转移性NSCLC患者中，即使PD-L1水平很高，单药ICI的反应率约为16%。国内及国际各大权威指南均建议在符合条件的转移性NSCLC患者中检测*METex14*跳跃突变。

基于PROFILE 1001试验扩展队列的数据，Crizotinib最初于2018年被美国FDA授予突破性治疗*METex14*跳跃突变，该研究的ORR为32%，中位PFS为7.3个月。在此之后，高度选择性的MET TKI（Capmatinib和Tepotinib）同样被美国FDA加速批准用于晚期*MET*外显子14突变的NSCLC患者。在Ⅱ期GEOMETRY试验中，Capmatinib对经治患者的ORR为41%，中位DOR为9.7个月；而初治患者的ORR为68%，中位DOR为12.6个月。Tepotinib同样在多队列Ⅱ期VISION试验中展现出疗效，其中43%的初治患者的ORR为46%，中位PFS为8.5个月。

（八）KRAS突变

KRAS是一种具有GTPase活性的G蛋白，是MAP/ERK通路的一部分。*KRAS*点突变最常发生在12号密码子。在北美人群中，约25%的腺癌患者有*KRAS*突变。流行病学研究提示*KRAS*突变NSCLC可能与吸烟密切相关。*KRAS*突变患者的生存期似乎比野生型*KRAS*患者短，因此*KRAS*突变是独立的预后生物标志物。*KRAS*突变通常不与*EGFR*、*ROS1*、*BRAF*和*ALK*基因突变重叠。当基因检测出存在*KRAS*突变，通常提示患者很难从针对上述驱动基因的靶向治疗中获益。在*KRAS*突变阳性的转移性NSCLC患者中，有数据显示单药ICI的有效率约为26%。一线含铂双药化疗（如卡铂＋紫杉醇±免疫治疗）是*KRAS*突变患者的推荐选择。

在众多*KRAS*突变当中，唯一有望成为治疗靶点的是*KRAS* G12C突变。Sotorasib（AMG510）是一种特异性KRAS G12C小分子抑制剂，通过与P2口袋的独特相互作用不可逆地抑制KRAS G12C，目前已获得美国FDA加速批准用于携带*KRAS* G12C的NSCLC二线治疗。在CodeBreaK 100 Ⅱ期单臂试验中，Sotorasib的ORR为37%，中位PFS为6.7个月。Adagrasib同样基于KRYSTAL-1 Ⅰ期和Ⅱ期试验结果展示出良好的应用前景（ORR为45%）。

（九）NTRK1/2/3融合突变

*NTRK*融合突变是一种在肺癌中较为罕见但具有重要临床意义的分子变异。神经营养因子受体激酶（*NTRK*）基因编码了一类受体酪氨酸激酶，包括*NTRK1*、*NTRK2*和*NTRK3*。在正常情况下，*NTRK*基因在维持神经系统发育和功能中起重要作用。*NTRK*融合突变是指*NTRK*基因与其他基因融合产生新的融合蛋白。这种融合蛋白具有NTRK激酶的活性，可以导致肿瘤细胞异常增殖和生存，进而促进肿瘤形成和发展。相关研究表明，1%～2%的NSCLC患者存在*NTRK*融合突变。这些融合突变可以出现在不同的*NTRK*基因上，其中*NTRK1*融合最为常见。相对于NSCLC，*NTRK*融合突变在SCLC中更为罕见。

*NTRK*基因融合编码原肌球蛋白受体激酶（TRK）融合蛋白（如TRKA、TRKB、TRKC），*NTRK*重排包括涉及*NTRK1*、*NTRK2*或*NTRK3*的基因融合。多激酶TRK抑制剂Entrectinib和特异性TRK抑制剂Larorectinib已获得美国FDA批准，用于治疗含有*NTRK*重排的肿瘤患者。10例患者接受Entrectinib治疗的NSCLC患者的ORR为70%，中位PFS为14.9个月，而14例接受Larorectinib肺癌患者的ORR为71%，中位PFS未达到。对于携带*NTRK*重排的NSCLC的患者而言，最具挑战的仍然是明确分子诊断。由于这种突变非常罕见，而且不同的检测方法检测*NTRK1*、*NTRK2*或*NTRK3*重排的能力也各不相同，因此优先考虑基于NGS进行检测。

（十）PD-L1表达

针对驱动基因阴性的NSCLC患者，国内外权威指南均建议在所有转移性NSCLC患者接受一线治疗

（如果临床可行）之前，尽可能采用免疫组化（IHC）检测PD-L1表达（1类），以评估ICI治疗方案的可行性。虽然PD-L1表达不是最佳的生物标志物，但它是目前评估患者是否适合PD-1或PD-L1抑制剂（也称为ICI）的最佳可用生物标志物。PD-L1表达是连续可变和动态的，因此阳性表达的cut-off是人为界定的。PD-L1表达水平略低于或略高于50%的患者可能会有类似的临床应答。针对不同的ICI药物会有推荐的伴随诊断试剂盒。PD-L1阳性或阴性检测结果的定义取决于单个抗体、克隆和平台，这可能是每个ICI独有的。Blueprint研究努力尝试审查不同的判读标准的交叉可比性。如果单一某个IHC测试已针对美国FDA批准的克隆进行了验证，则无须采用多个IHC测试。

如果临床可行，临床医师应在给予一线ICI治疗前获得患者肿瘤组织的生物标志物的分子检测结果（明确驱动基因状态），包括ALK、BRAF、EGFR、ERBB2（HER2）、KRAS、METex14跳变、NTRK1/2/3、RET和ROS1变体。如果无法进行分子检测，那么患者就会被当作无驱动癌基因来治疗。转移性NSCLC和PD-L1表达水平为1%或更高的患者，但也有可靶向的驱动癌基因分子变异的患者，应该优先接受针对该癌基因的一线靶向治疗，而不是一线ICI。因为一线靶向治疗的客观缓解率通常高于ICI（反应率较低），耐受性更好，并且这些患者对单药ICI的反应可能性较小。

（十一）肿瘤突变负荷

肿瘤突变负荷（tumor mutational burden，TMB）是指肿瘤组织中每百万个碱基对发生的体细胞突变个数。它可以反映肿瘤的遗传学不稳定性和突变负荷。

TMB的计算方法：TMB＝肿瘤样本中检测到的总突变数／被分析的基因组区域大小（以百万个碱基对为单位）。其中总突变数指在DNA测序分析中检测到的肿瘤样本中的总体突变数。基因组区域大小指用于测序和分析的肿瘤样本中的外显子区域或全基因组区域的大小。

理论上，高TMB水平会与高肿瘤新抗原水平相关，从而激活抗肿瘤免疫应答。目前或之前吸烟的NSCLC患者TMB水平通常较高，而从不吸烟的患者TMB水平较低。CHECKMATE 227临床试验初步数据显示，TMB可能是判断晚期NSCLC患者是否适合接受免疫治疗的一种有用生物标志物。但是，该试验后期数据显示，无论TMB或PD-L1表达水平如何，纳武利尤单抗联合伊匹单抗的总体生存获益存在。此外，TMB和PD-L1表达并无总生存关系。一些研究表明，高TMB水平与PD-L1表达并无关联。尽管KEYNOTE-158试验评估了TMB在多种实体瘤患者中的作用，但未纳入NSCLC患者。总体而言，TMB并非理想的免疫治疗生物标志物，因为一些TMB低的患者也可从免疫治疗中获益，而某些TMB高的患者却不敏感。除临床证据不足外，TMB检测还存在技术问题，包括缺乏测定高TMB的统一cut-off值，不同实验室结果存在可变性。与TMB相比，PD-L1表达更具预测免疫治疗疗效的价值，因为检测更简便、组织需求更低、结果更具重复性。鉴于上述问题，NCCN指南不再推荐TMB检测来指导NSCLC免疫治疗方案选择。

四、胃癌的分子诊断和分子分型

胃癌的精准诊断和分型是规范化治疗的基础，基于NGS的分子检测能为胃癌的病理诊断提供重要的参考。

（一）遗传性胃癌的分子诊断

胃癌多为散发性，其中5%～10%存在家族聚集现象，3%～5%存在遗传倾向。遗传性胃癌为常染色体显性遗传病，主要包括3种类型：遗传性弥漫性胃癌（hereditary diffuse gastric cancer，HDGC）、胃腺癌伴近端多发息肉（gastric adenocarcinoma and proximal polyposis of the stomach，GAPPS）及家族性肠型胃癌（familial intestinal gastric cancer，FIGC）。①HDGC多由抑癌基因*CDH1*胚系突变失活引起，同时一小部分与*CTNNA1*、*PALB2*或*RAD51C*基因异常有关；②GAPPS是一种罕见的胃息肉综合征，有报道表明与*APC*基因外显子1B区突变相关；③FIGC主要依靠临床诊断，其易感基因目前尚不明确。

高度微卫星不稳定性/错配修复蛋白表达缺失（MSI-high/deficient mismatch repair，MSI-H/dMMR）与

肿瘤患者合并林奇综合征（Lynch syndrome，LS）显著相关，需要对MSI-H/dMMR的胃癌患者进行LS胚系遗传评估。幼年性息肉综合征（juvenile polyposis syndrome，JPS）、锯齿状息肉病综合征（serrated polyposis syndrome，SPS）、波伊茨-耶格综合征（Peutz-Jeghers syndrome，PJS）、遗传性乳腺癌-卵巢癌综合征（hereditary breast and ovarian cancer syndrome，HBOCS）、家族性腺瘤性息肉病（familial adenomatous polyposis，FAP）和MUYTH-相关性息肉病（MUTYH-associated polyposis，MAP）等遗传疾病也与胃癌的发生相关。

遗传性胃癌筛查因素应综合考虑胃癌患者或家族史个人的因素：①发病年龄；②一、二级亲属的胃癌-乳腺癌家族史；③JPS或胃肠息肉或LS家族史；④亲属携带已知的胃癌易感基因突变。

（二）胃癌的分子分型

胃癌目前经典的分型标准主要基于组织学。NGS尤其是全外显子组测序（whole exome sequencing，WES）的应用在鉴定发病机制相关基因突变方面发挥着关键作用。

在分子分型的研究中，TCGA分型将胃癌分为4种分子亚型：EB病毒（Epstein-Barr virus，EBV）阳性、MSI-H、染色体不稳定型和基因组稳定型。EBV和MSI-H还可作为胃癌伴淋巴样间质这一特殊类型的鉴别诊断标志物。

亚洲癌症研究小组通过基因表达谱、全基因组拷贝数变异微阵列和靶向基因测序将胃癌分为4种亚型。胃癌的分子分型仍在探索中，科学的分子分型能够为指导患者风险分层和制订精准治疗方案提供参考和依据。NGS可评估胃癌的遗传学变异，确定治疗方案和（或）临床试验入组，特别是指导靶向和免疫检查点抑制剂（immune checkpoint inhibitor，ICI）等精准治疗的使用。

（三）HER阳性胃癌

HER2蛋白由原癌基因*ERBB2*编码，13%～22%胃癌患者出现HER2蛋白过表达或基因扩增。常用的检测手段包括IHC和FISH。HER2阳性晚期胃癌患者可一线接受曲妥珠单抗联合化疗。由于胃癌转移灶异质性较强，原发灶HER2阴性的患者，转移灶仍需要检测HER2状态。对于复发性胃癌，HER2的二次活检也非常必要。美国FDA批准的FoundationOne®CDx判断胃癌*ERBB2*扩增的标准是肿瘤中二倍体拷贝数（copy number，CN）≥5。有研究证实，IHC检测胃癌HER2阳性（IHC 3＋）和NGS检测扩增具有80%的一致性。使用NGS panel MSKIMPACT检测与IHC/FISH联合判断HER2状态的一致性高达100%。*ERBB2*基因扩增不能简单等价于HER2蛋白过表达，如IHC和NGS结果不一致，需要慎重解读，可尝试使用抗HER2靶向治疗。目前仍需要前瞻性临床试验证实NGS检测HER2状态的临床价值。

（四）胃癌TMB-H的判定标准

TMB-H也是ICI治疗获益肿瘤患者的分子标志物，与MSI-H具有显著相关性。与MSI状态鉴定不同，TMB检测的"金标准"是WES。胃癌患者中TMB值≤5 muts/Mb的约占66.2%，5～10muts/Mb约11.3%，10～40muts/Mb约19.5%，≥40muts/Mb约3.0%。一项泛癌种研究发现，TMB前20%患者接受ICI治疗的OS更长。采用"五分位法"定义TMB-H（＞8.8muts/Mb），其中126例食管胃腺癌患者未观察到生存获益。特瑞普利单抗临床试验发现，前20%的TMB-H（TMB≥12muts/Mb）胃癌患者具有更优的客观缓解率和OS。2023年NCCN胃癌指南推荐使用帕博利珠单药治疗TMB cut-off≥10muts/Mb的患者。通常检测的基因数目越多，NGS panel拟合的TMB值与WES的一致性越好，使用超过300个基因的大panel（覆盖率≥0.8Mb，最好≥1.0Mb）即可较好地评估TMB值。

（五）胃癌PD-L1

CheckMate 649研究确立了PD-L1作为免疫治疗生物标志物在食管胃癌中的作用，以及CPS评分≥5分可作为患者选择和获益的关键cut-off值。CheckMate 649是一项开创性的Ⅲ期临床试验，评估了在晚期食管鳞癌或胃食管联合型腺癌患者一线治疗中，免疫联合化疗（纳武利尤单抗＋化疗）与标准化疗（多西他赛＋氟尿嘧啶＋铂类）的疗效和安全性比较。在该研究中，PD-L1 CPS评分≥5分的人群中，免疫联合组的总生存期显著延长。中位OS分别为14.4个月和11.1个月（HR 0.71）。而在PD-L1 CPS评分＜5分人群，两组OS差异不显著。与单独化疗相比，PD-L1 CPS评分≥5分的人群在免疫联合组PFS获益同样显著（7.7个月 vs.6个月；HR 0.68；$P < 0.000\,1$）。进一步分析发现，PD-L1 CPS评分≥1分的患者的OS和PFS有所改善（$n = 1296$；OS 14个月 vs.11.3个月；HR 0.77；PFS 7.5 vs.6.9；HR 0.74），在所有随机分配的患者中OS 13.8 vs.11.6；HR 0.8；PFS 7.7 vs.6.9；HR 0.77。

（六）胃癌ICI治疗疗效的其他预测标志物

除MSI-H和TMB-H外，占胃癌8.8%的EB病毒阳性患者也可能从ICI治疗获益。通过ISH检测*EBER*是EB病毒感染检测的"金标准"。与包含*EBNA-1*、*EBNA-2*、*EBNA-3*和*BZLF1*共4个基因的panel检测EB病毒与EBER-ISH相比，总体准确率高达98.7%。另外，有研究证实在360例胃腺癌中突变率为7.99%的*POLE/POLD1*突变也与ICI治疗获益正相关，突变组PFS和OS更长。关于疗效负相关标志物，虽然在肺癌或黑色素瘤中发现*B2M*、*JAK1/2*、*STK11*和*PTEN*突变可降低免疫治疗效果，但*STK11*突变并不是胃癌ICI治疗的独立预后标志物。在MSS胃食管腺癌中，ICI治疗*TP53*突变患者比野生型OS更差。约9%接受免疫治疗的患者存在超进展，*EGFR*、*MDM2*、*MDM4*、*DNMT3A*等基因突变与超进展相关，及时识别有助于患者治疗选择。

鉴于美国FDA和我国国家药品监督管理局先后批准拉罗替尼用于携带*NTRK*融合基因且不包括已知获得性耐药突变的成人和儿童实体瘤。*NTRK*融合突变也可作为胃癌的潜在治疗靶点。IHC可以检测TRK蛋白过表达，适合作为初筛手段。2022年CSCO胃癌指南建议使用FISH或NGS进行结果验证，在IHC阳性而DNA NGS检测NTRK阴性时，应使用RNA-NGS方法进一步确认。

五、结直肠癌的分子特征

随着靶向治疗在晚期结直肠癌或转移性结直肠癌（mCRC）治疗中的作用日益突出，NCCN指南也扩大了其关于生物标志物检测的建议。结直肠癌目前也同样依据KRAS、NRAS、BRAF及MSI状态划分为不同亚型。

目前对于mCRC患者，推荐检测*KRAS/NRAS*和*BRAF*突变的肿瘤基因状态，以及HER2扩增和MSI/MMR状态（如果以前没有做过）。检测可以针对单个基因进行，也可以进行NGS检测。NGS的优点是能够发现罕见的和潜在靶向的遗传改变，如神经营养酪氨酸受体激酶（NTRK）融合突变、RET融合重排等。

（一）KRAS和NRAS突变

RAS/RAF/MEK/ERK的MAPK通路位于EGFR的下游。这一途径的突变成分现在被确定为强烈的负性预测标志，基本上否定了常规治疗的疗效。大量文献表明，*KRAS*或*NRAS*基因外显子2、3或4突变的肿瘤对西妥昔单抗或帕尼单抗治疗基本上不敏感。因此，专家组强烈建议对所有mCRC患者的肿瘤组织（原发肿瘤或转移）进行*RAS*（*KRAS/NRAS*）基因分型。已知*KRAS*或*NRAS*突变肿瘤的患者不应单独或与其他抗肿瘤药物联合使用西妥昔单抗或帕尼单抗治疗，因为它们几乎没有获益的机会。

*KRAS*突变是结直肠癌形成的早期事件，因此原发肿瘤的突变状态与转移之间存在非常密切的相关性。由于这个原因，*RAS*基因分型可以在原发肿瘤或转移瘤的存档标本上进行。除非无法获得原发肿瘤或转移瘤的存档标本，否则不应仅为了*RAS*基因分型而进行新鲜活检。

就*KRAS*突变的预后价值而言，结果好坏参半。在Alliance N0147试验中，*KRAS*外显子2突变肿瘤患者的DFS比没有这种突变的肿瘤患者短。De Roock等的一项回顾性研究提出了*KRAS*密码子13突变（G13D）可能不是绝对预测无反应的可能性。另一项回顾性研究也显示了类似的结果。然而最近对3项随机对照Ⅲ期试验的回顾性分析得出结论，*KRAS* G13D突变肿瘤不太可能对帕尼单抗产生应答。一项前瞻性Ⅱ期单药试验的结果评估了西妥昔单药治疗12例肿瘤中含有*KRAS* G13D突变的难治性mCRC患者的临床获益，4个月无进展率的主要终点未达到（25%），未见应答。AGITG Ⅱ期ICE CREAM试验的初步结果也没有看到西妥昔单抗单药治疗*KRAS* G13D突变肿瘤患者的益处。然而9%的伊立替康难治性人群在伊立替康加西妥昔单抗治疗后出现部分缓解。一项对8项随机对照试验的荟萃分析得出了相同的结论：与其他*KRAS*突变的肿瘤相比，*KRAS* G13D突变的肿瘤对EGFR抑制剂（西妥昔单抗或帕尼单抗）并非像专家们认为的那样完全无应答。

在AGITG MAX研究中，10%的具有野生型*KRAS*外显子2的肿瘤患者在*KRAS*外显子3、4或*NRAS*外显子2、3、4发生突变。在PRIME试验中，641例没有*KRAS*外显子2突变的肿瘤患者中，有17%发现*KRAS*外显子3、4发生突变或*NRAS*外显子2、3、4发生突变。预先确定的PRIME数据回顾性子集分析显示，与单独接受FOLFOX方案治疗的患者相比，接受帕尼单抗联合FOLFOX治疗的任*KRAS*或*NRAS*突变的肿瘤患者的PFS和OS均降低。表明帕尼单抗对*KRAS*或*NRAS*突变肿瘤患者没有益处，甚至可能对这些患者产生不利影响。最新的FIRE-3试验分析（讨论西妥昔单抗或帕尼单抗与贝伐珠单抗在一线治疗中的对比）发现，当考虑所有*RAS*（*KRAS/NRAS*）突变时，接受FOLFIRI方案＋西妥昔单抗的*RAS*突变肿瘤患者的PFS明显差于接受FOLFIRI＋贝伐珠单抗的*RAS*突变肿瘤患者（6.1个月 vs. 12.2个月；$P = 0.004$）。另外，*KRAS/NRAS*野生型肿瘤患者的PFS在两种方案之间没有差异（10.4个月 vs. 10.2个月；$P = 0.54$）。

这一结果表明西妥昔单抗可能对*KRAS*或*NRAS*突变肿瘤患者有不利影响。因此，在诊断Ⅳ期疾病时应确定*RAS*突变状态。任何已知*RAS*突变的肿瘤患者不应使用西妥昔单抗或帕尼单抗进行治疗。

（二）BRAF突变

尽管*RAS*突变表明对EGFR抑制剂缺乏反应，但许多含有野生型*RAS*的肿瘤仍然对EGFR抑制剂治疗没有应答。因此，研究已经将*RAS*下游的因素作为预测西妥昔单抗或帕尼单抗反应的可能额外生物标志物。

5%～9%的结直肠癌以*BRAF*基因（V600E）的特定突变为特征。在EGFR通路中，非突变*BRAF*基因的蛋白产物的激活发生在活化的KRAS蛋白的下游。突变的BRAF蛋白产物被认为具有组成活性，因此可以推定绕过西妥昔单抗或帕尼单抗对EGFR的抑制。

BRAF V600E突变预后普遍不良，但一线加入EGFR抑制剂可能带来一定治疗益处，这需要进一步验证。PRIME试验显示，*BRAF*突变不能预测一线FOLFOX方案化疗联合帕尼单抗的疗效。但COIN试验结果表明，一线CAPEOX/FOLFOX方案化疗联合西妥昔单抗在*BRAF*突变患者中无益处。多项研究显示，*BRAF*突变与EGFR抑制剂耐药相关。西妥昔单抗或帕尼单抗对*BRAF*突变肿瘤患者的PFS和OS无改善。BRAF突变是MSI-L/MSS型结肠癌患者的独立预后不良因素，还与肿瘤近端位置、低分化等特定高危临床病理特征相关。总体而言，*BRAF*突变是结肠癌强有力的预后不良标志物，但其作为预测EGFR抑制剂疗效的价值尚存争议。需要进一步研究验证*BRAF*突变在指导个体化治疗中的作用。

专家组认为越来越多的证据表明，*BRAF* V600E突变对帕尼单抗或西妥昔单抗产生反应的可能性很小，除非作为BRAF抑制剂方案的一部分。建议在诊断Ⅳ期疾病时对肿瘤组织（原发肿瘤或转移性）进行*BRAF*基因分型。

（三）HER2扩增突变

HER2是与EGFR相同的信号激酶受体家族的成员，已成功靶向治疗晚期乳腺癌和辅助治疗早期乳腺癌。HER2在结直肠癌中很少扩增/过表达（总体约为3%），但在*RAS/BRAF*野生型肿瘤中的患病率更高（报道为5%～14%）。NCCN指南针对结直肠癌中HER2检测的特异性分子诊断给予了指导。HER2靶向治疗现在被推荐作为*RAS/BRAF*野生型和HER2过表达肿瘤患者的后续治疗选择。如果肿瘤已知有*KRAS/NRAS*或*BRAF*突变，则不需要进行HER2检测。由于HER2靶向治疗仍在研究中，因此鼓励参加临床试验。

目前尚没有证据支持HER2过表达在预后中的作用。除了作为HER2靶向治疗的预测标志物外，初步结果表明HER2扩增/过表达可能预测对EGFR靶向单克隆抗体的耐药性。例如，在一组98例*RAS/BRAF*野生型mCRC患者中，不使用EGFR抑制剂治疗的中位PFS与HER2状态无关。然而，在使用EGFR抑制剂治疗时，HER2扩增患者的PFS明显短于无HER2扩增患者。

（四）dMMR/MSI-H状态

临床试验中以MSI-H（dMMR）为特征的Ⅳ期结直肠肿瘤的百分比为3.5%～5.0%。dMMR肿瘤含有数千个突变，这些突变可以编码突变蛋白，具有被免疫系统识别和靶向的潜力。然而，肿瘤细胞上的程序性死亡配体1和2（PD-L1和PD-L2）可以通过与效应T细胞上的PD-1受体结合抑制免疫应答。这个系统的进化是为了保护宿主免受未经检查的免疫反应。许多肿瘤上调PD-L1，从而逃避免疫系统。因此，我们假设dMMR肿瘤可能对PD-1抑制剂敏感。随后这一假设在临床试验中得到证实。目前推荐使用ICI治疗dMMR/MSI-H疾病。

NCCN结肠癌指南建议对所有有结肠癌或直肠癌个人病史的患者进行MMR或MSI检测。MMR/MSI状态除了作为晚期结直肠癌免疫治疗使用的预测标志物外，还可以帮助识别Lynch综合征个体，并为Ⅱ期疾病患者的辅助治疗决策提供信息。

（五）NTRK突变

3个NTRK基因编码原肌球蛋白受体激酶（TRK）蛋白，TRK主要在神经系统中表达，这些激酶帮助调节疼痛、运动/位置感知、食欲和记忆。NTRK基因融合导致TRK融合蛋白的过表达，导致组成型下游信号激活。研究估计，0.2%～1%的结直肠癌携带NTRK基因融合。一项对2314例结直肠癌标本（其中0.35%有NTRK融合）的研究发现，NTRK融合仅限于KRAS、NRAS和BRAF为野生型的癌症。此外，大多数含有NTRK融合的结直肠癌也存在MMR缺陷。同样，在一项旨在表征ALK、ROS1和NTRK重排mCRC的分子和临床特征的小型研究中，76.9%的NTRK重排肿瘤存在MMR缺陷。NTRK抑制剂（Larorectinib或Entrectinib）是NTRK基因融合阳性的mCRC患者的治疗选择。

（六）RET融合

RET是一种跨膜糖蛋白受体酪氨酸激酶，在多种不同类型的组织（包括神经、造血和神经内分泌组织）的体内平衡中起重要作用。RET基因融合导致RET通路的组成性活性，不依赖于配体的激活。RET基因融合与几种实体肿瘤的发病机制有关，包括甲状腺癌和非小细胞肺癌，以及一小部分（＜1%）的结直肠癌。一项系统综述分析了来自三个筛查平台的24例RET基因融合阳性的晚期结直肠癌患者资料，结果显示，与RET阴性患者相比，RET基因融合阳性患者年龄更大（中位年龄66岁 vs. 60岁；$P=0.052$），ECOG体能状态评分更差（ECOG评分1～2分者占90% vs. ECOG评分为0分者占50%；$P=0.02$），右半结肠肿瘤更多见（右半结肠肿瘤占55% vs. 32%；$P=0.013$），原发灶完全切除率更低（完全切除率21% vs. 58%；$P<0.001$）。所有RET基因融合阳性样本均为RAS和BRAF野生型。高度选择性的RET激酶抑制剂Selpercatinib是RET基因融合阳性的mCRC患者的非一线治疗选择。

（七）肿瘤突变负荷

肿瘤突变负荷（tumor mutational burden，TMB）测量肿瘤基因组给定编码区域内体细胞编码突变的总量，可以使用NGS技术进行量化研究。已经确定TMB是免疫治疗反应的潜在生物标志物，Pembrolizumab已被美国FDA批准用于不可切除或转移性的TMB-H实体瘤患者，且无标准替代治疗方案。TMB-H被定义为通过美国FDA批准的检测试剂盒检测到的肿瘤突变负荷≥10个突变/兆碱基。此定义是基于KEYNOTE-158 Ⅱ期研究结果，该研究纳入晚期实体瘤患者接受帕博利珠单抗治疗，结果显示TMB-H患者的客观缓解率为29%，非TMB-H患者的客观缓解率为6%。然而，该研究中评估疗效的796例患者中，未包含结直肠癌患者。一项Ⅱ期TAPUR篮子研究的摘要报道了27例TMB-H晚期结直肠癌患者接受帕博利珠单抗治疗的结果，1例部分缓解和7例病情稳定至少16周，疾病控制率为28%，ORR为4%。TAPUR研究的另一篇摘要报道了12例TMB-H晚期结直肠癌患者接受纳武利尤单抗加伊匹单抗治疗的结果，结论是联合治疗在MSS、TMB-H结直肠癌中没有足够的临床效用。

六、淋巴瘤的分子诊断和分子分型

WHO分类认为不同类型或亚型的淋巴瘤在其形态、免疫表型、遗传学及临床表现等方面各自具备独有的特征。对这类疾病的识别，也相应建立在对上述参数全面评估、综合判断的基础上。淋巴瘤的病理诊断是判断疾病预后转归的核心内容之一，整合了组织形态、免疫组织化学染色、流式细胞分析、细胞遗传学及分子生物学等多种辅助检测技术。

（一）淋巴瘤常用分子标志物

淋巴瘤常用的分子标志物在诊断和鉴别诊断上发挥重要作用，可用于：①判断肿瘤的细胞系（如B细胞或NK细胞）；②判断肿瘤性免疫细胞的分化阶段和成熟程度（如淋巴母细胞淋巴瘤与外周B/T细胞淋巴瘤、滤泡性淋巴瘤与边缘区淋巴瘤等）；③检测某些遗传学改变（如 *CCND1*、*ALK* 等基因易位所导致的蛋白异常表达）；④鉴别良、恶性疾病（如通过检测免疫球蛋白轻链有无限制性表达来判断B细胞/浆细胞是否克隆性增生）；⑤检测病原微生物（如EB病毒、人类疱疹病毒8型、幽门螺杆菌等）；⑥为临床免疫或靶向治疗提供依据（如CD20、CD30、CD19、CD38、PD-L1、ALK等靶点的检测）；⑦提示疾病预后（如通过检测CD10、BCL6、MUM1等指标区分弥漫大B细胞淋巴瘤细胞起源分型；通过检测MYC与BCL2蛋白表达水平甄别"双表达"淋巴瘤）等。

淋巴瘤常用的分子标志物：①白细胞共同抗原（CD45/LCA）；②B细胞相关标志物，如CD20、CD79a、CD19、PAX5、Oct-2、BOB.1、κ、λ、IgG、IgG4、IgM、IgA、IgD、CD38、CD138、CD23等；③T细胞/NK细胞相关标志物，如CD3、CD2、CD5、C7、CD4、CD8、CD43、CD45RO、CD56、CD57、细胞毒性分子（包括TIA-1、颗粒酶B、穿孔素）、T细胞受体蛋白（如TCRG）等；④淋巴细胞活化/分化相关标志物，如CD30、TdT、CD99、CD10、BCL6、MUM1等；⑤肿瘤基因和增殖相关标志物，如ALK、BCL2、BCL10、cyclin D1、MYC、TP53、Ki-67等；⑥组织细胞、树突细胞及髓系相关标志物，如CD68（KP1、PGM1）、CD163、溶菌酶、髓过氧化物酶（MPO）、CD15、CD123、CD117、CD21、CD35、S-100、CD1a、CD207/langerin等；⑦微生物标志物，如EB病毒（EBV）-LMP1、人类疱疹病毒8型等；⑧其他，如EMA、细胞角蛋白、LEF1、MNDA、PD-1、PD-L1、CXCL13等。

（二）淋巴瘤标志物的组合诊断应用

1.对于需要做免疫组化检查的淋巴组织增生性病变而言，几乎所有病例需要检测CD20、CD3和Ki-67。这一组合能够突显淋巴组织的免疫结构，有助于良、恶性病变的鉴别，并能提示淋巴瘤的细胞系起源。

2.对于呈滤泡/结节状生长模式的病变，可选用CD10、BCL6、CD21、Ki-67等指标显示结节和淋巴滤泡的关系。

3.对于疑似小B细胞肿瘤性病变（包括低级别滤泡性淋巴瘤、慢性淋巴细胞白血病/小淋巴细胞性淋巴瘤、套细胞淋巴瘤、边缘区淋巴瘤等），可选用CD10、BCL6、CD5、CD23、cyclin D1、SOX11、LEF1和MNDA这一组指标予以鉴别诊断。

4.对于富含浆细胞的病变，可检测免疫球蛋白轻链（κ/λ）有无限制性表达以区分良、恶性。

5.对于疑似高侵袭性成熟B细胞肿瘤的病变［包括绝大部分弥漫大B细胞淋巴瘤、伯基特淋巴瘤及具有前两者中间特征的B细胞淋巴瘤（BCLU）或高级别B细胞淋巴瘤（HGBL）、高级别滤泡性淋巴瘤等］，选用CD10、BCL6、BCL2、MUM1、MYC这一组指标（并结合细胞遗传学检查）有助于确诊并区分亚型。EBV-LMP1、CD5和TP53的检测对弥漫大B细胞淋巴瘤有预后意义。

6.对于疑似T细胞或NK细胞肿瘤的病变，可选择检测CD2、CD5、CD7、CD4、CD10、CD30、CD56、ALK、CXCL13、PD-1、T细胞受体蛋白、细胞毒性分子等标志物并行EBER原位杂交帮助判断肿瘤类型。

7.对于经典型霍奇金淋巴瘤或类似病变（如具有经典型霍奇金淋巴瘤和弥漫大B细胞淋巴瘤中间特征的灰区淋巴瘤、结节性淋巴细胞为主型霍奇金淋巴瘤、富含T细胞/组织细胞的大B细胞淋巴瘤等），可选用CD20、PAX5、Oct-2、BOB.1、CD30、CD15、EBV-LMP1（或EBER）、EMA、PD-1等指标组合。此外，还应注意部分外周T细胞淋巴瘤也可伴有霍奇金样异型大B细胞浸润，增生的T细胞有无异型性、是否克隆性增生是鉴别诊断的关键。

8.富含细胞的经典型霍奇金淋巴瘤与ALK阴性的间变性大细胞淋巴瘤有时不易区分，检测B细胞、T细胞系标志物，细胞毒性分子并结合*IG*、*TCR*基因重排检测有助于鉴别。

9.对于混合B、T细胞增生性病变，应结合形态分析正确区分肿瘤细胞和反应性成分。少数情况下，也不排除组合表型的淋巴瘤可能，但诊断后者应有充分的病理学和分子遗传学证据。

10.对于形态高度疑似淋巴造血组织肿瘤但CD20和CD3均不表达的病变，通常需要检测部分"二线"细胞系标志物（如CD79a、PAXS、CD19、Oct-2、BOB.1、浆细胞相关抗原、CD3以外的全T细胞抗原及CD43、CD68、MPO等髓细胞标志物等）帮助判别。

（三）基因检测在淋巴瘤诊断中的应用

除了常规的免疫组化检测分子标志物之外，不少特定的基因突变也已被用于淋巴瘤的诊断、分型、预测预后乃至辅助临床治疗决策。以弥漫大B细胞淋巴瘤为例，目前最常用HANS模型分类，通过检测生发中心B细胞标志物（CD10、BCL6）和非生发中心B细胞标志物（IRF4/MUM1）将弥漫大B细胞淋巴瘤分为生发中心B细胞样（GCB）亚型和非GCB亚型。有条件的机构推荐基于基因表达谱或NanoString检测判读弥漫大B细胞淋巴瘤的细胞起源分型（COO）亚型。伴有*IRF4/MUM1*重排的大B细胞淋巴瘤，好发于咽淋巴环和颈部淋巴结，临床多为早期，形态学类似滤泡性淋巴瘤3B或弥漫大B细胞淋巴瘤，*BCL2*重排阴性，局部侵袭但疗效好。滤泡性淋巴瘤最常见的遗传学变异为t（14：18），累及*BCL2*基因和*IgH*基因。经典型套细胞淋巴瘤通常不伴*IGHV*基因超突变，SOX11阳性。白血病样非淋巴结型套细胞淋巴瘤的肿瘤细胞表现为非复杂核型，伴有*IGHV*基因突变，不表达或低表达*SOX11*，无*TP53*突变。临床上常侵犯外周血、骨髓和脾（但病情发展缓慢）。一旦出现*TP53*异常，则进展为侵袭性较高的疾病。部分黏膜相关淋巴组织淋巴瘤可出现t（11：18），特别是幽门螺杆菌阴性胃边缘区淋巴瘤，常预示疾病晚期和抗幽门螺杆菌治疗疗效不佳。

七、白血病的分子诊断和分子分型

（一）成人急性淋巴细胞白血病

成人急性淋巴细胞白血病（ALL）根据细胞遗传学和分子生物学特征可以分为以下几种类型。

1.常规急性B淋巴细胞白血病（B-ALL） 表达B细胞标志物如CD19、CD22、CD79a，并表达至少一个幼稚/早期抗原如CD34和TdT。

2.BCR-ABL阳性ALL 存在Ph染色体和（或）*BCR-ABL*融合基因，占成人ALL的25%～30%，预后较差。

3.*MLL*基因重排阳性ALL 如t（4；11）、t（11；19），预后差。

4.T细胞ALL 表达T细胞标志物如细胞CD3、CD7和CD2，约占成人ALL的25%。

5.前体B细胞ALL 同时表达幼稚期抗原和细胞CD10。

6.前体T细胞ALL 同时表达T细胞和幼稚期标志。

根据免疫表型、细胞遗传学和分子特征的综合判断，可以将ALL进一步分型，指导临床治疗。其中Ph染色体阳性ALL被作为一个独立的病理生理实体治疗。

（二）成人急性髓系白血病

PML-RARα、*RUNX1-RUNX1T1*、*CBFβ-MYH11*、*MLL*重排、*BCR-ABL1*、*C-kit*、*FLT3-ITD*、*NPM1*、*CEBPA*、*TP53*、*RUNX1*（*AML1*）、*ASXL1*、*IDH1*、*IDH2*、*DNMT3a*基因突变，这些检查是急性髓系白血病（AML）分型、危险度分层及指导治疗方案的基础。*TET2*及RNA剪接染色质修饰基因（*SF3B1*、*U2AF1*、*SRSF2*、*ZRSR2*、*EZH2*、*BCOR*、*STAG2*）突变等急性髓系白血病（AML）相关基因突变，这些检查对AML的预后

判断及治疗药物选择具有一定的指导意义。

（三）慢性淋巴细胞白血病

目前预后意义比较明确的生物学标志有免疫球蛋白重链可变区（IGHV）基因突变状态及片段使用、染色体异常［推荐CpG寡核苷酸＋白细胞介素2（IL-2）刺激的染色体核型分析，荧光原位杂交（FISH）检测del（13q）、＋12、del（11q）（ATM基因缺失）、del（17p）（TP53基因缺失）等］、基因突变［推荐二代基因测序检测TP53、NOTCH1（含非编码区）、SF3B1、BIRC3等基因］。IGHV无突变的慢性淋巴细胞白血病（CLL）患者预后较差；使用VH3-21片段的患者如属于B细胞受体（BCR）同型模式2亚群，则无论IGHV突变状态如何，预后均较差。具有染色体复杂核型异常、del（17p）和（或）TP53基因突变的患者预后最差，TP53基因或其他基因的亚克隆突变的预后价值有待进一步探讨，del（11q）是另一个预后不良标志。推荐应用CLL国际预后指数（CLL-IPI）进行综合预后评估。

（四）慢性粒-单核细胞白血病

如果基因突变结果可得，建议采用慢性粒-单核细胞白血病（CMML）临床/分子预后积分系统（CPSS-mol）和（或）梅奥分子模型（Mayo molecular model，MMM）进行危度分组。CPSS-mol：根据染色体核型异常及是否有ASXL1、NRAS、RUNX1和SETBP1突变赋分。MMM包括5个预后参数：单核细胞绝对计数＞10×10^9/L（2分）、外周血有不成熟髓系细胞（2分）、血红蛋白＜100g/L（2分）、ASXL1突变（1.5分）和血小板计数＜100×10^9/L（1.5分）。根据累计积分，分为低危（0分）、中危1（2分）、中危2（2.5～4.5分）和高危（≥5分）。

八、其他肿瘤的分子特征与分子分型

卵巢癌同样是一种高度异质性的肿瘤，不同类型的卵巢癌，其肿瘤形态、临床预后及对药物的敏感性均有很大差异。传统组织学水平上将卵巢癌分为上皮性卵巢癌、性索间质肿瘤、生殖细胞肿瘤和混合细胞类型，其中90%以上为上皮性卵巢癌。在上皮性卵巢癌中，约2/3的组织亚型为浆液型卵巢癌。其中浆液型卵巢癌又可分为低级别浆液型肿瘤（LGSC）和高级别浆液型肿瘤（HGSC）。通过微阵列基因图谱技术将HGSC分为4型，即间叶细胞型、免疫反应型、增殖型和分化型。分化型有高度异质性，而其余三型则保持匀质性。HGSC并非由LGSC发展而来。分子病理学认为，所有上皮性卵巢癌可根据TP53、KRAS、BRAF、PTEN、PIK3CA、CTNNB1和ARID1A等基因的突变情况，分为Ⅰ型和Ⅱ型2种类型。LGSC属于基因组更加稳定，临床预后更好的Ⅰ型，KRAS和BRAF突变是其较为特异的分子标志物；而HGSC为基因组更不稳定的Ⅱ型，其TP53的突变频率高达96%，预后通常较差。

2016年WHO引入了分子诊断的新概念，重新定义胶质瘤的病理分型。将IDH突变状态、是否联合1p19q缺失纳入其中。此外ATRX、TP53、TERT突变及MGMT甲基化等同样作为疾病预后及疗效预测的重要依据。

对于胃肠道间质肿瘤（GIST）基于分子特征及免疫组化检测的结果可划分为经典型GIST［检测CD117、DOG-1、SDHB（胃）、Ki-67］、琥珀酸脱氢酶（SDH）缺陷型（以无KIT/PDGFR突变和SDHB缺失表达为特征）、NF1相关性GIST、BRAF突变型GIST、NTRK3重排GIST。类似的，皮肤恶性黑色素瘤也依据BRAF V600E突变及RAS突变状态制订相应的一线和后线靶向治疗方案。

第四节　治疗目标

不同肿瘤的治疗目标不尽相同。临床医师在给肿瘤患者制订治疗目标时需要综合评估患者的一般状况、临床表现、疾病分期、分子特征及治疗意愿等。肿瘤治疗的目标主要包括治愈、延长生存期和姑息减症。

一、治愈

（一）治愈的定义

肿瘤治愈是指在经过适当的治疗后，患者的肿瘤被完全清除，获得持续的病情缓解和治疗反应，不再出现任何肿瘤细胞存在，并且在随访期内保持持续的健康状态，没有任何疾病的复发或进展。治愈意味着患者已经摆脱了肿瘤的威胁，可以继续正常生活，不再需要持续的抗肿瘤治疗。此概念主要针对实体瘤。血液系统恶性肿瘤如白血病、淋巴瘤等在经过一定疗程化疗后也可达到长期的病情控制状态，称为完全缓解，而非严格意义上的治愈。

然而，需要注意的是，即使在医学上宣布治愈，也不能保证患者终生不会再次发生肿瘤。有些微小的肿瘤细胞可能在检测范围之外，或者在治疗后的一段时间内无法被观察到，因此随访是非常重要的，以确保疾病没有复发。

（二）治愈的评价标准

肿瘤是否治愈有时很难准确评价，通常需要综合考量病理、影像学检查、临床表现、肿瘤相关血清标志物等多种因素，并进行长期随访。

1.无肿瘤残留　外科完整切除原发病灶和区域淋巴结转移灶，术后病理提示切缘阴性，无残余肿瘤细胞。

2.无病生存期满5年以上　术后定期随访观察关键器官情况，影像学检查提示无复发转移灶。需要随访时间满5年以上才可判断为治愈。

3.无生化复发迹象　肿瘤相关血清标志物保持正常，无复发生化学表现。若标志物升高，则需要影像学或病理学证实。

（三）治愈的适宜人群

1.早期癌症　早期发现的肿瘤，如早期乳腺癌、早期结直肠癌等，通常可以通过外科手术完全切除肿瘤，以实现根治。

2.局限性肿瘤　肿瘤局限于一个部位，没有扩散到淋巴结或其他组织，可能可以通过手术切除实现根治。

3.少数转移的情况　某些情况下，肿瘤可能已经转移到一两个局部区域，但仍可以通过手术或放射治疗根治这些局部转移病灶。

4.非转移性癌前病变　一些早期的癌前病变，如宫颈上皮内瘤变（cervical intraepithelial neoplasia，CIN）、胃黏膜上皮内瘤变（gastric intraepithelial neoplasia）等，可以通过手术或其他方法根治，以防止其进一步发展成癌症。

（四）治愈的必要条件

1.早期发现、早期治疗　发现时肿瘤处于初期阶段，病变局限，尚未出现远处转移，此时手术完整切除的可能性最大。

2.完整的手术切除　根据肿瘤生长方式选择合适的切除范围，确保彻底切除，切缘阴性。

3.标准的辅助治疗　术后针对具体病理分期和分子特征给予化疗、放射治疗、分子靶向治疗、免疫治疗、内分泌治疗等以消灭残存病灶，降低复发风险。

（五）治愈的评估方法

1.手术病理报告　不同肿瘤的标准手术方式不尽相同，通常包括原发灶切除和区域淋巴结清扫。术后病理报告显示切缘阴性通常提示肿瘤完整切除。对于接受新辅助治疗后再行手术切除的患者，若术后的病理检查中未能发现残留肿瘤组织，称为病理学完全缓解（pathologic complete response，pCR）。这类患者通常预后较好，治愈率较高。

2.定期影像学监测　在影像学领域，评估肿瘤是否已经治愈通常依赖于医学影像技术，如CT、MRI、PET/CT等。影像学检查可以观察肿瘤的大小、形态和分布。通过连续的影像学检查，医师可以监测肿瘤的变化。随访时间满5年以上无肿瘤复发可评价为临床治愈。

3.血清肿瘤标志物监测　肿瘤标志物是一些在体内可能与肿瘤相关的特定分子或化合物，它们可以通过血液检查来监测。肿瘤标志物的动态监测有助于判断肿瘤的复发风险，如甲胎蛋白（AFP）常用于肝癌和睾丸肿瘤的监测，前列腺特异性抗原（PSA）常用于前列腺癌的监测，癌抗原（CA）125常用于卵巢癌的监测，癌胚抗原（CEA）常用于肺腺癌或消化道肿瘤的监测等。

4.分子生物学监测　循环肿瘤DNA（circulating tumor DNA，ctDNA）是一种存在于血液循环中的肿瘤细胞释放出的DNA片段。这些DNA片段携带着肿瘤细胞的遗传信息，包括突变、基因变异等。通过分析ctDNA，医师可以了解肿瘤的遗传特征，监测治疗反应，预测肿瘤复发等。术后ctDNA可以提示微小残留病灶情况，可用于实体瘤和血液系统肿瘤的监测。

5.临床表现　包括症状消失（与肿瘤相关的症状，如疼痛、压迫感、恶心、呕吐等消失或明显减轻）、体征改善（体征异常如肿块、肿胀等在治疗后明显减小或消失）和生活质量改善（患者的生活质量得到明显改善，精神状态更好，体力活动能力增强）。

（六）肿瘤根治性治疗方法

根治性治疗旨在完全消除或持久地控制肿瘤，使患者不再出现肿瘤复发或转移。以下是一些常见的肿瘤根治性治疗方法。

1.手术切除　手术是许多早期肿瘤的主要根治性治疗方法。通过切除肿瘤及其周围的组织，可以达到完全去除肿瘤的目标。对于一些特定的肿瘤，如早期乳腺癌、结直肠癌等，手术切除可以实现根治。

2.放射治疗　在某些情况下也可以实现肿瘤的根治。高剂量的放射线可以杀死肿瘤细胞，从而达到完全消除肿瘤的效果。放射治疗通常用于不能手术切除的肿瘤，或者在手术后用于预防复发。

3.化疗　在某些情况下也可以用于根治性治疗。尤其是对于高度侵袭性或广泛分布的肿瘤，化疗可以通过杀死体内隐藏的微小肿瘤细胞防止复发或转移。

4.分子靶向治疗　通过干扰肿瘤细胞中特定的分子靶点控制肿瘤生长，有时也可以实现根治性治疗效果。这种治疗方法对一些特定的肿瘤类型特别有效。

5.免疫治疗　可以增强患者自身免疫系统的能力来攻击肿瘤细胞，有时可以达到肿瘤根治。免疫检查点抑制剂等免疫治疗药物在某些患者中表现出显著的根治性效果。

6.化学消融治疗　是通过注射特定药物或物质来破坏肿瘤组织，实现根治性治疗的一种方法。它适用于一些局部肿瘤，如肝脏、肾脏等部位的肿瘤。

7.放射性核素治疗　可以通过放射性药物直接攻击肿瘤细胞，有时可以达到根治性治疗的效果。这种治疗方法在一些特定的肿瘤类型中应用广泛。

（七）常见肿瘤的治愈情况

1.早期肺癌　肺癌是一种高度恶性的肿瘤，但早期肺癌治愈的可能性较大。Ⅰa期肺癌5年生存率可达80%～90%，Ⅰb期为60%～70%。影响预后的因素包括分化程度、肿瘤大小、淋巴结受累情况等。手术切除是早期肺癌的主要治疗手段。对于Ⅰa期肺癌，解剖性肺叶切除＋系统性淋巴结清扫可治愈大多数患者。Ⅰb期则需要肺叶切除＋系统淋巴结清扫。部分患者需要术后辅助化疗，推荐方案为以铂类药物为基础的双药联合化疗，如顺铂＋长春瑞滨、顺铂＋吉西他滨、顺铂＋培美曲塞、顺铂＋紫杉醇等。表皮生长因子受体（epithelial growth factor receptor，EGFR）突变阳性的患者，术后可以口服表皮生长因子受体酪氨酸激酶抑制剂（epithelial growth factor receptor tyrosine protein kinase inhibitor，EGFR-TKI）（如埃可替尼、奥希替尼）以减少复发风险。

2.早期乳腺癌 早期乳腺癌的治愈率较高。Ⅰ期乳腺癌5年生存率约为95%以上。影响预后的因素包括肿瘤分型、分级及淋巴结状态等。手术切除是主要治疗手段，包括改良根治性乳腺切除术或乳腺保留术＋腋窝淋巴结清扫。部分患者需要术后辅助放化疗和内分泌治疗。激素受体阳性患者需要术后服用他莫昔芬或芳香化酶抑制剂5年。人表皮生长因子受体2（human epidermal growth factor receptor 2，HER2）过表达患者可以使用曲妥珠单抗治疗1年。

3.早期肝癌 有较高的治愈率。手术切除是首选治疗，五年生存率可达60%～90%。肝癌的手术方式需要根据肿瘤的部位、大小和数量决定。常见的手术方法包括部分肝切除、解剖性肝叶切除、肝叶切除联合胆管切除等。肝癌术后易复发，小分子抗血管治疗药物（如索拉非尼、仑伐替尼等）和免疫检查点抑制剂有望在术后辅助治疗中进一步降低肿瘤复发风险。

4.霍奇金淋巴瘤 早期霍奇金淋巴瘤的治愈率高达80%～90%，通常采用ABVD（多柔比星、博来霉素、长春新碱、达卡巴嗪）方案化疗，共6～8周期。推荐采用PET/CT评估治疗反应。必要时加放射治疗。

5.弥漫大B细胞淋巴瘤 弥漫大B细胞淋巴瘤依据IPI评分分组，低危组治愈率达70%～80%。对于CD20阳性的患者，R-CHOP（利妥昔单抗＋环磷酰胺＋多柔比星＋长春新碱＋泼尼松）方案为一线标准治疗方案，每3周1次，共6～8周期。同样推荐采用PET/CT评估治疗反应，治疗后残留病灶可以加放射治疗。

6.鼻咽癌 同步放化疗是非转移性鼻咽癌的标准治疗方法，治愈率在80%以上，对于低危Ⅰ期的鼻咽癌患者，可考虑采用单纯放射治疗。随访期推荐定期行影像学评估和EBV-DNA动态监测。

7.甲状腺癌 大部分甲状腺癌是可治愈的，尤其是甲状腺乳头状癌，术后10年生存率已超过90%。甲状腺乳头状癌的治疗通常包括手术、放射性碘治疗和甲状腺激素替代治疗。手术是常规的治疗方法，通常是甲状腺全切除，有时还可能伴随颈部淋巴结清扫。放射性碘治疗通常在手术后进行，用于破坏残留的甲状腺组织和甲状腺癌细胞。甲状腺乳头状癌预后通常较好，特别是早期诊断和治疗的患者。大多数患者可以完全康复，但需要终生进行甲状腺激素替代治疗。

8.皮肤基底细胞癌（basal cell carcinoma，BCC） 是一种最常见的皮肤癌，通常起源于皮肤的基底细胞层，它通常生长缓慢，不会迅速扩散到其他部位，但如果不及时治疗，它可能会对周围组织造成损害。治疗方法通常包括手术、电凝术和冷冻术、放射治疗等，大多数患者可以治愈。

（八）治愈失败的原因

1.治疗抵抗性 某些癌症可能对治疗方法产生抵抗，使治疗难以奏效。癌细胞可能在治疗后发生突变或适应，从而逃避药物或放射治疗的作用。

2.肿瘤异质性 肿瘤内部可能存在不同类型的癌细胞，有些可能对治疗敏感，而另一些可能更具抵抗性。因此，即使部分癌细胞被治疗杀死，其他抵抗性的癌细胞仍可能存活，导致治愈失败。

3.微转移和残留病灶 即使在肉眼无法看到的情况下，微小的肿瘤残留或微转移也可能导致根治失败，因为这些残留病灶可能在治疗后重新生长。

4.治疗策略不当 治疗方案可能不适当或不充分，导致治疗效果不佳。选择合适的治疗方法、药物剂量和治疗时机对成功治愈至关重要。例如，手术方式不当或操作不当可导致切缘阳性，残留肿瘤细胞。

5.肿瘤扩散 如果肿瘤已经扩散到其他部位，特别是淋巴结或远处器官，治疗的难度会增加，治愈成功的概率可能减小。

6.治疗的依从性 患者是否遵循医师的治疗建议和方案也会影响治疗结果。不良的治疗依从性可能导致治疗失败。

7.治疗的耐受性和副作用 一些治疗方法可能会引起严重的副作用，导致患者不得不中断或调整治疗，从而影响治疗效果。

8.治疗资源和医疗条件 有时治疗资源受限、医疗条件不足等因素可能导致治疗无法得到足够的支持，从而影响治疗效果。

（九）提高治愈率的方法

1.定期筛查和早期诊断　早期发现癌症可以显著提高治愈成功的机会。定期进行适当的癌症筛查，如乳腺癌、宫颈癌和结直肠癌的筛查，有助于早期发现潜在的问题。

2.合适的治疗方法　采用符合指南推荐的规范手术操作以保证切除范围和淋巴结清扫数量，提高R0切除率。对于接受根治性放射治疗的患者，标准的靶区勾画和剂量是治愈的前提条件。

3.精准的辅助治疗　根据患者的疾病分期和分子特征选择合适的辅助治疗方案，如化疗、放射治疗、分子靶向治疗、免疫治疗和内分泌治疗等。

4.密集随访监测　即使在治愈后，定期随访仍然很重要。利用各种生物学指标进行监测，如发现可疑复发灶，及时干预。

5.多学科团队协作　不同专业和学科的医师共同评估患者的情况，讨论不同治疗选项的优缺点，并根据患者的个体情况制订出最佳的治疗方案。

二、延长生存期

（一）延长生存期的定义

肿瘤生存期通常指的是从诊断肿瘤开始，患者在一定时间内存活下来的时间长度。延长生存期是指通过治疗或其他医疗干预措施，使患者的生存时间相对于没有治疗或其他干预措施时更长。对于无法治愈的晚期或转移性恶性肿瘤，通过系统治疗使肿瘤生长缓解，控制病情进展，以使患者获得比自然病程更长的生存期。在医学上，延长生存期通常是通过比较不同治疗方法或干预措施对患者的影响来评估的。在临床试验中，延长生存期常作为一个重要的终点指标，以评估治疗方法的效果和潜在益处。

（二）延长生存期的意义

1.提高生存机会　最直接的意义是延长患者的生存时间。治疗能够延长生存期，使患者能够多活一段时间，享有更多的时间与家人、朋友和社会互动。

2.改善生活质量　虽然治愈并不总是可能的，但通过延长生存期，可以为患者提供更多的时间，以减轻病痛、消除症状、改善生活质量。这意味着患者有更多的时间继续从事他们热爱的活动、保持社会联系等。

3.寻求其他的治疗选择　对于某些患者，延长生存期可以为他们争取更多的时间，以等待新的治疗方法的出现。这可能会带来更多治疗选择和机会。

（三）生存期的评价指标

生存期的评价指标是用于衡量癌症患者或其他疾病患者在治疗或干预措施下存活的时间长度的指标。这些指标通常在临床研究、临床试验和医学实践中用于评估不同治疗方法的效果。

1.总生存期（overall survival，OS）　从随机分组开始到患者因任何原因死亡的时间。在临床试验情境下，若发生患者失访，视该患者最后一次随访时间为死亡时间；若试验结束时患者仍然存活，视随访结束日为死亡时间。总生存期可用于评价所有患者的总体生存获益。

2.无进展生存期（progression-free survival，PFS）　从随机分组开始对肿瘤进行治疗到第一次评估为疾病进展（PD）或未进展即死亡的时间跨度，肿瘤在该阶段基本没有进展。无进展生存期主要用于转移性和不可切除疾病的评价。

3.无病生存期（disease-free survival，DFS）　患者经过根治后已达到完全缓解，在此之后直至第一次评估为肿瘤复发/转移或未复发/转移即死亡的时间跨度，患者在该阶段处于无肿瘤状态。无病生存期常用于辅助治疗的评价。

4.无事件生存期（event-free survival，EFS）　从随机分组开始到预定事件发生的时间，"事件"可包括

PD、死亡、更换治疗方案、加用其他治疗、发生致死性或不能耐受的副作用等。EFS主要用于病程较长的恶性肿瘤或实验方案危险性高等情况下。

（四）生存期的影响因素

生存期受多种因素影响，这些因素可以是患者自身的特征、疾病的属性、治疗方法及环境因素等。以下是影响生存期的一些重要因素。

1.肿瘤类型和分期　不同类型的肿瘤具有不同的生存期。肿瘤分期也是影响生存的重要因素，分期早通常与更好的生存期相关。

2.治疗方法　不同的治疗方法，如手术、放疗、化疗、靶向治疗和免疫治疗等，对生存期有显著影响。合适的治疗方法可以延长生存期。

3.治疗反应　患者对治疗的反应可能因人而异。治疗反应好的患者通常有更好的生存预后。

4.个体特征　患者的年龄、性别、健康状况、遗传因素等都可能影响生存期。一些疾病在不同年龄段的预后可能不同。

5.生活方式　健康的生活方式，如均衡的饮食、适度的运动、戒烟和限制饮酒，可以有助于改善生存预后。

6.免疫状态　患者的免疫状态可能影响疾病的发展和治疗效果。免疫功能较强的患者可能更有抵抗力。

7.心理健康　心理健康状况可能与生存期相关。积极的心态和良好的心理健康可能对治疗效果产生积极影响。

8.合并疾病　有其他健康问题的患者可能在治疗过程中面临更大的挑战，从而影响生存期。

9.遗传突变　一些肿瘤可能与特定的遗传突变相关，这些突变可能影响疾病的发展和治疗反应。

10.治疗依从性　是否按医嘱进行治疗及遵循治疗计划可能影响治疗的效果。

11.治疗副作用　一些治疗方法可能引起严重的副作用，从而影响患者的生活质量和治疗进程。

（五）延长生存期的策略

1.合适的治疗方法　选择合适的治疗方法对延长生存期至关重要。化疗、放疗、手术、靶向治疗、免疫治疗等都是常见的治疗方式，需要根据患者的具体情况选择最合适的治疗方法。

2.个体化治疗　是根据患者的基因型、疾病特征和治疗反应制订治疗计划。基因检测和分子分型有助于更精准地选择药物和治疗方案。

3.综合治疗方案　有时，多种治疗方法的联合使用可以产生更好的效果。例如，化疗可以和放疗、靶向治疗或免疫治疗相结合。

4.早期检测和诊断　早期发现疾病可以在病情严重之前进行有效治疗，从而延长生存期。定期的体检和筛查是非常重要的。

5.健康的生活方式　保持健康的生活方式，包括均衡饮食、适度锻炼、戒烟和限制酒精摄入，可以改善整体健康状况，支持治疗效果。

6.积极态度和心理支持　情绪状态对治疗和生存期有影响。积极的心态和获得来自家人、朋友及专业心理医师的支持可以帮助应对治疗过程中的挑战。

7.临床试验　参与临床试验可能有机会尝试最新的治疗方法和药物，有些药物可能在试验阶段显示出显著的效果。

（六）常见肿瘤延长生存期的情况

1.晚期非小细胞肺癌　对于晚期肺癌患者，药物治疗可以有助于减缓肿瘤的生长和扩散，缓解症状，从而改善生活质量并延长生存期。一线化疗可给晚期非小细胞肺癌患者带来4～5个月的中位无进展生存期和10～12个月的总生存期。对于EGFR阳性的非小细胞肺癌，一代EGFR-TKI（如吉非替尼、厄洛替尼、埃可替尼）可将无进展生存期延长至9～13个月，三代EGFR-TKI（如奥希替尼、阿美替尼、伏美替尼）可将无进展生存期延长至19～22个月。对于ALK融合阳性的非小细胞肺癌，一代ALK-TKI克唑替尼治疗的中位无进展生存期可达80个月以上。对于驱动基因阴性的晚期非小细胞肺癌，化疗联合免疫检查点抑制剂治疗能将中位总生存期延长至22个月左右。

2.广泛期小细胞肺癌　不可治愈，但可通过药物治疗延长生存期。小细胞肺癌是一类对化疗相对敏感的肿瘤，一线依托泊苷联合顺铂方案化疗的中位总生存期约10个月。近2年来，免疫检查点抑制剂联合化疗首次使广泛期小细胞肺癌的中位总生存期超过了1年，达到了15个月左右。

3.晚期结直肠癌　结直肠癌起病隐匿，多数患者发现时已是晚期，丧失了手术根治的机会，自然生存期不足6个月。随着氟尿嘧啶类药物的临床应用，这类患者的中位总生存期可延长至1年左右的时间。奥沙利铂/伊立替康和氟尿嘧啶类药物的联合治疗进一步将这类患者的生存期提升。分子靶向治疗药物贝伐珠单抗和西妥昔单抗的问世使晚期左半结肠癌患者的中位总生存期第一次超过了3年。

4.晚期食管癌　食管癌起病比较隐匿，患者出现症状时大多数已经是中晚期，治疗效果较差。以往，晚期食管癌以化疗为主，中位总生存期约12个月。近年来，多项免疫检查点抑制剂联合化疗的临床试验结果表明，免疫治疗的引入显著延长了食管癌患者的生存期，中位总生存期可达13～17个月。

5.晚期乳腺癌　通常通过放化疗、内分泌治疗、分子靶向治疗等方法进行治疗，可以实现较好的生存期延长效果。对于激素依赖型乳腺癌，内分泌治疗也可以延长生存期。靶向治疗药物如曲妥珠单抗、帕妥珠单抗等也在HER2阳性患者中取得了良好的生存期延长效果。

6.晚期前列腺癌　可以通过内分泌治疗、化疗、靶向治疗等方法控制疾病进展，延长生存期。

三、姑息减症治疗

（一）姑息减症治疗的定义

姑息减症治疗也称姑息治疗（palliative care），是一种针对不可治愈疾病的治疗方法，旨在通过缓解症状和提高患者的生活质量改善患者的病情。姑息减症治疗的目标是通过控制疼痛、减轻不适和改善功能，使患者能够更好地应对疾病的影响，享受他们的日常生活。

1.疼痛管理　对于许多患者来说，疼痛是患病时的一个主要症状。姑息治疗的重要部分是控制疼痛，以确保患者保持舒适的无痛状态。

2.症状缓解　除了疼痛外，其他症状如呼吸困难、恶心、呕吐、疲劳、失眠等也可能困扰患者。姑息减症治疗的目标是减轻这些不适，提高患者的生活质量。

3.心理和情感支持　姑息治疗不仅关注生理症状，还关注患者的心理和情感健康。提供心理支持和心理治疗可以帮助患者应对情绪困扰和焦虑。

4.社交和家庭支持　患者的家庭和社交支持网络在姑息治疗中扮演着重要角色。提供家庭和社会支持可以帮助患者更好地适应疾病，并获得更多的支持和关爱。

5.提高生活质量　姑息治疗的主要目标之一是提高患者的生活质量，使他们能够最大程度地享受生活，与亲人和朋友共度美好时光。

（二）姑息减症治疗的发展历程

姑息减症治疗起源于20世纪初，但在过去几十年里，它经历了显著的发展和演变。

1.早期阶段（20世纪初至20世纪70年代）　20世纪初，姑息护理的概念开始出现，但主要集中在照顾临终患者的物理和情感需求上。在这个时期，医疗界对终末期患者的关注相对有限，临终患者通常在医院接受治疗，但缺乏针对症状缓解和心理支持的综合性方法。

2.发展阶段（20世纪80～90年代）　在20世纪80～90年代，姑息减症治疗逐渐开始受到更多关注。学术界开始研究和强调为晚期患者提供症状缓解和综合支持的重要性。首批姑息护理专业团体成立，旨在提倡并推广姑息减症治疗的理念和实践。

3.现代阶段（21世纪至今）　从21世纪初开始，姑息减症治疗逐渐成为临床医学中不可或缺的组成部分，被广泛认识为提高生活质量、缓解症状和改善终末期患者的精神和心理健康的方法。多个国际机构和组织开始致力于促进姑息减症治疗的发展和培训。医疗界对综合性照顾的认识不断深化，姑息减症治疗不仅仅关注病症本身，还关注患者和家庭的心理、社会和精神需求。

现代姑息减症治疗已经演变成一个广泛领域，涉及多学科合作，旨在为严重、慢性、晚期疾病的患者提供全面的支持和照顾。这种治疗方法不仅关注身体症状的缓解，还强调患者的情感健康、社会支持和综合性的生活质量。

（三）姑息减症治疗的适用人群

癌症姑息治疗适用于晚期癌症且不可治愈，可能面临严重症状和生活质量下降的患者。以下是一些适用癌症姑息治疗的人群。

1.晚期癌症患者　晚期癌症特别是癌症已经扩散到身体其他部位的患者，可能面临疼痛、疲劳、呕吐、呼吸困难等症状，姑息治疗可以帮助缓解这些症状，提高生活质量。

2.无法接受或耐受其他治疗的患者　有些患者可能因为年龄、健康状况或其他原因无法接受强化治疗，或者之前的治疗已经不能耐受，姑息治疗可以成为他们的一种选择，以改善症状。

3.治疗效果有限的患者　对于一些患者，之前的治疗可能并没有显著的效果，或者疾病已经出现复发或进展，姑息治疗可以在不再强调治愈的情况下，提供一种缓解症状的方式。

4.维持或提高生活质量的需要　一些患者可能会选择姑息治疗，以维持或提高生活质量，使他们能够最大程度地享受日常生活。

5.病情复杂的患者　对于某些病情较为复杂的患者，综合性姑息治疗可以在多个方面提供支持，包括疼痛管理、心理支持、家庭关怀等。

（四）姑息减症治疗的目标

1.缓解疼痛和不适　如果患者经历疼痛、呼吸困难、恶心、呕吐等症状，姑息治疗的首要目标是通过药物、物理疗法和其他方法减轻这些不适，从而提高患者的舒适度。

2.提高生活质量　姑息减症治疗的重要目标之一是改善患者的生活质量。这包括确保患者能够保持活动能力、独立性和社交互动，以最大程度地享受日常生活。

3.心理和情感支持　姑息减症治疗的目标还包括提供心理和情感支持，帮助患者应对他们可能面临的焦虑、抑郁和其他情感困扰。

4.家庭和社会支持　提供家庭和社会支持，帮助患者的亲人和护理者更好地理解和应对患者的需求，以及他们可能遇到的挑战。

5.维持尊严和自主性　姑息减症治疗的目标之一是维护患者的尊严和自主性。这意味着尊重患者的个人价值观和决策，并在医疗和护理决策中融入患者的意愿。

6.平和和满足感　通过提供综合的支持，姑息减症治疗还可以帮助患者在生命的最后阶段获得平和和满足感，使他们能够以尊严和安详的方式度过最后的日子。

（褚　倩　蒋继宗　张　鹏）

参考文献

Affe ES，2019．Diagnosis and classification of lymphoma：impact of technical advances［J］．Semin Hematol，56（1）：30-36.

Aragon KN，2020．Palliative care in lung cancer［J］．Clin Chest Med，41（2）：281-293.

Brainard J，Farver C，2019．The diagnosis of non-small cell lung cancer in the molecular era［J］．Mod Pathol，32（Suppl 1）：16-26.

Cancer Genome Atlas Network，2012．Comprehensive molecular characterization of human colon and rectal cancer［J］．Nature，

487：330-337.

Catania C，Filippi AR，Sangalli C，et al，2023. New options and open issues in the management of unresectable stage III and in early-stage NSCLC：a report from an expert panel of Italian medical and radiation oncologists-INTERACTION group ［J］. Crit Rev Oncol Hematol，190：104108.

Chaft JE，Shyr Y，Sepesi B，et al，2022. Preoperative and postoperative systemic therapy for operable non-small-cell lung cancer ［J］. J Clin Oncol，40（6）：546-555.

Chen DW，Lang BHH，McLeod DSA，et al，2023. Thyroid cancer ［J］. Lancet，401（10387）：1531-1544.

Chen YP，Chan ATC，Le QT，et al，2019. Nasopharyngeal carcinoma ［J］. Lancet，394（10192）：64-80.

Cotogni P，Stragliotto S，Ossola M，et al，2021. The role of nutritional support for cancer patients in palliative care ［J］. Nutrients，13（2）：306.

Currow DC，Agar MR，Phillips JL，2020. Role of hospice care at the end of life for people with cancer ［J］. J Clin Oncol，38（9）：937-943.

Deng G，2019. Integrative medicine therapies for pain management in cancer patients ［J］. Cancer J，25（5）：343-348.

Edge SB，Compton CC，2010. The American joint committee on cancer：the 7th edition of the AJCC cancer staging manual and the future of TNM ［J］. Ann Surg Oncol，17（6）：1471-1474.

Fink RM，Gallagher E，2019. Cancer pain assessment and measurement ［J］. Semin Oncol Nurs，35（3）：229-234.

Guan WL，He Y，Xu RH，2023. Gastric cancer treatment：recent progress and future perspectives ［J］. J Hematol Oncol，16（1）：57.

Gupta K，Walton R，Kataria SP，2021. Chemotherapy-induced nausea and vomiting：pathogenesis，recommendations，and new trends ［J］. Cancer Treat Res Commun，26：100278.

Hanahan D，2022. Hallmarks of cancer：new dimensions ［J］. Cancer Discov，12（1）：31-46.

Hou Y，Peng Y，Li Z，2022. Update on prognostic and predictive biomarkers of breast cancer ［J］. Semin Diagn Pathol，39（5）：322-332.

Hui D，2015. Prognostication of survival in patients with advanced cancer：predicting the unpredictable？［J］. Cancer Control，22（4）：489-497.

Kida K，Doi S，Suzuki N，2020. Palliative care in patients with advanced heart failure ［J］. Heart Fail Clin，16（2）：243-254.

Kole C，Charalampakis N，Sakellariou S，et al，2022. Hereditary diffuse gastric cancer：a 2022 update ［J］. J Pers Med，12（12）：2032.

Loibl S，Poortmans P，Morrow M，et al，2021. Breast cancer ［J］. Lancet，397（10286）：1750-1769.

Malone ER，Oliva M，Sabatini PJB，et al，2020. Molecular profiling for precision cancer therapies ［J］. Genome Med，12（1）：8.

Milazzo S，Hansen E，Carozza D，et al，2020. How effective is palliative care in improving patient outcomes？［J］. Curr Treat Options Oncol，21（2）：12.

Ochs RC，Bagg A，2012. Molecular genetic characterization of lymphoma：application to cytology diagnosis ［J］. Diagn Cytopathol，40（6）：542-555.

Piñeros M，Parkin DM，Ward K，et al，2019. Essential TNM：a registry tool to reduce gaps in cancer staging information ［J］. Lancet Oncol，20（2）：e103-e111.

Razvi Y，Chan S，McFarlane T，et al，2019. ASCO，NCCN，MASCC/ESMO：a comparison of antiemetic guidelines for the treatment of chemotherapy-induced nausea and vomiting in adult patients ［J］. Support Care Cancer，27（1）：87-95.

Rimassa L，Finn RS，Sangro B，2023. Combination immunotherapy for hepatocellular carcinoma ［J］. J Hepatol，79（2）：506-515.

Ruiz-Cordero R，Devine WP，2020. Targeted therapy and checkpoint immunotherapy in lung cancer［J］. Surg Pathol Clin，13（1）：17-33.

Shinji S，Yamada T，Matsuda A，et al，2022. Recent advances in the treatment of colorectal cancer：a review ［J］. J Nippon Med Sch，89（3）：246-254.

Simmons CPL，McMillan DC，McWilliams K，et al，2017. Prognostic tools in patients with advanced cancer：a systematic review ［J］. J Pain Symptom Manage，53（5）：962-970. e10.

Stone PC，Lund S，2007. Predicting prognosis in patients with advanced cancer ［J］. Ann Oncol，18（6）：971-976.

Sun JM，Shen L，Shah MA，et al，2021. Pembrolizumab plus chemotherapy versus chemotherapy alone for first-line treatment of advanced oesophageal cancer（KEYNOTE-590）：a randomised，placebo-controlled，phase 3 study［J］．Lancet，398（10302）：759-771．

Tan AC，Tan DSW，2022．Targeted therapies for lung cancer patients with oncogenic driver molecular alterations［J］．J Clin Oncol，40（6）：611-625．

Tatum PE，Mills SS，2020．Hospice and palliative care［J］．Med Clin North Am，104（3）：359-373．

Vaidya JS，Bulsara M，Baum M，et al，2020．Long term survival and local control outcomes from single dose targeted intra-operative radiotherapy during lumpectomy（TARGIT-IORT）for early breast cancer：TARGIT-a randomised clinical trial［J］．BMJ，370：m2836．

Watanabe M，Otake R，Kozuki R，et al，2020．Recent progress in multidisciplinary treatment for patients with esophageal cancer［J］．Surg Today，50（1）：12-20．

第七章

肿瘤遗传评估

第一节 概　　述

肿瘤作为多基因交互影响、多种环境因素协同作用引起的复杂性疾病，随着基因检测技术的发展，遗传咨询和风险评估受到越来越多的关注。肿瘤的遗传咨询是风险评估、沟通的过程，通过收集分析求询者的个人史和家族史，评定个体或家庭成员携带肿瘤易感基因的概率，辅以基因检测技术，筛查出携带肿瘤易感基因的人群。针对已罹患肿瘤者开展肿瘤基因与遗传健康教育，为家族中的一级和二级亲属提供专业的肿瘤遗传咨询和风险评估；针对未罹患肿瘤者，结合生活习惯、环境等一般情况，制订个体化体检、保健方案，以达早期干预、降低风险的目的。国内癌症高发，但是民众普遍对肿瘤的发生、发展及预防筛查缺乏正确认识，肿瘤遗传咨询将是解决这类问题的有效方法之一。

第二节　遗传咨询

遗传咨询是从遗传学、优生学、公共卫生、心理学和医学等学科的发展中，逐步成长起来的一种遗传学服务。早在1940年，美国开设了第一家遗传咨询门诊，在我国，医学遗传咨询起步于20世纪60年代初期，最初的遗传咨询通常与优生学相关。在对肿瘤病因的研究中，人们发现，5%～10%的肿瘤是显性表达的基因发生突变与缺失直接引起的。然而，更多肿瘤的发生是携带了肿瘤易感基因变异的同时接触到致癌因素导致的。基因诊断技术的不断发展与普及，为肿瘤的防治展现了新的前景。尽管遗传性肿瘤仅占全部癌症的5%～10%，但由于高风险家系中常见癌症的发病率较高，为这些患者及家庭提供肿瘤遗传咨询服务，已成为肿瘤预防的重要任务之一。在20世纪80年代，欧美就开设了肿瘤遗传或家族性肿瘤的咨询门诊。国内肿瘤遗传咨询门诊仅在少数单位初步开展。虽然肿瘤遗传咨询是医学遗传咨询的一部分，也需要多个相关团队协作完成，但在许多方面它不同于一般的医学遗传咨询。

一、咨询对象

一般认为，肿瘤遗传咨询的对象应是所有肿瘤风险增加的人，即由医师转诊和自己决定的咨询者；也有学者对肿瘤遗传咨询对象提出如下标准。

1.在同一个家族中，不同辈分的成员患有多个同种或不同种肿瘤。

2.发病年龄小，在50周岁前或更年轻时发生肿瘤。

3.同一种肿瘤发生在不同肿瘤相关综合征且呈染色体显性遗传模式。

4.同一患者有多种或双侧性肿瘤，如几乎所有双侧性视网膜母细胞瘤都是遗传性的。

5.十分罕见的肿瘤，如男性发生的乳腺癌。

6.明确的相关胚系肿瘤基因变异。

凡符合上述条件之一者，提示增加了癌的遗传易感性，应考虑进行遗传咨询。

二、咨询流程

1.咨询前准备　初次遗传咨询的主要任务是收集、验证癌症相关家族史，同时了解咨询者的需求，评估他们的心理状态，针对性地介绍相关背景知识。咨询态度要真诚、关切，并承诺对相关资料保密，在交流和开导中初步建立起相互信任的关系，以保证所得资料的可靠性，为遗传风险评估打下良好的基础。

2.信息采集　采集家族史，对已有的癌症相关家族史资料，应与咨询者全面讨论核实，同时绘制家系图。沟通了解各种相关信息，如咨询者的目的、焦虑水平和原因，对相关知识的理解程度和希望得到的帮助；咨询者家庭成员间的关系和承受的压力，家庭成员对遗传咨询的态度，咨询者回忆、寻求和验证的事实与资料。

3.风险评估　首先分析整理获得的家族史、医学和遗传学测试资料确立诊断，再根据适合的遗传数理统计模型估算危险度。根据咨询对象家系信息与疾病遗传学特征，对咨询对象及其家系成员的疾病再发风险进行评估。

4.建议与指导　咨询对象了解疾病状况、遗传方式和再发风险后，遗传咨询人员需要提供可以采取的对策、比较各种对策的优劣及其对咨询对象、咨询对象家庭的影响，必要时还需要提供适当的心理支持与疏导。

5.书面报告　标准的遗传咨询门诊应为咨询者提供书面报告，详细说明咨询的主要内容，如患者的病因分析，家庭成员的患癌风险，以及对预防措施和治疗的建议。这些有助于咨询者对家族性癌风险的理解和防治，也为今后在适当时候向有患癌风险的后代说明时，提供了书面依据。

6.随访　遗传咨询人员对接受咨询的对象应进行随访，随访信息存档。

第三节　遗传风险评估

环境与遗传共同影响肿瘤的发生、发展。虽然遗传性肿瘤仅占5%～10%，但变异的肿瘤易感基因会改变其易感性，极大提升个体患癌风险。

一、遗传性乳腺癌和卵巢癌

遗传性乳腺癌和卵巢癌的特定模式已被发现与*BRCA1/2*基因的致病性或可能致病性变异有关，我们参考美国国立综合癌症网络（National Comprehensive Cancer Network，NCCN）《遗传/家族性高风险评估：乳腺癌与卵巢癌》、欧洲临床肿瘤学会（European Society for Medical Oncology，ESMO）《2022 ESMO临床诊疗指南：BRCA突变携带者及其他乳腺/卵巢遗传性癌症综合征的预防和筛查》等指南，结合我国部分肿瘤中心的数据和临床经验，进一步提出*BRCA1/2*基因遗传风险评估建议。

致病性*BRCA1*突变携带者到80岁时的累积乳腺癌风险为72%，而*BRCA2*突变携带者的累积乳腺癌风险为69%，在乳腺癌诊断20年后，致病性*BRCA1*突变携带者的对侧乳腺癌累积风险为40%，致病性*BRCA2*突变携带者的对侧乳腺癌累积风险为26%。致病性*BRCA1*突变携带者的总生存期比非携带者短，但*BRCA2*突变与总生存期降低没有显著相关性。三阴性乳腺癌（triple-negative breast cancer，TNBC）的*BRCA 1/2*基因突变率约为12%，激素受体（hormone receptor，HR）阳性/人表皮生长因子受体2（human epidermal growth factor receptor 2，HER2）阴性的乳腺癌*BRCA 1/2*基因突变率为4%。60%～80%的*BRCA1*基因突变乳腺癌为TNBC，超过75%的*BRCA2*基因突变乳腺癌为Luminal型。雌激素受体阳性肿瘤的致病性*BRCA2*突变携带者的20年生存率为62.2%，而雌激素受体阴性肿瘤的携带者的20年生存率为83.7%。致病性*BRCA1/2*突变的男性携带者患癌症的风险也更大。对于携带致病性*BRCA2*突变的男性，乳腺癌的累积终生风险估计为7%～8%。致病性*BRCA1*突变男性携带者的累积终生风险为1.2%。

全球2个大样本研究的数据显示，*BRCA1*、*BRCA2*和*PALB2*突变携带者发生乳腺癌的风险分别为普通人群的7.62～10.57倍、5.23～5.85倍和3.83～5.02倍。中国女性*BRCA1*和*BRCA2*突变携带者70岁累积乳腺癌发病风险分别为37.9%和36.5%，是普通健康女性乳腺癌发病风险（3.6%）的10倍。中国女性*PALB2*突变携带者发生乳腺癌的风险是普通健康女性的5倍。在中国女性人群中，携带其他易感基因突变的乳腺癌风险未见研究报道。这些基因突变携带者除易患乳腺癌外，还存在其他的高风险，如*BRCA1*和*BRCA2*突变携带者卵巢癌、胰腺癌、男性前列腺癌和胃癌风险增加。*TP53*突变导致Li-Fraumeni综合征，表现为更年轻的多类型，除年轻乳腺癌外，还易患肉瘤、脑肿瘤、白血病和肾上腺皮质癌等。*CDH1*突变增加弥漫性胃癌风险。基于我国女性携带*BRCA1*、*BRCA2*和*PALB2*的乳腺癌相对风险与欧美人群相似，建议在开展其他易感基因风险评估时，可借鉴欧美人群的数据。

大多数遗传性乳腺癌-卵巢癌综合征患者存在*BRCA1*和*BRCA2*基因胚系致病性或可能致病性突变。其他基因突变约占遗传性卵巢癌的25%，包括*ATM*、*BARD1*、*BRIP1*、*CDH1*、*CHEK2*、*NBN*、*PALB2*、*PTEN*、*RAD51C*、*RAD51D*、*STK11*、*TP53*、*MSH2*、*MLH1*、*MSH6*、*PMS2*、*EPCAM*等。携带*BRCA1*胚系突变的女性，70岁后卵巢癌发生风险为39%～46%，*BRCA2*胚系突变携带者为10%～27%。*BRCA*突变患者还存在患其他肿瘤风险，包括前列腺癌、胰腺癌、黑色素瘤和子宫内膜癌。HBOCS患者卵巢癌平均发病年龄为52.4岁，病理类型多为高级别浆液性癌。*BRCA1/BRCA2*突变卵巢癌患者预后较好，对铂类化疗药物更加敏感，可从聚二磷酸腺苷核糖聚合酶抑制剂（PARPi）治疗中获益。Lynch综合征相关卵巢癌患者平均年龄为45～46岁，较散发性患者提前15～20年。82%～84%为Ⅰ期或Ⅱ期，预后相对较好。病理类型常为子宫内膜样或非浆液性类型。

在致病性*BRCA1/2*突变的携带者中，观察到卵巢癌、输卵管癌和腹膜癌的风险增加。致病性*BRCA1*突变的携带者估计到70岁时患卵巢癌的累积风险为48.3%，而致病性*BRCA2*突变的携带者到70岁时患卵巢癌的累积风险为20.0%。

推荐以下情况进行遗传性乳腺癌/卵巢癌综合征基因检测。

1.具有血缘关系的亲属中有*BRCA1/BRCA2*基因突变的携带者。

2.符合以下1个或多个条件的乳腺癌患者：发病年龄≤45岁；发病年龄≤50岁并且有1个及以上具有血缘关系的近亲也为发病年龄≤50岁的乳腺癌患者，和（或）1个及以上的近亲为任何年龄的卵巢上皮癌/输卵管癌/原发性腹膜癌患者；单个个体患2个原发性乳腺癌，并且首次发病年龄≤50岁；发病年龄不限，同时2个或2个以上具有血缘关系的近亲患有任何发病年龄的乳腺癌和（或）卵巢上皮癌、输卵管癌、原发性腹膜癌；具有血缘关系的男性近亲患有乳腺癌；合并有卵巢上皮癌、输卵管癌、原发性腹膜癌的既往史。

3.卵巢上皮癌、输卵管癌、原发性腹膜癌患者。

4.男性乳腺癌患者。

5.具有以下家族史：具有血缘关系的一级或二级亲属中符合以上任何条件；具有血缘关系的三级亲属中有2个或2个以上乳腺癌患者（至少有1个发病年龄≤50岁）和（或）卵巢上皮癌/输卵管癌/原发性腹膜癌患者。

结合我国人群数据，建议对以下人群行*BRCA1/2*基因检测。

1.有乳腺癌病史的个体且具备下列任意条件：①发病年龄≤50岁；②三阴性乳腺癌；③男性乳腺癌；④发病年龄＞50岁，且家系中另有≥1例乳腺癌、卵巢癌、胰腺癌或前列腺癌患者；⑤高复发风险的HER2阴性的可手术的原发性乳腺癌患者，无论是否有乳腺癌或其他肿瘤家族史；⑥HER2阴性的转移性乳腺癌。

2.不考虑是否有乳腺癌病史的个体且具备下列任意条件：①家系中直系亲属携带已知的*BRCA1/2*基因致病性或可能致病性突变；②家系中有男性乳腺癌患者；③健康个体若家系中具备以下条件可进行基因检测，家系中有≥2例乳腺癌患者；或≥2种包括乳腺癌、卵巢癌、胰腺癌或前列腺癌的肿瘤类型且其中至少有1例乳腺癌患者。

3.携带*BRCA1/2*突变的健康女性的乳腺癌风险管理

（1）严密监测和早诊：携带*BRCA1/2*突变的健康女性从18岁开始进行乳房自检；25岁开始每半年或1年进行1次乳腺临床检查；25～30岁每年进行1次乳腺MRI筛查（优先）或乳腺X线摄影筛查；30～75岁每年进行1次乳腺X线摄影和MRI筛查。相比于欧美女性，我国女性（尤其是年轻女性）乳腺致密度较高，有研究提示，乳腺X线摄影对致密乳腺筛查敏感度降低。研究提示，乳腺超声在我国女性乳腺癌的早诊中起非常重要的作用，联合乳腺X线摄影能提高筛查敏感度，因此乳腺超声可作为我国*BRCA1/2*突变女性健康携带者乳腺癌筛查的有效补充。

（2）*TP53*致病性胚系突变可导致罕见的 Li-Fraumeni 综合征（LFS）。LFS患者终生累计患癌风险接近100%，常表现为幼年起病的全身各部位恶性肿瘤，包括软组织肉瘤、骨肉瘤、早发性乳腺癌、肾上腺皮质癌和脑瘤等。国内单中心不加选择大样本的数据（10 053例）显示*TP53*在所有乳腺癌中的突变率约为0.5%，但是在早发性乳腺癌（首诊年龄≤30岁）中的突变率可达3.8%。上述突变患者中仅有少数属于LFS，绝大多无LFS。携带 *TP53* 突变的乳腺癌相比较无突变患者，具有发病早、双侧乳腺癌比例高、预后更差的特点。*TP53* 突变携带者乳腺癌的发病风险高，且 *TP53* 突变的乳腺癌发病年龄非常早（≤30岁），应该更早开始筛查。建议女性*TP53*突变携带者从18岁开始每月进行1次乳腺自查；从20岁开始每年进行1次乳腺MRI检查和每半年进行1次乳腺超声；30岁开始每年进行1次乳腺MRI、乳腺X线摄影和每半年进行1次乳腺超声检查。若家族中最早的乳腺癌患者发病年龄＜20岁，则携带者应酌情提前开始临床体检及影像学检查。有明确乳腺癌家族史且预期寿命较长的女性健康携带者考虑行预防性双乳切除术。

二、家族遗传性肾癌

遗传性肾癌是一类可引起肾细胞癌的遗传性疾病的统称，多以遗传性综合征的形式出现，肾细胞癌可能仅是其中一个表现。遗传性肾癌的发病机制和临床表现不同于散发性肾癌，治疗原则更大不相同。

肾癌领域中，遗传易感性是一个既有趣又复杂的话题。随着对肾癌相关遗传性综合征的认识不断增加，目前已知至少有十余种遗传肿瘤综合征会导致罹患肾癌的风险明显升高。遗传性肾癌的患者通常发病年龄较早，病灶常表现为双侧多发和不均一性。

家族遗传性肾癌综合征由于涉及易感基因较多，对普通人群中具有遗传性肾癌风险的患者进行确切的胚系遗传风险评估，有助于识别特定患者，制订相应的随访及基因检测方案。

目前发现的家族遗传性肾癌综合征及相应的易感基因包括von Hippel-Lindau综合征（*VHL*基因）、结节性硬化综合征（*TSC1/TSC2*基因）、遗传性乳头状肾癌（*MET*基因）、遗传性平滑肌瘤和肾细胞癌综合征（*FH*基因）、Birt-Hogg-Dubé综合征（*FLCN*基因）、染色体3易位所致的家族透明细胞癌、BAP1肿瘤易感综合征（*BAP1*基因）、Cowden综合征（*PTEN*基因）、琥珀酸脱氢酶缺乏型肾癌（*SDH*基因）等。

对于发病较早（46岁以下）、双侧、多发肾癌的患者，以及具有肾癌家族史的患者，推荐进行易感基因胚系突变检测。同时以临床表现、年龄和病理类型为指导，选择检测何种基因：①对于遗传性肾透明细胞癌患者，推荐检测*VHL*、*SDHC*、*BAP1*、*TCS1*和*TSC2*基因；②对于Ⅰ型遗传性乳头状肾癌患者，推荐检测*MET*基因；③对于Ⅱ型遗传性乳头状肾癌患者，推荐检测*FH*基因；④对于遗传性嗜铬细胞瘤和肾癌，推荐检测*FLCN*、*TSC1*、*TSC2*基因；⑤对于早发的疑似遗传性肾癌患者，可考虑*SDH*和*FH*基因突变检测。

遗传性肾癌占所有肾癌的2%～8%。因此遗传性肾癌的筛查和识别很大程度上依赖医师的判断。NCCN指南提到了针对遗传性肾癌的筛查标准、遗传性肾癌的高危因素，当患者存在这些情况时，应高度警惕遗传性肾癌：①早发肾癌（≤46岁）；②双侧肾癌；③家族史（≥1例两代以内的血亲患肾癌）；④其他类型肿瘤的家族史；⑤伴有不常见的皮肤病损（如平滑肌瘤、纤维滤泡瘤、血管纤维瘤等）；⑥近亲属被诊断为遗传性肾癌或携带肿瘤易感基因的致病突变。

三、遗传性结直肠癌

遗传性大肠癌由肠癌易感基因的致病性胚系突变引起，这些突变基因主要参与DNA损伤修复途径。在所有大肠癌中，20%～30%患者具有遗传背景，但基于现有易感基因检测的覆盖程度，仅5%～10%的患者可被最终确诊为遗传性大肠癌。遗传性大肠癌患者罹患多原发肠癌的风险显著高于正常人群，且患者所在家族中突变携带者对大肠癌和部分肠外肿瘤易感。遗传性大肠癌可根据有无多发性息肉病，分为遗传性息肉病和遗传性非息肉病性结直肠癌两大类。根据不同的突变基因，可将遗传性大肠癌分为多种亚型，其中Lynch综合征和家族性腺瘤性息肉病最多见。

（一）Lynch综合征

Lynch综合征为常染色体显性遗传肿瘤综合征，占大肠癌总体的3%～5%。Lynch综合征由*MMR*基因中的*MLH1*、*MSH2*、*MSH6*和*PMS2*的致病性突变引起。此外，与*MSH2*基因5'端序列靠近的*EPCAM*基因的3'序列在出现大片段缺失、重排时可和*MSH2*基因融合，导致*MSH2*的表达沉默，是Lynch综合征另一罕见的发病原因。分子病理学特征中免疫组织化学染色显示MMR蛋白表达缺失（dMMR）。此外，*MMR*基因突变时可引起微卫星序列的延长和缩短，即微卫星不稳定性（MSI）。

Lynch综合征过去通过临床和家族史特征进行诊断，但现在，临床诊断标准逐渐被视为筛查标准。目前使用1991年国际遗传性非息肉病性结直肠癌合作小组制定的Lynch综合征Amsterdam I诊断标准和1999年修改的Amsterdam II标准。由于90%以上Lynch综合征患者的肿瘤存在MSI，国际遗传性非息肉病性结直肠癌合作小组制定了Bethesda筛查标准，符合标准的患者建议检测肿瘤是否存在MSI。

遗传性大肠癌的诊断依赖于各种分子病理学检测手段，检出*MMR*基因的致病性胚系突变是诊断Lynch综合征的"金标准"。

1. IHC　IHC检测提示任一MMR蛋白（MLH1、MSH2、MSH6、PMS2）缺失即为dMMR，如4个MMR蛋白均阳性表达，则称为错配修复功能完整（pMMR）。若有MLH1蛋白表达缺失，需要排除*BRAF* V600E基因突变或*MLH1*启动子区甲基化。

2. MSI　MSI的检测位点主要有1998年美国国家癌症研究所的5个位点，分别为BAT-25、BAT-26、D2S123、D5S346和D17S250；以及2006年Promega分析系统的5个位点，分别为BAT-25、BAT-26、NR21、NR24和Mono-27，并增加Penta C和D用于识别样本。两组位点均可应用于临床检测，判读标准相同：≥2个位点不稳定则为微卫星高度不稳定（MSI-H）；1个位点不稳定为微卫星低度不稳定（MSI-L）；0个位点不稳定则为微卫星稳定（MSS）。

3. 胚系基因检测　对经IHC检测确定的dMMR患者，需要接受*MLH1*、*MSH2*、*MSH6*、*PMS2*和*EPCAM* 5个基因的胚系突变检测。胚系突变的检测样本可源于外周血细胞DNA或其他正常细胞的DNA。对部分蛋白表达缺失，但未检出突变者，可采用多重连接探针扩增技术（MLPA）检测MMR基因的大片段缺失和重排。先证者明确特定基因突变后，可使用一代测序筛查家族成员是否携带特定位点的突变。

与普通人群比较，Lynch综合征家系中携带*MMR*基因胚系突变的成员（携带者）患结直肠癌、子宫内膜癌及其他恶性肿瘤（包括胃癌和卵巢癌等）的终生患病风险明显升高。对携带MMR胚系突变的个体，建议加强肿瘤的个体化监测。

（二）家族性腺瘤性息肉病

家族性腺瘤性息肉病（familial adenomatous polyposis，FAP）是最常见的息肉病综合征。FAP由抑癌基因*APC*突变造成，其表现型可因突变位点的不同而不同。最常见的*APC*基因突变形式为DNA序列变化导致终止密码子提前出现。典型FAP表现为遍布整个大肠、数目超过100个以上的腺瘤性息肉和微腺瘤。患者十几岁时开始出现腺瘤，如不治疗，至40岁时100%的患者会转变为结直肠癌。根据腺瘤数目，FAP分为2种亚型，即经典型（CFAP）和衰减型（AFAP）。FAP患者还可发生甲状腺癌、腹壁韧带样纤维瘤及皮肤、骨和眼的非肿瘤性生长如骨瘤病、皮脂囊肿、先天性视网膜色素上皮肥厚等消化道外病变。

新发基因突变个体可以将突变基因传给后代，传递概率为50%。

2021年NCCN指南推荐符合下述任一条件者，进行*APC*基因检测：①＞20个腺瘤的个人病史；②家族中存在已知的*APC*基因突变；③硬纤维瘤、肝母细胞瘤、甲状腺乳头状癌、多灶/双侧先天性视网膜色素上皮肥厚个人病史。

四、家族遗传性甲状腺癌

家族遗传性甲状腺癌包括遗传性甲状腺髓样癌（hereditary medullary thyroid-carcinoma，HMTC）和家族性甲状腺非髓样癌（familial non-medullary thyroid carcinoma，FNMTC），约95%的HMTC由*RET*基因突

变导致。

（一）遗传性甲状腺髓样癌

HMTC占甲状腺髓样癌（MTC）的25%～30%。根据美国甲状腺协会（ATA）指南，HMTC可分为多发性内分泌肿瘤2A型（MEN2A）和多发性内分泌肿瘤2B型（MEN2B）。MEN2A型根据临床表现可分为4型：经典型MEN2A、MEN2A伴皮肤苔藓淀粉样变（CLA）、MEN2A伴先天性巨结肠（HD）、家族性MTC（FMTC）。MEN2B型以MTC并发黏膜多发性神经瘤为特点，通常在婴儿期发病，且具有很高的侵袭性，早期即可发生淋巴结甚至远处转移。

*RET*基因胚系突变是HMTC的遗传学基础，也是HMTC基因诊断的分子依据。95%的MEN2A患者与*RET*基因10号外显子的第609、611、618、620及11号外显子的第634密码子发生突变相关。95%的MEN2B患者与*RET*基因第16号外显子M918T突变相关，不足5%的MEN2B患者携带15号外显子A883F突变。

HMTC风险评估分为3级：最高风险，包括MEN2B患者和*RET*基因M918T突变；高风险，包括*RET*基因C634突变和A883F突变；中等风险，包括HMTC患者中除M918T、C634、A883F突变之外的患者。

HMTC的筛查手段主要包括颈部超声、血清降钙素检测、细针穿刺活检和*RET*基因检测。颈部超声可用于人群中甲状腺结节的初步筛查，对可疑的MTC患者可进一步监测血清降钙素水平或行超声引导下细针穿刺活检。对于MTC患者，要详细询问家族史，以下人群需要进行*RET*基因筛查：有家族史的MTC患者本人及其一级亲属；在儿童或婴儿期出现MEN2B表现的患者本人及其父母；皮肤苔藓淀粉样变患者；先天性巨结肠病患者；肾上腺嗜铬细胞瘤患者；患有散发性 MTC且有检测意愿者。对于*RET*突变携带者，在进行预防性甲状腺切除手术前应每6个月至1年进行1次颈部超声检查和血清降钙素检测。

（二）家族性甲状腺非髓样癌

FNMTC是指在排除头颈部射线暴露史后，家族一级亲属间具有2个或2个以上甲状腺非髓样癌（NMTC）患者。FNMTC可分为两类：一类是有明确致病基因的家族性肿瘤综合征，包括FAP、Cowden综合征等；另一类是非综合征相关且不合并其他内分泌肿瘤或疾病的家族聚集性NMTC。

FNMTC生物学行为呈现高侵袭性的特点，如发病年龄早，多灶、双侧发病比例高，局部浸润和淋巴结转移率高，容易复发，无病生存期短等，但目前尚未发现FNMTC的特异性致病基因，因此无法根据某个特定基因的突变特征对FNMTC患者进行危险分层。在我国FNMTC家系研究中，发现不同FNMTC家系中具有不同的肿瘤易感基因突变，包括*APC*、*MSH6*、*BRCA1/2*基因等。不同基因突变导致的甲状腺癌发病风险不同：携带*PTEN*胚系突变的甲状腺癌发病年龄早，甲状腺滤泡癌比例高，容易罹患第二种肿瘤；携带*MSH6*致病突变的FNMTC患者发生结直肠癌和子宫内膜癌的风险增高。

对所有NMTC患者均需要详细询问家族史，如发现家族成员中有2例或2例以上的NMTC患者，应对其家族内所有20岁以上的一级和二级亲属，尤其是女性，进行每年1次的甲状腺B超筛查。对于多发NMTC合并腺瘤样甲状腺肿患者，即使无甲状腺癌家族史，也建议行家族性筛查。

FNMTC无特异性致病基因，故对疑似FNMTC患者可以考虑广泛的多基因筛查。在FAP、Cowden综合征、Carney综合征、Werner综合征等家族性肿瘤综合征中，FNMTC可能是首发表现。因此在FNMTC中筛查肿瘤相关的易感基因，有助于早期发现家族性肿瘤综合征。

推荐对以下人群进行*RET*基因筛查：①有家族史的甲状腺髓样癌患者本人及一级亲属；②在儿童或婴儿期出现多发性内分泌肿瘤2B型表现的患者本人及其父母；③皮肤苔藓淀粉样变患者、先天性巨结肠病患者、肾上腺嗜铬细胞瘤患者；④患有散发性甲状腺非髓样癌且有检测意愿者；⑤推荐对有家族史的甲状腺非髓样癌患者及一级亲属进行肿瘤易感基因筛查；⑥FNMTC没有热点基因变异，涉及的基因也比较多，因此，对FNMTC可以考虑广泛的多基因筛查。

五、前列腺癌

前列腺癌发病率位居全球男性恶性肿瘤第2位，中国前列腺癌年发病率为10.23/10万。据估计40%～50%的前列腺癌具有遗传因素的影响，流行病学和家系研究证实前列腺癌有明显的家族聚集性，特别是在早发前列腺癌中，遗传因素扮演了尤为重要的角色。尽管目前还未对遗传性前列腺癌有明确定义，但与散发病例相比，遗传性前列腺癌患者的发病年龄早、肿瘤侵袭性强、预后差。目前已证实多个DNA损伤修复（DDR）基因的胚系突变与前列腺癌遗传易感性相关，且可作为药物靶点用于治疗选择，因此遗传性前列腺癌的治疗与管理策略较散发性存在较大差异。

前列腺癌是一种具有高度遗传性的癌症，40%～50%的前列腺癌与遗传因素相关，推荐符合以下任一条件的前列腺癌遗传高危人群考虑DNA损伤修复基因胚系突变检测，包括*BRCA2*、*BRCA1*、*ATM*、*PALB2*、*CHEK2*、*MLH1*、*MSH2*、*MSH6*、*PMS2*等基因。

1.已知家族成员携带上述基因致病突变。

2.有明确肿瘤家族史，同系家属中具有多例包括胆管癌、乳腺癌、胰腺癌、前列腺癌、卵巢癌、结直肠癌、子宫内膜癌、胃癌、肾癌、黑色素瘤、小肠癌及尿路上皮癌的患者，特别是其确诊年龄≤50岁；以及有兄弟、父亲或其他家族成员在60岁前诊断为前列腺癌或因前列腺癌死亡。

3.有可疑或不详家族史，经充分遗传咨询评估后推荐。

4.肿瘤组织检测发现上述基因致病突变未进行胚系验证。

5.导管内癌及导管腺癌。

6.高风险及以上、局部进展及转移性前列腺癌。

此外，推荐有明确肿瘤家族史的前列腺癌患者考虑HOXB13基因胚系突变检测。

以*BRCA1/2*为代表的DDR基因是迄今为止认识最充分的前列腺癌高风险基因，据报道，*BRCA1/2*胚系突变使携带者的前列腺癌发病风险分别增加了3倍和7倍。最近一项纳入1836例我国前列腺癌患者的研究也证实*BRCA2*胚系突变与前列腺癌发病风险显著相关（OR 15.3）。具有*BRCA1/2*胚系突变的患者表现出更具有侵袭性的肿瘤特征，如Gleason评分更高、疾病进展更快、诊断时淋巴结转移更多，以及根治性前列腺切除术或放射治疗的预后更差等。除*BRCA1/2*基因外，其他*DDR*基因如*ATM*、*CHEK2*或*PALB2*的胚系突变也可能在不同程度上增加了前列腺癌的发病风险，与肿瘤快速进展和不良预后相关。

携带错配修复基因（*MLH1*、*MSH2*、*MSH6*和*PMS2*）胚系突变的健康男性罹患前列腺癌风险比非携带者高出3%，与*MLH1*和*MSH6*相比，*MSH2*突变携带者的前列腺癌风险要高得多。在我国人群中，*MSH2*胚系突变显著增加了前列腺癌的患病风险（OR 15.8）。值得注意的是，MMR基因胚系突变患者的前列腺癌表现出更具侵袭性的临床和病理特征，更易进展为去势抵抗性前列腺癌，且*MSH2/MSH6*缺失的患者预后较差。

既往在欧美人群研究中发现*HOXB13*胚系突变与遗传性前列腺癌风险增加相关，但我国前列腺癌遗传学联合会的研究数据显示，671例我国患者中仅3例携带*HOXB13*突变，且其突变热点G135E与高加索人群不一致。目前尚无靶向*HOXB13*突变的药物可供治疗选择，该突变仅对直系家属的肿瘤风险评估具有价值。

通过以上风险评估，可筛查出携带肿瘤易感基因的个人及家族。针对此类家族，可按求询者的需求为他们建立家族健康档案，根据其携带的突变基因和工作生活方式为其制订个性化的保健、诊疗计划，并对他们进行长期的追踪随访，落实高风险家族的健康管理。

对前列腺癌患者行基因检测后，如在先证者中发现存在致病性胚系DDR基因突变（如胚系*BRCA1/2*致病性突变），则应与患者重点讨论*BRCA1/2*突变在前列腺癌发病倾向中的作用，以及罹患与*BRCA1/2*突变相关的其他癌症的风险及其对应的早诊、早筛方式，包括乳腺癌、胰腺癌和黑色素瘤等。另外，应充分告知先证者亲属相关肿瘤遗传风险，并建议进行相同位点的基因检测以确认是否遗传此突变。对于携带突变的男性健康亲属，建议讨论更积极的前列腺癌筛查策略。有专家共识推荐*BRCA1/2*突变携带者应在40岁后开始进行前列腺癌筛查，包括前列腺特异性抗原（PSA）筛查与直肠指检。有研究表明，多参数磁共振成像（mpMRI）对*BRCA1/2*突变携带者的前列腺癌具备较高的诊断效力，并推荐年龄＞55岁的*BRCA1/2*

突变携带者一旦发现PSA升高应立即行mpMRI以进一步明确诊断。对携带突变的女性健康亲属，应重点关注乳腺癌、卵巢癌等肿瘤的风险评估、早诊早筛与风险管理。

对未发现携带致病性DDR胚系突变且家族中未见已知突变的患者，建议基于家族史推荐适当的肿瘤筛查方式，对患者的男性健康一级亲属，建议在40岁后开始进行前列腺癌筛查。如检测报告提示检测基因存在意义未明突变（VUS），目前遗传检测领域的共识是发现VUS后不会立即改变诊疗建议，而是建议长期随访，收集更多的证据，最终决定是否需要对这些VUS重新分级并重新制订诊疗方案。通常在一段时间后，部分VUS会被重新分级为致病性/可能致病性（与疾病相关）/良性，遗传实验室将通知指定医师面谈病情，商讨后续诊疗方案。

六、胃癌

胃癌在全球致死率位列恶性肿瘤前三。虽然大多数胃癌为散发，但约10%表现出家族聚集性特征。在胃癌发病率低的地区，大多数家族性胃癌可能由遗传性致病突变导致。普遍认为遗传性胃癌占全球胃癌的1%～3%，主要表现为三大肿瘤综合征：遗传性弥漫性胃癌（HDGC）、胃腺癌和胃近端息肉病（GAPPS）及家族性肠型胃癌（FIGC）。HDGC是第一个被发现的遗传性胃癌综合征，由CDH1遗传致病突变引起。此外，CTNNA1也被发现可导致HDGC；导致GAPPS的遗传因素可能与APC基因启动子区1B区有关，但具体机制尚不明确。导致FIGC的遗传因素尚不明确。

（一）遗传性弥漫性胃癌

一些早发弥漫性胃癌患者虽无明确肿瘤家族史，但其携带CDH1胚系突变，这一发现证实CDH1在肿瘤发生中的重要作用，且有助于发现HDGC的新发突变家系。HDGC家系中患乳腺小叶癌的风险也显著提高。尽管HDGC家系中也发现结直肠癌患者，但其在HDGC家系中的发病风险是否高于普通人群尚不明确。此外，由CDH1基因缺陷引起的HDGC家系中可能出现唇腭裂等先天畸形的症状，但因其较罕见，故不能作为确诊HDGC的临床特征，但在对风险家系进行临床遗传咨询时也需要注意收集此类信息。根据已发表的研究数据，突变携带者80岁时弥漫性胃癌的外显率高达80%以上，且女性罹患乳腺小叶癌的风险为60%。据计算，女性80岁患胃癌和乳腺癌的合并风险高达90%。目前，基于大样本量的携带CDH1突变HDGC家系的胃癌外显率尚未公布。

（二）胃腺癌和胃近端息肉病

GAPPS于2012年被发现并提出，其临床特征是局限于胃近端的常染色体显性遗传性胃底腺息肉病［包括异型增生病变和（或）肠型胃腺癌］，且无十二指肠或结直肠息肉病或其他遗传性胃肠道癌症综合征。此类综合征具有不完全外显的特征。目前，导致GAPPS的遗传因素可能与APC基因启动子区1B区有关，但具体机制尚不明确。

（三）家族性肠型胃癌

FIGC的主要临床特征是肠型胃癌，在许多肠型胃癌的家系中表现出常染色体显性遗传模式。当组织病理报告支持肠型胃癌，且家系中出现分离特征但未伴有胃息肉时，临床诊断应考虑FIGC的可能性。导致FIGC的遗传因素尚不明确，此外，由于FIGC较罕见，仅有少数文献报道过针对此类综合征的风险管理和临床管理建议。

除上述与胃癌发病风险直接相关的综合征外，其他遗传性肿瘤综合征也能增加胃癌发病风险，此类综合征患者也应考虑采取相应的胃癌相关的健康管理措施。Lynch综合征由错配修复基因突变引起，具有微卫星不稳定的特征，并可显著提高突变携带者的结直肠癌发病风险。Lynch综合征突变携带者发生胃癌的比例为1.6%，且大多为肠型胃癌。MLH1和MSH2胚系突变携带者发生胃癌的风险分别为4.8%和9%。建议Lynch综合征基因突变携带者通过食管胃十二指肠镜的方式进行监测。

Li-Fraumeni综合征患者因携带TP53基因胚系突变，一般在45岁左右可能发生包括胃癌在内的多种恶性肿瘤。*TP53*突变携带者的胃癌发生率为1.8%～4.9%。40%的*TP53*突变家系至少有1例胃癌患者，且多为早发病例，其患病年龄范围为24～74岁，平均年龄为43岁，中位年龄为36岁。因此，定期对年轻*TP53*突变携带者行食管胃十二指肠镜监测有重要意义。

家族聚集性特征（如兄弟姐妹或后代中高发）是临床发现疾病是否有遗传特性的首要环节。目前临床常通过肿瘤家族史、组织分型和肿瘤发病年龄等临床表型信息指导遗传性肿瘤综合征易感基因检测和临床监测。

七、遗传性黑色素瘤

黑色素瘤是病死率最高的皮肤恶性肿瘤，7%～15%的黑色素瘤病例有黑色素瘤家族史，但多数呈散发，可能是由于共同经受强日光暴露和存在易感皮肤类型的家族内散发病例聚集，其中仅10%为遗传性黑色素瘤。遗传性黑色素瘤是一种涉及黑色素瘤易感性增高的常染色体显性遗传性疾病，根据黑色素瘤的发病风险，可分为黑色素瘤主导型和黑色素瘤不常见型。

*CDKN2A*是家族性黑色素瘤中最常见的致病基因，20%～60%遗传性黑色素瘤患者携带*CDKN2A/p16*致病突变。*CDKN2A*和*CDK4*致病突变可见于部分家族性非典型多发性痣性黑素瘤综合征（FAMMM）家族。其他常见的高危易感位点包括端粒保护蛋白复合体基因（*POT1*、*ACD*、*TERF2IP*）、端粒酶逆转录酶、*BAP1*基因。

以下4种临床情况提示可能需要接受遗传咨询和（或）检测遗传性黑色素瘤。

（1）早于预期年龄诊断出黑色素瘤。

（2）多名亲属罹患黑色素瘤：在黑色素瘤高发地区（美国、澳大利亚），家族中至少有3名成员受累才能提示遗传易感性，但在黑色素瘤低发地区，家族中只要有2名成员患病即可转诊接受遗传咨询和（或）检测。

（3）具有多原发性黑色素瘤：在有多名黑色素瘤患者家族中，多原发性黑色素瘤病例数量越多，发现*CDKN2A*致病突变的概率就越大。

（4）家族中有其他癌症患者：黑色素瘤和胰腺癌均与*CDKN2A*致病突变相关；*BAP1*突变除见于皮肤黑色素瘤与葡萄膜黑色素瘤外，也与肾透明细胞癌、间皮瘤相关。

对来自黑色素瘤易感家族的患者，包括曾接受过黑色素瘤治疗的患者，由接受过黑色素瘤检查训练的医护人员进行皮肤检查至关重要，至少每年应检查1次。若患者存在大量临床特征不典型的痣，则每年应进行至少2次皮肤检查。患者还应接受相应技术培训，进行每月1次的皮肤自检。应采取防晒措施，包括避免正午日光暴露和使用防晒产品。*CDKN2A*突变携带者应转诊至熟悉遗传性黑色素瘤筛查的医疗保健提供者处就诊，每隔3～6个月进行1次持续的强化皮肤病学监测，如皮肤镜、全身皮肤摄像。*CDKN2A*或*CDK4*突变携带者的亲属，无论基因检测结果如何，都应该继续接受仔细的皮肤病学监测和严格防晒。*CDKN2A*突变携带者应从50岁或比家族中胰腺癌发病年龄早10年开始胰腺癌筛查，常规的检查包括内镜逆行胰胆管造影（ERCP）、CT、MRI、超声内镜检查（EUS）等。

第四节　实验诊断技术

大多数的遗传性肿瘤呈家族聚集性存在，但并非所有呈家族聚集性的肿瘤都是遗传性肿瘤，部分存在胚系突变的肿瘤患者呈散发或老年发病。因此，实验室诊断尤其是遗传学检测是遗传性肿瘤诊断中非常重要的一个环节。

遗传性肿瘤的实验室诊断包含以基因分子检测为主的遗传学检测和以组织学检查、免疫组化检查为主的病理学检测。病理学检查是肿瘤诊断的金标准，不仅是获得确诊的重要方法，还能为进一步分子检测提供确实可靠的组织材料，对指导临床治疗方案的确定和判断肿瘤的预后均具有十分重要的价值。随着测序成本的下降和精准高效，分子病理诊断在遗传性肿瘤诊断中的作用越来越重要。

肿瘤是一种多基因疾病，肿瘤遗传基因的分子检测对遗传性肿瘤患者的确诊和肿瘤高危人群的筛查有重要价值。已知的遗传性肿瘤基因包括与家族性腺瘤性息肉病相关的*APC*基因、与遗传性乳腺癌/卵巢癌相关的*BRCA1/BRCA2*基因、与Lynch综合征相关的*MSH2/MLH1/MSH6/PMS2/EPCAM*基因等。此外，遗传性肿瘤患者除了存在胚系致病性基因突变以外，还存在体细胞突变，体细胞突变在肿瘤的临床诊断、个体化治疗、预后等方面也具有重要参考意义。

遗传性肿瘤的遗传学检测主要在有资质的分子遗传实验室开展。检测项目包括肿瘤基因突变、单基因遗传病、线粒体遗传病、染色体重组重排、染色体非整倍体无创产前诊断等。检测手段包括聚合酶链反应（PCR）及其衍生技术、多重连接探针扩增技术（MLPA）等，常用的方法包括实时荧光定量PCR（qPCR）、数字PCR（dPCR）、MLPA、PCR-Sanger测序、二代高通量测序技术（NGS）等。

（一）实时荧光定量PCR

qPCR是在PCR反应体系中加入不饱和的荧光染料，基于荧光染料与DNA双链结合发出的荧光信号的动态监测对目的基因的PCR产物进行定量。qPCR技术具有监测成本低、灵敏度高、特异度较强及定量准确等优势，但只能对已知的基因序列进行检测，且检测特异度高度依赖溶解曲线，无法对基因分型和基因突变进行精准检测，且对低丰度目的基因检测灵敏度和准确性较低。数字PCR是最新的定量技术，基于单分子PCR方法进行计数的核酸定量，是一种绝对定量方法。优点是能够绝对定量、样品需求量低、高灵敏度、高耐受性，但数字PCR系统存在成本高、通量有限、操作烦琐等不足，临床应用范围有限。

（二）多重连接探针扩增技术

MLPA是中等通量检测多个DNA位点的分子生物学技术，是一种多重PCR技术。MLPA能同时探查多达50个基因组DNA位点的拷贝数目异常，最少甚至能区分一个核苷酸的序列差异，非常适合中等通量DNA序列检测。MLPA可用于遗传性乳腺癌/卵巢癌和家族性腺瘤性息肉病的早期诊断，还可用于其他肿瘤早期筛查及预后判断，如*HER2*突变型乳腺癌、*EGFR*突变型胶质瘤、多发性神经纤维瘤等。

（三）二代高通量测序技术

NGS是一种短读长的测序模式，检测灵敏度高、测序通量优势明显，可短时间内对几十种至上万种基因（甚至全基因组）的突变、插入缺失、融合、拷贝数变异进行检测，显著提高测序效率并降低了测序成本。近年，NGS检测的临床应用越来越广泛，业界已将NGS列为肿瘤突变负荷（TMB）、MSI、*NTRK*融合及*HER2*扩增等标志物的检测方法之一。但NGS流程复杂、操作步骤繁多，为保证检测结果的准确性和规范性、可重复性，需要高质量控制每个流程步骤。

（四）Sanger测序

Sanger测序作为DNA序列检测的金标准，具备准确率高、测序片段较长等优点，广泛应用于基因突变探索。但检测通量低、相对成本高，临床中常用于NGS测序后的位点验证。

遗传实验室的检测平台和项目较多，基因检测项目的选择需要结合咨询者的临床表型及家族史、检测目的、检测周期、不同技术的优缺点、检测费用、前期检测结果等综合评估。咨询师应给咨询者拟定相应基因检测项目，咨询者根据检测项目选定合适检测方案。遗传性肿瘤患者除有确诊需求外，还有临床治疗方案选择、复发监测、预后判断、家族其他人员风险评估等需求，临床医师应结合实际情况综合考虑检测阳性率、费用和检测时效等因素拟定合适分子检测项目，包括检测基因数目、突变类型等，再根据相应检测项目选择合适的实验室检测技术，如针对单基因位点变异的qPCR、dPCR、荧光原位杂交技术，针对中通量检测的MLPA及高通量的NGS等。鉴于遗传性肿瘤的复杂性和不同技术的优点及局限性，应充分考虑各技术的优势和互补性。

对个人患家族性或遗传性肿瘤的风险评估是基于个人史和家族史的全面评估，肿瘤的遗传风险评估在个体管理的预防、筛查和治疗等多个方面都有重要的意义。

（刘　勇　于　洋　曹成松　李　擎）

参考文献

黄春妍，姚陈均，王春，等，2010. 1985～2008年间我国正常男性精液质量变化分析［J］. 中华男科学杂志，16（8）：684-688.

季加孚，解云涛，吴鸣，等，2022. 中国家族遗传性肿瘤临床诊疗专家共识［J］. 中国肿瘤临床，49（1）：1-5.

王丹若，袁玲，武丽桂，等，2018. 肿瘤遗传风险人群对肿瘤遗传咨询的认知和态度［J］. 临床与病理杂志，38（3）：575-583.

Alfano CM，Leach CR，Smith TG，et al，2019. Equitably improving out-comes for cancer survivors and supporting caregivers：A blue-print for care delivery，research，education，and policy［J］. CA Cancer J Clin，69（1）：35-49.

Arts-de Jong M，de Bock GH，van Asperen CJ，et al，2016. Germline BRCA1/2 mutation testing is indicated in every patient with epithelial ovarian cancer：a systematic review［J］. Eur J Cancer，61：137-145.

Baretta Z，Mocellin S，Goldin E，et al，2016. Effect of BRCA germline mutations on breast cancer prognosis：A systematic review and meta-analysis［J］. Medicine（Baltimore），95：e4975.

Barton SE，Najita JS，Ginsburg ES，et al，2013. Infertility，infertility treatment，and achievement of pregnancy in female survivors of childhood cancer：a report from the Childhood Cancer Survivor Study cohort［J］. Lancet Oncol，14：873-881.

Bolton KL，Chenevix-Trench G，Goh C，et al，2012. Association between BRCA1 and BRCA2 mutations and survival in women with invasive epithelial ovarian cancer［J］. JAMA，307：382-390.

Burns KC，Hoefgen H，Strine A，et al，2018. Fertility preservation options in pediatric and adolescent patients with cancer［J］. Cancer，124（9）：1867-1876.

Bussies Parker L，Richards Elliott G，Rotz Seth J，et al，2022. Targeted cancer treatment and fertility：effect of immunotherapy and small molecule inhibitors on female reproduction［J］. Reprod Biomed Online，44：81-92.

Capezzone M，Robenshtok E，Cantara S，et al，2021. Familial nonmedullary thyroid cancer：a critical review［J］. J Endocrinol Invest，44（5）：943-950.

Chemaitilly W，Mertens AC，Mitby P，et al，2006. Acute ovarian failure in the childhood cancer survivor study［J］. J Clin Endocrinol Metab，91：1723-1728.

Daly MB，Pal T，Berry MP，et al，2021. Genetic/familial high-risk assessment：breast，ovarian，and pancreatic，version 2. 2021，NCCN clinical practice guidelines in oncology［J］. J Natl Compr Canc Netw，19（1）：77-102.

Darzy KH，2009. Radiation-induced hypopituitarism after cancer therapy：who，how and when to test［J］. Nat Clin Pract Endocrinol Metab，5：88-99.

Fernbach A，Lockart B，Armus CL，et al，2014. Evidence-based recommendations for fertility preservation options for inclusion in treatment protocols for pediatric and adolescent patients diagnosed with cancer［J］. J Pediatr Oncol Nurs，31：211-222.

Goldstein，I，Mulhall，JP，Bushmakin，et al，2008. The erection hardness score and its relationship to successful sexual intercourse［J］. The journal of sexual medicine，5（10），2374-2380.

Green DM，Kawashima T，Stovall M，et al，2010. Fertility of male survivors of childhood cancer：a report from the Childhood Cancer Survivor Study［J］. J Clin Oncol，28：332-339.

Green DM，Nolan VG，Goodman PJ，et al，2014. The cyclophosphamide equivalent dose as an approach for quantifying alkylating agent exposure：a report from the Childhood Cancer Survivor Study［J］. Pediatr Blood Cancer，61：53-67.

Green DM，Sklar CA，Boice JD，et al，2009. Ovarian failure and reproductive outcomes after childhood cancer treatment：results from the Childhood Cancer Survivor Study［J］. J Clin Oncol，27：2374-2381.

Hipp LE，Hulswit BB，Milliron KJ，2022. Clinical tools and counseling considerations for breast cancer risk assessment and evaluation for hereditary cancer risk［J］. Best Pract Res Clin Obstet Gynaecol，82：12-29.

Ing YC，Steele L，Kuan CJ，et al，2011. Mutations in BRCA2 and PALB2 in male breast cancer cases from the United States［J］. Breast Cancer Res Treat，126：771-778.

Kanth P，Grimmett J，Champine M，et al，2017. Hereditary colorectal polyposis and cancer syndromes：a primer on diagnosis and management［J］. Am J Gastroenterol，112（10）：1509-1525.

Kim SY，Kim SK，Lee JR，et al，2016. Toward precision medicine for preserving fertility in cancer patients：existing and emerging fertility preservation options for women［J］. Journal of gynecologic oncology，27（2）：e22.

Kuchenbaecker KB，Hopper JL，Barnes DR，et al，2017. Risks of breast，ovarian，and contralateral breast cancer for BRCA1 and BRCA2 mutation carriers［J］. JAMA，317：2402-2416.

Licht Sofie de Fine，Rugbjerg Kathrine，Andersen Elisabeth W，et al，2021. Temporal changes in the probability of live birth among female survivors of childhood cancer：A population-based Adult Life After Childhood Cancer in Scandinavia（ALiCCS）study in five nordic countries［J］. Cancer，127：3881-3892.

Metcalfe K，Lynch HT，Foulkes WD，et al，2019. Oestrogen receptor status and survival in women with BRCA2-associated breast cancer［J］. Br J Cancer，120：398-403.

Mucci LA，Hjelmborg JB，Harris JR，et al，2016. Familial risk and heritability of cancer among twins in Nordic countries［J］. JAMA，315（1）：68.

Rosen R，Brown C，Heiman J，et al，2000. The female sexual function index（FSFI）：A multidimensional self-report instrument for the assessment of female sexual function［J］. J Sex Marital Ther，26（2）：191-208.

Schmidt MK，van den Broek AJ，Tollenaar RA，et al，2017. Breast cancer survival of BRCA1/BRCA2 mutation carriers in a hospital-based cohort of young women[published online August 1，J Natl Cancer Inst，doi：10.1093/jnci/djw329.

Schultz KAP，Rednam SP，Kamihara J，et al，2017. PTEN，DICER1，FH，and their associated tumor susceptibility syndromes：clinical features，genetics，and surveillance recommendations in childhood［J］. Clin Cancer Res，23（12）：e76-e82.

Stensheim H，Cvancarova M，Møller B，et al，2011. Pregnancy after adolescent and adult cancer：a population-based matched cohort study［J］. Int J Cancer J Int Cancer，129（5）：1225-1236.

Sung H，Ferlay J，Siegel RL，et al，2021. Global Cancer Statistics 2020：GLOBOCAN Estimates of Incidence and Mortality Worldwide for 36 Cancers in 185 Countries［J］. CA Cancer J Clin，71（3）：209-249.

Takeuchi K，Naito M，Kawai S，et al，2021. Study Profile of the Japan Multi-institutional Collaborative Cohort（J-MICC）Study［J］. J Epidemiol，31（12）：660-668.

Tanenbaum H，Wolfson J，Xu L，et al，2020. Adherence to Children's Oncology Group Long-Term Follow-up Guidelines among high-risk adolescent and young adult cancer survivors［J］. Annals of Epidemiology，36（C）：68.

Tzelepi V，Grypari IM，Logotheti S，et al，2021. Contemporary grading of prostate cancer：the impact of grading criteria and the significance of the amount of intraductal carcinoma［J］. Cancers，13（21）：5454.

Van Dorp W，Mulder RL，Kremer LC，et al，2016. Recommendations for premature ovarian insufficiency surveillance for female survivors of childhood，adolescent，and young adult cancer：A report from the International Late Effects of Childhood Cancer Guideline Harmonization Group in collaboration with the PanCareSurFup Consortium［J］. J Clin Oncol，34：3440-3450.

Viale PH，2020. The American Cancer Society's Facts & Figures：2020 Edition［J］. J Adv Pract Oncol，11（2）：135-136.

Wallace WH，Anderson RA，Irvine DS，2005. Fertility preservation for young patients with cancer：who is at risk and what can be offered？［J］. Lancet Oncol，6：209-218.

Weiss JM，Gupta S，Burke CA，et al，2021. NCCN Guidelines® Insights：Genetic/Familial High-Risk Assessment：Colorectal，Version 1. 2021［J］. J Natl Compr Canc Netw，19（10）：1122-1132.

Wells SA Jr，Asa SL，Dralle H，et al，2015. Revised American thyroid association guidelines for the management of medullary thyroid carcinoma［J］. Thyroid，25（6）：567-610.

Wierzbicki PM，Klacz J，Kotulak-Chrzaszcz A，et al，2019. Prognostic significance of VHL，HIF1A，HIF2A，VEGFA and p53 expression in patients with clear cell renal cell carcinoma treated with sunitinib as first-line treatment［J］. Int J Oncol，55（2）：371-390.

Williamson SR，Gill AJ，Argani P，et al，2020. Report from the international society of urological pathology（ISUP）consultation conference on molecular pathology of urogenital cancers［J］. Am J Surg Pathol，44（7）：e47-e65.

第八章

生育力保护及评估

第一节 概　　述

生育力保护又称生育力保存，是指对受手术创伤、放化疗、遗传、年龄等因素影响预期或已经出现生殖腺功能减退或丧失患者，通过手术、药物或冷冻技术干预其精子、卵子或生殖腺体，保护其生殖内分泌功能，并最终生育遗传学后代的一种助孕技术。

肿瘤患者生育力是指患有肿瘤的个体实现生育的能力。然而，肿瘤及其治疗可能对生育能力产生一定的影响。肿瘤治疗对生育力的影响及损害是治疗恶性肿瘤引起的严重毒副作用，研究表明，40%～80%的女性肿瘤患者和30%～75%的男性肿瘤患者会面临不孕不育的风险。据文献报道，保留生育力的肿瘤患者能更积极地对抗癌症，而丧失生育力的患者则会经历巨大的痛苦、悲伤等负性情绪，患者有保留生育能力的强烈愿望。因此，对于肿瘤患者，生育力保护尤为重要。

聚焦肿瘤患者的生育力保护因肿瘤类型、疾病阶段和个体情况而异。常见的肿瘤治疗方式包括手术切除、放疗、化疗和靶向治疗，这些治疗方法可能对生育能力产生不同程度的影响。手术切除肿瘤可能会影响生育器官的结构和功能。例如，子宫手术可能导致子宫内膜受损，影响受孕和胚胎着床。放疗可以破坏生殖器官周围的组织，影响生育能力。女性可能会受到卵巢功能减退的影响，而男性可能会受到精子数量和质量不足的影响。化疗药物可能对卵巢和睾丸造成损害，导致不育或生育能力降低。某些靶向药物可能会对生殖系产生负面影响，但影响的程度因药物而异。

抗肿瘤治疗对生育力的影响因多种因素而异，对于个体患者，开展生育力保护措施前的评估和监测至关重要。一些常见的因素包括年龄、治疗方式、治疗剂量、治疗期限和个体特征的差异都会对生育力风险产生影响。医师通常会与患者讨论他们接受抗肿瘤治疗后可能面临的生育力风险。基于患者的个体情况和治疗方案，医师可以进行风险评估并提供相应的建议。此过程中，生育相关生理指标的监测和性功能评估必不可少，如卵巢功能指标、卵泡监测、精子质量指标、子宫健康指标和激素水平监测等生育相关监测。这些生理指标的监测通常由医师和生育专家进行，并结合患者的临床病史和其他相关信息评估生育能力。性功能评估是评估个体的性功能和性健康状况的过程。相关的工具和方法可以根据个体的具体情况和所关注的性功能方面进行选择和组合。在进行性功能评估时，医师通常会综合使用多种评估工具和方法，以全面了解个体的性功能状况，并根据评估结果提供相应的治疗建议和支持。

临床针对具备接受生育力保留条件的肿瘤患者有相关生育力保留的方法可供选择。常见的方法有卵巢保护、子宫保护及其他生育力保留方法（如精子、卵子或胚胎的冷冻保存等）。生育力保留方法并不适用于所有肿瘤患者，需要根据个体情况进行评估和选择。生育力保留对年轻的肿瘤患者来说非常重要，选择合适的保留方法需要综合评估患者的个体情况和风险。在制订治疗方案时，应与医师充分讨论，并对各种选择进行全面评估。

生育力保护还涉及一些伦理和心理考虑，生育力保护可能涉及一些伦理问题，如决定是否推迟生育或使用辅助生殖技术。个体和医师之间需要进行深入讨论，并考虑诸如个体的价值观、文化背景和道德信仰等因素。

生育问题可能对个体的心理健康产生影响。对于希望生育但遇到困难的人来说，他们可能经历焦虑、沮丧和心理压力等情绪问题。在生育力保护过程中，提供心理支持和咨询非常重要，以帮助个体处理情绪困扰，并做出正确的决策。在某些情况下，医疗机构可能设立伦理委员会以处理涉及生育力保护的伦理问题，多学科提供专业的建议和指导，协助医师和个体做出符合伦理标准的决策。生育力保护也需要考虑社会支持的因素，个体可能需要家人、朋友或社会的支持，以获取情感支持和理解。生育力保护除了考虑身体层面外，还需要综合考虑伦理和心理层面的问题。

第二节　抗肿瘤治疗对生育力的影响和临床表现

一、化疗对生育力的影响

化疗是化学药物治疗的简称，是抗肿瘤治疗最重要的方法之一，是通过化学药物阻止肿瘤细胞增殖、浸润、转移，直至最终杀灭肿瘤细胞的一种治疗方式。化疗和手术、放疗一起并称为癌症的三大治疗手段，其中化疗是治疗癌症最有效的手段之一。手术和放疗属于局部治疗，只对治疗部位的肿瘤有效，对于潜在的转移病灶（肿瘤细胞实际已经发生转移，但因为技术手段的限制在临床上还不能被发现和检测到）和已经发生临床转移的癌症，其难以发挥有效治疗。而化疗是一种全身治疗手段，无论采用什么途径给药（口服、静脉和体腔给药等），化疗药物都会随着血液循环遍布全身绝大部分器官和组织。因此，对于一些有全身播撒倾向的肿瘤及已经转移的中晚期肿瘤，化疗都是主要的治疗手段。

（一）化疗药物种类及介绍

化疗药物种类繁多，主要可以分为细胞周期特异性药物和非细胞周期特异性药物。前者以抑制白血病和淋巴瘤等疾病效果显著，包括抗代谢药、抗微管蛋白药、烷化剂、拓扑异构酶抑制剂和抗肿瘤抗生素等。后者主要针对乳腺癌、结肠癌、肺癌等实体瘤，包括烷化剂、抗肿瘤抗生素、铂类药物等。抗代谢药是通过抑制癌细胞代谢过程，间接抑制癌细胞生长的化疗药物，如氟尿嘧啶、甲氨蝶呤等。抗微管蛋白药是干扰癌细胞分裂过程的药物，如紫杉醇。烷化剂能和癌细胞DNA发生化学反应，从而阻止其复制，这类药物包括环磷酰胺、卡莫司汀等。抗肿瘤抗生素通过干扰DNA合成，阻止癌细胞生长，如多柔比星和丝裂霉素等。铂类药物作用于DNA结构，影响癌细胞复制，如顺铂、卡铂等。目前临床常用化疗药物有40余种，新药也在不断研发与上市，但欲取得好的疗效，还需要临床医师制订合理的治疗方案，包括用药时机、药物的选择和配伍，给药的先后顺序、剂量、疗程等。

化疗的临床应用有4种方式：晚期或散播性肿瘤的全身化疗、辅助化疗、新辅助化疗、特殊途径的化疗。化疗中常见的不良反应包括局部不良反应、消化系统不良反应、骨髓抑制、泌尿系统毒性反应、心脏毒性、神经系统毒性、脱发和皮肤反应等。

（二）化疗药物对生育力的影响及临床表现

生殖细胞分裂速度较快，容易受到抗肿瘤药物的影响。化疗药物对生殖系统的影响分为可逆性和永久性，可逆性影响指对生殖能力影响较小，后天可逆，在停止化疗后的一段时间内可以恢复到正常生育水平。还有部分抗肿瘤药物会直接影响染色体，导致突变发生，对生殖细胞及后代产生健康影响。在患者整个化疗周期内，使用了多种抗肿瘤治疗药物，药物的种类、药理作用及使用剂量的多少都会对身体产生不同程度的影响。细胞毒性药物是一类可有效杀伤免疫细胞并抑制其增殖的药物，可通过皮肤接触或吸入等方式造成包括生殖系统、泌尿系统、肝肾系统的毒害，还有致畸作用。细胞毒性药物，即烷化剂（如环磷酰胺、氮芥等）为抗肿瘤药物，它们的细胞毒作用主要在于烷化DNA分子中的鸟嘌呤或腺嘌呤等，引起单链断裂，双螺旋链交联，因而改变DNA的结构而损害其功能，妨碍RNA合成，从而抑制细胞有丝分裂。

1.多种化疗药物对女性生育力有影响。化疗通过损害DNA功能、阻断卵巢细胞分裂影响卵泡的生长和成熟，不孕的风险取决于患者的年龄、用药剂量及化疗的方案和持续时间，接受过细胞毒化疗的患者，组织学检查可见卵巢纤维化和卵泡破坏。根据单药化疗方案对卵巢功能损伤的风险将药物种类分为高风险（烷化剂）、中风险（顺铂、卡铂、多柔比星、紫杉醇、多西紫杉醇）、低风险（甲氨蝶呤、长春新碱、氟尿嘧啶等）、风险未知（曲妥珠单抗等）。许多罹患癌症的女性患者，一般在治疗过程中，多数临床医师都会建议患者暂时避孕，以免对胎儿造成不利影响；另外，由于化疗药物的作用影响，多数女性在治疗期间会出现经期异常或停经等症状；若出现了化疗期间的意外妊娠，通常建议终止妊娠，以免生出不健康的新生儿；若在患者治疗期间意外妊娠或者妊娠期间患癌，由于化疗药物可能对胎儿造成不利影响，医师会根据情况给予必要的相对低风险的治疗。

临床表现上，化疗导致女性患者出现经期异常、停经等症状，需要身体恢复正常排卵后再进行备孕；化疗疗程完成后，身体内仍存在许多化疗药物，这些药物会有一些细胞毒性作用，对卵细胞造成影响，最好等机体内化疗药物排出后再备孕，这一过程需要6个月至1年时间；虽然化疗已经结束，但许多癌症会在1～2年复发，这段时间是观察期，最好在观察期过后再考虑生育问题。当所有治疗疗程结束后，大多数临床医师会建议1年或2年后再受孕，也有医师建议3年或5年以后再受孕。化疗药物会引起卵巢功能下降、不孕、子宫内膜增生，如果年轻女性癌症患者有生育愿望，可以在接受化疗前，进行生育力保护，先保存卵子或卵巢组织。

2.许多化疗药物具有性腺毒性，化疗过程中，由于快速分化的精原细胞受到细胞毒损伤而导致男性暂时性不育的情况并不少见，高剂量烷化剂如环磷酰胺、苯丁酸氮芥、丙卡巴肼和白消安等，以及顺铂是最常导致长期或永久性不育的药物。其中烷化剂更容易对男性生育力造成影响，引起男性睾丸萎缩，导致精子数量减少，同时精子质量也会大受影响。一般而言，化疗药物使用剂量越大，使用时间越长，对男性生育力的影响越大。

3.对妊娠结局有影响的化疗药物包括烷化剂、抗代谢药物及蒽环类药物等。在妊娠早期接受环磷酰胺、苯丁酸氮芥和白消安等烷化剂治疗可致胎儿畸形，其他烷化剂如噻替哌、美法仑和达卡巴嗪与胎儿畸形并没有明显的因果关系；甲氨蝶呤属于抗代谢药物，其致畸作用众所周知，现已被用作堕胎药，已有妊娠早期应用该药致畸的报道，畸形包括严重的颅骨发育异常、心脏缺陷（如心脏右移）及肢端异常；妊娠前3个月暴露于蒽环类药物，胎儿结局可以是正常的，也可以是异常的，160名妊娠期接受蒽环类药物治疗的女性中，73%生产正常胎儿，9%出现死胎，8%出现胎儿并发症。

（三）化疗患者生育力保护的注意事项

化疗患者在整个化疗周期内如果选择细胞毒性药物，在长时间的使用过程中，会对机体造成相关损害。精子或卵子在受到细胞毒性药物影响后，可能会出现相关损伤，生殖细胞存活率降低，无法正常受孕，会引起生育困难或无法生育。患者整个化疗过程中，如果选择毒性较小的肿瘤药物，未导致精子或卵子的质量受到严重影响，在生殖器没有损害的同时，部分患者会保留正常的生育能力。整个化疗周期都应该在医师的精准指导下进行，如果对于生育能力产生相关疑问，目前可以在医院通过精液培养等方法进行相关检测，明确患者精子健康水平，专业医师从而做出结果诊断。化疗后一般2年左右可以考虑备孕，在备孕前需要对身体进行全面检查，身体符合妊娠的条件时才可以备孕，而且妊娠后应密切监测胎儿的发育及遗传学指标。

二、放疗对生育力的影响

放疗是一种无创治疗方法，通过高能射线杀死癌细胞，同时也会对正常细胞如生殖细胞产生某种影响。放疗可以用于治疗几乎全身各个部位的多种恶性肿瘤。可以通过放疗彻底消灭或缩小肿瘤、降低其侵袭能力，使不能手术的患者重新获得手术治疗机会，或者摧毁手术后可能残留的癌细胞。对于晚期癌症患者，当肿瘤体积过大、癌细胞广泛浸润，手术无法完全清除肿瘤组织细胞时，常采用放疗控制肿瘤病灶，以减轻症状，并提高患者生活质量。

放疗可能对睾丸或卵巢产生负面影响，导致生殖细胞（精子或卵子）减少或受损。这可能导致不育或生育能力下降的风险增加。对于男性患者，放疗可能导致精子质量和数量下降。对于女性患者，放疗可能导致卵巢功能减退或月经周期停止。除了直接影响生殖细胞，放疗还可能对生殖器官和组织造成损害，特别是放疗对骨盆区域的影响，可能会对生殖器官和组织造成永久性伤害。因此，放疗对生殖细胞的影响在儿童癌症治疗中是一个重要的考虑因素。在儿童癌症治疗中，尤其是对于涉及骨盆区域的放疗，需要对生殖细胞和组织进行保护。

（一）放疗对生殖力的影响及临床表现

放疗对生殖力的影响通常包括对生殖功能的影响、对睾丸功能的影响及对卵巢功能的影响等。具体影响取决于接受放疗的部位、剂量、时间、性别及个体的生理状况。首先是放疗的部位，如果肿瘤在生殖器官附近，患者在接受放疗时，是有一定的影响的；其次，放疗的剂量过大或持续时间长，也会对生育有影响；最后，女性肿瘤患者放疗的影响大于男性患者，放疗很可能会导致女性月经不规律、子宫内膜变薄，减少着床的可能性等。

1.生殖功能的影响　放疗通过干扰下丘脑-垂体轴导致垂体功能障碍，无论男女，如果全脑放疗剂量达到35～40Gy或更多，就会干扰下丘脑-垂体轴，增加不孕不育风险。

2.对睾丸功能的影响　放疗可以导致睾丸功能受损，直接影响产生精子的细胞，影响精子产生的数量和质量，从而对生育能力产生影响，增加不育的风险。放疗对睾丸功能的影响取决于多种因素，包括放疗的部位和剂量。一项研究指出，放疗直接照射睾丸或靠近睾丸的区域会对产生精子的生殖细胞产生直接的影响。睾丸是对放疗最为敏感的组织，极低剂量的辐射即可对睾丸造成重大损伤，当剂量达到2000～3000cGy时，可发生永久性睾丸间质细胞功能障碍，急性白血病患者睾丸放疗剂量达到2400cGy时即可导致睾丸间质细胞功能障碍。

针对大脑或睾丸的放疗可能降低男性的生育能力，对男性生殖系统造成损伤，使精子产生和运输的功能受到影响，进而导致不育的可能性增加。一篇来自达纳·法伯癌症研究所的文章指出，在睾丸癌患者接受放疗后，可能会出现一些与放疗相关的问题，如疲劳、脱发、皮肤干燥和灼热感等。这些放疗相关的临床表现对患者的生活质量可能产生一定的影响。为了最大程度保护生殖细胞和组织，医师在进行放疗时需要谨慎选择剂量和区域，并采取相应的局部保护措施以减少睾丸的受损风险。

3.对卵巢功能的影响　放射线可以引起卵巢窦卵泡丧失、间质纤维化和玻璃样变、血管硬化及门细胞潴留等。这种影响与放射剂量、患者年龄及照射范围有关。研究发现，对于卵母细胞来说，放射剂量＜2Gy就足以破坏50%的原始卵泡；而剂量≥6Gy则可能导致40岁以上女性发生卵巢功能衰竭，8Gy以上的剂量可能会导致永久性卵巢功能衰竭。人卵母细胞对放疗极为敏感，Wallace等提出其半数致死量小于2Gy，一项关于肿瘤治疗导致过早绝经的风险回顾研究发现，年轻患者的卵巢对放疗的敏感度较低，6Gy的放疗剂量足以导致40岁以上的女性永久性卵巢功能衰竭。常规放疗剂量不仅会导致女性患者完全丧失卵巢功能，还会导致子宫广泛纤维化，进而引起子宫肌层伸展性、血管结构异常及激素依赖性子宫内膜功能不全。即使卵巢移位且功能正常，这种损害也可能导致不能妊娠。此外，儿童癌症治疗还可能妨碍女性进入青春期。

回顾放疗引起的卵巢损伤的研究进展发现，放疗会损害卵巢功能，可能导致继发性卵巢功能不全。因此，对于年轻女性肿瘤患者，生育力的保护及相关的新技术进展非常重要。放疗可以导致肿瘤细胞的免疫原性增强，并提高抗肿瘤免疫能力。这种增强的免疫反应可能会对生殖系统产生影响。一篇关于女性癌症幸存者性功能障碍的综述文章指出，放疗可能导致治疗相关的毒性并影响生殖系统的功能。具体来说，放疗可能对女性的性功能产生负面影响。这可能包括性欲减退、性生活质量下降及性交疼痛等。因此，在女性癌症幸存者中，放疗对生殖系统影响的临床表现通常与性功能障碍密切相关。

（二）放疗前的保护措施

临床开展放疗前，应对年轻肿瘤患者的生育做好防护，可以有效减少对生殖系统的负面影响。放疗的部位不同，对生殖系统的影响不同。人类的睾丸或卵巢对放射线非常敏感，特别是在腹部、中腹部、盆腔这一带的肿瘤，如果睾丸、男性的精囊或卵巢在放射野内，会对生育有很大影响。如果睾丸或卵巢不在照射野内，或者虽然邻近照射野，只要保护得当，将不会影响生育功能。对于年轻患者来讲，盆腔部位的放疗要高度精准，如果有别的可替代治疗手段，就不选择放疗。例如，对于年轻女性宫颈癌早期（1～4期），放疗的疗效很好。但是如果有妊娠需求，宫颈癌早期女性患者不建议进行放疗，应选择宫颈锥切，保留子宫和宫颈，可以避免放射线治疗对年轻女性生育带来的影响。

三、手术治疗对生育力的影响

手术对生育力的影响主要取决于患者的肿瘤类型、肿瘤的手术切除范围及切除器官的功能。对男性生育力影响最大的肿瘤类型是睾丸癌、前列腺癌；对女性生育力影响最大的肿瘤类型是宫颈癌、子宫内膜癌、卵巢癌和乳腺癌。

（一）手术对男性患者生育力的影响

1.睾丸癌手术治疗　　目前治疗睾丸癌的金标准是根治性睾丸切除术，即将精索和睾丸切除至腹股沟内环水平。根治性手术对这些患者可能是过度治疗，尤其是睾丸肿块较小及有生育需求的患者。根治性睾丸切除术可能会导致生育力低下，需要终生服用雄激素替代治疗。对于接受根治性睾丸切除术的患者，精子的数量会显著减少，一些患者甚至会在手术后出现无精子症，尤其对于年轻的患者，会产生严重的心理影响。临床上腹膜后淋巴结清扫术是Ⅰ期和Ⅱ期非恶性睾丸肿瘤中清除腹膜后淋巴结的标准治疗方式，但是这种方法的副作用之一是其会导致患者逆行射精，直接影响患者的生育。

2.前列腺癌手术治疗　　前列腺癌发病年龄在55岁前处于较低水平，55岁后逐渐升高，这部分患者有生育要求的比较少，但也有部分患者会有生育要求。前列腺根治性切除术中，通常会切除以下部位：①手术完整切除前列腺及精囊腺。②淋巴结清扫，根治性前列腺切除术中的扩大盆腔淋巴结清扫（extended pelvic lymph node dissection，ePLND）是相对于单纯的闭淋巴结活检而言，扩大盆腔淋巴结清扫包括髂外、髂内侧及闭孔淋巴结。③输精管，输精管位于前列腺下方，是一条细长的管道，连接到睾丸和尿道。在前列腺根治性切除术中，输精管也会被切除。④部分膀胱颈部，为了确保将患者的癌细胞完全清除，手术可能需要切除部分膀胱颈部。

虽然前列腺根治性切除术是一种有效的前列腺癌治疗方法，但它可能会对男性的生殖功能产生影响。在手术后，男性可能会出现勃起功能障碍。前列腺的切除手术中，还会导致逆行射精：从膀胱到前列腺，再到精囊腺开口及尿道，呈漏斗状，切除前列腺之后，或许就会引起精液逆行，从而排入膀胱内，引起不育。

（二）手术对女性患者生育力的影响

1.宫颈癌手术治疗　　标准的宫颈癌治疗方式有子宫全切术、盆腔淋巴结清扫术和放化疗综合治疗。但是这样的治疗方式会使宫颈癌患者丧失生育力，甚至影响卵巢功能及性功能，出现卵巢功能早衰等一系列症状，严重影响广大女性的身心健康及社会稳定。保留生育功能手术目的是达到理论上保留生育功能、卵巢功能及正常性功能，并且其具有手术创伤小、对患者身心健康影响小的优势，逐渐受到医学工作者的认识与重视。如何选择保留生育功能手术、手术切除范围及术后妊娠的相关注意事项也成了医务工作者研究的热点。对于早期宫颈癌（ⅠA～ⅠB1期和选择性ⅠB2期）患者，可行保留生育功能手术，FIGO分期ⅠA1期无间隙淋巴管浸润的患者可行宫颈冷刀锥切术（cold knife conization，CKC），对伴淋巴管间隙浸润患者的治疗同ⅠA2期。ⅠA2、ⅠB1期和部分选择性ⅠB2期患者可行宫颈切除术或根治性宫颈切除术（radical trachelectomy，RD），宫颈冷刀锥切术是对宫颈损伤最小的手术方式。

既往研究中对139例ⅠA1期宫颈癌患者进行随访，发现宫颈冷刀锥切术的复发率与子宫切除术相比差异无统计学意义（5.4% vs.7.3%；$P > 0.05$），该实验证明宫颈冷刀锥切术是较为安全的。但是宫颈冷刀锥切术术后的患者妊娠存在早产和胎膜早破的风险。出现胎膜早破对孕妇的危害主要有早产、宫内感染、脐带脱垂等，因此需要做好孕妇的监测。日本有学者选取了1389例行宫颈冷刀锥切术的患者，与1389例妊娠前无宫颈手术史者比较，行宫颈冷刀锥切术的患者早产和胎膜早破的风险更高（早产25.3% vs.10.6%，胎膜早破14.0% vs.3.5%；$P < 0.0001$），与未行预防性宫颈环扎术者比较，宫颈冷刀锥切术未能降低早产风险（28.7% vs.24.2%，$P = 0.204$）。因此，如何避免患者手术后的妊娠并发症是医师和患者思考的问题。

2.子宫内膜癌手术治疗　　常用的手术是宫腔镜下病灶切除联合孕激素治疗。Masciullo等前瞻性观察49

例子宫内膜癌/子宫内膜不典型增生（AEH）和36例子宫内膜癌的患者，实验结果表明宫腔镜下病灶切除是更快达到完全缓解的唯一因素（$P=0.001$），联合激素治疗相比单独激素治疗，肿瘤发生复发的时间更晚（38个月 vs.27个月；$P=0.043$）；术后妊娠率为50%，活产率为32.7%。宫腔操作会损伤子宫内膜，同时孕激素会延缓切面愈合，这样增加了宫腔粘连的可能，会对妊娠造成一定的影响。

3.卵巢癌手术治疗　卵巢癌的临床治疗以手术为主，传统治疗为肿瘤细胞减灭术，但患者生育功能永久丧失，同时患者手术后内分泌疾病的发生率增加，使其临床使用范围受限。临床中兼顾临床效果及保留生育功能的治疗方式得到广泛关注。在手术治疗中，大多数卵巢恶性肿瘤患者需要切除子宫及双侧附件，这意味着患者生育能力的永久丧失；不同的保留生育功能手术也可不同程度造成卵巢组织丢失；微创手术虽然创伤小，但能量器械对生殖细胞的热损伤及对卵巢血供的影响，均可影响生育力。

2023年NCCN指南指出，保留生育功能手术（FSS）适用于卵巢交界性肿瘤、早期卵巢上皮性癌、恶性生殖细胞肿瘤、恶性性索间质肿瘤。对于年轻女性（＜25岁）、儿童及青少年的恶性生殖细胞肿瘤，可以不切除临床阴性淋巴结。

保留生育功能手术方式包括保留子宫行单侧或双侧卵巢肿瘤切除术、单侧附件切除术联合或不联合对侧卵巢肿瘤切除术、双侧附件切除术的全面分期手术。孙红艳等比较了不同手术方式治疗卵巢癌患者的临床效果及对生育功能的影响，术前根据病理情况及家属意愿选择手术，手术方式主要包括以下3种：①单侧附件切除术；②单/双侧卵巢肿物剥除术；③单/双侧卵巢肿物剥除，同时给予分期手术。记录患者手术分组情况，了解术后随访及复发情况；比较不同手术方式患者术后月经情况及妊娠情况。结果显示：单侧附件切除术临床效果良好，可有效保留患者生育功能，值得推广应用，为临床治疗提供了参考依据。

4.乳腺癌手术治疗　由于患者的年轻化，相当一部分患者在确诊时未婚未育或已婚未育，对于这部分患者，如果直接针对疾病本身进行标准抗肿瘤治疗，包括手术治疗，如改良乳腺根治术、保乳手术、全乳切除术后乳房重建等，那么在日后会面临生育力受损及提前闭经等问题，这将对患者造成生理、心理、家庭和社会等多方面的影响。

四、靶向治疗/免疫治疗对生育力的影响

靶向治疗和免疫治疗是近年来癌症治疗领域的重要进展。这些疗法通过干预肿瘤细胞的特定通路或增强免疫系统的反应来抑制肿瘤的生长和扩散。这些治疗方法是否会对患者的生育力产生影响及其可能引起的临床表现，一直是引起患者和医师关注的问题。本部分重点讨论靶向治疗和免疫治疗对生育力的潜在影响，以及与之相关的临床表现，以供临床参考。

（一）靶向治疗对肿瘤患者生育力的影响

靶向治疗是指使用具有一定特异性的抗肿瘤药物，准确识别和作用肿瘤细胞上的特异性靶点，从而达到抑制肿瘤生长、促进肿瘤细胞凋亡的目的。肿瘤靶向治疗主要包括现代放射治疗技术、靶向热疗技术、肿瘤分子靶向治疗等。肿瘤靶向治疗将治疗作用或药物效应尽量限定在特定的靶细胞、组织或器官内，而不影响正常细胞、组织或器官功能，从而能够提高疗效、减少毒副作用。其通过抑制肿瘤细胞的生长和扩散最终做到治疗癌症。与传统化疗相比，靶向治疗具有更高的疗效和更低的毒副作用。常用的靶向药物包括EGFR抑制剂、VEGF抑制剂、ALK抑制剂等。免疫治疗是利用机体自身免疫系统杀伤肿瘤细胞的治疗方法。目前应用较多的免疫检查点抑制剂，可以阻断肿瘤细胞的免疫逃逸机制，增强机体对肿瘤的免疫应答。

与放疗或化疗相比，靶向治疗对生育力的影响较小，但某些靶向药物可能会对男性和女性的生育力产生不同程度的影响。主要表现为：①卵巢功能损害。EGFR抑制剂能使卵巢颗粒细胞减少，降低卵巢储备功能，也可能直接破坏卵子。VEGF抑制剂会导致卵巢动静脉化，影响卵巢血供，同时可能损伤卵泡及黄体发育。ALK抑制剂也可引起卵巢功能减退。②性激素水平异常。靶向药物可抑制性腺激素释放，导致雌激素及黄体酮明显下降，影响正常排卵和着床，也可引起肾上腺皮质功能减退，导致雄激素不足。激素失调会导致生育功能下降。③子宫内膜变薄。靶向治疗后子宫内膜增生减少，内膜变薄，影响受精卵着床和

妊娠保持。④胚胎着床障碍。EGFR抑制剂可降低整合素β_3表达，减少着床蛋白，导致胚胎难以实现着床。某些药物也可能导致男性精子的数量和质量下降，从而降低生育能力。

（二）免疫治疗对肿瘤患者生育力的影响

免疫治疗是一种通过增强患者自身免疫系统攻击肿瘤细胞的治疗方法，通常包括免疫检查点抑制剂治疗、嵌合抗原受体T细胞免疫治疗（CAR-T）等。免疫治疗的优势在于它可以引发持久的抗肿瘤反应，但也可能导致免疫相关的不良事件，其中一些可能会对生育能力产生影响。免疫治疗通常不直接影响生育细胞生产，但可能会引发免疫相关不良事件，如炎症或免疫系统过度激活对生育产生负面影响。此外，在接受免疫治疗期间，由于药物的作用，妊娠可能会对患者的健康构成风险，因此需要特别注意。

免疫治疗中，免疫检查点抑制剂可能引发一些自身免疫相关的内分泌疾病，这些疾病可以对生育能力产生不同程度的影响：①自身免疫性甲状腺炎。这种疾病可能导致甲状腺激素异常，如甲状腺功能亢进或减退，从而影响性腺激素正常分泌。不适当的甲状腺激素水平可以对生育产生负面影响。②自身免疫性肾上腺炎。该疾病可能导致肾上腺皮质激素分泌异常，如皮质醇水平波动，这可能会对性激素水平产生不利影响。平衡性激素对生育是至关重要的。③自身免疫性糖尿病。自身免疫性糖尿病会导致胰岛素分泌减少，影响葡萄糖代谢。这可能导致胰岛素抵抗，影响排卵，从而对生育产生影响。④自身免疫性卵巢炎。这种疾病可能会直接破坏卵巢组织，降低卵巢储备功能，导致卵子数量减少，这对女性的生育能力产生直接负面影响。此外，免疫治疗还可能引发自身免疫性肾炎，这可能会导致肾功能损害，影响性激素代谢。长期肾衰竭也会对性腺功能产生减退的影响，这也是影响生育能力的一个重要因素。

对于女性患者，免疫治疗（特别是伊匹木单抗治疗）可引起盆腔炎，这可能导致继发性腺功能减退症。在动物研究中，哺乳动物雷帕霉素靶蛋白（mTOR）抑制剂对卵巢有保护功能，但临床观察研究显示，mTOR抑制剂（特别是西罗莫司）治疗期间，患者会出现月经紊乱和卵巢囊肿。不过，在治疗终止数月后，患者月经可恢复正常。目前以PD-1/PD-L1为代表的免疫检查点抑制剂类药物，在实验中证实会对小鼠卵巢中储存的卵泡造成永久性损伤，减少了数量和质量，也会减少排卵，干扰生育周期。研究团队在肿瘤小鼠模型和无肿瘤小鼠模型中，评估了PD-L1抑制剂和CTLA-4抑制剂治疗对小鼠卵巢的影响，结果显示，免疫检查点抑制剂增加了卵巢内免疫细胞浸润和肿瘤坏死因子-α（TNF-α）表达，而TNF-α通过与TNFR1结合诱导细胞凋亡，TNFR1在所有卵泡类型中表达，包括原始卵泡，从而减少了卵巢的卵泡储备并削弱了卵母细胞成熟和排卵的能力。但是其对女性癌症患者的影响仍需要进一步验证。

（三）靶向治疗和免疫治疗对生育力影响总结

靶向治疗和免疫治疗是癌症治疗的重要进展，可能对患者的生育力产生不同程度的影响。癌症患者治疗后的生活质量，尤其是男性癌症患者生育能力的保存成为一个重要问题。目前，许多临床医师在针对男性恶性肿瘤患者制订治疗方案时，大多考虑的是对患者心脏、肺脏、肝脏、肾脏等器官功能的保护，而对于患者生育能力的保存，仍然不够重视。治疗前，医师和患者需要充分讨论潜在的风险，并共同决定最合适的治疗方案。生育前规划对计划妊娠的患者尤为重要，可以帮助他们在治疗后实现健康的生育。此外，在治疗过程中，医师需要积极监测和管理治疗相关的不良反应，以提高患者的生活质量。对于有丧失生育能力风险的男性癌症患者，尤其是有保存生育能力意愿的患者，临床医师应及时提供可供选择的生育保存措施，并在有需要时考虑将患者转诊给生育保存专家，选择合适的生育保护方法。治疗的影响因素和临床表现在不同的患者中可能会有所不同，因此个体化医疗建议和跟踪非常关键，以确保患者在癌症治疗和生育计划方面都得到最佳的支持。治疗决策应该基于患者的独特情况和需求，综合考虑治疗的潜在益处和风险。

五、各种治疗对生育力影响的比较

抗肿瘤治疗方式对生育的影响需要根据具体的情况进行判断。生殖系统恶性肿瘤与其他位置恶性肿瘤的不同治疗方式对生育力所产生的影响是不同的。

对于生殖系统的恶性肿瘤，如女性子宫内膜癌、卵巢恶性肿瘤和子宫颈癌，男性睾丸恶性肿瘤、阴茎癌、前列腺恶性肿瘤等，常见的治疗方式包括手术、化疗、放疗和靶向治疗、免疫治疗。手术可能涉及切除子宫、卵巢、睾丸或其他生殖器官，这可能会直接影响生育能力。化疗和放疗可以对卵巢、子宫内膜、睾丸等产生损害，导致不孕或减少生育能力。靶向治疗和免疫治疗对生育的影响可能是多样的，具体取决于使用的药物和个体情况，一些靶向治疗和免疫治疗药物可能会对生育力产生一定的影响，而另一些可能对生育力影响较小。

对于其他位置的恶性肿瘤，如肺癌、结直肠癌等，常见的治疗方式同样包括手术、放疗、化疗和靶向治疗、免疫治疗。手术可能会涉及切除肿瘤组织或相关器官，但通常不会直接影响生育力。放疗根据照射位置不同，对生育力影响也不同。脑部与盆腔位置放疗，可能分别对下丘脑-垂体、生殖器官或组织产生损害，进而影响生育力。其他位置放疗通常无直接影响。化疗全身作用可能会对卵巢或睾丸的功能造成损害，导致不孕或减少生育能力。靶向治疗和免疫治疗对生育的影响同样需要根据使用的药物和个体情况具体分析。

（一）生殖系统恶性肿瘤不同治疗方式对生育力影响的比较

生殖系统恶性肿瘤包含女性生殖系统和男性生殖系统及泌尿生殖系统的恶性肿瘤。常见女性生殖系统恶性肿瘤包括卵巢恶性肿瘤、子宫颈癌、子宫内膜癌等；常见男性生殖系统恶性肿瘤包括睾丸恶性肿瘤、阴茎癌、前列腺恶性肿瘤等。生殖系统恶性肿瘤不同治疗方式对生育力影响的比较如表8-1（女性患者）和表8-2（男性患者）所示。

表8-1　女性患者生殖系统恶性肿瘤不同治疗方式对生育力的影响

| 治疗方式 | 生育力直接影响 | | 间接影响 |
	生殖器官或组织损伤	卵巢功能损伤	
化疗	卵巢纤维化，增加不育风险	造成卵巢功能损伤，不同种类化疗药物风险程度不同。高风险：烷化剂；中风险：顺铂、卡铂、多柔比星、紫杉醇、多西紫杉醇；低风险：甲氨蝶呤、长春新碱、氟尿嘧啶等；风险未知：曲妥珠单抗等	经期异常、停经
放疗	卵巢窦卵泡丧失、间质纤维化和玻璃样变、血管硬化和门细胞潴留等，增加不育风险	放射剂量＜2Gy：破坏50%的原始卵泡；剂量≥6Gy：可能导致40岁以上女性发生卵巢功能衰竭；8Gy以上的剂量：可能会导致永久性卵巢功能衰竭	女性月经不规律、子宫内膜变薄
手术	子宫及双侧附件切除手术造成失去生育功能；保留生育功能手术不同程度造成卵巢组织丢失，不同程度影响生育	手术造成卵巢组织丢失，能量器械对生殖细胞的热损伤及对卵巢血供的影响均可影响生育力	增加宫腔粘连可能，内分泌疾病的发生率增加
靶向/免疫治疗	部分靶向药物干扰生殖细胞	部分靶向药物导致卵巢功能下降	部分药物造成月经不规律；引发一系列免疫相关的反应

表8-2　男性患者生殖系统恶性肿瘤不同治疗方式对生育力的影响

治疗方式	生育力直接影响		间接影响
	组织或生殖细胞损伤	精子浓度、质量影响	
化疗	性腺毒性造成精原细胞受损，引起暂时、长期或永久不育	精子浓度、质量不同程度下降	可能引起勃起功能障碍
放疗	睾丸受到照射，易引起睾丸组织损伤，破坏精原细胞，增加不育的风险	精子浓度、质量不同程度下降	引起勃起功能障碍、性欲减退等
手术	睾丸、输精管部分或完全受损，造成不育	部分手术方式造成精子浓度及质量下降	逆行射精、精液逆流、勃起功能障碍
靶向/免疫治疗	部分靶向药物干扰生殖细胞	部分药物能导致男性精子的数量和质量下降	引发一系列免疫相关的反应

（二）其他部位恶性肿瘤不同治疗方式对生育力影响的比较

其他位置恶性肿瘤是除生殖系统恶性肿瘤之外的恶性肿瘤，常见肺癌、胃癌、结直肠癌、食管癌、肝癌、胰腺癌、脑胶质瘤及血液肿瘤等。其他部位恶性肿瘤不同治疗方式对生育力影响的比较如表8-3（女性患者）和表8-4（男性患者）所示。

表8-3　女性患者其他部位恶性肿瘤不同治疗方式对生育力的影响

治疗方式	生育力直接影响		间接影响
	生殖器官或组织损伤	卵巢功能损伤	
化疗	损害DNA功能、阻断卵巢细胞分裂，造成卵巢纤维化和卵泡破坏，引起不育	造成卵巢功能损伤，不同种类化疗药物风险程度不同。高风险：烷化剂；中风险：顺铂、卡铂、多柔比星、紫杉醇、多西紫杉醇；低风险：甲氨蝶呤、长春新碱、氟尿嘧啶等；风险未知：曲妥珠单抗等	经期异常、停经
放疗	脑部放疗干扰下丘脑、垂体功能；盆腔位置放疗可能造成卵巢组织损伤	脑部放疗干扰下丘脑-垂体轴，引起激素水平失衡，造成卵巢功能损伤；盆腔位置放疗可能造成卵巢功能损伤	可能引起性欲减退等
手术	无直接影响	无直接影响	增加宫腔粘连的可能，内分泌疾病的发生率增加
靶向/免疫治疗	部分靶向药物干扰生殖细胞	部分靶向药物导致卵巢功能下降	部分药物造成月经不规律；引发一系列免疫相关的反应

表8-4　男性患者其他部位恶性肿瘤不同治疗方式对生育力的影响

治疗方式	生育力直接影响		间接影响
	组织或生殖细胞损伤	精子浓度、质量影响	
化疗	化疗药物的性腺毒性造成精原细胞受损，引起暂时、长期或永久不育	精子浓度、质量下降	可能引起勃起功能障碍
放疗	脑部放疗干扰下丘脑、垂体功能；盆腔位置放疗可能造成睾丸组织损伤	脑部放疗干扰下丘脑-垂体轴，引起激素水平失衡，盆腔位置放疗可能照射到睾丸，影响精子形成和质量	可能引起勃起功能障碍、性欲减退等
手术	无直接影响	无直接影响	—
靶向/免疫治疗	部分靶向药物干扰生殖细胞	部分药物能导致男性精子的数量和质量下降	引发一系列免疫相关的反应

第三节 抗肿瘤治疗对生育力损害的风险评估

一、影响生育力保护的治疗相关因素

多种因素可影响肿瘤患者生育力的保护，其中治疗相关因素的影响是非常关键的，包括治疗时患者的性别和年龄、肿瘤类型、肿瘤部位、手术方式、化疗药物的类型和剂量、放疗的部位和剂量、肿瘤治疗前的生育状态等，对患者进行生育力评估时，需要首先考虑以上因素。

（一）治疗时患者的年龄和性别

患者年龄是决定抗肿瘤治疗对生育力影响的重要因素。患者的年龄是一个重要的因素，直接影响着生育能力。

1.抗肿瘤治疗需要充分考虑不同年龄女性的生育窗口、卵子质量和不孕症风险。①生育窗口：女性的生育窗口相对较短，通常从青春期到更年期。年龄越大，女性的生育窗口越有限，生育力逐渐下降。②卵子质量：随着年龄增长，卵子质量下降，容易出现染色体异常，增加了流产和儿童患有染色体异常的风险。③不孕症风险：随着女性年龄增长，不孕症的风险明显增加，因为卵子数量和质量都受到影响。一般来说，年龄越小，生育力受损的风险越大。在女性患者中，骨盆腔放疗使小于20岁女性患者早发绝经的风险增加。接受骨髓移植的准备放疗也增加儿童期女性不孕风险。化疗使女性生育力下降的程度也与年龄相关。累积环磷酰胺剂量大于20g的女性小于25岁者不孕风险增加。

2.抗肿瘤治疗需要充分考虑不同年龄男性的精液质量和染色体状况。①精子数量和质量：虽然男性生育力在较长的时间内相对稳定，但随着年龄增长，精子数量和质量可能会逐渐下降。②染色体异常：较大年龄的父亲生育后代的风险也增加，因为精子中的染色体异常可能会增加。睾丸发育尚未完成的少年期患者，其精原细胞极为敏感。即使低剂量放疗也可影响将来生育能力。另外，在思春期前，下丘脑-垂体-性腺轴也较敏感。头颅放疗增加下丘脑功能损害风险，导致性腺激素分泌减少。

（二）治疗的类型、强度和持续时间

治疗的类型、强度和持续时间是影响肿瘤患者生育力保护的重要因素。不同类型的治疗方法、治疗的强度及治疗的持续时间会对患者的生育力产生不同程度的影响。

1.治疗的类型 不同类型的抗肿瘤治疗对生育力的影响各异。主要的治疗方式包括手术、放疗、化疗和靶向治疗。

（1）手术：手术切除是治疗肿瘤的首要方法。手术可能影响生育器官的结构和功能。例如，子宫手术可能导致子宫内膜受损，影响受孕和胚胎着床。手术的影响因手术的性质和部位而异。一些手术可能会影响生育力，而其他手术则可能对生育力产生较小的影响。

（2）放疗：可以破坏肿瘤细胞，但也可能损害周围正常组织。女性可能会受到卵巢功能减退的影响，而男性可能会受到精子产生和质量的影响。放疗的危害与治疗的部位和剂量相关。骨盆放疗可能导致女性卵巢功能减退和不孕风险增加。放疗对男性睾丸也较为敏感。

（3）化疗：化疗药物可以对卵巢和睾丸造成损害，导致不育或降低生育能力。烷化剂、铂类药物是常见的卵巢毒性药物。其危害与药物剂量和累积剂量相关。环磷酰胺等烷化剂的等效剂量每增加$1g/m^2$，男性发生少精或无精症的风险增加。

（4）靶向治疗：是一种相对新的治疗方式，用于特定类型的癌症。其长期影响尚需要进一步研究，但一些靶向药物可能会对生殖系统产生负面影响。

2.治疗强度的影响 治疗的强度是指治疗过程中使用的治疗剂量和频率。不同类型的治疗（手术、放疗、化疗、靶向治疗）在不同程度上对生育力产生危害，而治疗强度将决定这种危害的程度。

（1）手术：通常不涉及药物或放疗，因此在生育力方面的影响通常较小，除非手术涉及切除生育器

官，如子宫、卵巢或睾丸。这样的手术可能对生育力造成较大损害。

（2）放疗：放疗的强度与剂量相关。剂量越高，对生育力的危害越大。例如，头颅放疗中，每增加1Gy的剂量，女性不孕风险可能增加5%。因此，放疗的剂量和部位会对卵巢、睾丸和垂体产生不同程度的损害。剂量分数化和分割放疗是一种减小生育力危害的策略，允许患者在治疗周期中休息以减轻对生育器官的损害。

（3）化疗：化疗药物的强度与剂量和治疗周期相关。通常，更高剂量的化疗药物对生育力的危害更大。烷化剂和铂类药物是常见的卵巢和睾丸毒性药物。治疗剂量越高，对生育力的影响越严重。环磷酰胺等药物的剂量每增加$1g/m^2$，男性无精子症的风险可能增加10%。对于一些患者，医师可能会探讨减少或避免使用对生育力危害较大的化疗药物的可能性，或选择其他更温和的治疗方式。

3.治疗的持续时间 是指治疗进行的时间长度，通常以天、周或月计算。长期治疗会增加生育力的危害。手术通常是一次性过程，因此不涉及治疗持续时间的问题。放疗的持续时间取决于治疗计划。长期放疗可能导致卵巢和睾丸功能受损。通常，放疗会在几周或几个月内完成。化疗的持续时间通常以周期计算。长期的化疗治疗可能导致卵巢和睾丸功能受到损害。医师可能会考虑使用较短的周期或休息期来减轻对生育力的损害。

二、生育力保护的主要危险因素

抗肿瘤治疗对生育力的影响是一个复杂的问题，受到多种因素的影响。药物引起的不孕症可分为原发药物性不孕症（主要是药物对性腺的直接毒性或对脑垂体促性腺激素的间接影响）和继发性不孕症（主要是药物对受孕能力或性欲等影响）。抗肿瘤治疗影响生育力的主要风险因素包括化疗药物的使用、头颅放疗策略和生殖系统放疗策略。

（一）化疗药物的生育危害

文献报道化疗可引起生育期肿瘤患者卵巢早衰、早期绝经、闭经等生育力损伤，引起患者不孕。Anon等对接触抗肿瘤药物的4082名医护人员进行调查，结果发现男性与女性同时接触抗肿瘤药物比女性不孕的概率高，超过30岁的护士，接触抗肿瘤药物月经失调的发生率高。结果表明除化疗患者外，经常接触抗肿瘤药物的专业人员不育危险性也较高。肿瘤化疗对卵巢储备的损伤程度和方案、药物密切相关。

1.烷化剂 是一类常用的化疗药物，包括环磷酰胺、异环磷酰胺、白消安、美法兰、丙卡巴肼等。这些药物对生育力的影响最大，可能会造成生殖器官的永久性损伤。这些药物可以破坏DNA，从而抑制肿瘤细胞增殖。大剂量的烷化剂可能导致卵巢功能衰竭，月经周期异常，甚至可能导致不孕不育。烷化剂对卵巢功能损伤很大，可导致卵泡数目减少、卵巢储备下降甚至卵巢早衰。据报道，接受烷化剂化疗的年轻女性患者中，50%～70%的患者出现永久性卵巢损害。使用烷化剂的患者卵巢功能较未使用的患者恢复差，且其月经恢复概率随年龄增长而逐渐变差。一些研究显示，烷化剂的使用剂量和卵巢损伤的程度之间存在剂量-效应关系，使用剂量越高，卵巢损伤的程度越严重。采用烷化剂为基础的化疗方案治疗的患者发生早发性卵巢功能不全的风险为60%，无烷化剂的风险仅为3%；每疗程早发性卵巢功能不全的发生率增加50%；每增长一岁早发性卵巢功能不全发生率增加23%。

2.植物碱类 是一类常用的化疗药物，包括紫杉醇、多西他赛等。这些药物可以干扰微管蛋白合成，从而抑制肿瘤细胞增殖。但是，植物碱类对卵巢功能也有一定的损伤，可能导致卵巢功能减退、卵子损伤等。

3.其他化疗药物 除了烷化剂，其他化疗药物也可能对生育力产生影响。长春新碱和甲氨蝶呤是两种常见的化疗药物，可能会影响月经周期，导致排卵异常和卵巢储备下降。研究还表明，一些化疗药物可能导致子宫内膜变薄，影响胚胎着床和发育。

（二）头颅放疗的生育危害

头颅放疗可能会对生育力产生不利影响。放疗可能导致下丘脑-垂体损害，影响促性腺激素释放激素

（GnRH）分泌，从而损害生殖腺激素分泌。

1.下丘脑-垂体损害 头颅放疗的一个主要作用区域是脑部，特别是下丘脑和垂体，这两个结构对生殖系统的正常功能至关重要。下丘脑是控制性腺激素释放的主要部位，其中包括促性腺激素释放激素（GnRH）。垂体则是释放促性腺激素（卵泡刺激素和黄体生成素）的关键腺体。这些激素对调控卵巢和睾丸的功能及生育力的维持至关重要。头颅放疗可导致下丘脑-垂体损害，进而影响GnRH分泌和促性腺激素释放。这会导致生殖腺激素水平下降，进而影响了卵巢和睾丸的功能。女性可能会出现月经不规律或停经，而男性可能会出现精子数量和质量的下降。

2.阈值剂量 头颅放疗的危害程度与剂量有关。有特定的阈值剂量，当头颅放疗的剂量超过这些阈值时，下丘脑-垂体损害的风险就会增加。女性和男性的阈值剂量有所不同，头颅放疗对女性的影响通常在45Gy的剂量以上显著。在这个剂量水平下，下丘脑和垂体开始受到辐射损害，影响了促性腺激素释放激素（GnRH）分泌，从而降低了卵巢的正常功能。这可能导致月经不规律甚至停经，进一步影响了生育力。当头颅放疗的剂量超过45Gy时，女性的不孕风险显著增加。此时，卵巢功能受到明显的抑制，可能导致永久性不孕。对于男性，头颅放疗的阈值剂量通常略高，约为50Gy。超过这个剂量后，下丘脑和垂体受到辐射损害，影响了性腺激素的正常分泌，如促性腺激素，也会导致精子数量和质量下降，这可能导致不育或需要更长时间才能实现让配偶妊娠。

3.长期影响 头颅放疗的不利影响可能是长期的甚至可能持续多年。这意味着即使治疗结束后，生育力的恢复也可能需要相当长的时间，有时甚至可能是永久性的。头颅放疗作为生育力保护的危险因素会影响下丘脑-垂体系统的正常功能，进而影响性腺的工作和生育力。患者在接受头颅放疗前，应充分了解这种治疗的潜在影响，与医疗团队讨论可能的生育力保护措施，并在治疗后密切监测生育力的变化，以便及时采取必要的措施维护生育力。

（三）生殖系统放疗的生育危害

骨盆放疗通常是直接影响生殖系统的放疗手段，作为生育力保护的主要危险因素之一，尤其对女性的生育力产生潜在的不利影响。

1.骨盆放疗对女性的危害

（1）卵巢受损：骨盆放疗通常包括子宫、宫颈、盆腔等区域的治疗，这使得女性的卵巢受到直接的辐射影响。卵巢对辐射特别敏感，因此放疗可能导致卵巢功能减退，进而影响生育力。卵巢功能受损可能表现为月经不规律、停经或早绝经，使女性难以妊娠。

（2）不孕风险增加：骨盆放疗使女性患者不孕的风险显著增加，特别是在放疗中使用高剂量辐射的情况下，卵巢功能受损可能是不可逆的，导致永久性不孕。

（3）早发绝经风险：对于年龄小于20岁的女性患者，骨盆腔放疗使早发绝经的风险大幅增加。早发绝经的发生意味着女性将失去生育的机会，因为卵巢功能被永久性地抑制。

2.骨盆放疗对男性的危害

（1）睾丸受损：骨盆放疗对男性的睾丸也可能产生不利影响，尤其是在辐射剂量较高的情况下。辐射可能损害睾丸的正常组织，影响精子的产生。辐射引起的损伤可能导致少精症或完全无精子的情况。

（2）不育风险增加：骨盆放疗使男性患者不育的风险增加，特别是在辐射剂量较高的情况下。虽然一些男性可能会在放疗后恢复精子产生，但有些人可能会面临不可逆的不育问题。

3.长期影响 骨盆放疗的不利影响可能是长期的。即使治疗结束后，生育能力的恢复也可能需要多年，有时甚至是永久性的。因此，患者需要在治疗前和治疗后考虑生育力保护措施，以减轻骨盆放疗对生育力的潜在危害。生殖系统放疗作为生育力保护的危险因素，特别对女性的卵巢和男性的睾丸产生不利影响。了解这些潜在的危险因素对在治疗前采取适当的生育力保护措施，如冷冻卵子或精子，以及在治疗后密切监测生育能力的变化，以便采取必要的措施来维护生育力至关重要。

三、生育力保护及风险评估方法

肿瘤患者在接受抗肿瘤治疗后，约80%的患者面临生育力下降问题。因肿瘤治疗而丧失生育力对患者生活质量将造成严重影响。生育力评估应分别在术前、术中和术后进行。

女性生育力评估内容主要包括：一般情况和病史（年龄、生活方式和生活环境、遗传背景、是否合并其他基础疾病）、卵巢储备功能、有无排卵障碍。卵巢储备功能评估主要指标包括：年龄、抗米勒管激素（AMH）、窦卵泡计数（AFC）、基础卵泡刺激素（FSH）、雌二醇（E_2）、抑制素B（Inhibin-B）、卵巢体积等。评估有无排卵障碍主要包括月经周期是否规律、超声监测排卵、黄体中期黄体酮水平等。

男性生育力评估主要包括体格检查、精液分析、生殖系统病原微生物检查、内分泌激素检查、影像学评估及遗传学评估等。其中，体格检查主要是评估外生殖器发育情况，检查是否存在生殖器畸形、隐睾、精索静脉曲张等；精液分析：一般正常精液呈灰白色，精液量一般不低于1.5ml。生殖系统病原微生物检查：衣原体和支原体是常见的男性生殖道病原微生物，多数情况下感染之后并无症状。内分泌激素：血清生殖激素的检测能够反映生殖轴的功能，可以在一定程度上判断睾丸的生精功能。影像学评估：超声检查是男性生育力评估的首选和必要的临床影像学检查方法；男性生殖系统超声包括阴囊超声和经直肠超声。遗传学评估：染色体核型分析及Y染色体微缺失检测、基因突变检测。术后评估的时机选择需要根据术后病理情况确定。

性腺毒性程度是肿瘤患者生育力风险的重要评估指标，这主要取决于癌症治疗的类型、剂量和持续时间，以及患者的年龄和癌症的类型与阶段。根据癌症治疗的性腺毒性及女性POF和生育力丧失的相关风险对其进行分类（表8-5）。

表8-5 性腺毒性程度风险评估表

风险水平	女性风险	男性风险
高风险	造血干细胞移植联合环磷酰胺/全身放射治疗（TBI）或环磷酰胺/白消安；向包括卵巢在内的区域进行外照射；40岁及以上女性CEF、CMF、CAF×6个周期（乳腺癌辅助治疗）；手术切除一侧或双侧卵巢或垂体	TBI；成年男性睾丸辐射剂量＞2.5Gy，男孩睾丸辐射剂量＞6Gy；颅脑辐射＞40Gy；含甲基苄肼方案：COPP、MOPP、MVPP、ChIVPP、ChIVPP/EVA、MOPP/ABVD、COPP/ABVD；用于移植调理的烷化剂化疗（环磷酰胺、白消安、美法仑）；任何烷化剂（如丙卡巴嗪、氮芥、环磷酰胺）＋TBI、骨盆辐射或睾丸辐射；环磷酰胺总剂量＞7.5g/m²；手术切除单侧或双侧睾丸或垂体
中风险	30～39岁女性CEF、CMF、CAF×6个周期（乳腺癌辅助治疗）；40岁及以上女性AC×4个周期（乳腺癌辅助治疗）	睾丸辐射剂量1～6Gy（由于腹部/骨盆辐射的散射）；BEP×2～4个周期；顺铂累积剂量＞400mg/m²；卡铂累积剂量≥2g/m²；激素治疗（前列腺癌）；骨盆内手术（前列腺、膀胱、大肠、直肠）；CHOP/COP
低风险	ABVD；CHOP×4～6个周期；CVP急性髓系白血病治疗（蒽环类/阿糖胞苷）；急性淋巴细胞白血病治疗（多种物）；30岁以下女性CEF、CMF、CAF×6个周期（乳腺癌辅助治疗）；40岁以下女性AC×4个周期（乳腺癌辅助治疗）	睾丸放射剂量0.2～0.7Gy；非烷化剂化疗：ABVD、OEPA、NOVP、CHOR、COP白血病多药剂疗法；蒽环类药物＋阿糖胞苷；贝伐珠单抗（Avastin）
很低或无	甲氨蝶呤、氟尿嘧啶、长春新碱、博来霉素、金霉素	睾丸放射剂量＜0.2Gy；放射性碘；使用长春新碱的多药物治疗
未知	紫杉烷类、奥沙利铂（oxaliplatin）、伊立替康（irinotecan）、单克隆抗体、酪氨酸激酶抑制剂	伊立替康；单克隆抗体，如西妥昔单抗（埃尔比妥）；酪氨酸激酶抑制剂，如厄洛替尼（Tarceva）、伊马替尼（格列卫）

注：ABVD.阿霉素（多柔比星）、博来霉素、长春碱、达卡巴嗪；AC.阿霉素（多柔比星）、环磷酰胺；BEP.博来霉素、依托泊苷、顺铂；CAF.环磷酰胺、阿霉素（多柔比星）、氟尿嘧啶；CEF.环磷酰胺、表阿霉素（表柔比星），氟尿嘧啶；ChIVPP.苯丁酸氮芥、长春碱、普鲁卡因、泼尼松龙；CHOP.环磷酰胺、羟基柔红霉素、长春新碱（Oncovin）、泼尼松；CMF.环磷酰胺、甲氨蝶呤、氟尿嘧啶；COP.环磷酰胺、长春新碱、泼尼松；COPP.环磷酰胺、长春新碱、普鲁卡因、泼尼松；CVP.环磷酰胺、长春新碱、泼尼松；EVA.依托泊苷、长春碱、阿霉素（多柔比星）；MOPP.氮芥、长春新碱、普鲁卡因、泼尼松；MVPP.氮芥、长春碱、普鲁卡因、泼尼松龙；NOVP.米托蒽醌（Novantrone）、长春新碱、长春碱、泼尼松；OEPA.长春新碱、依托泊苷、泼尼松、阿霉素（多柔比星）。

第四节　生育相关生理指标检测

一、女性生殖激素水平检测

女性生殖激素检测是一种用于评估女性生殖系统功能和健康状况的方法。通过检测女性体内的生殖激素水平，可以帮助医师诊断和监测激素相关的疾病，如月经不调、多囊卵巢综合征、不孕症等。

（一）女性生殖激素常见的检测方法和技术

1.血液检测　是最常用的女性生殖激素检测方法之一。这种方法通过抽取静脉血样本，然后使用实验室技术测量血液中的激素水平。常见的生殖激素包括雌激素（如雌二醇和雌三醇）、孕激素（如黄体酮）、黄体生成素和卵泡刺激素等。血液检测可以提供有关女性生殖激素水平的详细信息，并且通常是最常用的诊断方法之一。

2.尿液检测　也是一种常见的女性生殖激素检测方法。通过收集晨尿或其他特定时间的尿液样本，实验室可以检测尿液中的激素水平。尿液检测通常用于评估雌激素代谢产物，如雌二醇代谢产物和孕激素代谢产物。

3.唾液检测　是一种非侵入性女性生殖激素检测方法。类似于血液和尿液检测，唾液检测可以检测激素水平，如雌激素和孕激素。唾液样本的收集相对容易，而且唾液中的激素水平可以反映体内自由态的激素水平。

4.超声检查　是一种无创的女性生殖激素检测方法。通过超声技术，医师可以评估卵巢的形态和大小，并观察卵泡的发育和排卵情况。虽然超声检查不能直接测量激素水平，但它可以提供有关卵巢功能和激素调节的重要信息。

5.基础体温测量　是一种简单但有效的女性生殖激素检测方法。通过每天早上醒来后测量体温，可以观察体温的变化情况。卵泡发育和排卵会导致基础体温升高，从而表明激素水平变化。

可以根据具体情况和需要选择和组合使用这些方法和技术。医师会根据病情和病史，选择合适的检测方法评估女性生殖激素水平，并辅助诊断和治疗相关疾病。重要的是，在进行任何激素检测之前，应咨询医师并按照其建议进行操作。

（二）常见的激素相关症状

1.月经不调　是指月经周期的异常变化，包括经期延长、经期缩短、出血量增多或减少等。激素水平的异常变化可能导致月经不调，因此通过检测女性生殖激素水平可以帮助医师确定月经不调的原因。

2.多囊卵巢综合征（PCOS）　是一种常见的激素相关疾病，特征是卵巢中形成多个囊状结构。患者常伴有雄激素水平升高、雌激素和孕激素水平异常等。通过女性生殖激素检测，可以评估激素水平的异常变化，帮助医师诊断和治疗PCOS。

3.不孕症　是指夫妻在正常性生活条件下1年内未能实现妊娠。女性生殖激素检测是不孕症评估的重要部分，可以评估卵巢功能、卵泡发育情况、排卵情况及黄体功能等，帮助医师确定不孕症的原因并制订相应的治疗计划。

4.雌激素缺乏症　雌激素是女性体内重要的激素之一，对女性生殖系统和骨骼健康起着重要作用。雌激素缺乏可能导致月经不调、骨质疏松等问题。通过女性生殖激素检测，可以评估雌激素水平，帮助医师诊断和治疗雌激素缺乏症。

5.黄体功能不全　是指黄体在排卵后无法正常产生足够的黄体生成素，可能导致月经不调和不孕。女性生殖激素检测可以评估黄体生成素水平，帮助医师确定黄体功能不全的程度，并采取相应的治疗措施。

（三）女性生殖激素检测常涉及的关键激素

1.雌激素（estrogen） 是女性生殖系统的主要激素之一，它在月经周期的不同阶段发挥不同的作用。雌激素水平通常通过血清检测，尤其是测定雌二醇（E_2）的浓度。雌激素水平的波动与卵泡的生长和排卵密切相关。测量雌激素可以帮助医师评估卵巢功能，监测排卵和卵泡生长，以及评估月经周期的正常性。

2.孕激素（progestogen） 是另一个关键的女性生殖激素，其水平在月经周期的不同阶段发生显著变化。孕激素水平通常通过血清检测。孕激素水平上升是卵子受精和胚胎着床的标志，因此测量孕激素可以帮助医师确定是否已经发生妊娠。此外，孕激素的测定也可用于评估卵泡质量和排卵情况。

3.卵泡刺激素（follicle-stimulating hormone，FSH） 是卵巢功能的指示器，它通过促进卵泡的生长和发育调节月经周期。高水平FSH可能表明卵巢功能减退，而低水平则表明可能排卵障碍。通常，FSH的测定是通过血清检测完成的，通常在月经周期的特定日子进行，以便更准确地评估卵巢功能。

4.黄体生成素（luteinizing hormone，LH） 是另一个卵巢激素，它在排卵时达到高峰。测定LH水平可以帮助确定排卵的时间，因此在生育规划和辅助生殖技术中起到重要作用。与FSH一样，LH通常通过血清检测来测定。

5.抗黄体生成素 是一种生殖激素，它在卵巢功能的评估中有重要作用。抗黄体生成素的测定通常涉及监测其在卵泡生长和排卵期间的水平。较低的抗黄体生成素水平可能表明较好的排卵机会。

6.性激素结合球蛋白（sex hormone-binding globulin，SHBG） 是一种激素结合蛋白，它与雌激素和雄激素结合，影响它们在体内的活性。测定SHBG水平可以帮助了解激素在体内的有效性，尤其在多囊卵巢综合征等激素失衡疾病的评估中具有重要作用。

7.雄激素（androgen） 虽然睾酮是雄激素，但它也在女性身体中存在，并对生育和性健康产生影响。睾酮水平通常通过血清检测，可用于评估多囊卵巢综合征等激素失衡疾病。

8.甲状腺激素（thyroid hormones） 如甲状腺素（T_4）和三碘甲状腺原氨酸（T_3），对月经周期和生育能力具有重要影响。甲状腺激素水平通常通过血清检测，可用于评估甲状腺功能是否正常。

9.垂体激素（pituitary hormone） 如促甲状腺激素（TSH）和促肾上腺皮质激素（ACTH），也与生殖激素分泌有关。测定这些激素的水平可以帮助评估垂体的功能。

10.激素的周期性测定 重要的是，这些激素通常需要在月经周期的特定日子进行测定，以便更准确地评估卵巢功能和生育力。不同的激素在月经周期中的波动和峰值会提供有关排卵时机的信息。

（四）女性生殖激素检测的结果解读

女性生殖激素检测的结果需要由专业的医师或医疗团队解读和理解。根据具体的检测指标和患者的病情，解读结果可能会有所不同。通常情况下，医师会综合考虑患者的症状、病史及其他检查结果，以对生殖激素检测结果进行分析和诊断。在解读女性生殖激素检测结果时，医师需要注意以下几个方面。

1.激素水平的正常范围 每种生殖激素都有一个正常的参考范围，医师会将患者的检测结果与这些范围进行比较，以确定是否存在异常。

2.激素之间的平衡关系 女性生殖激素之间存在复杂的相互作用和平衡关系。医师会综合考虑多种激素的水平，以了解患者的激素平衡是否正常。

3.症状和病史 医师会将患者的症状和病史纳入考虑，以更好地理解激素检测结果。某些疾病或病情可能表现为特定的激素异常。

4.其他检查结果 女性生殖激素检测通常是诊断和评估的一部分，医师可能会综合考虑其他检查结果，如超声检查、内镜检查等，以做出准确的诊断。

（五）其他女性生殖系统健康评估方法

除了生殖激素检测，还有其他一些方法可以评估女性生殖系统的功能和健康状况。

1.妇科检查 是涉及外阴、阴道和宫颈等部位的检查，以评估女性生殖系统的健康状况。医师可以观察和评估宫颈、子宫和附件的形态、大小、结构和异常情况。

2.妇科超声检查　使用超声波技术来生成图像，以评估子宫、卵巢和其他生殖器官的结构和功能。它可以帮助检测卵巢囊肿、子宫肌瘤、子宫内膜异位症等。

3.子宫内膜活检　是指通过宫腔镜或刮宫等方式从患者体内取出子宫内膜组织样本并进行病理学检查的诊断方法，以评估子宫内膜的健康和病变情况。它可以帮助确定子宫内膜异位症、子宫内膜癌等疾病。

4.宫腔镜检查　是通过将宫腔镜插入子宫腔内，观察和评估子宫腔的检查。它可以帮助检测子宫内膜息肉、子宫内膜异位症、子宫内膜癌等。

5.卵巢穿刺活检　是通过经皮肤和腹壁穿刺的方式，取得卵巢组织样本进行病理学检查。它可以帮助评估卵巢功能和卵巢肿瘤等情况。

6.阴道分泌物检查　用于评估阴道内的微生物和细胞变化，帮助检测感染、炎症和其他与阴道健康相关的问题。

这些方法可以与生殖激素检测结合应用，以提供更全面的评估和诊断。具体选择哪种方法取决于患者的症状、疾病状况和医师的建议。

二、男性生殖激素水平检测

男性生殖激素水平检测是一项重要的临床实验室检查，用于评估男性的性健康和生育力，以及诊断与激素水平异常相关的疾病。本部分将深入探讨男性生殖激素检测的各个方面，包括常见的检测方法和技术、需要检测哪些激素及与之相关的疾病、指标的解读和理解等。

男性性健康和生育力受到多种生殖激素的精密调控，主要包括睾酮、睾丸激素及雄激素结合球蛋白（SHBG）。这些激素在正常情况下的平衡维持着男性的性功能、生育力和性征。不仅如此，男性生殖激素水平的变化也与多种疾病相关，如性功能障碍、不育、睾丸疾病等。对男性生殖激素水平的检测是非常重要的，旨在评估性健康、诊断疾病及指导治疗。

（一）常见的男性生殖激素检测方法和技术

男性生殖激素检测通常涉及血液样本的采集，然后使用不同的实验室技术测量各种生殖激素的浓度。

1.放射免疫测定（radioimmunoassay，RIA）　是一种广泛应用的方法，用于测量血清中的睾酮、FSH、LH等激素水平。这种方法利用放射性核素标记的抗体检测目标激素，其敏感度较高。

2.酶免疫测定（enzyme immunoassay，EIA）　是另一种用于血清生殖激素检测的常见方法，也包括测量睾酮、FSH、LH等。它使用酶标记的抗体检测目标激素，具有高度的特异性。

3.高效液相色谱法（high-performance liquid chromatography，HPLC）　可以用于测量睾酮、雄激素结合球蛋白等激素的浓度。这种方法通常用于检测复杂的样本，如尿液。

4.质谱法（mass spectrometry，MS）　是一种高敏感度的技术，可用于测量多种生殖激素，包括睾酮。它通常用于研究和临床试验。

5.免疫放射分析法（immumo radio metric assay，IRMA）　是一种特殊的放射免疫测定方法，通过测量放射性标记的激素分子确定其浓度。IRMA是非竞争法，微量标本能与抗体结合充分，灵敏度优于RIA。

（二）男性生殖激素检测常涉及的关键激素

1.睾酮（testosterone）　是最重要的男性性激素之一，它在男性机体中起着多种关键作用。睾酮水平受到下丘脑-垂体-睾丸轴的调控，下丘脑释放促性腺激素释放激素（GnRH），GnRH刺激垂体释放黄体生成素（LH）和卵泡刺激素（FSH），进而刺激睾丸产生睾酮。睾酮在男性的性发育和维护中起着关键作用，包括睾丸和外生殖器的发育，以及次生性征如深声音、面部毛发和肌肉质量的增加。睾酮对性欲、勃起和性行为至关重要。睾酮有助于维持骨密度，预防骨质疏松。同时睾酮刺激红细胞生成。此外睾酮对精子的生成和成熟也至关重要。低睾酮水平与多种疾病和健康问题相关，包括性功能低下、不育、骨质疏松、贫血和肥胖。高睾酮水平可能与肾上腺疾病相关。

2.促性腺激素（FSH和LH）　是由垂体分泌的激素，它们对睾丸的功能至关重要。它们的主要功能为激活睾丸，FSH和LH促使睾丸产生睾酮，同时刺激精子生成；调节精子生产，FSH和LH的平衡在维持正常精子生成和睾丸健康中至关重要。高或低FSH和LH水平可能与多种性功能问题和垂体疾病相关。例如，高FSH和LH水平可能提示睾丸功能低下，而低水平可能提示垂体问题。

3.性激素结合球蛋白（SHBG）　是一种携带睾酮和其他雄激素的蛋白质。虽然SHBG不直接参与激素活性，但它对睾酮的可用性和生物活性有着关键影响。SHBG的主要功能为激素运输，SHBG负责携带睾酮和双氢睾酮，以确保它们在血液中安全运输；睾酮释放，SHBG与睾酮结合，使睾酮在体内释放变得更加有序；影响可用性，SHBG水平的变化可以影响睾酮的可用性，因此对生育能力和性功能具有重要影响。高SHBG水平可能导致睾酮水平下降，从而影响性功能和生育力。低SHBG水平可能增加可用睾酮，但也可能与其他健康问题相关。

4.睾丸生殖激素（testosterone testicular hormone）　是由睾丸产生的激素，主要由精子细胞生成。它与促性腺激素（FSH和LH）水平密切相关。睾丸生殖激素的主要功能包括负反馈调控，睾丸生殖激素通过负反馈机制调控垂体分泌FSH；睾丸生殖激素的水平可用于评估睾丸功能，特别是精子生成。高或低睾丸生殖激素水平可能与睾丸疾病、不育或睾丸功能低下有关。

5.肾上腺激素和肾上腺皮质激素　虽然肾上腺激素和肾上腺皮质激素不是性激素，但它们对男性的性功能和健康也有影响。肾上腺素和去甲肾上腺素是应激激素，它们在应激情况下释放。长期应激可能影响性功能。皮质醇是一种肾上腺皮质激素，它在应对应激和炎症时起关键作用。过高或过低的皮质醇水平可能对性功能和生育力产生负面影响。

（三）男性生殖激素水平的解读

激素水平的解读和理解是关键的，它需要综合考虑多种因素，包括患者的年龄、性别、临床症状及参考范围。

1.参考范围　每个实验室都会提供正常的参考范围，以便将患者的激素水平与正常水平进行比较。然而，这些范围可能会因实验室和地区而异，因此应参考相应的范围。

2.年龄　激素水平通常随着年龄增长而变化。在解释激素水平时，必须考虑患者的年龄，特别是睾酮水平。

3.临床症状　患者的临床症状对解释激素水平非常重要。例如，低睾酮水平可能与性功能低下和不育有关。

4.激素的互动　不同激素之间存在复杂的互动关系。例如，高FSH和LH水平可能提示睾丸功能低下，但也可能与其他疾病相关。

5.应重复检测　单次激素测量可能不足以得出准确的诊断。在一些情况下，医师可能需要多次检测以确认结果。

（四）男性精子精液评估

男性精子精液评估是一项关键的临床检查，用于评估男性的生育力和性健康状况。这项评估旨在收集、分析和评估精子样本，以确定多个参数，包括精子数量、质量和运动能力。

精子精液评估过程涉及多个方面。在评估过程中，首先，患者被要求在医疗机构的私密房间内收集精液样本。样本的质量受保存时间的影响，因此应尽快送到实验室以确保最准确的结果。精子数量是评估男性生育力的一个重要参数。实验室会计算每毫升精液中的精子数，通常以百万计，正常精液中的精子数应在1500万/ml或以上。此外，精子的质量也是评估的重要方面，包括其形态和结构。实验室会评估精子的外观，检查是否有异常的头部、颈部或尾部。正常形态的精子比例应在4%以上。精子运动能力是指它们的游动速度和方向，实验室会评估精子的主动和弯曲游动情况。正常精子应具有快速前进的运动能力，以到达子宫。精子浓度（即每毫升精液中的精子数量）也是评估的一个重要方面，正常精液中的精子浓度应在4000万/ml或以上。精液容量，即每次射精时的精液总量，正常情况下应在2ml以上。其他方面，包括精子pH，应在7.2～7.8，以维持精子的生存和活动。另外，精子液化时间（即精液从射出到变得液态的时间）应在20～30min。颜色和透明度也是观察的内容，正常精液的颜色通常是乳白色或淡黄色，透明度正常情况下应是透明的，但稍微模糊也是可以接受的。精子活力，即精子是否活跃和具有受孕能力，需要进一步的实验室测试来评估。精子细胞数，即每次射精所含的精子总数，有助于估算整体生育力。

综合评估这些参数后，医师可以确定男性的生育力，了解是否存在精子相关问题，以及需要采取什么样的治疗或生育力保护措施。精子精液评估通常是评估男性生育力的首要步骤，特别是对于希望生育的夫妇或肿瘤患者来说，它提供了重要的信息以指导治疗和决策。

第五节　性功能评估的工具和方法

一、女性性功能评估方法和量表

（一）女性性功能评估方法

放化疗对卵巢功能、内分泌系统造成影响，从而导致生育功能出现问题，也可能会导致其他性功能障碍，包括性欲减退、性唤起障碍、性高潮障碍和性交痛等。这些性功能障碍也会对女性的心理健康产生影响，降低自尊和性满意度。随着现代医学技术的不断提高，对于有生育要求或性生活质量要求的肿瘤治疗患者，做好性功能评估十分重要。

目前临床上可以利用问诊、量表、光学体积描记法、多普勒超声等全面评估患者的性功能状况。其中，光学体积描记法、多普勒超声能对女性身体情况及生理功能状态进行系统的评估。

（二）女性性功能评估常用量表

性功能表现部分有许多心理范畴指标，无法通过客观评价。所以问卷及量表评估因其简便、实用的优点成为女性性功能障碍（female sexual dysfunction，FSD）评估的首选。本部分就目前国际性医学标准委员会（Standard Committee of the International Society for Sexual Medicine，ISSM）推荐且国内临床较常用的FSD量表的发展、使用方法进行综述，旨在为医护工作者选择女性性功能评估工具提供参考和借鉴。

1.女性性功能指数（Female Sexual Function Index，FSFI）量表　是美国罗伯特伍德约翰逊医学院的心理学博士Rosen等于2000年编制，主要用于评估过去4周内异性恋女性性功能情况的自评量表。该量表包含19个简明的自评条目，涵盖了6个与性功能有关的维度，分别是性欲望（2个条目）、性唤起（4个条目）、阴道润滑度（4个条目）、性高潮（3个条目）、性生活满意度（3个条目）和性交痛（3个条目）。19个条目均采用等级式，设置为6个等级，总分为36分，总分越高，表示性功能越好。根据Wiegel和Raymond等对该量表的研究，女性性功能总得分低于26.55分被判断为性功能障碍，如果性功能总得分≥26.55分，但阴道润滑维度得分小于4.35分，也被判断为女性性功能障碍。该量表已在国际上得到了广泛认可并被翻译成多种语言，作为评价女性性功能的有效工具，其效度系数为0.953，克龙巴赫α系数为0.81～0.92，具有良好的信度和效度。

2011年楼青青等和2015年邹芳亮等将中文版FSFI应用于糖尿病患者、孕妇性功能的调查。2019年戴云云等和2021年李婷萱等将中文版FSFI应用于宫颈癌和乳腺癌患者的性功能评估。该量表是目前国内外使用最多的量表。

2.女性性生活质量问卷（SQOL-F）　是胡蕾在2008年以Symonds等编制的SQOL-F为基础重新构建的。该量表共18个条目，主要从性自尊、患者情绪及和性伴侣之间的关系方面评定性生活质量。18个条目均采用等级式，从"完全同意"到"完全不同意"6个等级，评分18～108分，分数越高，表示性生活质量越好。2008年胡蕾使用该问卷分别对366名未婚女性及1529已婚女性的测试结果进行信度及效度分析，结果显示信度为0.925，克龙巴赫α系数为0.937，具有良好的信度和效度。2010年胡蕾又应用该问卷对180名精神分裂症患者进行性生活质量评估，结果显示信度为0.875，克龙巴赫α系数为0.919，再次印证了该问卷的信度和效度。在之后的研究中戴云云、叶沙等学者又将 SQOL-F 应用于卵巢癌及宫颈癌患者进行性功能评估。该量表基于国内情况改良，在国内得到广泛应用。

3.其他　ISSM 推荐的适用于所有 FSD 患者的量表还有性功能问卷（sexual function questionnaire，SFQ）、女性性痛苦量表（female sexual distress scale，FSDS），但均无中文版量表。

性功能评估量表较多，不同类型量表测量的范畴有所侧重，但目前都只能反映癌症患者近期或目前性功能障碍情况。鉴于癌症患者的性功能问题的复杂性，采用针对性工具进行性功能障碍评估非常必要。景丽伟等认为从性康复关口前移的视角分析，在乳腺癌患者入院阶段或阶段性治疗结束后即开始进行性功能评估将更有指导意义。

二、男性性功能评估方法和量表

（一）男性性功能临床评估和检查

医师可以通过患者的病史、体格检查和症状描述初步评估患者的性功能。这种评估可以探讨患者是否存在勃起功能障碍、射精问题、性欲减退等。同样可以通过生育力检查评估患者性功能。生育力检查通常包括精子分析，这是通过收集精液样本，然后进行显微镜下分析来完成的。精子分析可以评估精子的数量、形态、活力和其他特征。正常精子分析结果通常是健康生育的重要指标。

（二）男性性功能常用量表

1.国际勃起功能指数（IIEF）　是一种广泛使用的量表，用于评估勃起功能。它包含 15 个问题，涵盖了勃起能力、勃起硬度、勃起维持时间等方面。IIEF 问卷由 15 个项目组成，分为 5 个领域。第一个领域是勃起功能，它由 6 个问题组成，评估在性活动中实现和维持勃起的能力。这一领域的问题包括阴茎勃起是否足够坚固，在性交过程中是否能保持勃起，以及对勃起的信心程度。第二个领域是性高潮功能，评估达到性高潮的能力和性高潮的满意度。在这个领域有 2 个问题评估性活动中性高潮的频率，以及对性高潮的总体满意度。第三个领域是性欲，包括 2 个评估对性的兴趣和性欲水平的问题。第四个领域是性交满意度，包括 3 个问题，涉及对性活动的总体满意度，以及对性交持续时间和频率的满意度。最后，第五个领域是总体满意度，它评估对性生活的总体满意度和性活动的个人实现水平。IIEF 问卷中的每个问题都是 0～5 分或 0～4 分，这取决于它是二元选择题还是多项选择题。得分越高，表明与性活动有关的功能和生活质量越好。

2.五项国际指数（IIEF-5）　是 IIEF 的简化版，仅包含 5 个问题，用于快速评估勃起功能。该量表通常用于筛查勃起功能障碍。IIEF-5 可以判断是否有勃起功能障碍，如果患者感觉自己最近 3～6 个月经常出现性生活勃起困难、硬度不够无法插入阴道或中途疲软的情况，可以先进行 IIEF-5 评分。

3.早泄指数（index of premature ejaculation，IELT）　是一种评估男性早泄风险的快速简便的自评量表。它通过询问患者近期内性交的平均持续时间判断早泄可能性。具体来说，IELT 将性交时间分为以下几个等级：1 级，小于 0.5min，2 级，0.5～1min；3 级，1～2min；4 级，2～3min；5 级，大于 3min。患者需要估计过去 4 周内性交的平均持续时间属于上述哪个等级，然后填写对应数字。如果患者的平均性交时间等级越低，则提示其发生早泄的可能性越大。0.5min 内射精可以判断为明确的早泄。1min 内也属于可能存在早泄的灰色地带。该量表非常简单易行，患者可以在 1min 内完成。它直截了当地反映了性交持续时间，可以快速判断早泄风险。但是 IELT 存在依赖患者主观回忆的局限性，评估结果的准确性不能确保。不同个体对性交时间的感知也存在差异。量表无法评估早泄的其他因素，如性交前期症状等。因此实际应用中，IELT 宜与更全面的诊断方法结合使用，如射精障碍量表，或要求患者的长期自测记录。可以重复测评不同时间，验证一致性。

4.射精障碍问卷（male sexual health questionnaire，MSHQ）　是一种自填式问卷，专门用于评估男性射精功能。它包含 3 个子量表：性欲（8 个题项），主要评估性兴趣、性唤起情况；射精（6 个题项），评估射精控制力、射精力度等方面；满意度（5 个题项），评价对性生活、性关系的满意程度。每个题项由患者根据近期情况选择最符合的答案，对应不同的分值。各子量表分值越高表示射精功能越好。加总3个子量表可以计算出MSHQ总分。总分反映了患者整体的射精功能状态。MSHQ量表具有良好的信效度，可以明确区分健康对照组和射精障碍患者。它能够全面评估射精的各个方面。因此MSHQ可用于射精障碍的筛查和诊断，也可以用于监测治疗效果，还可以区分射精障碍的不同亚型。MSHQ的缺点是题项较多，需要一定时间完成。其中一些主观评分题项存在误差，所以结果应谨慎解释。

第六节　生育力保护及保存措施

一、女性生育力保护及保存措施

（一）卵子冷冻作为生育力保护措施

卵子冷冻技术作为一项生育力保护措施，为现代女性提供了延缓生育时机的选择。卵子冷冻技术作为一种生育力保护措施，为女性提供了更多的可能性。

1. 卵子冷冻技术的发展历程　卵子冷冻技术的发展可以追溯到几十年前。20世纪60年代，科学家开始探索冷冻卵子的可能性。然而，当时的技术条件限制了这项技术的进一步发展。直到近年来，随着细胞生物学和医学科技的不断突破，卵子冷冻技术才取得了显著进展。在卵子冷冻技术的发展过程中，不同国家的研究机构和生殖医学中心也积极参与其中。例如，美国的一项研究发现，在冷冻卵子后的试管婴儿成功率在过去10年中有了显著提高。这一发现为卵子冷冻技术的实际应用提供了有力支持。

2. 卵子冷冻技术的技术原理　卵子冷冻技术的核心在于控制细胞内外的水分平衡，避免细胞在冷冻过程中受到冰晶的损伤。该技术通过添加冷冻保护剂，调节细胞内外的渗透压，实现了细胞的冷冻保存。冷冻后的卵子可以长时间保存，待需要时再进行解冻和受精。

3. 卵子冷冻技术的伦理和社会问题　卵子冷冻技术的广泛应用引发了诸多伦理和社会问题。其中，最为突出的问题之一是冷冻卵子的保存时间。随着社会压力的增加，许多女性推迟了生育计划。然而，卵子的保存时间是否能够满足她们的需求，仍然是一个亟待解决的问题。此外，冷冻卵子的信息透明度、使用范围等问题也备受争议。

4. 卵子冷冻技术在肿瘤患者中的适用性　许多癌症治疗方法，如放疗和化疗，对生育力产生损害。因此，对于正在接受这些治疗的女性，卵子冷冻技术提供了保护卵子和生育力的机会。研究表明，卵子冷冻技术可以提高这些女性在治疗后成功妊娠的概率。

（二）卵子冷冻技术的临床应用

卵子冷冻技术的临床应用主要包括两个方面：生育力保护和生育延迟。在癌症等需要放疗、化疗的患者中，卵子冷冻技术可以帮助她们保留生育力，增加治疗后生育的机会。此外，对于职业女性等希望推迟生育时机的人群，卵子冷冻技术也提供了一种可行的选择。卵子冷冻技术不仅为推迟生育的女性提供了可能，也在一些特殊情况下得到了应用。患有严重妇科疾病需要进行放疗或化疗的女性，以及一些家族遗传性疾病携带者，也可以通过冷冻卵子的方式保留生育力。此外，卵子冷冻技术也常用于体外受精等辅助生殖技术中。

卵子冷冻技术在临床上已经广泛应用，为许多女性提供了希望。在临床实践中，该技术通常包括以下几个步骤。

1. 卵子采集　首先，女性接受卵子采集过程。这通常需要在月经周期中的特定时间进行，以确保卵子的质量。卵子采集是一种微创手术，通常在麻醉或镇静下进行。医师使用超声引导来抽取卵子。

2. 卵子处理　采集的卵子经过处理，去除周围的细胞和杂质。然后，卵子在一种特殊的液体中暴露于冷冻保护剂。

3. 卵子冷冻　卵子冷冻是卵子冷冻技术的核心步骤。卵子在冷冻保护剂的作用下逐渐冷却，减少细胞内的水分含量，降低冰晶形成的风险。这个过程通常使用快速冷冻技术来实现。

4. 卵子保存　冷冻的卵子被存储在液氮中，可以长时间保存。冷冻的卵子可以在未来使用，以进行试管授精、胚胎植入或其他生育治疗。

5. 卵子解冻和受精　当女性决定使用冷冻的卵子时，卵子将被解冻，并与精子进行受精。受精卵随后可以被植入女性的子宫，以实现妊娠。

（三）卵子冷冻技术的伦理和社会问题

随着卵子冷冻技术的广泛应用，一系列伦理和社会问题浮出水面。以下是一些相关问题。

1. 胚胎命运问题　一项重要的伦理问题是冷冻卵子后的胚胎命运。在女性决定使用冷冻的卵子进行试管婴儿等技术时，是否应该保留所有的胚胎？如何处理未使用胚胎？这些问题引发了道德和法律争议。

2. 信息透明问题　相关医疗机构是否应该向女性提供足够的信息，包括卵子冷冻的成功率、风险等信息的透明度对女性能够做出明智决策至关重要。缺乏信息可能导致决策的不合理性，这对患者来说是不公平的。

3. 社会观念变化　卵子冷冻技术的兴起也反映了社会观念的变化。越来越多的女性选择推迟生育，追求事业和个人发展。这种变化对性别平等和家庭规划都产生了深远的影响。

（四）卵子冷冻技术的未来展望

卵子冷冻技术在不断进步和发展。未来随着技术的改进，我们可以期待以下方面的发展。

1. 技术的精细化　随着细胞生物学和医学技术的不断发展，卵子冷冻技术将变得更加精细化。新的冷冻保护剂、冷冻速度控制技术等将使冷冻过程更加安全和高效。

2. 法律和伦理框架的完善　随着技术的进步，相关法律和伦理框架也需要不断完善。制定合理的政策，确保卵子冷冻技术的应用在伦理和法律层面的合法性和合规性，是未来的发展方向。

3. 社会意识的提高　随着人们对生育权利和医学技术的认识不断提高，社会将更加关注女性的生育权益。这种社会观念的转变将推动相关政策的制定，确保女性能够获得公平和合理的生育服务。总之，卵子冷冻技术作为一项生育力保护措施，为女性提供了更多的生育选择。然而，伴随着技术的进步，我们也面临着伦理、法律和社会问题。只有在科学、伦理和社会三方面的共同努力下，卵子冷冻技术才能更好地为女性的生育保障提供支持。

（五）其他替代性方法

肿瘤患者在考虑生殖方法时，应该与医师或生殖专家进行详细的讨论和决策，因为具体的方法会因个体情况和治疗计划而异。除了冷冻卵子，还可以考虑其他生殖方法，如胚胎冷冻和卵巢组织冷冻。这些方法的可行性和适用性需要根据患者的具体情况和治疗计划来确定，因此建议与医师或生殖专家进行进一步的讨论和评估。

女性的生育力保存策略主要包括胚胎冷冻保存、卵母细胞冷冻保存和卵巢组织冷冻保存。目前，胚胎冷冻保存是其中一种技术上相对成熟且成功率较高的生育力保存方法。并且，胚胎冷冻保存不仅可以推动单胚胎移植，减少多胎妊娠率，也可以增加患者每次促排卵的累积妊娠率，降低卵巢过度刺激风险，并且也可以进行胚胎植入前遗传学检测。近年来，全球胚胎冷冻周期数呈现指数级增长。目前，"全胚冷冻"策略应用较多，有研究将冻胚移植与鲜胚移植妊娠结局进行对比，结果显示，在鲜胚周期中，超生理激素环境可能会影响胚胎的植入效果，冻胚移植的妊娠结局要优于鲜胚移植。在所需费用方面，两者在成本效益方面无显著差异，部分研究结果显示全胚冷冻的成本相对较低。

医师可以在月经周期的任何时候通过腹腔镜或开腹手术获取卵巢组织，将卵巢组织冷冻保存，待肿瘤治疗完成后进行自体移植。卵巢组织移植可在卵巢原位，也可在其他部位。常用的位置有输卵管伞端腹膜或卵巢原始位置，也有异位移植到皮下者，其目的主要在于恢复女性生殖内分泌及月经周期。移植的卵巢功能通常在移植后2～8个月恢复。一项Meta分析报道称，使用卵巢组织冻存（OTC）后，患者累计活产率为37.7%。考虑患者卵巢基础储备和移植后卵泡存活率，进行卵巢组织冻存的患者年龄通常在40岁以下。卵巢组织冻存后再移植的一个潜在风险为再次引入隐匿的病变卵巢组织。因此可在重新植入卵巢组织前，对冷冻保存的卵巢组织进行组织学检查以减少该风险。

卵巢组织冻存和移植是新兴的女性生育保护措施，是控制性过度刺激失败或有禁忌患者的备选方案。该技术无须卵巢刺激，适用于需要立即开始抗肿瘤治疗的患者，特别是对于青春期性成熟前的青少年及儿童具有独特优势。有文献报道，16例进行卵巢移植的乳腺癌患者中，妊娠14例，其中11例活产，2例出现疾病复发。最近发表的Meta分析报道了卵巢组织移植成功率的数据，患者活产和持续妊娠率为37.7%。此外，Jadoul等前瞻性队列研究纳入545例患者，在接受卵巢皮质自体移植的21例患者中，7例患者在移植后成功妊娠（成功率为33%）。由于卵巢组织冻存和移植患者仅能通过代孕的方式实现生育，而目前我国明文禁止代孕，目前对需要行子宫切除的患者能否进行卵子或卵巢组织冷冻在我国仍存在争议，应在治疗开始前充分做好知情告知，而对因患肿瘤需要行生殖细胞冷冻的未成年人，应对其监护人进行知情告知并签署知情同意书。

肿瘤患者在考虑生殖方法时应该与专业医师或生殖专家合作，共同制订适合个体情况的生殖保护方案。他们可以根据患者的具体情况提供个性化的建议和指导，帮助患者在治疗后实现生育愿望。除了辅助生殖技术外，一些有望改变人类生殖医学临床实践的新技术正在研发，如干细胞技术、多能干细胞体外卵子诱导分化、抗细胞凋亡/细胞保护剂研发、体外原始卵泡培养和三维卵巢培养"人工卵巢"技术。这些技术的进展和应用将在不远的将来影响肿瘤患者的生殖预后，为此类患者生育力保护提供更多的选择和可能。

二、男性生育力保护及保存措施

男性生育力保护手段和措施主要包括利用精子冷冻保存技术进行自身精子冷冻保存（自精冻存）、通过促性腺激素释放激素类似物等进行性腺保护、睾丸异种移植和精原细胞分离技术和放疗过程中的性腺防护等，其中以自精冻存技术最成熟，其余多数处于试验阶段。

（一）成年男性生育力的主要保护措施

男性生育力保护方法的选择，需要充分评估患者性成熟和睾丸发育的程度。对于成年男性或有遗精史、发育正常的青春期少年来讲，目前自精冻存（将精原干细胞或精子冷冻保存起来）是首选的生育力保护措施。临床上，可通过常规手淫方式留取精液，无法进行手淫的患者可以进行阴茎震动刺激或者电刺激取精的方式进行取精。对于不能获得精液精子的患者如少精症或无精症患者，可考虑局部麻醉下行睾丸穿刺取精术、睾丸切开取精术或经皮附睾穿刺精子抽吸术等外科手术方式取精。

1. 自精冻存的发展历史　自精冻存是目前临床上应用最成熟的男性生育力保存技术，经历了漫长的历史过程。人类精液冷冻的历史可以追溯至200多年前，1776年，意大利牧师Spallanzanidi首次观察到人的精子在雪中冷冻30min，用适当方法复温后，部分精子仍能恢复活力，但他的发现当时并未引起人们的重视。19世纪中叶，Mouteyazza在-15℃的条件下冻存精子取得成功，并首次提出"精子库"的概念，倡导建立冷冻精子库，冷冻储存战争期间赴前方打仗士兵的精子，以备其牺牲后运用冷冻储存的精液供其妻子受孕。2010年，英国约翰·罗兰用冷冻22年的精液行卵胞质内单精子注射（ICSI）后出生一名正常男婴，由此可以证明冷冻精子储存的安全性。1981年我国首次建立人类精子库，2001年、2003年卫生部相继颁布了《人类精子库管理办法》《人类精子库基本标准和技术规范》和《人类精子库伦理原则》，至2012年12月我国共批准建立了18家人类精子库。

2. 自精冻存的关键技术

（1）精子的冷冻方式：有颗粒法、安瓿法和细管法3种（按照冷冻时精液的储存方式划分）。①颗粒法，始于20世纪50年代，由苏联首先用于畜牧业，1962年，日本人永濑完善并推广。一般可用降温仪、金属板或塑料板、铜纱网冷冻盘来进行颗粒法滴冻。前两者均是在板上或盘上有半球形小凹陷，先将凹陷预冷到-110～-80℃后再滴入精液。第三种是用铜纱网做成冷冻盘，悬吊在液氮面上，调整盘面和液氮的高度，使盘面温度达-110～-80℃，然后滴冻精液，其优点是液氮蒸气在纱网的表面弥散快，降温速率均匀。②安瓿法，安瓿可以加热消毒，不易污染，复温方便，是目前储冻人精子最多的方式。③细管法，20世纪60年代由法国人凯苏发明，其优点是不易污染，精子的储存量固定，复温后可以直接授精，使用方便及细管内径小、表面面积相对较大、降温速率均匀。

（2）精液精子冷冻方法的选择需要考虑精液的指标。精液冷冻数量主要取决于精液质量。精液质量主要与患者的健康情况、肿瘤类型及禁欲时间有关。研究表明，肿瘤患者精液质量及抗冻融能力比健康男性要差。精液质量，尤其是每支冷冻管的精子数量或冷冻管数有重要临床意义，因为这可以预测将来患者采用何种辅助生育技术，如宫腔内人工授精（IUI），还是常规体外受精（IVF）或者卵胞质内单精子注射（intracytoplasmic sperm injection，ICSI）。精液指标正常或轻中度异常的精液精子可以采用常规精子冷冻保存方法。重度精液指标异常可以采用微量精子冷冻。外科获取的附睾精子可以行常规精子冷冻或微量精子冷冻。外科获取的睾丸组织需要碾磨后确定是否有睾丸精子，最好采用微量精子冷冻方法。可采用慢速程序法或液氮熏蒸法冷冻精液原液或洗涤后精液。

（3）精子的降温冷冻过程一般分为5个阶段。①温度休克期，从室温到5℃；②温度扩散期，为5～0℃；③冰晶形成期，为-15～0℃；④再结晶期，为-79～-5℃；⑤保存期，为-196～-79℃。理论上认为精子的冰点为-0.6℃，其中降温对精子损伤区域为从冰点到-40℃，精子在温度低于冰点以下时就会产生冰晶，造成精子损伤。因此，以何种速率通过这个温度段是关系到复温后精子存活率的关键。

（二）青春期前儿童的生育力保护措施

自精冻存无法作为青春期前儿童或未开始精子发生过程青春期少年的生育力保护措施。睾丸组织冻存移植技术是青春期前患者进行生育力保存的有效手段，外科医师通过微创手术将患者小块睾丸组织取出并冷冻以备后用，并在该男性患者准备生子女时重新植入以获得生育力。需要注意的是，虽然国内外有诸多正在开展的临床研究，但此手术仍然被认为是试验性的，其生育力保存的临床价值依旧未获得证实。此外，肿瘤患者的该组织可能含有癌细胞，因此在植入组织时存在癌细胞扩散的风险。

（三）恢复生育力的具体方法

1.冷冻精子的生育使用

（1）精子解冻和准备解冻精子：冷冻保存的精子需要被解冻，通常在实验室专门的解冻设备中进行。这个过程需要非常谨慎，以确保精子的完整性和生存率。质量评估：解冻后的精子样本会被评估，以确定其数量和质量。这通常包括检查精子的活力和形态。精子准备：解冻的精子通常需要被处理，以去除无关的液体和其他成分。这有助于提高精子的浓度和活力，以便更好地进行受精过程。

（2）辅助生殖技术：IVF，解冻和准备的精子通常会与卵子一起在实验室内进行体外受精。在这个过程中，精子被直接加入到卵子中，以促进受精。ICSI，如果精子质量较差或数量有限，可以选择ICSI。这是一种高度专业的技术，其中一个精子被直接注射到卵子中。

（3）女性准备

1）激素疗法：女性通常需要接受激素治疗，以促进卵子生长和成熟。这些药物可以在月经周期的特定时期使用。

2）卵子采集：一旦卵子达到适当的成熟程度，医师会执行卵子采集过程。这通常是一个简单的外科手术，可以在局部麻醉下完成。

（4）受精和胚胎培育

1）受精：在体外受精或卵子注射后，医师会监测受精成功与否。成功受精后，卵子会成为受精卵。

2）胚胎培育：受精卵通常会在实验室内培养数天，以确保它们的质量。医师会评估它们的外观和发育程度，选择最健康的胚胎进行移植。

（5）胚胎移植

1）选择胚胎：医师会与患者一起选择最适合移植的胚胎。通常只有一个或多个胚胎被移植，以降低多胞胎妊娠的风险。

2）移植过程：胚胎移植是一个简单的过程，通常在医师办公室或诊所进行。一个薄的导管会被插入子宫内，以将胚胎放置在适当的位置。

这些步骤共同确保了冻存精子的成功使用，从精子解冻和准备，到辅助生殖技术，女性的准备，受精和胚胎培育，最终到胚胎的移植，整个过程需要密切的医疗监测和专业指导，以确保成功实现生育愿望。

2.睾丸组织冻存移植　患者有机会恢复生育能力。精子产生：植入的睾丸组织样本包含睾丸间质细胞，这些细胞可以促使精子产生。随着时间推移，患者的睾丸可能会重新开始产生精子。监测和检测：医师会进行定期的监测，以确定精子是否已经开始产生，并检查其质量和数量。这通常需要数月或更长时间。辅助生殖技术：在精子产生恢复后，患者可以考虑使用辅助生殖技术，如IVF或ICSI，以实现生育。虽然此技术为那些需要接受恶性肿瘤治疗的男性提供了保护生育力的机会，但它仍然处于研究和实践的早期阶段，成功率和效果可能因个体情况而异。因此，患者在决定采用这一方法前应与医疗团队充分讨论，以了解其适用性和风险。

第七节　生育力保护的伦理和心理考虑

肿瘤治疗中生育力保护涉及伦理和心理问题的考虑，因为它涉及患者的未来生育力和可能的生活质量。在本节中，我们将详细探讨患者在面临抗肿瘤治疗时需要做出的决策，以及他们的知情同意过程。这个过程不仅需要考虑医学因素，还需要关注患者的伦理和心理需求。

一、患者决策和知情同意

（一）患者决策具备复杂性

抗肿瘤治疗通常伴随着许多复杂的决策，包括治疗类型、剂量、时机等。然而，生育力保护涉及一系列独特的决策，因为它关系到患者的未来生育力，这对年轻患者尤为重要。

治疗类型和强度是患者进行决策的重要因素之一。不同类型的肿瘤治疗对生育力的影响不同。患者需要了解他们所接受的治疗类型和强度是否会对生育力产生不利影响，以便做出相应的决策。患者年龄影响患者的治疗选择。年轻患者通常更关心生育力的问题，因为他们有更多的生育年限。因此，年轻患者可能更倾向采取生育力保护措施。有些情况下，肿瘤的紧急性可能导致患者没有足够的时间采取生育力保护措施。这种情况下，患者需要权衡治疗的紧急性和生育力的保护。此外，患者和他们的伴侣之间的愿望对决策非常重要。有些患者可能希望尽快生育，而另一些可能更愿意等待。当然，生育力保护措施可能涉及高昂的费用，而且并非所有患者都能轻松获得这些服务。因此，患者需要考虑可行性和财务方面的问题。

（二）知情同意的重要性

知情同意是患者在接受治疗之前必须经历的过程，它涵盖了许多重要的方面，包括治疗的目的、方法、风险和益处。在生育保护方面，知情同意尤为重要，因为它涉及患者未来生育力的决策。

首先，医师需要详细解释抗肿瘤治疗对生育力的潜在影响，并为患者提供备选方案。医师应向患者提供不同的生育力保护方案，以便患者可以选择适合自己的方法。这可能包括冷冻精子、卵子或卵巢组织。患者需要了解不同治疗类型的风险，以及这些风险可能对他们的生育力产生的不同程度的影响。医师和患者需要讨论可能的后果，患者需要了解如果他们选择不采取生育力保护措施可能面临的后果。这包括可能的不孕风险和生活质量问题。知情同意还应包括费用和可行性的讨论。患者需要了解不同生育力保护措施的费用及是否有适当的资源和支持。知情同意过程必须尊重患者的决策权。患者有权根据自己的价值观和需求做出决策，医师应该支持他们的选择。患者应该有足够的时间来考虑和讨论他们的选择。知情同意不应该是仓促的，患者应该有机会提出问题和寻求建议。

（三）心理支持和决策协助

在生育力保护决策方面，许多患者可能会感到焦虑、不安和压力。这是一个复杂的决策，因为它涉及个体和家庭的未来规划。因此，提供心理支持和决策协助是非常重要的。专业心理咨询师可以提供患者情感支持，帮助他们应对焦虑和不安。他们还可以帮助患者探讨他们的价值观、需求和优先事项，以便做出明智的决策。决策协助是一个过程，可以帮助患者整理信息，权衡不同选项，以及制订决策。决策协助可以由专业协助者、社工或护士来提供。参加支持小组会议可以让患者与其他经历类似决策的人分享经验。这可以提供情感支持，同时也有助于患者更好地理解他们的选择。家庭成员的支持对患者做出决策也很重要。与家庭成员一起讨论决策可以促进达成共识和获得理解。

（四）伦理原则和生育力保护

在生育力保护的伦理考虑中，有一些重要的伦理原则需要指导医师和患者的决策。首先，尊重患者的自主权是伦理原则的核心。患者有权决定是否采取生育力保护措施，以及他们选择哪种方法。医师应该支持患者的决策，而不是代替他们做决策。其次，医师和患者需要考虑未来的可能性，特别是对于年轻患者来说。生育力保护是一个未来导向的决策，因为它涉及未来的生育力。确保患者能够获得生育力保护措施的机会是非常重要的。这意味着不应有不正当的社会、经济或文化因素限制患者的选择。患者的决策和个人信息应受到保密的保护。患者应有权决定是否分享他们的决策和信息。最后，医师应提供清晰和准确的信息，以帮助患者做出知情同意的决策。这包括提供关于风险、益处、费用和可行性的信息。

二、生育力保护的心理影响

生育力保护可以给人们带来积极的心理影响。生育力保护可以增强人们的幸福感和家庭和谐。拥有生育力的人可以满足自己的生育需求，同时也可以给家庭带来更多的幸福和快乐。对于无法生育的人来说，他们可能会感到心理上的压力和焦虑，甚至可能导致家庭的不和谐。

但是在妇科恶性肿瘤治疗中，手术治疗、化疗、放疗对女性的生育力都有着不同程度的影响。其中手术治疗的影响取决于手术切除的部位，化疗中根据用药的类型、剂量对生育力也有着不同程度的影响，放疗对生育力的影响是不可逆的，主要是来源于放射线对卵巢功能的影响，但是近年来的新技术，更加精准靶向的治疗，也在一定程度上降低了放疗对生育力的损伤。随着国内生育政策优化，在青年女性癌症患者中，75%的患者有生育意愿，因此治疗中，生育力保护对女性患者来说至关重要。但是缺乏生育信息在年轻的癌症患者中非常常见，通常可能会由于缺乏生育信息，而多数患者在治疗前不知道治疗对生育力的损伤，而影响了患者治疗策略的选择，因此，在治疗中告知患者治疗对生育力的损害也十分重要。

研究表明，无法正常妊娠对患者非常容易造成不良的心理影响，如抑郁、焦虑、病耻感、社会孤立、压力等。这些生育有关的压力会影响患者的生活质量。同时女性比男性更容易受到无法正常妊娠的影响，承受更多的压力和歧视，女性的心理也更加敏感、细致，也更容易产生心理问题。

男性癌症患者也同样面临着生育力受损的问题，研究表明，超过50%的年轻男性癌症患者在治疗结束后出现生育力受损的现象，部分患者甚至面临终生不育的风险。生育忧虑的负面情绪易导致男性患者自尊水平下降，伴侣关系满意度降低，最终降低育龄期男性癌症患者整体生活质量。生育忧虑最早针对育龄期女性患者提出，随后这一概念的应用人群在国外拓展至男性患者。不过目前国内有关生育忧虑的研究仍然主要集中于女性患者，男性患者相关方面的报道较为少见。这限制了临床医护对育龄期男性癌症患者进行有效干预，也希望此情况能引起医护人员对这一领域的关注。

综上所述，生育力保护对具有生育需求的女性和男性患者具有积极的影响，可以降低患者负面心理影响，提高人们的幸福感和生命意义感。在针对每位癌症患者的诊疗中，相关人员也应提供综合的信息支持，以帮助患者做出符合自己价值观和生活目标的选择。

三、多学科团队的支持

早期肿瘤患者关于生育问题的治疗应该寻求多学科团队的支持，这是因为多学科团队能够提供全面的专业意见和支持，讨论潜在的风险、治疗选择及生育力保护措施，并确保在治疗过程中充分考虑患者的生育愿望。

关于早期肿瘤患者生育问题的会诊，应由跨学科的专家团队进行评估和讨论。这个团队通常包括以下专业人员。

1.肿瘤科医师　是在癌症治疗方面经验丰富的专家，他们能够评估患者的肿瘤类型、病情和治疗方案，并提供关于治疗对生育的潜在影响的信息。

2.生殖内分泌科医师　专注于研究和治疗与生殖系统相关的激素问题。他们能够评估患者的生殖激素水平，了解潜在的生育障碍，并提供相关的治疗建议。

3.泌尿科医师　在处理泌尿系统问题方面具有专业知识。对于某些早期肿瘤患者，特别是涉及生殖器官的肿瘤，泌尿科医师可以提供关于手术治疗对生育的可能影响的信息。

4.生殖外科医师　一些医疗中心还配备了接受过生育力保护方面培训的生殖外科医师。他们是专门从事保护生育力的手术干预的专家，可以提供关于生育力保护措施的信息和建议。他们可以帮助患者在治疗前或治疗期间采取适当的措施保护生育力。

5.心理学家　面对癌症诊断和治疗，患者常面临心理压力和困惑。心理学家可以提供情绪支持和咨询，帮助患者应对与生育问题相关的心理困扰，并在决策过程中提供支持。

这样的跨学科专家团队能够综合评估患者的病情、治疗方案和生育需求，并提供全面的专业意见和支持。在多学科团队中，每个专科医师都具有自己的专业知识和经验，能够从不同的角度评估生育问题。肿瘤专家了解肿瘤治疗对生育的潜在影响，生殖内分泌科医师熟悉生殖激素问题，泌尿科医师专注于涉及生殖器官的肿瘤手术，而生殖外科医师则专门处理生育力保护措施。

多学科团队能够提前对抗肿瘤治疗进行生育相关的风险评估。早期肿瘤患者可能需要接受手术、放疗、化疗等治疗方式，这些治疗可能对生育力和妊娠健康产生影响。多学科团队能够评估治疗对生育力的潜在影响，并与患者一起讨论可能的风险和后果，可以帮助患者了解治疗选择对生育力和妊娠健康的影响，以及可能的生育力保护措施，如生育外科医师可以提供关于生育力保护措施的建议和实施，如卵巢功能保护及冷冻卵子、精子或胚胎等。他们能够与患者一起讨论可行的选择，以满足患者的生育需求。面对癌症诊断和治疗，患者常面临心理压力和困惑。多学科团队中的心理学家可以提供情绪支持和咨询，帮助患者应对与生育问题相关的心理困扰，并在决策过程中提供支持。

抗肿瘤治疗生育问题的会诊应请多学科团队的支持，这样能够综合考虑患者的病情、治疗方案和生育需求，帮助患者做出明智的决策。

四、政策支持

NCCN指南提出，生育力保存是癌症治疗的重要方面，同时生育力也是癌症治疗后患者生活质量提高的重要组成部分。《女性生育力保存临床实践中国专家共识》指出，尽管生育力保存技术日臻完善，但是女性生育力保存仍是一项长期且具有挑战性的工作。

在2018年，法国学者在《欧洲妇产科和妇科生殖生物学杂志》发表题为《保存生育能力与癌症：有多少人受到关注？》的研究报道。该项研究得到法国国家伦理委员会（医疗领域信息技术处理咨询委员会）批准，法国生物伦理法保证了生育力的保存，规定任何可能由于医疗损害生育力的人，可以从收集和储存中获益，以保存和恢复其生育力。法国国家癌症研究所和法国生物医学机构在相关的联合报道中，强调应在国家层面上高度关注癌症与保存生育力的问题。然而，即使欧美指南或相关报道都着重强调了保存育龄期癌症患者生育力及其需求，但目前并没有向所有相关育龄期癌症患者提供保存生育力的方法。

我国目前还没有专门的法律或政策保护肿瘤患者的生育力，然而，我国的医疗机构通常会根据患者的需求和具体情况提供一些辅助生育技术的选择。以卵子冷冻技术为例，冻卵的条件要求比较严格，我国大部分医院目前仍不支持冻卵，针对有不孕病史并且需要助孕的夫妇、希望保留生育力的肿瘤患者、取卵日男性取精失败等特殊情况，可以选择冻卵。①化疗前冷冻卵子：对于即将接受化疗的肿瘤患者，可以考虑在治疗前冷冻卵子，以保护生育力。②试管婴儿（体外受精）：对于已婚或有固定伴侣的肿瘤患者，可以考虑使用卵子冷冻技术结合试管婴儿技术，以提高生育的概率。冻卵的临床技术并不是特别成熟，复苏成功率也没有冻胚高，而且需要的费用比较大，所以准备冻卵的女性一定要提前做好心理上的准备。

2023年6月1日广东省卫生健康委员会新修订的《广东省母婴保健管理条例》实施，其在强化人类辅助生殖技术规制方面提出了明确规定。人类辅助生殖技术涉及医学、社会、伦理、法律等诸多问题，属于限制性应用的特殊临床诊疗技术，需要严格监管、规范实施。《广东省母婴保健管理条例》规定，医疗卫生机构应当在建立档案、取精取卵、胚胎移植等关键环节进行实人实名核验，并要求加强人类辅助生殖技术监管，未经卫生健康主管部门批准，任何单位和个人不得实施人类辅助生殖技术。

现在我国也正经历着人口和家庭的双重变迁，低生育率和家庭小型化趋势明显。完善相关法律及政策依据，保护并保障肿瘤患者生育权利，保护我国生育率具有重要作用。

总结

生育力保护及评估对即将开展抗肿瘤治疗或已经在抗肿瘤治疗过程中的患者来说至关重要。本章从抗肿瘤治疗对生育力的影响、抗肿瘤治疗生育力的风险评估、生育相关理化指标和功能的检查、生育力保存的方式方法等方面进行详细介绍。肿瘤及其治疗可能对生育力产生不同程度的影响，因此需要采取措施来保护患者的生育力。生育力保护是一项综合性工作，牵涉不同的治疗方式、患者的个体情况、伦理和心理因素。

生育力保护是对肿瘤患者生育力的一种保障。治疗恶性肿瘤通常伴随着放化疗、手术等干预措施，这些治疗可能会对患者的生殖系统产生不利影响。这对于希望保留生育力或计划在治疗结束后生育的患者来说，可能会造成巨大的心理压力和困扰。因此，通过生育力保护，患者有机会在治疗后实现他们的生育愿望，这对维护他们的心理健康和生活质量至关重要。

生育力保护不是一成不变的，而是需要根据个体情况进行定制的。不同类型的肿瘤、不同的治疗方式、不同的治疗剂量及患者的年龄和性别都会对生育力产生不同程度的影响。因此，在制订生育力保护计划时，必须综合考虑这些因素，以确保方案的个体化和有效性。这也需要进行生育力评估，包括监测生育相关生理指标和性功能，以了解患者的具体情况，从而提供有针对性的建议和干预措施。

除了生理因素，伦理和心理考虑也在生育力保护中扮演着重要的角色。患者可能需要在治疗前进行伦理决策，如是否推迟生育或使用辅助生殖技术。这需要深入讨论，以充分考虑患者的价值观、文化背景和道德信仰等因素。此外，生育力保护过程中的心理支持和咨询对帮助患者处理情感困扰、应对焦虑和压力至关重要。对于一些涉及伦理问题的情况，医疗机构可能设立伦理委员会提供专业的指导。

总体来说，肿瘤患者生育力保护是一个综合性的工作，需要医师、生育专家和心理健康专家之间的密切合作。通过科学的评估、个体化的治疗方案和全面的支持，肿瘤患者可以更好地应对治疗过程中的生育力挑战，保护他们的生育愿望和心理健康。这也强调了生育力保护在肿瘤治疗中的重要性，帮助患者实现健康的生育目标。

（刘 波）

参考文献

蔡晨，董勤，徐沈倩，2023. 男性癌症患者相关治疗对精子的影响及生育力保存进展［J］. 海军军医大学学报，44（8）：971-977.

陈振文，2016. 辅助生殖男性技术［M］. 北京：人民卫生出版社.

侯振，刘嘉茵，2021. 女性生育力评估及其影响因素的评价［J］. 实用妇产科杂志，37（10）：726-729.

李承尧，李圃，2022. 妇科常见恶性肿瘤保留生育功能的研究进展［J］. 国际妇产科学杂志，49（2）：196-201.

宋永胜，付毅，迟宏宇，等，2005. 前列腺切除术后阳萎与逆行射精［J］. 中国医科大学学报，34（1）：82-83.

孙红艳，王改华，2019. 不同手术方式治疗卵巢癌临床效果及对患者生育功能的影响［J］. 陕西医学杂志，48（2）：213-216.

唐淑慧，李丽，侯黎莉，2021. PD-1抑制剂免疫相关不良反应的研究进展［J］. 临床与病理杂志，41（3）：720-725.

王彬，李燕姿，2021. 年轻乳腺癌患者生育力保存的治疗与伦理思考［J］. 中国医学伦理学，34（1）：88-92.

王金星，陈偶英，陈燕，等，2022. 癌症患者生育力保存研究及伦理思考［J］. 中国医学伦理学，35（10）：1053-1059.

韦植耀，黄秋艳，杨一华，等，2021. 不同年龄女性血液肿瘤治疗幸存者卵巢功能差异性分析［J］. 蛇志，33（2）：177-181.

吴建，郭连宇，2010. 肿瘤靶向治疗药物研究进展［J］. 天津医科大学学报，16（1）：180-182.

谢幸，沈源明，2019. 妇科恶性肿瘤生育力保护的权衡与决策［J］. 中国实用妇科与产科杂志，35（6）：609-611.

余意可，杜继聪，方兰，等，2023. 放射治疗对卵巢功能影响的机制及防护研究进展［J］. 中华放射医学与防护杂志，43（6）：483-488.

中国优生优育协会妇科肿瘤防治专业委员会，2023. 卵巢非良性肿瘤生育力保护及保存中国专家共识（2023年版）［J］. 中国实用妇科与产科杂志，39（8）：809-816.

Chandra RA，Keane FK，Voncken FEM，et al，2021. Contemporary radiotherapy：present and future［J］. Lancet，398（10295）：171-184.

Donnez J，Dolmans MM，2017. Fertility preservation in women［J］. N Engl J Med，377（17）：1657-1665.

Dyer KE，Quinn GP，2016. Cancer and fertility preservation in Puerto Rico：a qualitative study of healthcare provider perceptions［J］. Support Care Cancer，24（8）：3353-3360.

Hartman CA，Teixeira JC，Barbosa SB，et al，2017. Analysis of conservative surgical treatment and prognosis of microinvasive squamous cell carcinoma of the cervix stage IA1：results of follow-up to 20 years［J］. Int J Gynecol Cancer，27（2）：357-363.

John E. Niederhuber，James O. Armitage，Michael B. Kastan，等，2016. 临床肿瘤学上卷［M］. 5版. 孙燕，译. 北京：人民军医出版社.

Lambertini M，Peccatori FA，Demeestere I，et al，2020. Fertility preservation and post-treatment pregnancies in post-pubertal cancer patients：ESMO Clinical Practice Guidelines［J］. Ann Oncol，31（12）：1664-1678.

Miyakoshi K，Itakura A，Abe T，et al，2021. Risk of preterm birth after the excisional surgery for cervical lesions：a propensity-score matching study in Japan［J］. J Matern Fetal Neonatal Med，34（6）：845-851.

Ostrowski KA，Walsh TJ，2015. Infertility with testicular cancer［J］. Urol Clin North Am，42（3）：409-420.

Reynolds AC，McKenzie LJ，2023. Cancer treatment-related ovarian dysfunction in women of childbearing potential：management and fertility preservation options［J］. J Clin Oncol，41（12）：2281-2292.

Rosen A，Rodriguez-Wallberg KA，Rosenzweig L，2009. Psychosocial distress in young cancer survivors［J］. Semin Oncol Nurs，25（4）：268-277.

Sibaud V，2018. Dermatologic reactions to immune checkpoint inhibitors［J］. Am J Clin Dermatol，19（3）：345-361.

Whitehurst L，Chetwood A，2022. Organ sparing surgery in testicular cancer［M］. Urologic Cancers，译. 布里斯班：Exon Publications：117-129.

Winship AL，Alesi LR，Sant S，et al，2022. Checkpoint inhibitor immunotherapy diminishes oocyte number and quality in mice［J］. Nat Cancer，3：1-13.

Yurchuk T，Petrushko M，Fuller B，2018. Science of cryopreservation in reproductive medicine-Embryos and oocytes as exemplars［J］. Early Hum Dev，126：6-9.

Zong X，Yu Y，Yang H，et al，2022. Effects of gonadotropin-releasing hormone analogs on ovarian function against chemotherapy-induced gonadotoxic effects in premenopausal women with breast cancer in China［J］. JAMA Oncol，8（2）：252.

第九章

肿瘤治疗前评估

根据 NIH 的数据，在世界范围内恶性肿瘤的发病率呈逐年上升的趋势，其致死率仍高居不下，目前恶性肿瘤的治疗仍是以外科手术切除为中心，包括放疗、化疗、靶向治疗及免疫治疗等为主要手段的综合治疗。老年人是恶性肿瘤高发人群，在我国约 1/3 的针对恶性肿瘤的外科手术患者年龄超过 65 岁，而这个占比肯定会随着中国社会人口结构的改变进一步增大，在未来的 20 年内，可预见的年龄超过 85 岁的老年人将构成中国人口中增长最快的部分，占到总人口的 20% 以上。老年肿瘤患者通常合并较多的基础疾病，患者患潜在慢性疾病的可能性增加（如心脏病或肺病），增加手术及治疗危险；老年人的生理储备减少，这些使他们在评估手术围手术期、治疗前后承受力充满变数、面临挑战。如何整体性评估恶性肿瘤的治疗原则，是摆在肿瘤治疗医师面前的一个重要的命题。

伴随着日新月异的治疗理念、治疗技术的进步，目前对部分恶性肿瘤治疗关键技术取得了长足的进展，包括腹腔镜手术、机器人辅助手术、电视胸腔镜手术及其他微创手术都显示了良好的耐受效果和治疗效果，随着更多、更新、创伤性更小的治疗技术的问世，使原来耐受性较差的患者有了一个给他们治愈肿瘤疾病、获得更良好生活质量的机会。如何更为精准地完成对肿瘤患者的耐受性及对手术、治疗的效果的预判，是一个全新的挑战。

本章第一节将探讨肿瘤患者围手术期整体评估：手术前一般状况评估、心功能及心血管风险评估、肺功能及呼吸风险评估、消化道功能评估、神经系统风险评估、肾功能评估、肝功能评估、深静脉血栓形成和肺栓塞风险评估、内分泌紊乱风险评估、妊娠期肿瘤患者术前风险评估。

本章第二节将对肿瘤患者放疗前评估进行探讨；第三节将对肿瘤患者系统治疗（化疗、靶向治疗、免疫治疗）前评估进行探讨。

第一节 肿瘤患者围手术期评估

一、手术前一般状况评估

针对恶性肿瘤患者的手术治疗的最终目标是让患者获得更长的生存期和更好的生活质量，而非只看手术是否能够治疗此疾病和近期预后，这就需要从整体考虑手术是否获得远期获益、能否延长患者健康预期寿命、能否维持患者术前功能状态并避免手术带来生活质量下降。因此，在术前准确评估并能客观向患方详细真实地描述风险与受益的决策依据，是有效降低围手术期风险、减少并发症、维护术后功能状态的关键步骤。

恶性肿瘤患者的术前评估通常由内科医师、管床外科医师、心脏病专家、麻醉医师进行，可以大致分为明确心脏并发症的风险、麻醉风险和其他并发症的风险：包括认知功能损害、躯体功能依赖、营养不良及衰弱等。一般状况的评估是所有的更为系统的评估的第一道屏障，既包含生理状态的评估，也包含精神状态的评估。

（一）生理状态评估

恶性肿瘤患者生理状态评估主要包括体力状况、躯体功能及营养状态评估。

1. 体力状况评估　在癌症治疗前医师都会对患者的一般健康状态做出评价，而活动状态（performance

status，PS）就是评价一般健康状态的一个重要指标。活动状态是从患者体力的角度了解其一般健康状况和对治疗的耐受能力，从而指导相应的治疗方案。

体力状态评估通常采用ECOG评分量表（表9-1）。

表9-1　ECOG评分量表

体能状态	评分（分）
正常活动	0
症状轻、生活自在、能从事轻体力活动	1
能耐受肿瘤的症状、生活自理，但白天卧床时间不超过50%	2
症状严重、白天卧床时间超过50%，但能起床站立、部分生活自理	3
病重卧床不起	4
死亡	5

2.躯体功能评估　恶性肿瘤常造成患者躯体功能受损，包括功能下降、病损、失能、残障等，具体表现为基础性、工具性日常生活活动能力、躯体活动能力、情感和认知功能、社会参与、交流能力和适应能力等多维度能力下降。日常生活活动能力评估常用基础性日常生活活动能力（basic activity of daily living，BADL）和工具性日常生活活动能力（instrumental activity of daily living，IADL）评估。具体评估内容可详见第二章。

3.营养状态评估　营养不良是肿瘤患者预后不良的独立危险因素。恶性肿瘤围手术期的营养筛查和评估显得尤为重要，其初次营养筛查评估建议在肿瘤诊断之初的24～48h进行，无论体重或BMI如何，所有恶性肿瘤患者均应常规实施。营养风险筛查有助于早期识别营养不良的发生风险，为后续营养干预和营养治疗的开展提供参考依据。恶性肿瘤患者应动态进行营养风险筛查及评估，以早期识别患者营养风险、营养不良及其严重程度，保证营养治疗的合理应用。目前普遍采用营养风险筛查量表2002（NRS 2002），它适用于大多数的住院患者，可根据NRS 2002评分给予患者个体化的营养建议或治疗方案。还可以通过患者参与的主观全面评定（PG-SGA）进一步进行综合测定（应激反应、炎症反应、能耗水平、代谢状况、器官功能、人体组成成分分析、心理状况等），甄别患者营养不良的类型与原因，进行个体化的营养治疗（评估工具的详细介绍可参见第二章）。

（二）心理状态评估

恶性肿瘤患者由于疾病本身和疾病的治疗，可能经历生理上、心理上和社会性的困难，因而要重视其在诊断和治疗过程中心理因素的影响。现代肿瘤学要求心理社会肿瘤学服务应融入肿瘤临床常规诊疗当中，并有心理社会肿瘤学临床实践指南指导和规范专业人员的临床工作。所有恶性肿瘤患者在接受治疗前应常规进行心理筛查与评估（其评估工具详见第四章"肿瘤心理评估"）。

二、心功能及心血管风险评估

接受外科手术治疗的恶性肿瘤患者存在手术打击及麻醉的双重风险，而心功能及心血管风险是首当其冲的危险因素。1977年Goldman通过分析非心脏高危手术患者术前评估心血管并发症风险因素，并加以预防和纠正，可达到降低非心脏手术中心血管并发症发病率及死亡率。其中相关性危险因素包括：6个月内发生过心肌梗死、年龄超过70岁、第三心音（S_3）或颈静脉扩张；主动脉狭窄；术前心电图提示窦性心律外每分钟5次以上室性期前收缩、一般状况不佳、腹部或胸部或主动脉外科大手术、急诊手术。这些因素可发生危及生命的心血管并发症（如心肌梗死、肺水肿、室性心动过速、心源性猝死）（表9-2）。

表 9-2　Goldman 术前心脏危险因素评分

	影响因素	评分
1.病史	年龄 > 70 岁	5分
	6个月内心肌梗死病史	10分
2.物理检查	奔马律（S_3 gallop）或颈静脉怒张（JVD）	11分
	显著的主动脉瓣狭窄（important VAS）	4分
3.心电图	窦性期前收缩或房性期前收缩以外的心律失常（最末一次心电图）	7分
	室性期前收缩 ≥ 5次/分（任何时候的心电图）	7分
4.一般状况	动脉血氧分压（PaO_2） < 60mmHg 或二氧化碳分压（PCO_2） > 50mmHg	3分
	K^+ < 3.0mmol/L	
	HCO_3^- < 20mmol/L	
	尿素氮 > 50mg/dl（17.85mmol/L）或肌酐 > 3.0mg/dl（265μmol/L）	
	天冬氨酸转氨酸（AST）不正常	
	慢性肝病征象	
	患者非心脏原因的卧床不起	
5.手术种类	腹腔、胸腔内或主动脉手术	3分
	急诊手术	4分
评分		0分

结果解读（分级）
Ⅰ级，0～5分，重要并发症 < 1%，心血管并发症风险 < 0.2%
Ⅱ级，6～12分，重要并发症 7% 左右，心血管并发症风险 2% 左右
Ⅲ级，13～25分，重要并发症 14% 左右，心血管并发症风险 5% 左右
Ⅳ级，≥26分，重要并发症 78%，心血管并发症风险 56%

　　近期的多因素分析研究发现，可使用6个主要应用的临床指标作为恶性肿瘤患者围手术期预测主要心脏并发症概率的工具。
　　（1）高风险类型的手术（累及腹膜内、胸腔内或腹股沟上血管）。
　　（2）缺血性心脏病病史。
　　（3）充血性心力衰竭（CHF）病史。
　　（4）脑血管病史。
　　（5）糖尿病需要术前胰岛素治疗。
　　（6）肾功能不全伴术前血清肌酐浓度高于 2.0 mg/dl。
　　肿瘤心脏病学是一门新兴学科，旨在指导医务人员在恶性肿瘤患者治疗前、治疗时和治疗后提供关于心血管方面的评估及治疗。2022 年 8 月 26 日，《2022 ESC肿瘤心脏病指南》于欧洲心脏病学会年会上重磅发布。在肿瘤患者中进行心血管疾病预防的最佳时间是手术治疗前。在这个时间点，肿瘤治疗团队可以评估患者心血管风险，个体化制订心血管随访监测策略，并让高危患者转诊至肿瘤心脏病专科门诊，可以有效降低未来心血管疾病的风险，并增加患者后续治疗的依从性。因此，基线心血管风险评估的重要性尤为突出，图 9-1 提供了基线心血管风险评估的流程。
　　中风险患者可获益于密切的心脏监测和严格的心血管风险因素（CV risk factors，CVRF）管理，某些中风险患者也可获益于肿瘤心脏病学专科转诊。对于低风险患者，应进行跟踪随访，以防出现新发的或不受控制的 CVRF，而一旦出现，则应转诊至肿瘤心脏病学专科就诊。进行基线风险评估时，应当仔细询问临床病史并进行体格检查。对于既往无心血管疾病（CVD）的患者，可以考虑一级预防策略，而二级预防则对既往或活动性心血管患者进行干预。基线 12 导联心电图简单易行，可以为潜在 CVD 提供重要线索，应作为基线时的检查。此外，测量心脏血清生物标志物心肌肌钙蛋白（cTn）I 或 T 和利钠肽（NP）［如 B 型利钠肽（BNP）或氨基末端BNP前体（NT-proBNP）］有助于癌症治疗患者的基线 CV 风险分层，也应

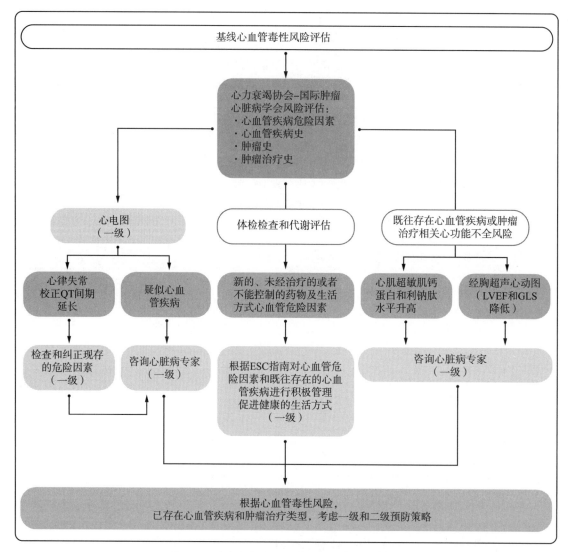

图9-1 肿瘤患者治疗前基线心血管风险评估

在基线风险评估时进行。经胸超声心动图（TTE）在识别亚临床CVD患者、确定CVD方面具有重要作用，能定量评估左心室和右心室（RV）功能、心室扩张、左心室肥厚、局部室壁运动异常、舒张功能、心脏瓣膜病、肺动脉压（PAP）和心包疾病，应在基线时作为重点检查手段。

心肺运动试验（cardiopulmonary exercise testing，CPET）是心功能的"试金石"，它通过记录患者从静息到运动至极限状态再逐渐恢复的数据（运动过程中心率、血压、心电图和肺功能等数据），由此测定最大耗氧量、峰值耗氧量、无氧阈、做功负荷等指标，从而全面评估心肺功能，是一种无创的、经济有效的评估人体功能状态的方法，体现的是对整合后心血管、呼吸、血液、代谢及神经肌肉系统的综合评估，能够客观、定量、全面地评估心肺储备功能和运动耐力，评估患者整体功能状态，由此实现病情评估、疾病诊断、治疗效果评估及预后转归预测的功能。

在没有开展执行CPET的医疗中心，杜克活动状态指数（DASI）是替代的可行且准确的工具，在预测术后不良事件时表现优于CPET，而在预测新的残疾发生时则胜过更耗时的6min步行测试。因此，临床医师可以考虑使用DASI作为恶性肿瘤患者心功能的筛查工具，DASI与具有良好的围手术期心脏风险预测能力。

三、肺功能及呼吸风险评估

恶性肿瘤患者术前呼吸功能评估的目的是尽可能减少术后肺部并发症（postoperative pulmonary complication，PPC）。尽管外科手术及麻醉技术进步很快，但术后肺部并发症仍比较常见，特别是术后第1周，包括呼吸道感染、呼吸衰竭、胸腔积液、肺不张、气胸、支气管痉挛、吸入性肺炎；通常将肺炎、急性呼吸窘迫综合征（acute respiratory distress syndrome，ARDS）、肺栓塞作为个体术后不良事件。鉴于不同手术类型的统计差异，统计报道的PPC发生率差别较大，范围为5%～33%，PPC延长了住院时间、增加了医疗费用，发生PPC的外科患者术后30天死亡率高达20%，90天死亡率约24%。因此如何更精确地预测PPC，需要术前肺功能评估、呼吸道风险预估更加精细、更加专业，从而使术者能够最大限度地提高对高危患者的早期识别，提前采取预防应对措施、优化术后护理，将术后呼吸道风险最小化。

（一）呼吸道并发症的危险因素

大多数呼吸道并发症PPC预测模型的建立是基于回顾性的数据分析，且多为针对某单一并发症进行预测。如果风险评分能够清晰估计围手术期并发症的发生率，那么风险评分是非常有用的，利用这些信息可以对风险进行分层，并提前计划适当的围手术期管理措施及指导治疗干预方案。

Mazo等率先通过前瞻性外部验证的PPC风险预测评分提出7项与PPC相关的独立危险因素，包括年龄、术前低脉氧饱和度、术前1个月内呼吸道感染、贫血（血红蛋白＜100g/L）、手术部位、手术时间、急诊手术。但由于各研究之间缺乏一致性，且统计评分具有复杂性，PPC预测模型在常规临床应用中难以施行。国内研究提示，PPC的风险因素包括慢性阻塞性肺疾病、健康状况较差、日常生活不能自理、心功能不全、肥胖或体重减轻、吸烟、谵妄、酗酒、吞咽障碍等（图9-2）。

1.慢性阻塞性肺疾病　是术后PPC的首要预测风险因素（OR值为1.79）。合并COPD患者，术后并

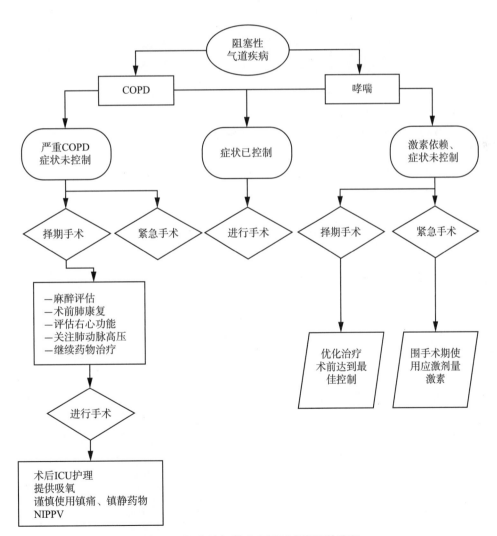

图9-2　阻塞性气道疾病围手术期评估流程

COPD.慢性阻塞性肺疾病；ICU.重症监护病房；NIPPV.无创正压通气

发症和死亡风险均增加，术前应控制感染，保持呼吸道畅通，术前准备包括非药物治疗（戒烟、加强营养支持、康复训练）、肺部药物治疗（支气管扩张药、祛痰药、糖皮质激素、抗生素等）进行肺功能优化。COPD急性发作或术前2周存在上呼吸道感染者应尽可能推迟择期手术。哮喘患者气道处于高反应状态，哮喘控制不佳的患者术后发生支气管痉挛、低氧血症、高碳酸血症、咳痰不易、肺不张和肺部感染的风险增加。哮喘患者FEV_1降低或FVC ＜ 70%预计值及FEV_1/FVC ＜ 65%，被认为是发生呼吸道阻塞的危险因素。

2.吸烟　中等增加PPC（OR值为1.26），长期吸烟会损伤气道黏膜纤毛结构，降低黏液清除能力，相较于不吸烟患者，更易造成呼吸道阻塞，因此也更易出现肺部感染，在非心脏手术患者中，吸烟与术后30天死亡率增加40%及严重并发症发生率增加30% ～ 100%有关，其中就包括术后肺炎、计划外插管。为了降低PPC发生率，建议术前戒烟至少4周以上，戒烟时间越长，术后发生PPC的风险越低。

3.肥胖　定义为BMI ＞ $25kg/m^2$的病态肥胖，PPC可增加6.3% ～ 7.0%。

4.低血清白蛋白　血清白蛋白 ＜ 35g/L是最重要的PPC患者相关的预测因子，系明确的高危因素，术前尽量予以纠正。

（二）可控性因素及预防措施

可采取的预防措施如下：术前6 ～ 8周戒烟、采用诱导型肺活量锻炼器并学会呼吸控制、咳嗽技巧等。

（三）实验室检查评估风险

1.肺功能　尽管可用于诊断COPD，但并不能体现手术风险。多项研究发现，与病史、体格检查相比，术前肺功能检查预测PPC并无优越性。

2.胸部X线片　在我国是术前常规检查，有一项研究发现23.1%的患者术前胸部X线片显示有异常，但只有3%的患者术后出现可影响治疗管理的重要事件。病史与体格检查相比更为重要。但是对于原有心肺疾病的，年龄 ＞ 50岁，拟行上腹部、胸部、主动脉修补术的患者，摄胸部X线片还是有益的。

3.血尿素氮　血尿素氮 ＞ 7.5mmol/L是PPC的风险因素，但是干预措施有限。

4.术前PPC评分系统　ARISCAT（Assess Respiratory Risk in Surgical Patients in Catalonia）加泰罗尼亚外科患者呼吸风险评估（表9-3）。

表9-3　ARISCAT 加泰罗尼亚外科患者呼吸风险评估

风险因素	风险评分（分）
年龄（岁）	
≤ 50	0
51 ～ 80	3
＞ 80	16
术前氧饱和度	
≥ 96%	0
91% ～ 95%	8
＜ 90%	24
近1个月有呼吸道感染	17
术前贫血，血红蛋白 ≤ 100g/L	11
手术部位	
上腹部	15
胸内	24

风险因素	风险评分（分）
手术时间	
≤ 2h	0
2 ～ 3h	16
＞ 3h	23
急诊手术	8
PPC 风险分类（PPC 发生率）	
低	＜ 26分（1.6%）
中	26 ～ 44分（13.3%）
高	＞ 44分（42.1%）

在临床实践中临床医师应根据患者实际情况综合评估，制订个体化治疗方案。术前评估旨在识别PPC的风险，总体风险可以通过结合现有临床数据初步预测，通过调整可控因素，优化术前的健康培训宣教，并提前计划合适的围手术期干预措施等，最大限度降低患者发生PPC的风险。

四、消化道功能评估

许多接受外科手术治疗的恶性肿瘤患者在术后会出现胃肠道问题，尤其是手术入路需要进入腹膜腔的手术对胃肠功能有着较大的影响。此外，既往已患胃肠道疾病患者术后消化道潜在疾病的复发或恶化风险增大。

2020年世界卫生组织国际癌症研究机构（IARC）发布的全球癌症负担预估数据显示，我国当年新发癌症病例457万例，而癌症死亡病例300万例，均位居全球第一位。其中，消化道恶性肿瘤的新发病例和死亡病例分别占29.8%和31.95%。相比于其他的恶性肿瘤患者，消化道肿瘤更易导致患者出现摄食中枢功能紊乱、食物消化吸收障碍、营养物质代谢异常等问题，从而增加了患者的营养风险。而手术应激、手术切除及消化道重建导致的胃肠道部分缺失会进一步增加患者术后短期营养不良的发生率。目前多项研究表明，营养不良会降低消化道肿瘤患者对手术、放疗和化疗的耐受性，增加死亡风险，降低生活质量。因此，加强恶性肿瘤患者特别是胃肠道恶性肿瘤患者围手术期消化功能的全面评估、营养筛查是非常有必要的，针对上述问题，近年来国内外多个学会相继发表了相关的共识和指南。

（一）癌性厌食的评估策略

疲劳、疼痛和厌食（食欲缺乏）是肿瘤晚期患者最常见的三大症状。新发恶性肿瘤患者中约50%会出现食欲缺乏症状，而其在恶性胃肠道肿瘤患者中成为早期的唯一临床表现。癌性厌食是影响恶性肿瘤患者生存率的独立危险因素，它可造成营养不良，影响患者生活质量，增加医疗负担，是临床急需解决的困难问题。因此，肿瘤整体治疗策略中迫切需要一个科学有效的癌性厌食的评估工具。

1. 癌性厌食的定义　癌性厌食/恶病质综合征（cancer anorexia cachexia syndrome，CACS）是指肿瘤患者中以厌食、进行性体重下降、瘦体组织丢失为主、低蛋白血症、炎性反应为表现的综合征，伴或不伴乏力、贫血、水肿，呈现蛋白和能量负平衡状态。其具体诊断标准如下：①过去6个月体重减轻＞5%（除外单纯饥饿）；②体重指数（body mass index，BMI）＜20kg/m² 同时伴有体重减轻＞2%；③四肢骨骼肌质量指数与肌肉衰减综合征相一致（男性＜7.26kg/m²，女性＜5.45kg/m²）同时伴有体重减轻＞2%。

2. 癌性厌食的评估工具　Ribaudo 等将厌食/恶病质治疗功能评估量表（FAACT）简化为12个问题，即肿瘤患者厌食/恶病质评价量表（anorexia/cachexia subscale-12，A/CS-12），用于评估厌食/恶病质，并进行了有效性验证。总评分≤30分即可认为患者存在食欲下降（表9-4）。

表9-4　厌食/恶病质治疗功能评估量表　　　　　　　　　　　　　　　　　（单位：分）

在过去7天内出现的状况	没有	很少	有时	经常	很多
食欲好	0	1	2	3	4
摄入的食物满足我的需求	0	1	2	3	4
担心体重	4	3	2	1	0
大多数食物尝起来味道不佳	4	3	2	1	0
在意自己看起来多瘦	4	3	2	1	0
每当想要吃东西时就会丧失食欲	4	3	2	1	0
我很难摄入高能量或油腻的食物	4	3	2	1	0
家人和朋友会逼我吃东西	4	3	2	1	0
我有呕吐的情况	4	3	2	1	0
我很容易饱	4	3	2	1	0
有腹痛情况	4	3	2	1	0
整体健康是改善的	0	1	2	3	4

Halliday等基于营养食欲问卷（CNAQ）开发了肿瘤患者食欲症状问卷（CASQ），通过早期食欲情况预测恶性肿瘤患者体重丢失的可能性。CASQ由12个条目组成，总得分0～48分，分数越低，代表症状负担越大和（或）食欲下降越明显。CASQ被证实具有良好的可信度与特异度（表9-5）。

表9-5　肿瘤患者食欲症状问卷

问题	0分	1分	2分	3分	4分
我的食欲	非常差	差	一般	好	很好
进食时，何时感觉饱	什么也没吃	吃了几口	吃了1/3	吃了1/2	吃完整份
进食前的饥饿感	几乎没有	偶尔	有时	经常	总是
享受食物	几乎没有	偶尔	有时	经常	总是
目前食量	<1餐/天	1餐/天	2餐/天	3餐/天	>3餐/天
加餐食量	0	1次/天	2次/天	3次/天	≥4次/天
与生病前相比，食物的味道	非常糟糕	糟糕	一般	更好	很好
目前味觉	没有味觉	严重改变	中等改变	轻微改变	没有改变
进食前或进食中恶心感	总是	经常	有时	偶尔	几乎没有
大多时候的心情	非常悲伤	悲伤	既不悲伤，也不快乐	快乐	非常快尔
大多时候的精力	非常差	差	中等	好	很好
大多时候的疼痛	非常严重	严重	中等	轻微	几乎没有

3.食欲下降的传统评估方法　针对恶性肿瘤患者因食欲下降出现的摄入不足，营养（医）师通常采用以下传统评估工具评估患者的能量摄入情况：24h膳食回顾法、三日饮食称重法和食物频率问卷。肿瘤患者简明膳食自评工具（丛明华、石汉平）可用于动态评估饮食摄入情况，在头颈部肿瘤与食管癌术后患者中表现出良好的信效度，但是该工具不适用于评价所有类型的肿瘤患者及肿瘤患者在住院期间医疗膳食的摄入情况（表9-6）。

表9-6　肿瘤患者简明膳食自评工具

评分	能量（kcal）	特征描述
1分	＜300	三餐清流食，无肉、缺油
2分	300～600	三餐半流食，无肉、缺油
3分	600～900	一餐普食，两餐半流食，基本无肉、少油
4分	900～1200	两餐普食，一餐半流食，少肉、少油
5分	1200～1500	三餐普食，主食、肉蛋、油脂充足

　　摄食量刻度尺与摄食量变化镜像阶梯可用于量化摄食量与摄食情况变化。摄食量刻度尺包括0～10级，其中0代表完全没吃，6以上表示摄入良好，10代表吃得最多。摄食量变化镜像阶梯以基线摄食量为0，0～100%为摄食量增加，-100%～0为摄食量减少，患者可根据自己的摄食情况选择相应数字（图9-3，图9-4）。

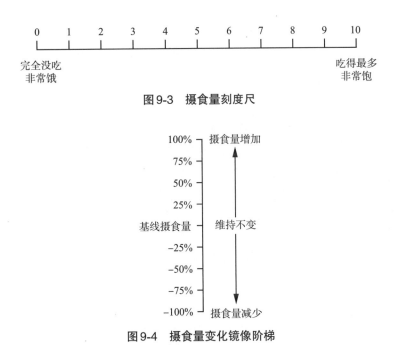

图9-3　摄食量刻度尺

图9-4　摄食量变化镜像阶梯

（二）胃恶性肿瘤患者术前的消化功能评估

　　胃恶性肿瘤患者一旦明确诊断后，须尽早进行术前消化功能评估及营养风险筛查，目的是发现存在营养风险者。营养风险与生存率、病死率、并发症、住院时间、住院费用、生活质量等临床结局密切相关。有营养风险的患者发生不良临床结局的可能性更大，从营养治疗中获益的概率也更大。因此，对有营养风险的患者进一步进行营养评估，并进行合理的营养治疗，能够改善患者的临床结局，是胃癌围手术期营养治疗的重要环节。

　　1.胃癌患者术前营养评估　推荐使用PG-SGA联合NRS 2002进行营养风险筛查与评估。NRS 2002≥3分或PG-SGA评分在2～8分的患者，应术前给予营养支持；NRS 2002≥3分、PG-SGA评分≥9分的择期手术患者给予10～14天的营养支持后手术仍可获益。对于开腹大手术患者，无论其营养状况如何，均推荐术前使用免疫营养5～7天，并持续到手术后7天或患者经口摄食＞60%需要量时为止。中度营养不良计划实施大手术患者或重度营养不良患者建议在术前接受营养治疗1～2周，即使手术延迟也是值得的。预期术后7天以上仍然无法通过正常饮食满足营养需求的患者，以及经口进食不能满足60%需要量1周以上的患者，应给予术后营养治疗。

在NRS 2002营养筛查的基础上，胃癌患者须至少符合一项表现型指标和一项病因型指标，才可诊断营养不良。表现型指标包括：①BMI < 18.5kg/m² （< 70岁）或BMI < 20kg/m² （> 70岁）；②无意识的体重减轻，6个月内体重下降> 5%，或6个月以上体重下降> 10%；③通过有效的人体成分分析确定肌肉量降低（去脂肪体重指数、握力等）。病因型指标包括：①能量摄入量降低≤ 50%（> 1周），或任何比例的能量摄入降低（> 2周），或导致患者吸收不足或吸收障碍的慢性胃肠道症状；②急性疾病、损伤或慢性疾病相关的炎症。

2. 胃癌患者术前饮食评估及管理　目前认为大多数胃癌患者术前不需要长时间禁食水，无胃排空障碍的患者（糖尿病患者除外），麻醉前2 ~ 3h可摄入适量含碳水化合物的清流饮料，术前12h饮800ml、术前2 ~ 3h饮用400ml含12.5%碳水化合物的清流饮料，可以缓解术前口渴、饥饿及烦躁，降低术后胰岛素抵抗发生率，降低术后高血糖及并发症发生率。伴有胃排空障碍导致无法进食或进水的胃癌患者，术前静脉滴注葡萄糖［5mg/（kg·min）］，可减少术后胰岛素抵抗和蛋白质丢失，有利于患者康复（图9-5）。

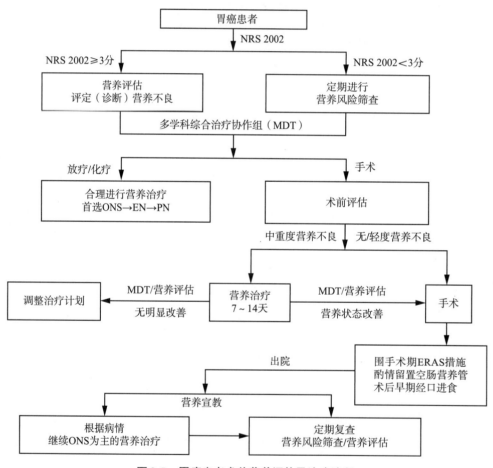

图9-5　胃癌患者术前营养评估及治疗流程
ONS.口服营养补充剂；EN.肠内营养；PN.肠外营养；ERAS.加速术后康复

（三）结肠恶性肿瘤患者术前消化功能评估

依据2018年中国国家癌症中心发布的数据，50%的结肠恶性肿瘤患者可出现体重丢失，20%并发营养不良，可导致结肠恶性肿瘤患者错过最佳手术时机，降低辅助治疗效果，延长住院时间，增加患者经济负担，并导致患者并发症发生率和病死率上升。结肠恶性肿瘤患者的营养治疗已成为多学科综合治疗的重要组成部分。全面评估术前消化功能并合理、有效提供营养治疗对改善此类患者的预后及生活质量具有重要作用。

1. 术前胃肠功能障碍定义　进展期结直肠癌通常术前存在胃肠功能障碍，主要表现为胃肠蠕动减弱、腹胀、腹痛、恶心呕吐、排便排气停止。胃肠功能障碍将会提高术中及术后感染、肠梗阻、术后吻合口瘘等严重并发症的发生率，从而导致患者住院时间延长，医疗费用增加。

一项纳入了1976例患者的系统评价显示，术前给予患者碳水化合物有利于缩短肠道功能恢复的时间，非糖尿病患者在术前12h饮用800ml或术前2～3h饮用400ml富含碳水化合物的饮品；不建议糖尿病或胃排空障碍患者口服富含碳水化合物的等渗液。

2.结肠恶性肿瘤患者术前营养评估　结肠恶性肿瘤患者一经确诊，即应进行营养风险筛查及营养状况评估，并贯穿结肠恶性肿瘤治疗全过程。对于营养不良的诊断，如果存在营养风险，然后符合下列两条之一即可诊断为营养不良：①BMI＜18.5kg/m^2；②体重丢失（＞10%，或3个月内下降＞5%）+BMI减少（＜70岁者BMI＜20kg/m^2，或≥70岁者BMI＜22kg/m^2）。PG-SGA是一种有效的肿瘤患者特异性营养状况评估工具，可以快速识别营养不良的肿瘤患者并对其进行适当的营养干预。

对于结肠恶性肿瘤患者的营养风险筛查，推荐采用营养风险筛查NRS 2002评分工具，评分≥3分者为具有营养风险。建议采用PG-SGA方法进行患者营养状态评估，以制订基于个体化的营养治疗计划。NRS 2002评分无营养风险者，建议住院期间每周筛查1次。①NRS 2002营养风险评分≥3分或存在PG-SGA营养不良评分≥4分，须进行营养治疗。②预计患者不能进食＞7天，或无法摄入60%以上能量目标需要量＞1～2周时，应立即启动营养治疗。③患者营养途径应依据胃肠道功能状态进行选择。首选肠内营养（EN）补充，当口服营养补充（ONS）不能满足营养需求时，可选择管饲（TF），当EN无法实施或不能满足营养需求时应选择补充性肠外营养（SPN）或完全肠外营养（TPN）。④PN途径应该根据PN制剂类型、治疗时间和感染风险进行选择。⑤患者无论接受根治手术还是姑息手术，均应按照加速术后康复（ERAS）原则和流程实施围手术期营养管理（图9-6）。

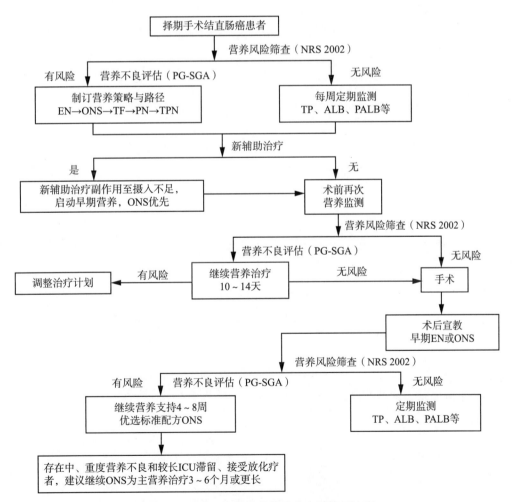

图9-6　结直肠癌患者营养治疗全程管理流程

EN.肠内营养；ONS.口服营养补充；TF.管饲；PN.肠外营养；TPN.全肠外营养；TP.总蛋白；ALB.白蛋白；PALB.前白蛋白

五、神经系统风险评估

恶性肿瘤患者围手术期神经系统健康的关注范畴，既包括术前伴存的脑部器质性疾病，也包括术前伴存的常见睡眠障碍和精神心理疾病，还包括患者在遭受麻醉及外科应激后所出现的新发脑部并发症。通过术前评估与干预、术中制订麻醉管理技术方案、实施脑功能动态监测、采取预防策略，术后早期识别、监测与干预脑部并发症与精神睡眠障碍，达到维护肿瘤患者围手术期神经系统健康的最终目的。

目前用于围手术期脑功能评估的检测方法包括神经心理学测试，如简易精神状态检查（mini-mental status examination，MMSE）量表、简易智力状态评估量表（Mini-Cog）、局部脑氧饱和度（regional brain oxygen saturation，rSO_2）监测、神经元损伤标志物检测、影像学检查和脑电图检查等。目前研究表明，通过rSO_2能评估脑的灌注及氧合，监测术中脑的氧合可能成为一个有价值的预测指标。

（一）合并缺血性脑血管疾病患者的术前评估

对于术前6个月内伴发症状脑血管病的肿瘤患者，有症状的颈动脉病变患者建议在12周内进行血流重建；对于颈动脉狭窄大于50%以上的患者，建议在症状出现后12周内进行血流重建；对于无神经症状和体征的患者，不建议行颈动脉影像学检查。

对于术前需要血流重建，但不具备颈动脉血流重建条件的医院，术前需要向家属及主管医师充分沟通围手术期急性脑卒中的风险，术前启动二级预防药物如抗血小板药、抗凝药、降压药、他汀类药物治疗，制订围手术期抗血小板和（或）抗凝药物管理计划，综合考虑血栓风险和手术出血风险；并在围手术期加强循环及脑功能监测，维持脑灌注稳定（图9-7）。

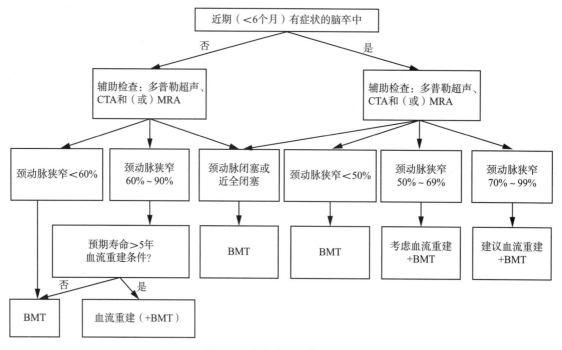

图9-7　脑动脉疾病管理流程
CTA.计算机体层血管成像；MRA.磁共振血管成像；BMT.最佳药物治疗

（二）围手术期急性脑卒中风险的术前评估

肿瘤患者术后脑卒中的识别常延迟且缺乏干预，与高死亡率和致残率相关。术后脑卒中患者出院时死亡或严重残疾的风险超过80%，且常需要长期护理。脑卒中的发生率为0.1%～2%，具体取决于风险因素，≥65岁手术患者约7%发生临床上未确诊（即隐匿性）脑卒中。此外，未确诊脑卒中患者长期认知障碍的风险增加，与临床确诊的脑卒中患者认知能力下降相似。

近年来，随着对癌症患者围手术期脑卒中的认识不断提高，已建立了多种风险预测模型，确立了术前优化策略，促进了围手术期指南的改变，特别是手术时机、抗凝策略和急性脑卒中管理。

1.围手术期脑卒中的危险因素 ①无法干预的患者自身因素，如高龄（＞70岁）、性别（女性）；②可干预因素（即术前合并症），包括脑卒中或短暂性脑缺血发作（TIA）病史、颈动脉狭窄、高血压、糖尿病、肾功能不全、吸烟、慢性阻塞性肺疾病、外周血管疾病、心脏病、左心室收缩功能障碍（射血分数＜40%）、升主动脉粥样硬化、术前抗血栓药物突然中断，以及高胆固醇血症和高脂血症等（表9-7）。

表9-7 围手术期脑卒中的风险因素

危险因素	人群归因危险度百分比（99%置信区间）
高血压	34.6%（30.4%～39.1%）
吸烟	18.9%（15.3%～23.1%）
腰臀比	26.5%（18.8%～36.0%）
饮食	18.8%（11.2%～29.7%）
体力活动	28.5%（14.5%～48.5%）
糖尿病	5.0%（2.6%～9.5%）
酒精（每杯约含酒精14g）或酗酒	3.8%（0.9%～14.4%）
社会心理因素和抑郁症	4.6%（2.1%～9.6%）和5.2%（2.7%～9.8%）
心源性因素	6.7%（4.8%～9.1%）
载脂蛋白B与载脂蛋白A_1比值	24.9%（15.7%～37.1%）

2.围手术期脑卒中的术前评估 存在脑卒中高风险患者，应在围手术期起始就应进行术前评估和知情同意。调查数据表明，严重的并发症，即使不常见，也应列出讨论。脑血管病史是术后脑卒中的危险因素，合并脑血管疾病与氧摄取增加及脑灌注不良有关，手术与新发脑卒中相关。最近一次脑卒中在3个月内再发卒中风险最高，9个月之后风险趋于平稳，因此将择期手术至少推迟至缺血性脑卒中发生后9个月是有必要的。

心房颤动患者缺血性卒中发生风险与抗凝出血风险评估量表（即CHADS2评分量表），是目前应用最为广泛的预测非瓣膜性心房颤动患者发生缺血性卒中风险的评分量表。0分为低危组，可给予阿司匹林治疗或不治疗；1分为中危组，建议给予1种口服抗凝药或阿司匹林治疗；2分以上为高危组，建议给予抗凝治疗（表9-8）。

表9-8 CHADS2评分量表

危险因素	分数
既往充血性心力衰竭史	1分
高血压病史	1分
≥75岁	1分
糖尿病	1分

缺血性脑卒中及TIA发作后患者发生缺血性卒中的风险显著增高，其4%～20%的TIA患者会在90天内发生卒中，其中约50%的卒中发生在TIA后2天内。早期识别高危患者有助于尽早开展卒中二级预防。当患者出现局灶性或全面性神经功能缺损时，麻醉医师或外科医师应及时向神经内科医师寻求帮助，并迅速行头颅影像学检查。CT平扫可快速区分缺血性卒中、颅内出血和非血管原因造成的神经系统症状。推荐临床应用Essen脑卒中风险评分量表评估缺血性卒中患者长期复发风险。在Essen脑卒中风险评分量表中

0 ～ 2分为卒中复发低风险患者，3 ～ 6分为卒中复发高风险患者（表9-9）。

表9-9　Essen脑卒中风险评分量表

危险因素	评分（分）
65 ～ 75岁	1
＞ 75岁	2
高血压	1
糖尿病	1
既往心肌梗死	1
其他心血管疾病（除外心肌梗死和心房颤动）	1
周围动脉疾病	1
吸烟	1
既往短暂性脑缺血发作或缺血性卒中	1
总分	10

（三）合并帕金森病的癌症患者围手术期术前评估

近年来接受恶性肿瘤手术的帕金森病患者越来越多，其神经系统症状对手术有重要影响，且在术前突然停用或减少抗帕金森病药物可能导致发生严重的并发症，增加了手术风险。此外，围手术期常用的其他药物也可能对帕金森病产生影响或者与抗帕金森病药物存在不良相互作用。因此，合并帕金森病的癌症患者围手术期的药物治疗管理显得尤为重要。

1.术前评估注意事项　临床上帕金森病的药物治疗原则是补偿脑内减少的多巴胺或给予抗乙酰胆碱药物，以恢复两者的平衡状态。但由于直接静脉给药后多巴胺不能通过血脑屏障，故临床治疗上选用可通过血脑屏障的多巴胺前体——左旋多巴，口服后的左旋多巴在脑内经多巴脱羧酶的作用转换为多巴胺而发挥作用。口服药多巴丝肼片的主要成分就是左旋多巴与苄丝肼。合并帕金森病的患者，术前除常规评估外，一定要对其病情及所用抗帕金森病药物进行充分了解。

此类患者易合并其他重要器官病变，术前除了详细询问病史及进行体格检查、术前检查外，还需要注意患者呼吸系统、心血管系统及自主神经系统等的功能改变。其中呼吸系统病变较为常见，需要重点评估，有条件者可完善肺功能及血气分析等检查。另外，帕金森病患者常出现呼吸系统的器质性改变如咽部肌肉功能障碍、吞咽困难及呼吸肌强直和不随意运动造成的呼吸器官损伤等，应该在术前评估是否为困难气道，并对术中呼吸管理制订严密计划。此类患者术后常出现呼吸功能不全，吸入性肺炎是导致患者死亡的最常见原因，术前合并慢性阻塞性肺疾病患者的阻塞性通气障碍发生率高达1/3。其他潜在的危险因素还包括拔管后喉痉挛及术后呼吸衰竭等。因此术前应严格戒烟、控制感染、减少分泌物及适当进行呼吸锻炼。

2.麻醉前注意事项　合并帕金森病患者心血管系统变化主要有高血压、心律失常、低血容量及继发性水肿，最常见的症状是直立性低血压，且易被药物治疗掩盖或加重。另外尚需要考虑患者的用药情况。帕金森病多数用左旋多巴等药物控制症状有效，但停药易复发。就麻醉手术而言，帕金森病症状较轻者对麻醉手术影响不大，症状较重出现呼吸肌强直、膈肌痉挛时可影响通气。故帕金森病症状控制满意者围手术期一般不停用治疗药物。药物服用时间尽量接近于手术开始，左旋多巴的半衰期较短，仅1 ～ 3h，由于它在近端小肠吸收，口服是较好的给药途径。患者术前可以自行增减药量，一定要仔细询问，准确评估服用量，同时将药物带入手术室备用。

麻醉前可服用一剂药物再进行诱导，预计手术时间长者最好放置胃管，麻醉前备好抗帕金森病药物及血管活性药物，如去氧肾上腺素等。术前注意评估血容量，避免因容量不足突发低血压。

六、肾功能评估

恶性肿瘤患者术前肾功能评估的重点在于明确肾功能储备状态，对肾功能易损的患者应进行优化治疗，并使肾功能处于最优状态；围手术期诱发急性肾损伤的高危因素包括围手术期低血容量、低血压、过度应激、电解质紊乱及肾毒性药物的使用等，特别是术前长期使用非甾体抗炎药（NSAID）镇痛的患者，应对其肾功能进行认真评估。

而由于慢性肾脏疾病起病隐匿，慢性肾功能不全早期缺乏典型的症状，故慢性肾脏疾病患者对病情的知晓率只有12.5%，这意味着，有相当一部分恶性肿瘤患者是在术前评估阶段才得知自己合并慢性肾功能不全，对于存在慢性肾功能不全的患者，术前经常已经伴有并发症，术后新发并发症的发生率也会增加。其围手术期的处理就显得更为棘手。

（一）术前肾功能评估

1.血清肌酐（serum creatinine，Scr） 通常根据患者血清肌酐水平判断肾功能受损的程度，血清肌酐升高可能代表急性肾脏疾病或慢性肾功能损伤。因此，当评估患者术前血清肌酐升高时，首先要确定这种损伤情况是急性还是慢性，仔细的症状问询和对疾病病史的系统回顾是判断肾功能损伤病因，制订围手术期预防策略的初始依据。

2.血清尿素氮 血清尿素氮的正常值范围为2.86～7.14 mmol/L。肾脏是尿素氮的主要排泄器官，尿素氮从肾小球滤过后在各段肾小管均可重吸收。所以，血清尿素氮排泄不仅受肾小球滤过率的影响，也受肾小管功能的影响。尿素氮易受饮水量、饮食中蛋白质含量、有没有肠道疾病及慢性消耗性疾病等情况的干扰，因此尿素氮对肾功能的评价只是参考，没有血肌酐那么有价值。但在尿毒症透析的患者中，血清尿素氮升高程度和病情严重性一致，所以常用尿素氮而不是肌酐作为观测指标。

3.半胱氨酸蛋白酶抑制剂C（又称胱抑素C） 正常参考值为0.51～1.09mg/L。胱抑素C是一种小分子的蛋白质，主要存在于血液中。生成速度稳定，生成量与性别、年龄、肌肉量无关，不易受其他因素影响。肾脏是胱抑素C唯一的排泄器官，经肾小球滤过后不再被肾小管重吸收，其他的病理因素对其排泄的影响不大。因此，胱抑素C被认为是一个评估肾功能的理想指标。

4.肾小球滤过率 根据血肌酐水平，结合患者的性别、年龄、体重等因素，计算肾小球滤过率，称估算肾小球滤过率（eGFR）。eGFR是目前临床上最常用的肾功能判定指标，常用下列两个计算公式计算肾小球滤过率。

（1）Cockcroft-Gault公式：肌酐清除率＝（140-年龄）×体重（kg）/72×血肌酐（mg/dl）或肌酐清除率＝［（140-年龄）×体重（kg）］/［0.818×血肌酐（μmol/L）］（男性），女性为计算结果×0.85。

（2）简化MDRD公式：估算肾小球滤过率［ml/(min·1.73m^2)］＝186×血肌酐-1.154×年龄-0.203×（0.742女性）。

（二）急性肾损伤

急性肾损伤（acute kidney injury，AKI）是术后常见并发症之一，在非心脏手术中其发生率为3.5%～7.6%，而恶性肿瘤患者围手术期AKI风险随年龄增长而不断增加。围手术期临床医师应及早发现具有急性肾损伤风险的患者，预防和改善术后肾损伤。目前急性肾损伤的定义和分期主要基于血肌酐水平和尿量变化。

1.AKI定义 AKI是指在数小时或数天内发生的肾功能突然下降。AKI的诊断标准如下：RIFLE标准、AKIN标准和KDIGO标准（表9-10）。其中，KDIGO标准基于短时间内血肌酐水平和尿量的变化诊断AKI，可早期发现肾功能变化。许多针对围手术期AKI及肾衰竭的临床研究均采用KDIGO标准。基于KDIGO诊断标准，术前需要测定血肌酐的基线水平。血肌酐水平升高表明肾小球滤过率降低。

表9-10　KDIGO诊断标准

分级	Scr标准	尿量标准
1级	术后Scr水平为术前基础值的1.5～1.9倍或术后48h内Scr水平升高≥26.5μmol/L	尿量≤0.5ml/（kg·h），持续6～12h
2级	术后Scr水平为术前基础值的2.0～2.9倍或术后48h内Scr水平为26.5～354.0μmol/L	尿量≤0.5ml/（kg·h），持续≥12h
3级	术后Scr水平为术前基础值的3.0倍及以上或术后48h内Scr水平≥354μmol/L或术后开始启动接受肾脏替代治疗	尿量≤0.3ml/（kg·h），持续≥24h；或无尿≥12h

注：Scr.血清肌酐。

2.围手术期AKI危险因素评估　肾脏损伤生物标志物［组织金属蛋白酶抑制物2（tissue inhibitor of metalloproteinase 2，TIMP-2）、胰岛素样生长因子结合蛋白7（insulin-like growth factor binding protein 7，IGFBP7）、中性粒细胞明胶酶相关脂质运载蛋白（neutrophil gelatinase-associated lipocalin，NGAL）］和传统的功能性指标（肌酐、尿量）及围手术期监测指标（血压、SpO_2、心排血量等）结合起来，用于提高患者围手术期肾脏损伤诊断的准确性和判断严重程度（表9-11）。

表9-11　新定义与分级

功能性标志物	程度	损伤性标志物
无变化或Scr水平升高＜26.5μmol/L，尿量无减少	1S	阳性（＋）
48h内Scr水平升高≥26.5μmol/L；Scr水平升高1.5～1.9倍；尿量＜0.5ml/（kg·h）持续≥6h	1A	阴性（－）
	1B	阳性（＋）
Scr水平升高2.0～2.9倍；尿量＜0.5ml/（kg·h）持续≥12h	2A	阴性（－）
	2B	阳性（＋）
Scr水平升高3倍或以上；Scr水平升高≥353.6μmol/L；尿量＜0.3ml/（kg·h）持续＞24h；无尿≥12h；接受RRT	3A	阴性（－）
	3B	阳性（＋）

注：Scr.血清肌酐；RRT.肾脏替代治疗。

癌症患者手术急性肾损伤的危险因素包括患者相关因素、手术相关因素和围手术期麻醉管理因素等。①患者相关因素：高龄、慢性肾病、性别、糖尿病、心力衰竭、肺部疾病、低蛋白血症、肥胖等。独立危险因素是术前血肌酐水平升高（＞1.2mg/dl）。②手术相关因素：手术时间、手术类型、术中低血压或血流动力学不稳定、大量快速补充胶体液及输入异体血（表9-12）。

表9-12　围手术期急性肾损伤的危险因素

患者相关因素	手术相关因素	麻醉管理因素
高龄	大型外科手术（急诊、心血管、胸外科、出血量较大的手术）	麻醉药物
慢性肾脏疾病	低血容量（由术中出血和液体流失引起）	全身麻醉
男性	肾缺血	胶体液
糖尿病	炎症反应	输血
心力衰竭	气腹	尿路梗阻
肺部疾病		机械通气
肝功能不全		肾毒性药物
脓毒血症		
低蛋白血症		
高血压		
肥胖（BMI＞40kg/m²）		

（三）慢性肾脏病

1.慢性肾功能疾病定义　①肾损害大于或等于3个月，这里指的肾损害包括血或尿成分异常、病理学检查异常、影像学检查异常。②肾小球滤过率下降，小于60ml/min以上，且大于或等于3个月，这类患者不需要合并肾功能损害的证据，可以诊断为慢性肾脏病。具有以上两条的任何一条者，就可以诊断为慢性肾脏病。

与急性肾衰竭相反，血清肌酐只是一种识别急性肾功能受损的测评工具，无法准确描述真正的慢性肾功能受损情况，这就需要测量肾小球滤过率（GFR）（表9-13）。此方法通过对患者24h肌酐清除率（ClCr）的测量，对肾小球滤过率做到很好评估。

2.慢性肾功能不全患者术前评估

（1）患者目前的肾功能情况：主要包括肾小球功能和肾小管功能的评估。GFR是反映肾小球功能的最佳指标，正常值约为125ml/min。尿素氮和血肌酐虽然测定较为简单，但影响因素多，且敏感度不及GFR，可作为肾小球功能的重要参考指标。GFR下降至正常的30%时，患者仍可能无任何临床症状。而当GFR下降至正常的5%～10%（或15ml/min以下）时，患者进入终末期肾病状态，需要行肾脏替代治疗才能维持生命。肾小管功能评估包括尿比重、尿蛋白定量和尿葡萄糖定量。除此之外，尿常规和尿沉渣分析可以提示更多肾功能损伤的原因，血气分析可以提示酸中毒和高钾血症的情况，而心电图检查可以比血钾浓度更好地反映血钾对心脏的毒性反应。

表9-13　基于肾小球滤过率慢性肾脏病的分期

分期	GFR（ml/min）	描述
1	≥90	GFR正常或升高
2	60～89	GFR轻度降低
3a	45～59	GFR轻度到中度降低
3b	30～44	GFR中度到重度降低
4	15～29	GFR重度降低
5	<15（含透析）	ESRD

注：ESRD.终末期肾病；GFR.肾小球滤过率。

通常1期和2期慢性肾脏病患者的肾小球滤过率良好，围手术期不需要进行特殊的处理。3、4和5期患者在术前和术后需要特别考虑。一般注意事项：糖尿病（50%）和高血压（33%）是引起术后终末期肾病（ESRD）的主要原因，因此血糖及血压异常需要在围手术期及术中麻醉中引起特别重视。

（2）患者目前的并发症情况：肾功能不全的全身并发症包括血容量增加、酸中毒、高钾血症、肾性高血压、肾性贫血和血小板功能异常等。术前透析和应用红细胞生成素可以改善并发症的情况。

（3）手术对患者的影响：CT和MRI可以反映肿块的大小及累及的范围，预估手术的难度和失血量，但需要警惕对比剂对肾功能的损害。损失一侧肾脏后，健侧肾脏的代偿能力是患者是否需要术后透析的重要指标，缺失一侧肾脏的患者单侧肾脏GFR仅为14.6ml/min，相当于正常值的12%，虽然单侧肾脏还有20%～30%的代偿能力，但在手术等应激反应下，肾功能会进一步受损，故围手术期用药及管理需要特别谨慎。

七、肝功能评估

围手术期需要进行肝功能评估的多为合并肝脏基础疾病或需要行肝叶切除的患者，这部分患者术后发生肝功能不全甚至肝衰竭的风险显著增大。术前评估必须包括仔细检查病史及系统检查，对肝脏疾病的危险因素、严重程度进行了进一步的评估，急性炎症期肝病患者应推迟择期手术治疗，直到肝脏炎症得到控制。

肝脏手术患者最常见的死亡原因是肝衰竭，尤其是合并肝硬化的患者。因此，围手术期正确评估患者肝功能情况对减少术后肝衰竭的发生率具有重要意义。目前用于评价肝功能的方法较多，有肝脏血清生化指标检查、综合评分系统、定量肝功能试验和肝脏体积测量等。但目前主流的评估肝功能方法均有局限性，而且影响肝功能储备检测结果的因素众多，因此尚无法依赖一种方法就能进行完整、有效的肝储备功能评估。

（一）血清生化指标

1.酶学标志物　丙氨酸转氨酶（ALT）、天冬氨酸转氨酶（AST）、碱性磷酸酶（ALP）、γ-谷氨酰转移酶（GGT）、乳酸脱氢酶（LDH）等在肝细胞坏死或细胞膜损伤时释放到血液，是肝损害的敏感指标，但并不能提示肝功能情况。胆红素反映了肝细胞的摄取、结合、转化和排泄功能，既是肝细胞损伤指标，也是肝功能指标。血液中的胆红素被肝细胞摄取后，在葡萄糖醛酸基转移酶的催化下被转化为水溶性葡萄糖醛酸胆红素（结合胆红素），结合胆红素排泄到毛细胆管的过程必须对抗浓度梯度，因此当肝细胞损伤时，可由于结合型胆红素的排泄障碍而发生肝细胞淤滞性黄疸。而合并溶血、胆道梗阻等其他因素可影响胆红素作为肝功能指标的准确性。

2.凝血指标　凝血因子Ⅴ、Ⅶ、Ⅷ、Ⅸ、Ⅹ、Ⅺ和Ⅻ是肝细胞合成功能的重要指标。血浆凝血酶原时间（PT）、国际标准化比值（INR）是目前常用的肝功能指标，多与其他指标联用或作为评分系统中的项目使用。

3.许多重要的蛋白　是由肝脏专门合成的，如白蛋白、前白蛋白、视黄醇结合蛋白，都是肝脏特异性蛋白，由于半衰期很短，因此可用来监测短期肝功能的变化，其对预测肝切除术后并发症和肝衰竭有一定价值。抗凝血酶Ⅲ（antithrombin Ⅲ，AT Ⅲ）是一种由肝脏产生的糖蛋白，可灭活凝血系统几种酶类，其与白蛋白、胆红素、PT、吲哚菁绿15min滞留率（ICG R15）等肝功指标存在相关性。除上述几种指标外，血清透明质酸、层粘连蛋白、Mac-2结合蛋白糖基化异构体及血清支链氨基酸/酪氨酸比值也被认为对术后肝功能障碍风险有一定预测价值。

（二）定量肝功能试验

1.吲哚菁绿（indocyanine green，ICG）清除试验　ICG在体内被肝细胞以一级动力学清除，ICG在血液中浓度下降速度在注射15 min后逐渐趋于平缓，故临床上通常以ICG R15作为反映肝脏排泄功能和储备功能的指标。但高胆红素水平的梗阻性黄疸会明显影响ICG清除试验的准确性，一般认为胆红素水平高于3mg/dl是影响ICG准确性的临界值。它作为评估肝储备功能、反映肝功能性肝细胞量的重要指标，在外科广泛应用于肝切除术前和术后、肝移植、介入、门静脉高压手术等的肝储备功能评估，不仅在国外列入肝切除的标准，如苏黎世大学标准、东京标准等，在我国也进入了各种专家共识、规范及指南（图9-8）。

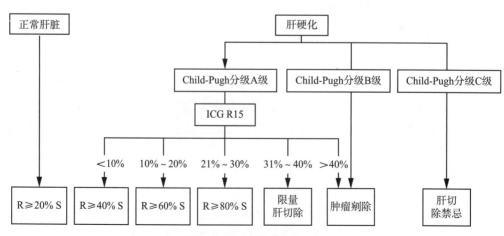

图9-8　肝脏切除安全限量的个体化评估决策树
R.剩余功能性肝脏体积；S.估算的标准肝脏体积

2. 其他一些定量检查　如动脉血酮体比、利多卡因代谢试验、氨基比林廓清试验和糖耐量试验等，由于对肝脏储备功能评估的临床价值尚未获得统一意见，且其检测方法烦琐，尚未能在临床上常规应用。

（三）肝功能定量评估工具

1. Child-Pugh评分系统　Child-Pugh评分系统以白蛋白、胆红素、PT、腹水、肝性脑病五大指标将肝硬化患者分为A、B、C 3级。Child-Pugh评分系统早已被广泛应用于临床，是近代评价肝功能的金标准。以往认为Child-Pugh分级A级是肝癌患者行肝切除术的适应证，随着医疗技术的发展，如今Child-Pugh分级B级也不再完全是手术禁忌证。C级是肝切除手术的禁忌证。但是Child-Pugh评分系统并不适合非肝硬化患者（表9-14）。

表9-14　Child-Pugh评分系统

评估指标	评分		
	1分	2分	3分
白蛋白（g/L）	＞ 35	28 ～ 35	＜ 28
胆红素（μmol/L）	＜ 34	34 ～ 51	＞ 51
（mg/dl）	＜ 2	2 ～ 3	＞ 3
凝血酶原时间延长（s）	0 ～ 4	5 ～ 6	＞ 6
国际标准化比值	＜ 1.7	1.7 ～ 2.3	＞ 2.3
腹水	无	少	中等
肝性脑病（9级）	无	1 ～ 2	3 ～ 4

2. LCSGJ评分系统　2006年日本肝癌研究组（Liver Cancer Study Group of Japan，LCSGJ）在Child-Pugh评分系统基础上发布了一套新Child-Pugh评分的肝功能评价体系。LCSGJ评分以ICG R15代替了Child-Pugh评分中较为主观的肝性脑病，并将白蛋白、胆红素、PT的分界值进行了微调。LCSGJ评分与Child-Pugh评分在预测术后并发症方面各有优劣，其中LCSGJ评分在肝功能较好的患者（Child-Pugh分级A级）中预测价值更高（表9-15）。

表9-15　LCSGJ评分系统

指标	分级		
	A	B	C
白蛋白（mg/dl）	＞ 3.5	3.5 ～ 3.0	＜ 3.0
胆红素（mg/dl）	＜ 2	2 ～ 3	＞ 3
PT（%）	＞ 80	50 ～ 80	＜ 50
腹水	无	少量或易控制	大量
ICG R15	＜ 0.15	0.15 ～ 0.40	＞ 0.40

3. 终末期肝病模型（MELD）评分系统　MELD评分是一种客观衡量肝硬化患者病情严重程度和短期预后的指标，计算公式为R＝3.8×log$e$（胆红素，mg/dl）＋11.2×log$e$（INR）＋9.6×log$e$（肌酐，mg/dl）＋6.4×病因（胆汁淤积性或酒精性肝硬化为0，其他原因为1），得分范围为6 ～ 40分。其主要用于对非肝移植的终末期肝病短期、中期死亡率进行预测；同时可用于评价肝移植前患者等待供肝期间的死亡率及预测患者移植术后的生存率（自2002年开始，美国以MELD评分取代Child-Pugh分级作为肝源分配

的依据）。MELD评分越高，提示预后越差，患者死亡风险越大。MELD评分＜15分的患者可不考虑肝移植；MELD评分为20～30分的患者病死率大于30%，MELD评分为30～40分的患者病死率为50%以上，MELD评分＞40分的患者70%以上的患者死亡（表9-16）。

表9-16　MELD评分指导意义

分数	意义
＜12分	不考虑肝移植
12～18分	列入肝移植等待行列
18～25分	需要肝移植手术
25～30分	需要急诊肝移植手术
＞30分	需要紧急肝移植手术抢救治疗

（四）肝体积评估

1.影像学重建技术评估肝体积　术前精确评估肝脏储备功能及残余肝脏体积对治疗方案的选择及降低患者术后肝衰竭的发生率具有重要意义。肝体积测量在肝癌切除术中的应用日益广泛。CT重建计算肝体积的准确性和便利性最高，因此目前应用最为广泛。利用软件可以对CT影像进行处理，计算全肝体积（total liver volume，TLV）、残肝体积（future liver remnant，FLR）、功能性肝体积（functional liver volume，FLV）、减去肿瘤的肝脏体积，并计算FLR/TLV、FLR/FLV等指标。

2.实际肝体积与标准肝体积　CT影像学重建已经能够比较精确地计算肝脏体积，但CT与公式计算获得的肝体积通常存在差异，也并未考虑患者体重等个体化因素。而FLR/体重要比FLR/TLV能更准确地预测术后肝衰竭等并发症。临床较为常用的是"华西公式"及日本报道的Urata公式（表9-17）。

表9-17　标准肝体积计算公式汇总

作者	国家/地区	公式
李富贵等	中国	$11.508 \times BW + 334.024$
Heinemann等	德国	$1072.8 \times BSA - 345.7$
Urata等	日本	$706.2 \times BSA + 2.4$
Schiano等	美国	$6 \times BW（磅）+ 4 \times 年龄（岁）+ 350$
Yu等	韩国	$21.585 \times BW + 0.732 \times BH \times 0.225$
Poovathumkadavil等	美国	$1267.28 \times BSA - 794.41$

注：BSA.体表面积，单位为平方米；BH.身高，单位为米；BW.体重，如无特别注释单位为千克；1磅＝0.45kg。

3.肝体积与术后肝衰竭　尽管目前公认FLR、FLR/TLV、FLR/FLV、FLR/SLV等均是预测术后肝衰竭的重要因素，但目前对于上述指标可以保证肝切除术安全性的确切临界值尚无定论。对于无肝病背景患者，目前认为不发生术后肝衰竭的最低FLR/TLV为20%。在应用肝体积评估进行手术决策时，须严格注意肝体积测量仅能体现形态体积，而不能反映肝功能储备情况，在有肝病背景患者中单纯评估体积并不可靠。

4.功能影像学技术　^{99m}Tc标记去唾液酸糖蛋白受体显像、钆塞酸二钠增强的MRI显像、^{99m}Tc-Mebrofenin肝胆显像，既可以帮助鉴别肝肿物的性质，也可以无创地定量评估肝病患者的肝功能。

一个理想的肝功能评估体系应该是形态与功能两方面的结合，因此要善于联合运用肝体积和肝功能的评估方法从多个角度充分评估肝功能。综合现有证据，ICG R15仍是评价全肝功能较好的方法，而功能影像学结合三维重建技术对分析残肝功能具有明显优势。

八、深静脉血栓形成和肺栓塞风险评估

深静脉血栓血栓形成（deep venous thrombosis，DVT）和肺血栓栓塞症（pulmonary thromboembolism，PTE）是癌症患者围手术期常见的并发症和重要死亡原因。超过40岁的患者，其静脉血栓栓塞（VTE）风险约每10年增加1倍。对手术患者VTE及早诊断，并进行有效预防和治疗不仅可以降低发生肺栓塞（PE）的风险，从而降低患者死亡率，还可有效减少医疗费用。

（一）深静脉血栓形成及静脉血栓栓塞临床症状评估

下肢DVT主要表现为下肢肿胀、疼痛、患侧肢体皮肤颜色变紫变暗。腓静脉型DVT多无临床症状，40%～50%有症状者血栓向近端延展。近端DVT患者出现患肢疼痛、肿胀等症状，其中近50%发生尤明显临床症状的肺栓塞。PTE的临床表现取决于栓子的大小和肺循环状态，清醒患者的主要症状为突发呼吸困难、胸痛、晕厥。呼吸困难多为靠近肺门中心部的肺栓塞引起，胸痛一般是远端栓子刺激胸膜所致，晕厥是脑动脉供血减少、心律失常、迷走神经反射等因素引起。全身麻醉状态下，PTE主要表现为突发、无诱因的低氧血症，大面积肺栓塞可致呼气末二氧化碳分压骤降、高碳酸血症和循环衰竭（临床上以休克和低血压为主要表现，即体循环动脉收缩压 < 90mmHg或较基础值下降幅度 > 40mmHg，持续15min以上。需要除外新发生的心律失常、低血容量或感染中毒症所致血压下降）。

有下列情况可考虑PTE：①下肢无力，静脉曲张，不对称下肢水肿，血栓性静脉炎；②外伤后呼吸困难，胸痛、咯血；③原因不明的呼吸困难，或原有的呼吸困难加重；④原因不明的血压降低、不能解释的休克；⑤晕厥发作；⑥低热、红细胞沉降率（ESR）增快、黄疸、发绀；⑦心力衰竭时洋地黄治疗效果不佳；⑧原因不明的肺动脉高压、右心室肥厚；⑨胸部X线片显示肺部楔形影；⑩放射性核素检查显示肺灌注缺损。

Wells评分 ≤ 0分为低危，1～2分为中危，≥ 3分为高危患者；若双侧下肢均有症状，以症状严重的一侧为准。低危、中危、高危患者发生DVT的可能性分别为3%、16.6%、74.6%（表9-18）。

表9-18　下肢深静脉血栓形成诊断的Wells评分

病史及临床表现	评分（分）
肿瘤	1
瘫痪或近期下肢石膏固定	1
近期卧床 > 3天或近4周内大手术	1
沿深静脉走行的局部压痛	1
全下肢水肿	1
与健侧相比，小腿周径增大 > 3cm	1
深静脉血栓形成病史	1
凹陷性水肿（症状侧下肢）	1
浅静脉侧支循环（非静脉曲张）	1
与下肢深静脉相近或类似的诊断	−2
评分	

（二）常用检测方法

1. 多普勒超声和静脉加压超声　是诊断DVT的首选方法。B型超声检查对下肢静脉血栓形成的诊断率达90%，而对较深部位的静脉血栓诊断欠佳；采用加压超声探查法可使诊断精确率提高至97%。

2. D-二聚体（D-dimer）检测　酶联免疫吸附法（ELISA）检查D-二聚体敏感度高，但特异度较差，恶性肿瘤大手术后、感染、创伤等皆可导致D-二聚体升高。另外，随着年龄增长，D-二聚体的特异度会进一步下降。阳性不能确诊DVT，但D-二聚体小于0.5mg/L（超过50岁，以年龄×10对应值为标准）基本可排除DVT。单独根据D-二聚体不足以诊断或排除DVT，但是与验前概率Wells评分联合应用，可以提高DVT的诊断率和排除率。

3. 顺行静脉造影　是诊断DVT的金标准，对于体内较深部位的静脉血栓，顺行静脉造影诊断较为准确，其为DVT诊断最可靠的方法，但属于有创检查，费用高。CT血管造影也是检查下肢静脉、下腔静脉及肺动脉管腔有无血栓的有效方法。

4. 其他检查　如放射性核素显像（放射性标记白蛋白、放射性标记纤维蛋白原）、磁共振静脉血管成像、血管内镜、血管内超声等。

因此，术前如怀疑患者DVT，诊断流程如下：①根据病史及危险因素分析评估，进行DVT危险分级和Wells评分。②Wells评分＜2分的患者，检测D-二聚体，如正常，可排除DVT；如异常，进行加压超声探查及其他相关检查。③Wells评分≥2分的患者，直接进行加压超声探查及各项相关检查（图9-9）。

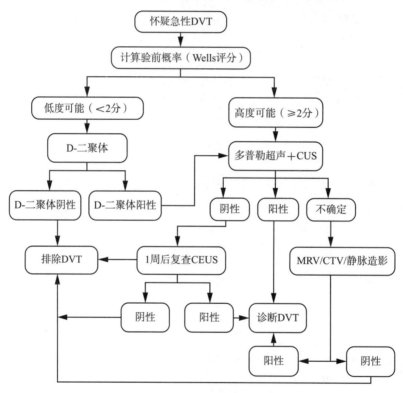

图9-9　VTE诊断策略流程

CEUS.对比增强超声造影；CUS.对比超声造影；MRV.磁共振静脉血管成像；CTV.CT静脉成像

（三）围手术期静脉血栓栓塞风险的评估

任何引起静脉损伤、静脉血流停滞及血液高凝状态的原因都是VTE的危险因素，其可分为原发性和继发性两类。原发性危险因素由遗传突变引起，如蛋白C缺乏、抗凝血酶缺乏等。临床上常以反复发作的VTE为主要表现。继发性危险因素包括后天获得的多种病理生理异常，如手术局部操作、癌症、化疗、中心静脉置管、应用药物及止血带等因素，使血管壁损伤；围手术期活动减少、卧床、制动及体位固定使血流缓慢；创伤后组织因子释放、外源性凝血系统激活等因素导致凝血系统激活，使血液处于相对高凝状态等。

围手术期VTE的防治需要术者与麻醉医师共同协商，制订术前、术中、术后规范化的防治措施并严格实施，才能有效降低其发生率，减少相关不良事件。对发生VTE的危险因素进行准确评估，术前危险因素评估可参考Caprini评分对不同手术进行术前VTE风险评估并根据危险因素分层采取不同的预防措施（见表3-5，表9-19）。

表9-19 静脉血栓形成危险因素分层

级别	分值	DVT发生风险率	预防措施
低危	0～1分	＜10%	尽早活动，物理预防
中危	2分	10%～20%	药物预防+物理预防
高危	3～4分	20%～40%	药物预防+物理预防
极高危	≥5分	40%～80%（死亡率1%～8%）	药物预防+物理预防

（四）术中危险因素评估

术中是否会发生血栓形成，与患者术前的状况、手术体位、手术时间长短、术中是否输血、术中使用止血药物等密切相关（表9-20）。

表9-20 术中危险因素评估危险因素分层

低度危险	年龄＜40岁，术前生命体征平稳，术中血压、血糖控制稳定，术中仰卧位且未改变体位，手术时间＜30min，未输血、未使用止血药物，无其他危险因素
中、高度危险	年龄40～60岁，术前有血栓病史，且术中血压、血糖控制不稳定及电解质紊乱，术中持续低血压或低氧血症，术中采用特殊体位（如俯卧位、头高足低位、肾脏体位等），手术时间＞3h，术中不适当使用止血药物及利尿药物，术中大量输血，术中使用止血带及骨水泥，大量使用肌松药等
极高度危险	在上述2种以上中高度危险因素基础上，年龄＞60岁，骨科大手术（全髋关节置换、全膝关节置换、髋部骨折术），重度创伤，脊髓损伤等大手术

九、内分泌紊乱风险评估

糖尿病在外科患者中并不罕见，据估计，50%的糖尿病患者一生中需要经历1次不同类型的外科手术。研究表明，在围手术期外科患者中血糖水平高于12.21mmol/L，感染发病率是同类患者的2.7倍；而通过加强控制血糖水平达到低于6.9mmol/L后，患者住院感染率均得到有效控制。围手术期血糖管理至关重要。准确、快速、方便的血糖监测方法及切实可行的监测方案是有效管理围手术期血糖的前提。为使围手术期患者得到满意的血糖管理，规范围手术期血糖监测方案至关重要。

围手术期降糖药物的管理主要为胰岛素制剂、口服降糖药及胰高血糖素样肽（GLP）-1受体激动剂的管理，它们的使用将影响围手术期血糖的波动，影响患者远期预后。

（一）胰岛素制剂

对于口服降糖药血糖水平控制不佳（血糖持续＞10mmol/L）及接受大中型手术的患者，术前应及时改为胰岛素治疗，优选基础胰岛素联合餐时胰岛素皮下注射方案，其可有效改善血糖控制、缩短手术准备时间。手术当天早晨停用餐时胰岛素，调整基础胰岛素剂量（长效胰岛素：给予原剂量的60%～80%；中效胰岛素：给予原剂量的50%）。术中改胰岛素持续静脉滴注，术后在患者恢复正常饮食前仍给予胰岛素静脉滴注（滴注时间应在24h以上），待患者恢复正常饮食后可改为胰岛素皮下注射，或逐渐过渡至术前治疗方案。

急诊手术需要及时评估血糖水平和纠正代谢紊乱。术前无须严格设定血糖控制目标，应尽快做术前准备。推荐术前、术中给予胰岛素静脉滴注控制血糖，术后待病情稳定、开始正常饮食时，可将持续静脉滴注胰岛素转为皮下注射胰岛素。

（二）口服降糖药物及胰高血糖素样肽-1受体激动剂

对于血糖控制良好［糖化血红蛋白（HbA1c）＜7.0%］的患者，行小手术且术后能正常进食时，术前可维持原治疗方案。除钠-葡萄糖耦联转运体（SGLT）-2抑制剂外的口服降糖药物及GLP-1受体激动剂，术前均可常规给药，手术当天停用即可。由于外科手术可能增加使用SGLT-2抑制剂患者发生酮症酸中毒的风险，因此达格列净、恩格列净与卡格列净应在择期手术前3天停药，艾托格列净应在术前4天停药，停药期间可改为胰岛素控制血糖。小手术时术中一般无须使用胰岛素，但若术中发生应激性高血糖，可皮下注射速效胰岛素。术后待患者恢复正常饮食后，可恢复原有降糖方案（表9-21）。

表9-21　降糖药物的围手术期管理

药物	可能的获益	可能的风险	围手术期建议	药学监护	剂型/替代药品
胰岛素制剂	有效改善血糖控制、缩短手术准备时间	低血糖风险	小手术：术前常规给药，手术当天停用餐时胰岛素，调整基础胰岛素剂量（长效胰岛素：给予原剂量60%～80%；中效胰岛素：给予原剂量50%）。术中：一般无须胰岛素治疗。术后：恢复饮食后换为原治疗方案。 大中型手术：术前，改基础-餐时胰岛素皮下注射，手术当天早晨停餐时胰岛素，调整基础胰岛素剂量（同前）；术中，持续胰岛素静脉滴注；术后，24h后（恢复饮食）胰岛素静脉滴注可改为皮下注射 急诊手术：术前、术中，胰岛素静脉滴注；术后，待病情稳定、开始正常饮食可转皮下注射	监测血糖值： 1.静脉使用胰岛素：每1小时测定1次血糖。如血糖≤3.9mmol/L，推荐每10～15分钟监测1次血糖直至血糖＞4.0mmol/L	
二甲双胍	控制血糖	可能导致肾灌注不足、乳酸蓄积和组织缺氧的风险增加	小手术：术前常规给药，手术当天停用 大中型手术、急诊手术：参考胰岛素制剂部分	2.皮下注射胰岛素：正常饮食的患者，每天监测7：00血糖（空腹血糖、早餐后2h、午餐前及餐后2h、晚餐前及餐后2h和睡前血糖）。禁食患者每4～6小时监测1次血糖	胰岛素制剂
糖苷酶抑制剂	控制血糖	导致产气量增加和胃肠道不适			胰岛素制剂
磺脲类、非磺脲类胰岛素促泌剂	控制血糖	低血糖风险			胰岛素制剂
噻唑烷二酮类	控制血糖	可加重液体潴留和外周性水肿，还可诱发充血性心力衰竭			胰岛素制剂
二肽基肽酶（DPP）-4抑制剂	控制血糖	—			胰岛素制剂
GLP-1受体激动剂	控制血糖	术后恶心、呕吐或肠道功能障碍			胰岛素制剂
SGLT-2抑制剂		急性肾损伤和酮症酸中毒	达格列净、恩格列净与卡格列净应在择期手术前3天停药，艾托格列净应在术前4天停药，停药后改胰岛素治疗		胰岛素制剂

（三）围手术期2型糖尿病患者血糖控制目标

1.宽松标准：为HbA1c < 8.5%；空腹血糖或餐前血糖8 ～ 10mmol/L，餐后2h血糖或不能进食时任意时点血糖8 ～ 12mmol/L，短时间血糖< 15mmol/L也可接受。

2.一般标准：为空腹血糖或餐前血糖6 ～ 8mmol/L，餐后2h血糖或不能进食时任意时点血糖8 ～ 10mmol/L。

3.严格标准：为空腹血糖或餐前血糖4.4 ～ 6.0mmol/L，餐后2h血糖或任意时点血糖水平6 ～ 8mmol/L。

4.普通手术采用宽松标准，精细手术如整形等采用严格标准，器官移植手术、身体状况良好、无脑心血管并发症风险的非老年患者或单纯应激性高血糖采用一般标准。

5.妊娠期糖尿病控制目标为餐前血糖≤ 5.3mmol/L，餐后2h血糖≤ 6.7 mmol/L，特殊情况下餐后1h血糖≤ 7.8mmol/L；HbA1c < 5.5%。

6.妊娠前糖尿病控制目标为空腹、餐前及夜间血糖控制在3.3 ～ 5.6mmol/L，餐后峰值血糖5.6 ～ 7.1mmol/L，HbA1c < 6.0%。

十、妊娠期肿瘤患者术前风险评估

妊娠合并恶性肿瘤的外科治疗是临床上处理较棘手的问题。麻醉药物、围手术期药物的应用对胎儿或母体都有一定的不良作用，但若推迟恶性肿瘤的手术治疗又会影响母体的预后。因此在考虑手术方案时，医师要权衡治疗的益处和胎儿暴露的风险，综合考虑癌症的类型和分期、孕龄、母体和胎儿的风险，采取个体化的外科治疗方案。

（一）解剖学和生理学变化

外科医师对妊娠期间生理和解剖学变化的理解对医疗决策来说至关重要。妊娠期不同时期的腹部特征的变化给腹腔内疾病的诊断带来诸多困难。

1.血液学变化　从第一个妊娠期开始，在34周时，孕妇的血容量显著增加。血容量平均增加40% ～ 50%，是血浆体积和红细胞质量的增加的一个结果，而且血浆容量的增加超过红细胞质量，这种情况会导致妊娠期生理性贫血，导致血细胞比容降低3% ～ 4%，表现出心动过速和低血压的身体表现。

白细胞计数在妊娠期间也会增加，妊娠期白细胞计数正常范围为5 ～ 12×10⁹/L，在妊娠晚期白细胞计数高达25 ～ 30×10⁹/L。在评估患者是否感染时可能会带来问题。

2.心血管变化　由于横膈抬高，心脏移位到向左和向上。这种变化导致胸部X线片上显示心脏轮廓明显增大，左心边界拉直。心电图也可能发生左轴偏移变化，III和aVF导联中的Q波，以及非特异性ST段/T波异常。心排血量比非妊娠者增加30% ～ 50%，系统血管阻力降低，从而使舒张压和平均动脉压降低5 ～ 10mmHg，并在16 ～ 20周时达到最低点。下腔静脉受压可导致心排血量减少10% ～ 30%。因此，在围手术期应尽可能避免仰卧位。

3.肺部变化　随着妊娠的进展和子宫的扩大，横膈升高了4cm、肋骨张开，这种变化会导致肺容量略有下降，功能剩余容量减少。这些解剖改变增加了术后肺不张的风险，应指导患者进行深呼吸练习。由于潮气量升高会导致妊娠期过度换气（或呼吸困难），从而产生轻度的呼吸性碱中毒伴代偿性代谢性酸中毒。

4.肾脏变化　肾小球滤过率在妊娠期间增加50%，血清肌酐和血尿素氮浓度成比例减少。孕妇的非产科手术时，血浆肌酐水平大于0.8mg/100ml和血尿素氮大于14mg/100ml可能提示肾损伤。肾小球滤过率升高可能导致药物排泄得更快，因此需要密切监测血清药物水平。第一次妊娠可导致肾积水和输尿管积水，会导致尿潴留和无症状的菌尿，这会增加妊娠期尿路感染的风险。应避免不必要的导尿以防细菌进入膀胱。应密切监测患者糖尿病的体征和症状。

（二）妊娠期影像学与核医学检查

妊娠期影像学检查首选超声和MRI，可显示肿瘤大小、浸润程度和淋巴结受累情况。有研究认为，在任何孕周进行增强MRI检查都不会增加胎儿先天畸形的风险，但是会使子代风湿性、炎症性或浸润性皮肤病及死产和新生儿死亡风险增加。除MRI外，CT可作为妊娠期肿瘤的第二种影像学检查方法。核医学检查对胎儿的影响取决于放射性示踪剂的类型、剂量和胎儿体重。吲哚菁绿进行前哨淋巴结显影仍处于试验阶段。全身弥散加权成像MRI（WB-DWI/MRI）可用于妊娠期肿瘤的分期和肿瘤反应评估，对胎儿无不良影响。WB-DWI/MRI中菠萝汁作为对比剂可使患者有舒适感并且对胎儿无影响，其适合作为妊娠期检查的对比剂。

第二节　肿瘤患者放疗前评估

放疗由于其能快速缩小肿瘤、减轻局部症状等优势，可以为肿瘤患者争取手术机会、延长患者生存时间。其在直肠癌、乳腺癌、肺癌、颅脑肿瘤等多个癌种治疗中占据着举足轻重的地位。同时放疗也会带来放射性炎症、骨髓抑制等多种并发症，带给患者巨大痛苦，导致进一步治疗无法完成，甚至部分患者因并发症或后续治疗无法进行，导致生存时间缩短可能，故在行放疗前需要充分评估。

一、影像评估

在行放疗前，需要对患者全身肿瘤负荷情况要有一个清楚认识，以制订最适合方案，如当下放疗是否为患者最优选择、是否需要在放疗同时行药物治疗、药物的选择等。另外对于周围器官可能发生的并发症，完善影像评估，准确勾画出靶区是放射治疗中极为重要的一环。

其中CB-CHOP法最为重要，其总结如下。

C：contours，评估靶区和危及器官勾画。

B：beam arrangement/field，合适和合理射野（数量和角度）。

C：coverage，评估三维剂量分布和剂量-体积直方图（DVH）。

H：heterogeneity，热点和冷点的空间位置。

0：organs at risk，评估详细的剂量限值，计划中的等剂量线和DVH。

P：prescription，总剂量、分割剂量。

二、器官评估

这里的器官评估是指非靶向目标的器官评估，包括肝肾功能、骨髓状态、肺功能等，是否能够耐受无法避免的放射性损伤，为放疗方案的选择提供参考。

三、放疗患者营养规范化管理

合理营养治疗的前提是要正确评定每例肿瘤患者的个体营养状况，筛选出具备营养治疗适应证的患者，及时给予治疗。评定恶性肿瘤患者的营养状况，一般分初步筛查和综合评定两步，两者是延续的过程。筛查的主要目的是发现已发生营养不良（营养不足）或存在营养风险的患者，评定的主要目的是对营养状态的多种指标进行综合评定，为制订营养支持计划做准备。

肿瘤患者一经确诊，即应进行营养风险筛查。营养风险筛查在肿瘤患者治疗过程中应该多次进行。NRS 2002是国际上广泛使用的营养风险筛查工具，被国内外多个营养学会推荐，而且应用相对简单易行。无营养风险者可直接进行抗肿瘤治疗，即放疗，有营养风险者需要进行放疗前营养支持。

根据医院的条件或放疗医师的判断，决定是否进行PG-SGA营养评定。根据营养评定结果对患者进行抗肿瘤治疗时，可疑营养不良患者需要进行营养教育，中度营养不良患者需要进行营养支持，重度营养不良者先进行1～2周营养支持后才可开始抗肿瘤治疗（图9-10，图9-11）。

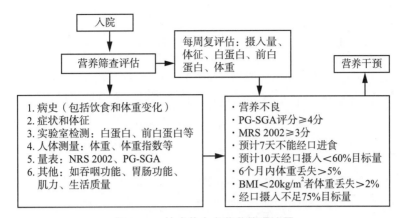

图9-10　放疗前患者营养管理流程

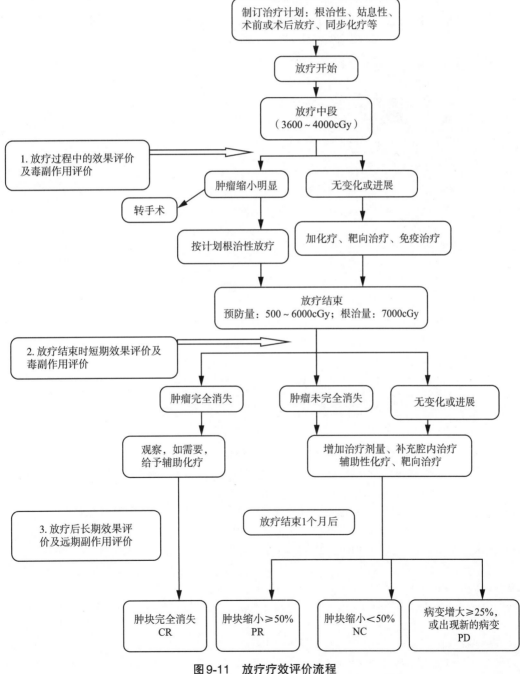

图9-11　放疗疗效评价流程

CR.完全缓解；PR.部分缓解；NC.病变无明显变化；PD.疾病进展

第三节　肿瘤患者系统治疗前评估

对于需要术前新辅助治疗、转化治疗及失去手术治疗机会的晚期肿瘤患者，全身的药物治疗成为首选。作为贯穿肿瘤发展全程的治疗，需进行多次评估，依据不同状态及检查结果，制订相对安全高效的治疗方案与治疗计划。

总结

要想肿瘤患者在手术治疗、化疗、靶向治疗和免疫治疗及放疗等抗肿瘤治疗中的获益最大化，不仅需要在恶性肿瘤治疗之前进行基线评估，还需要在治疗过程中进行疗效的动态评估以进行治疗的调整。治疗之前：需要评估患者肿瘤情况、是否有相应的治疗手段的适应证及治疗目的，还要注意整体评估患者治疗前一般状况、心理状态及患者的治疗意愿和倾向、不同治疗手段的价格和经济支付能力等。在治疗过程中，需要不断评估疗效、评估患者体力和治疗的副作用及和其他治疗的配合或调整。如果治疗有效，可能需要及时跟进；如无效（疾病进展），则需要及时更换治疗方案；如未能达到最初目的，也需要及时调整治疗策略。如果患者不能耐受，需要调整治疗或终止治疗。

本章详细讲述了临床恶性肿瘤在手术、化疗和靶向治疗及化疗前的常规的评估工具与标准，更好地为癌症的治疗做各方面的准备和评估及制订应对措施，尽可能通过统一、客观、公认、规范的标准来评估患者治疗前策略的合理性及可能疗效。毕竟，目前条件所限，恶性肿瘤的各种治疗不仅性命攸关，花费高昂，对患者家庭的负担较重，为其选择合理、有效的抗肿瘤治疗手段显得尤为重要。

（梁　峰　常伟华）

参考文献

毕研霞，洪忠新，张立红，等，2018. 肿瘤化疗患者营养风险评估及影响因素分析［J］. 中国食物与营养，24（3）：66-70.

陈洁，陈锦妹，赵晓慧，等，2019. 肿瘤放疗患者心理痛苦评估及其影响因素分析［J］. 中华放射肿瘤学杂志，28（10）：758-761.

陈莉明，陈伟，陈燕燕，等，2021. 成人围手术期血糖监测专家共识［J］. 中国糖尿病杂志，（2）：81-85.

董家鸿，郑树森，陈孝平，等，2011. 肝切除术前肝脏储备功能评估的专家共识（2011版）［J］. 中华消化外科杂志，（1）：20-25.

董明，周建平，姚宏伟，2019. 结直肠癌围手术期营养治疗中国专家共识（2019版）［J］. 中国实用外科杂志，39（6）：533-537.

李玉婷，丁军利，王惠宇，等，2021. 免疫评分在肿瘤预后及疗效预测中的研究进展［J］. 肿瘤防治研究，48（8）：809-813.

李子禹，闫超，李沈，2020. 胃癌围手术期营养治疗中国专家共识（2019版）［J］. 中国实用外科杂志，40（2）：145-151.

乔建梁，孟兴凯，张俊晶，等，2008. 评估肿瘤化疗敏感性方法的研究进展［J］. 现代肿瘤医学，16（5）：873-875.

唐丽丽，2020. 中国肿瘤心理临床实践指南［M］. 北京：人民卫生出版社.

王雨雯，唐雨曼，吴冠冬，等，2021. 髓源性抑制细胞在晚期胃肠道肿瘤化疗疗效评估中的临床意义［J］. 中国医药导刊，23（3）：168-172.

吴婷，侯云霞，阎玲，2018. 肿瘤化疗患者味觉改变评估及干预研究进展［J］. 护理学报，25（4）：32-36.

熊巍，江磊，王强，等，2020. 帕金森病手术患者围手术期的麻醉管理［J］. 中国康复理论与实践，26（11）：1316-1321.

余丰文，冯彦林，2008. PET/CT在肿瘤放疗和疗效评估的应用进展［J］. 现代医学仪器与应用，（3）：52-56.

赵舒怡，储小飞，樊赛军，2015. 血清肿瘤标志物与肿瘤放疗疗效评估的研究进展［J］. 国际放射医学核医学杂志，39（5）：427-430.

中国抗癌协会肿瘤营养专业委员会，全国卫生产业企业管理协会医学营养产业分会，浙江省医学会肿瘤营养与治疗学分会，2022. 肿瘤患者食欲下降的营养诊疗专家共识［J］. 肿瘤代谢与营养电子杂志，9（3）：312-319.

中国老年医学学会，2022. 老年患者非心脏手术围手术期肾脏损伤防治专家共识（2022版）［J］. 中华麻醉学杂志，42（6）：

650-660.

中国老年医学学会，徐军美，曹丽君，等，2022. 老年患者非心脏手术围手术期心肌损伤防治专家共识（2022版）[J]. 中华麻醉学杂志，10：1156-1168.

中华医学会麻醉学分会老年人麻醉学组国家老年疾病临床医学研究中心，等，2019. 中国老年患者围手术期脑健康多学科专家共识 [J]. 中华医学杂志，27：2084-2110.

周雨，简志祥，2018. 术前肝储备功能评估与手术决策 [J]. 中华肝脏外科手术学电子杂志，7（5）：364-370.

Dewar A，Tetlow N，Stephens R，et al，2023. The Duke Activity Status Index compared with cardiopulmonary exercise testing in patients undergoing pre-operative assessment for cancer surgery [J]. Anaesthesia，78（12）：1505-1506.

第十章

阶段性评估

　　阶段性评估是指在肿瘤治疗过程中或某些治疗阶段需要对治疗疗效、不良反应及患者全身情况进行的评估。目前，随着肿瘤诊疗水平不断提高，肿瘤治疗方式也越来越多样化。除了传统的手术、化疗、放疗外，新型治疗手段以靶向治疗、免疫治疗、介入栓塞治疗、射频消融治疗等为代表治疗方式的加入，使患者的生存时间极大延长，但是不同的治疗方式所需要的疗效评价标准也是不同的。如以"肿瘤大小的变化"为评价的标准（RECIST标准）、以"肿瘤密度和大小的变化"为评价的标准（CHOI标准）、以"肿瘤存活"为评价的标准（EASL标准）及免疫治疗的疗效评价标准（iRECIST标准、irRECIST标准、imRECIST标准）等。此外，肿瘤标志物和分子标志物的动态评估丰富了肿瘤疗效评估的内容，使肿瘤治疗的疗效评估也迈进精准化。在肿瘤治疗过程中，除了需要评估治疗疗效，同时也要监测药物治疗的不良反应，即安全性评估，以免患者因为治疗相关的毒性导致严重不良事件或治疗中断。安全性评估对保障患者安全、合理用药、增加治疗的依从性起到非常重要的作用，需要临床加以重视。

第一节　实体瘤疗效评价标准

一、实体瘤疗效评价标准

（一）RECIST 1.1标准

　　1. RECIST标准的历史　评估肿瘤负荷的变化是癌症治疗评估的一个重要特征。肿瘤缩小（客观缓解）是肿瘤临床试验的重要终点。多年来，肿瘤缩小在筛选新药的Ⅱ期临床试验中被作为研究终点；并且在Ⅲ期临床研究中证实，能使一定比例的患者肿瘤缩小的药物，有很大的可能性（虽然不完全）能给患者带来生存期的改善。目前在Ⅱ期试验中，肿瘤客观缓解比任何其他生物标志物更适合作为肿瘤治疗效果的评价标准。然而，肿瘤客观缓解这一研究终点只有建立在肿瘤负荷的基础上，且能被广泛接受和容易使用才有价值。1981年，世界卫生组织（WHO）首次公布了肿瘤疗效标准，主要用于以评估疗效作为研究终点的临床试验。世界卫生组织的标准引入了肿瘤负荷总体评估的概念，首先测量病灶的二维大小并求和，再与基线进行对比以评估治疗疗效。然而，在该标准制定后的几十年中，为适应新技术或解决原始文件中不明确的地方，使用该标准的合作团体和制药公司经常对其进行修改，这就导致了试验结果的混乱。事实上，不同疗效标准的应用会使同一治疗方案的结论大相径庭。为解决这些问题，国际工作小组在1990年中期成立，对疗效标准进行标准化和简化。新的标准于2000年发布，称为实体瘤疗效评估（response evaluation criteria in solid tumour，RECIST）标准。初版RECIST标准的主要特点包括，定义可测量病灶的最小尺寸，随访病灶的数量（最多10个；每个器官部位最多5个），对肿瘤负荷应使用一维而不是二维的方法进行全面评估。这些标准随后被学术机构、合作团体和制药工业广泛采用，用于主要终点为客观缓解或疾病进展的试验。

　　2. RECIST标准的演变　自RECIST标准发布后，研究者在前瞻性研究中证实了一维测量代替二维测量（甚至是三维测量）的有效性。除了例外情况（如间皮瘤），一维测量标准似乎在实体肿瘤Ⅱ期试验表现更好。然而也有一些问题需要进一步明确，如在不影响患者总体预定反应情况下是否要超过10人才能评估？如在Ⅲ期随机试验中，当患者没有可测量的病变，而以疾病进展和治疗反应作为主要终点时，如何应用RECIST标准？是否可以利用或怎样利用新的影像学技术如PET和MRI？如何评价淋巴结？是否需要确认治疗反应？RECIST标准在非细胞毒性药物如靶向药物临床试验中的最大适用范围？RECIST标准的修改包括这些问题的更新。

3. RECIST1.1标准形成过程　RECIST工作组由来自学术研究机构、政府和制药企业的有经验的临床医师、影像学专家和统计学家组成。随着影像学技术及肿瘤新型药物如靶向药物的快速发展，RECIST1.0版本遇到了一定的挑战，RECIST工作组定期举行会议，面对各种新证据和种种变化做出及时的总结和调整。修订过程中一个最重要的方面是建立一个回顾性数据库，这个数据库在Jan Bogaerts和Patrick Therasse领导下，在欧洲癌症治疗研究组织完成。该数据库患者 > 6500例，病变器官 > 18 000个，主要针对靶病灶的数目、疗效确认的必要性及淋巴结的测量等方面作出了更新。于2009年发布了RECIST 1.1版本。RECIST修订版也运用基于肿瘤负荷的解剖成像技术进行疗效评估，故称作1.1版，而不是2.0版。

4. RECIST 1.1评估标准　修订后的RECIST 1.1标准主要变化包括：病灶评估的数量（number of lesions to be assessed），为确认疗效的肿瘤负荷评估所需的病灶数量，从最多10个减少到最多5个（每个器官最多2个）。

病理性淋巴结的评估（assessment of pathological lymph node）：短轴 ≥ 15mm的淋巴结被认定为是可测量和可评估的靶病灶。在评估肿瘤疗效时，病灶直径总和应包含短轴的测量长度。短轴缩小到10mm以下的淋巴结被认定为是正常。

疗效确认（confirmation of response）：在疗效为主要终点的试验中是需要的，但在随机研究中不再需要，因为对照组可以作为解释数据的适当手段。

疾病进展（disease progression）从以下几个方面阐明：除了之前疾病进展的定义，靶病灶直径总和增加20%外，现在还需要绝对值增加5mm，以避免总和非常小时被过度认定为疾病进展。此外，还提供了关于不可测量/非靶病灶的"明确进展"的指导，这是最初的RECIST标准中造成混乱的一个原因。最后，关于新病灶检测的内容包含了对FDG-PET评估的解释。

影像学指导（imaging guidance）：修订后的RECIST标准包含一个新的影像学附录，其中更新了病灶最佳解剖评估的建议。

RECIST 1.0与RECIST 1.1的主要区别见表10-1。

表10-1　RECIST 1.0与RECIST 1.1的主要区别

	RECIST 1.0（2000年）	RECIST 1.1（2009年）
完全缓解（complete response，CR）	全部肿瘤病灶（包括靶病灶和非靶病灶）消失，并维持4周	所有淋巴结短径必须 < 10mm，其余同RECIST 1.0
部分缓解（partial response，PR）	所有的靶病灶最大径之和与基线相比缩小 ≥ 30%，并维持4周	同RECIST 1.0
疾病稳定（stable disease，SD）	非PR/PD	非PR/PD
疾病进展（PD）	病灶（或靶病灶最长径之和）较最小时增加20%，病灶增加前非CR/PR/SD。出现一个或多个新病灶。非靶病灶明显进展	病灶（或靶病灶最长径之和）较最小时增加20%，且最长径的绝对大小至少要达到5mm。出现一个或多个新病灶。非靶病灶明显进展
肿瘤测量	一维测量法 肿瘤最长径的总和，肿瘤以（总）长度来测量。靶病灶包括所有的可测量病灶，但最多10个，最多5个器官。其他的病灶和器官/部位则记录为非靶病灶	一维测量法 肿瘤最长径的总和，肿瘤以（总）长度来测量。淋巴结＝短径 靶病灶包括所有的可测量病灶，但最多5个，最多2个器官。其他的病灶和器官/部位则记录为非靶病灶
检测方法	推荐CT、MRI和胸部X线检查	推荐CT、MRI和胸部X线检查，FDG/PET推荐应用检测新病灶

续表

	RECIST 1.0（2000年）	RECIST 1.1（2009年）
可测量病灶	非螺旋CT：病灶直径长度≥20mm（层厚＞10mm） 或螺旋CT：≥10mm（层厚≤5mm） 胸部X线检查：≥20mm 且至少在一个径向上可以精确测量的病灶 但对于可测量病灶治疗后缩小，则未规定最小的测量标准。另外，总是测量病灶的最长径，无论是否与初次测量时处于不同轴线。被定义为不可测量病灶（记录为非靶病灶）包括：最长径＜10mm的小结节，骨转移但未累及软组织；腹水，胸腔积液，肿瘤淋巴管播散，脑膜转移，炎性乳腺癌，囊性或者坏死性病变，病变位于放疗后的区域，未被影响确认的腹部肿块	淋巴结短径≥15mm。 其余同RECIST 1.0
每个器官可测量病灶数目，器官数	1～10，5	1～5，2
确认CR和PR	至少维持4周	仅在要求时需要，如反应是临床试验的主要终点
不可测量病灶的评价	明确的进展	显著恶化，肿瘤负荷明显增加
淋巴结的测量	无	特别说明： 以淋巴结短径≥15mm定义为不可测量病灶，记录为非靶病灶；淋巴结短径＜10mm认为是正常
PET/CT	无	可以考虑用于支持CT的结果；可用于PD患者和确认CR

（二）Choi标准

1. Choi标准的历史　实体瘤疗效评价（RECIST）标准一直是药物治疗实体瘤疗效评价的金标准，无论是既往的RECIST 1.0，还是目前推荐的RECIST 1.1，均以肿瘤的退缩作为疗效评价的主要指标，其基本能够完全体现出细胞毒药物治疗实体瘤的抗肿瘤作用。然而，随着与细胞毒药物作用机制完全不同的分子靶向药物的不断涌现，抗肿瘤治疗后的肿瘤改变形式也在悄然变化。接受靶向药物治疗的实体瘤不仅表现为肿瘤大小的退缩，同时会出现肿瘤内部的坏死，某些肿瘤仅仅表现为肿瘤中心坏死、囊变，而肿瘤的大小未发生改变，甚至出现肿瘤囊变伴体积增大的情况，这为采用RECIST标准评价实体瘤的疗效带来了很大的困难。目前，分子靶向药物已成为实体瘤治疗不可忽视的一个重要手段，使传统RECIST疗效评估标准面临新的挑战。

1998年，c-kit基因突变被发现是胃肠道间质瘤（gastrointestinal stromal tumor，GIST）发病的驱动因素；随后，以c-kit基因为作用靶点的伊马替尼成功研发，复发/转移性GIST的治疗进入分子靶向治疗的新时代。作为第一个成功治疗实体瘤的小分子酪氨酸激酶抑制剂，伊马替尼治疗GIST所带来的各种现象与经验均成为后续多个分子靶向药物治疗不同实体瘤的借鉴与参考。全球首例接受伊马替尼治疗的GIST患者在治疗后，肿瘤迅速得到缓解，最初的影像学表现并非是肿瘤退缩，而恰恰是肿瘤囊变坏死、中心密度降低，同时PET/CT显示治疗前高代谢的病灶在伊马替尼治疗后未显示代谢活性。随着伊马替尼治疗研究及临床应用的不断深入，诸如此类现象越来越多地被人们所发现，肿瘤退缩伴随内部囊变、坏死，甚至单纯的肿瘤中心囊变、坏死作为伊马替尼治疗的有效表现已经成为业内共识。而从Ⅱ期的B2222研究到Ⅲ期的EORTC62005与S0033研究均采用传统的RECIST标准进行疗效评估，使伊马替尼治疗复发/转移性GIST的客观缓解率均在50%～60%，这与患者临床获益情况明显不符，引发了业内医师的广泛关注与讨论。

来自美国安德森癌症中心的影像科医师Choi教授采用新的疗效评估方法，对比传统的RECIST标准，回顾性分析了接受伊马替尼治疗的GIST患者获益情况，发现结合肿瘤大小变化与治疗后肿瘤内部坏死导致的CT值变化的新疗效评估标准更能反映患者接受伊马替尼治疗的生存获益。因此，Choi教授提出了针对GIST的新型疗效评估标准——Choi标准，将肿瘤内部囊变、坏死所导致的CT值下降作为有效标准，原有瘤体内部出现新的高密度病灶作为进展标准。Choi标准在业内迅速得到了广泛的认可，并由此改变分子靶向药物治疗复发/转移性GIST的疗效评估标准，Choi标准也在后期多个新的分子靶向药物治疗GIST的临床研究中被采纳使用，并被美国国立综合癌症网络（National Comprehensive Cancer Network，NCCN）指南、欧洲肿瘤内科学会（European Society For Medical Oncology，ESMO）指南、中国GIST专家共识所推荐。RECIST 1.1标准与Choi标准的对比见表10-2。

表10-2　RECIST 1.1标准与Choi标准的对比

疗效	RECIST标准	Choi标准
完全缓解（CR）	全部病灶消失，无新发病灶	同左
部分缓解（PR）	CT测量肿瘤长径缩小≥30%；无新发病灶；无不可测病灶的明显进展	CT测量肿瘤长径缩小≥10%和（或）肿瘤密度（HU）减少≥15%；无新发病灶；无不可测病灶的明显进展
疾病稳定（SD）	不符合CR、PR或PD标准，无肿瘤进展引起的症状恶化	同左
疾病进展（PD）	肿瘤长径增大≥20%；出现新发病灶	肿瘤长径增大≥10%，且密度变化不符合PR标准；出现新发病灶；新的瘤内结节或原有瘤内结节体积增大

2. Choi标准的局限性　尽管Choi标准对比传统的RECIST标准显现出明显的优势，并得到业内医师认可，但在Choi标准出现的多年内，其并未在临床实践中广泛应用，根本原因在于Choi标准自身同样具有局限性，主要表现如下：①核心问题是Choi标准中重要的评估指标CT值仅能在影像工作站进行测量与评估，而临床医师在直接读片中无法获得CT值的数据。同时，由于工作量及其他因素，影像科医师无法对全部GIST的CT片进行CT值测量与数据报告，故临床医师通常无法获得CT值的具体数据，不能依据CT值的测量下降做出PR或SD的准确判断。②少数GIST在治疗期间同时可能表现为出血、钙化等影像学特征，而此时单纯传统CT值的测量会使疗效评估出现误差甚至错误。③对于伊马替尼耐药后的治疗，无论是舒尼替尼还是瑞格非尼等药物，均未能表现出与伊马替尼同样的疗效，部分病例通常会出现肿瘤内部囊变坏死、CT值下降而肿瘤边缘的实性成分增加，由于GIST耐药后快速增长同样会导致肿瘤内部血供不足而引起的中心坏死，故对于该类病例，单纯采用Choi标准评价会出现疗效评估上的错误。因此，在耐药后的GIST疗效评估中，Choi标准不适合使用，而需要进行临床综合评估。

二、免疫治疗时代下实体瘤疗效评价标准

（一）免疫治疗的特点

肿瘤免疫治疗通过重新启动并维持肿瘤-免疫循环，恢复机体正常的抗肿瘤免疫反应，从而控制与清除肿瘤的一种治疗方法，包括单克隆抗体类免疫检查点抑制剂、治疗性抗体、癌症疫苗、细胞治疗和小分子抑制剂等。免疫治疗是当前肿瘤治疗领域的热点，特别是免疫检查点抑制剂（immune checkpoint inhibitor，ICI）治疗可能是最有前景的免疫疗法。与化疗和靶向治疗的作用机制不同，ICI直接作用于自身免疫系统，阻断免疫检查点及其配体结合，重新激活T细胞对肿瘤的免疫应答，以达到抗肿瘤的作用。免疫治疗的独特性在于其疗效上的持久应答及长期生存，应答模式上的非常规延迟应答及假性进展。

1. 持久应答及长期生存　抗肿瘤免疫反应是一个循环的过程，随着时间推移可以继续增强和扩大，T细胞进一步识别肿瘤抗原并分化为成熟记忆T细胞。即使不存在肿瘤抗原刺激，也能杀死肿瘤细胞。长期的识别和免疫记忆有助于维持抗肿瘤免疫反应，从而获得长期的生存效益。许多临床研究进一步证明了ICI持久应答及长期生存的特点。免疫治疗的临床试验的生存曲线呈"长尾巴"状，而且未出现疾病进展的患者生存时间较长。

2.非常规应答模式　传统的癌症治疗后会导致3种肿瘤体积或径向改变：肿瘤体积或单个直径缩小（有效）；肿瘤生长（疾病进展）；肿瘤体积或径向不变（稳定）。相比较而言，在免疫治疗时可能会增加延迟应答和假性进展两种模式。延迟应答（delayed response，DR）：临床上将治疗12周之后出现治疗疗效的现象归类为延迟应答。化疗疗效快，可根据临床给药1～2个周期后的临床疗效直接预测化疗方案完成后的疗效。由于免疫治疗独特的作用机制，在治疗后可能不会立即引起可测量到的肿瘤缩小，而是在数周至数月后才产生疗效。一般来说，免疫治疗延迟应答的比例很低。假性进展（pseudoprogression，psPD）：免疫治疗后，一些患者在放射学检查时可能观察到肿瘤病灶增大或出现新的病灶。经活检证实，坏死或T细胞浸润伴随着肿瘤负荷减少，然后病灶继续缩小。这种非常规的临床现象被认为是假性进展。超进展（hyperprogression，HPD）：指免疫治疗期间肿瘤生长率增加2倍或以上，治疗失败时间＜2个月，或2个月内肿瘤负荷增加超过50%。

（二）免疫治疗疗效评估的演变

在免疫治疗时代前，肿瘤疗效评估遵循RECIST 1.1标准。然而，随着免疫治疗时代的到来，出现了很多以前在肿瘤评价方面未曾出现的难题，如psPD、新发病灶，这些新出现的现象是免疫治疗本身所带来的，其本质是机体所激活的免疫细胞对肿瘤的一种攻击反应，它是提示肿瘤治疗有效的一种标志。但如果按照RECIST 1.1标准进行判断，则会判定为进展，这样给患者下一步的临床治疗带来影响。因此，实体瘤免疫相关疗效评价标准和免疫相关反应标准应运而生，以有效监测患者的免疫治疗疗效。

2009年，首个免疫相关疗效评价（immune-related response criteria，irRC）标准对新病灶和疾病进展的定义和划分作出了新规定。irRC标准在疗效评价时首次引入肿瘤负荷的概念，创新性地提出对可测量的新病灶进行重新规定（≥5mm×5mm）并将其计算入总肿瘤负荷中与原基线进行对比。对于新发病灶，irRC标准认为只要总肿瘤负荷增加不超过25%，就不将其评定为疾病进展（PD）；其中临床状态稳定的患者建议继续治疗，并在至少4周后进行再次评估，连续2次观察到肿瘤负荷增加≥25%时才可评定为PD。irRC标准在新病灶和PD的定义和划分上都作出了新规定，随后的临床试验也证实了其独特的优越性。然而，irRC标准使用的双径测量法可重复率较低，在一定程度上可能夸大肿瘤的实际变化程度。

2014年ESMO会议上研究者首次提出了实体肿瘤免疫相关疗效评价（immune-related response evaluation criteria in solid tumour，irRECIST）标准。该标准继续沿用了RECIST 1.1标准的单径测量法和irRC标准中将可测量新病灶计算入原肿瘤负荷中的概念；对于非靶病灶和新病灶，在判定PD时都具有参考价值；对于初次评定的PD，需要在至少4周后进行再次评估等。虽然此后使用irRECIST标准的临床试验在不断进行，但仍始终无法获得令人满意的结果。随着免疫检查点抑制剂的飞速发展，免疫治疗疗效评价再次遭遇挑战：疗效评价时是否需要测量所有新发病灶，首次疗效评价时间点和最佳反应时间如何确立，以及出现新病灶后再次评价的具体原则和方法等，促使新的更符合临床实践的免疫相关疗效评价标准诞生。

2017年初，RECIST工作组在ASCO会议上提出实体瘤免疫治疗疗效评价（immune response evaluation criteria in solid tumor，iRECIST）标准，该标准提出了全新的疗效评价专业术语。标识疗效反应类型时加前缀"i"（免疫），如免疫完全缓解（immune complete response，iCR）、免疫部分缓解（immune partial response iPR）、免疫疾病稳定（immune stable disease，iSD）等。此外，iRECIST标准还引入了2个关键概念：待证实的疾病进展（immune unconfirmed progressive disease，iUPD）和已证实的疾病进展（immune confirmed progressive disease，iCPD）。将之前RECIST 1.1标准评定的PD暂视为iUPD，医师可依据患者的肿瘤类型、疾病分期和临床情况综合判断是否继续治疗，4～8周时再次评价以获得iCPD。值得注意的是，在此评价模式下，iUPD之后可再次出现iSD、iPR或iCR，即只要iCPD未得到证实，就需要持续评价并记录未证实的原因。而对于新病灶，首次评价时只要出现就可评定iUPD。再次评价时，新病灶大小的增加（新靶病灶总和增加≥5mm或新非靶病灶的任何增加）或出现其他新病灶即可确认iCPD。iRECIST标准创新性地提出了一种循环反复评价模式，一定程度上可捕获免疫治疗下的非典型反应类型，如假性进展（psPD）和延迟反应（DR）的出现。临床上对于假性进展和超进展（HPD）的处理，需要医师结合患者实际临床状态进行慎重评估和决策。iRECIST标准与RECIST 1.1标准的对比见表10-3。

表10-3　iRECIST标准与RECIST 1.1标准的对比

	RECIST 1.1标准	iRECIST标准
可测量和不可测量病灶的定义；靶病灶的位置和数目	可测量病灶需要直径≥10mm（淋巴结病变≥15mm）；最多计数5个病灶（/2个器官），其余为非靶病灶（淋巴结病变必须短径≥10mm）	同RECIST1.1标准；但是，根据RECIST 1.1标准评估新的病灶，需要在病例报告单上单独记录（不加入基线靶病灶的总和计算）
CR、PR、SD	评价为CR、PR、SD之前，肯定均未达到PD的标准	评价为iCR、iPR、iSD之前，有可能出现iUPD（一次或多次），但非iCPD
CR、PR的确认	仅在非随机临床研究中需要	同RECIST1.1标准
SD的确认	不需要	同RECIST1.1标准
新病灶	即可定义为PD，记录，但无须测量	即可定义为iUPD；需要满足以下条件才能定义为iCPD：下一次评估时出现数目或大小的增加（新靶病灶总和≥5mm，或新非靶病灶的任何增加）；以前没有记录到新的病灶的出现也可以确认iCPD
独立的双盲评审，中心收集扫描	推荐用于某些情况，如计划申请上市的临床研究使用进展相关指标为研究终点	所有临床研究推荐收集扫描，不推荐独立评审
PD的确认	不需要（除非不明确）	需要
临床状态的考虑	评估时不需要考虑	评价为iUPD时，是否继续治疗，需要考虑临床状态是否稳定

（三）实体肿瘤免疫修饰疗效评价标准

2018年，Hodi等经过一系列研究提出了实体肿瘤免疫修饰疗效评价（immune-modified response evaluation criteria in solid tumor，imRESICT）标准，该标准一方面沿用了RECIST 1.1标准和irRC标准的部分规定，另一方面又提出了自己独特的评价模式。imRECIST标准沿用了将可测量的新病灶计入总肿瘤负荷的概念及更为科学的单径测量法。与传统评价标准相比，其最大区别在于评定PD时只计算基线可测量病灶，否定了非靶病灶和新病灶在定义PD时的价值，这一点与irRECIST标准和iRECIST标准明显不同。其实早在2016年，Mazieres等就在Ⅱ期POPLAR临床试验中对RESICT 1.1标准和imRECIST标准进行了对比，该试验对144名PD患者继续进行阿替利珠单抗治疗，结果显示，相比于RECIST 1.1标准，imRECIST标准评估患者的中位无进展生存期（PFS）增加1.5个月，客观缓解率（ORR）增加2%，疾病控制率（DCR）增加13%，而对PD的判定减少16%。该试验奠定了imRECIST标准逐渐被提出的基础，为更多肿瘤患者带来临床效益。表10-4详细对比了RECIST 1.1标准、irRECIST标准、imRECIST标准及iRECIST标准的主要差异。

表10-4　RECIST标准对比

项目	RECIST 1.1标准	irRECIST标准	iRECIST标准	imRECIST标准
PD定义	总肿瘤负荷（SLD）较基线或最低值增加≥20%（至少5mm）；非靶病灶进展；出现新发病灶	SLD较基线或最低值增加≥20%；非靶病灶明确进展；出现新发病灶	SLD较基线或最低值增加≥20%；非靶病灶明确进展；出现新病灶	SLD较基线或最低值增加≥20%；只计算基线可测量病灶，新病灶或非靶病灶不定义PD
新病灶	新病灶出现即可定义PD	可测量的新病灶加入SLD；新病灶即可定义irPD	新病灶不加入SLD；新病灶即可定义iUPD	可测量的新病灶加入SLD；新病灶不用于定义PD
PD确认	不需要	需要，≥4周；首次评定的irPD继续恶化；新发现的明确进展；出现另外的新发病灶	需要，≥4周；靶病灶或非靶病灶大小增加；新病灶增加≥5mm；新的非靶病灶进展；出现另外的新发病灶	需要，≥4周；若评价为非PD，则更新为非PD

三、实体瘤疗效评价标准的临床应用

（一）临床实践过程中如何看待疗效评估

说到肿瘤治疗的疗效评价，首先想到的就是肿瘤的大小变化。对于增大的肿瘤组织而言，相关的临床症状都是由增大的肿块所导致的。在临床上，实施了相关的临床治疗措施以后，肿瘤体积缩小对肿瘤的治疗而言就显得极其具有临床意义。其实，包括化疗在内的任何一项抗肿瘤治疗，在其临床诊疗评价中都存在着治疗疗效的评价和不良反应的评估，这也是肿瘤治疗中的主要内容之一。我们平时所说的肿瘤治疗疗效，主要说的就是肿瘤治疗的效果，不包括治疗不良反应内容。然而，在临床上，对于部分晚期恶性肿瘤而言，单纯比较肿瘤化疗前后的大小变化也许显得没有了实质性意义。此时，临床上更加看重的是肿瘤患者的一般状况和生活情况，甚至是肿瘤患者荷瘤状态下的生活质量和生存时间的长短。对于部分实施了肿瘤根治性手术切除的患者，肿瘤切除术后已经没有了客观存在的可评价指标，肿瘤化疗的评价没有了可以进行前后比较的标准，这是不是就进入了治疗评价的盲区了呢？这样的化疗是不是具有治疗的价值和意义，是否还有继续实施的必要性，这些都是具有临床实际意义的问题。

抗肿瘤药物在应用过程中，治疗的效果与多种因素直接相关，包括抗肿瘤药物的敏感性、肿瘤的分化程度、肿瘤的增殖情况、肿瘤细胞的数量和负荷等。在对肿瘤患者实施治疗前后的疗效比较上，目前主要依赖的就是各种化验检查和影像学评价。临床上目前多采用超声、CT、MRI进行肿瘤大小的测量，以及是否有新病灶的检测判断，同时参照世界卫生组织确定的"实体瘤的疗效评价标准"进行评价。在临床上，疗效评价的分级包括：肿瘤完全缓解（CR）、肿瘤部分缓解（PR）、肿瘤稳定（SD）、肿瘤进展（PD）等。此外，对于胸腔积液、腹水、心包积液、骨转移病灶、脑膜转移灶、肿瘤性淋巴管炎等非客观可评价指标也需要实施评价和界定。

对于大多数药物治疗不敏感的肿瘤，或者肿瘤到了晚期的患者，在临床疗效评价上单纯强调理论上的CR、PR等情况显然是不切合实际的。此时不只是要看肿瘤大小的变化，更需要关注患者的主观感受、生活质量的变化及肿瘤患者荷瘤状态下的生存期长短。很多晚期肿瘤患者通过综合治疗，可以获得较长时间的带瘤生存，这样的结果也不亚于肿瘤实际的缩小，带给患者症状的改善与缓解。目前临床上常用的各种生存疗效的时间表述包括总生存期（overall survival，OS）、中位生存期、无病生存期（disease free survival，DFS）、无进展生存期（progress free survival，PFS）、疾病进展时间（time to progress，TTP）、缓解持续时间（duration of response，DOR）、治疗失败时间（time to failure，TTF）和疾病控制时间（duration of disease control，DDC）。这些数据在很多的时候，更多的作用体现在用于肿瘤临床统计学和临床流行病学研究，作为患者，可能更加关注的是自身反应的变化。

对于肿瘤患者来说，化验检查各项临床指标主要包括肿瘤标志物的变化，循环肿瘤细胞定量的数值等，也可以很好地反映抗肿瘤治疗的疗效和效果。这些数值的变化也是临床上实施疗效评价很具有实际意义的指标。此外，对于肿瘤患者来说，更加具有真切意义的指标，尤其是对于疾病晚期的患者，患者自身的治疗后感受也许是更加实际的指标。

（二）局部进展、缓慢进展、暴发性进展

以中国患者最熟悉的EGFR靶向治疗为例，在2013年，广东省人民医院的著名肺癌专家吴一龙教授等最早提出，可根据疾病控制时间、肿瘤负荷演变和临床症状将靶向药物治疗后的疾病进展情况分为3种临床模式。

（1）快速进展，疾病控制≥3个月，与以往评估相比，肿瘤负荷快速增加，症状评分达到2分。

（2）缓慢进展，疾病控制≥6个月，与以往评估相比肿瘤负荷轻微增加，症状评分≤1分。

（3）局部进展，疾病控制≥3个月，孤立性颅外进展或颅内进展，症状评分≤1分。

症状评分是指是否存在6个晚期肺癌常见的临床症状，包括咳嗽、咯血、胸痛、发热、呼吸困难和转移灶相关症状。如果患者自己不觉得存在上述的6项症状，症状评分就计为0分，有症状但严重程度没有

变化计为1分，症状加重就计2分。

（三）寡转移、寡进展

寡转移标准定义目前尚未确定，不同研究对肿瘤负荷定义不尽相同。为了临床研究中使用标准化命名，欧洲放射治疗与肿瘤学会和欧洲癌症研究治疗组织联合提出了寡转移分类共识，将寡转移分为9类，包括新发寡转移（首次诊断寡转移）、重复寡转移（寡转移治疗后诊断新的寡转移）和诱发寡转移（多发转移治疗后诊断寡转移），根据同时性、异时性和治疗因素，每1类再各分为3类。如果在初次诊断时发现数量有限的转移灶，则使用"同时性寡转移"这一术语；如果在初次诊断后至少3个月检出数量有限的转移灶，则属于"异时性寡转移"。如果原发肿瘤在间隔期内得到治疗，则异时性寡转移也可称为"寡复发"。"寡进展"和"寡持续"均用来描述广泛转移的患者。当大部分转移灶保持稳定或获得控制，部分病灶出现进展，称为寡进展；寡持续是在大多数病变经全身治疗缓解后，少数病灶持续存在。

寡转移的最佳定义还受多种因素影响，包括原发癌类型和影像学检查手段。支持寡转移状态这一概念的最有力证据来自肺癌和前列腺癌研究。在非小细胞肺癌中，一线全身治疗后最多有6个部位残留肿瘤的患者可以从寡转移灶局部消融治疗中获益。在去势敏感性前列腺癌中，寡转移灶局部治疗获益者为常规影像学检查检出最多3个异时性转移灶患者。然而，前列腺特异性膜抗原（prostate-specific membrane antigen，PSMA）靶向PET/CT对检出前列腺癌复发敏感性明显高于常规影像学检查，在此情况下，上述定义是否适用尚不清楚。因此，寡转移定义可能需要在组织学类型、影像学检查或分子生物标志物基础上进一步细化，而评估局部消融治疗的随机试验是制定寡转移定义的关键。

（四）疗效评估如何和临床情况结合确定治疗方案

要想最大化肿瘤患者在化疗、靶向治疗和免疫治疗等抗肿瘤治疗中的获益，不仅需要在药物治疗之前进行基线评估，还需要在药物治疗过程中进行疗效的动态评估以进行治疗的调整。

开始化疗等药物治疗之前，需要评估患者肿瘤情况、治疗目的、是否有药物治疗适应证、患者体力是否能够耐受、患者的治疗意愿和倾向、同类药物中不同品牌的价格和经济支付能力等。

在化疗等药物治疗过程中，需要不断评估疗效、评估患者体力和毒副作用及和其他治疗的配合或调整。如果药物有效，可能需要及时跟进局部治疗和（或）继续治疗。如无效（疾病进展），则需要及时更换药物或停药治疗；如未能达到最初目的，需要及时调整治疗策略。如果患者不能耐受，也需要调整药物或停药治疗。

我们分几种情况讲述日常临床实践中药物治疗的疗效评估情况：术前新辅助化疗和术后辅助化疗，以及转移性患者/复发患者的药物治疗。术前新辅助化疗和术后辅助化疗这两种情况（尤其是术后辅助化疗）在肿瘤医学界达成共识的程度比较高，对于哪些情况需要或不需要术后辅助化疗、使用什么样的化疗药物/药物组合、化疗多少疗程等都有高度的共识达成。差别在于医师是否按照指南规范用药。在两种情况下，化疗的周期是相对明确的，因此医师会每隔6～8周进行单次的疗效评估，且通常情况下都会按照既定的化疗周期完成全部化疗，除非患者不能耐受化疗，或者化疗中疗效评估发现疾病进展（PD）（这通常是由不规范的手术所致，如手术切缘阳性/肿瘤没切干净、术中肿瘤种植，或者患者没有手术适应证，因此手术不能控制肿瘤甚至加速肿瘤转移）。转移性的患者，或（多次）复发的患者，情况相对复杂。当然这种复杂性主要体现在药物的选择上，药物疗效的评估还是同样的标准。此时临床医师评估及用药遵循的基本原则是"效不更方"，即如果该药物临床有效，就不更换药物（处方）。这里的临床有效包括CR、PR、SD。需要特别说明的是疾病进展（PD）这一评估。如果某次药效评估的结果是PD，医师很有可能不更换药物，而是继续目前的治疗，尤其是当癌症患者没什么其他药物可用的情况下。如果在下一次疗效评估中，疗效评估结果仍然是PD，那么这时医师不应该继续再使用该药物。即出现1次或最多2次PD的疗效评估，医师就必须停止应用目前的药物，更换其他的药物，或停止治疗。

如果晚期/转移性患者药物治疗的评估是CR或PR甚至SD，且至少持续4周，那么此时还需要考虑的问题是是否需要调整总体治疗策略，尤其是药物治疗之外的局部治疗策略，如何进行调整。

（五）肿瘤疗效评估案例分析

患者杨某某，女，59岁，2011年5月因"胸闷气短2个月"至当地医院行CT发现右肺多发结节影，右侧胸壁多发结节，右侧胸腔积液，在该院行"右肺中叶切除术＋胸膜肿物切除术"，术后病理：中－低分化腺癌，癌组浸润肺膜，壁层胸膜肿物见低分化腺癌浸润，术后行胸腔引流及灌注化疗药物。术后复查胸腔积液持续存在并包裹。2011年8月10日至笔者所在医院后开始行"培美曲塞＋顺铂"化疗4个周期，之后"培美曲塞"单药维持治疗至40个周期，其间复查CT评估疗效为SD，之后出现缓慢进展，直至2015年3月11日出现明显进展，一线治疗PFS时间长达44个月（图10-1）。

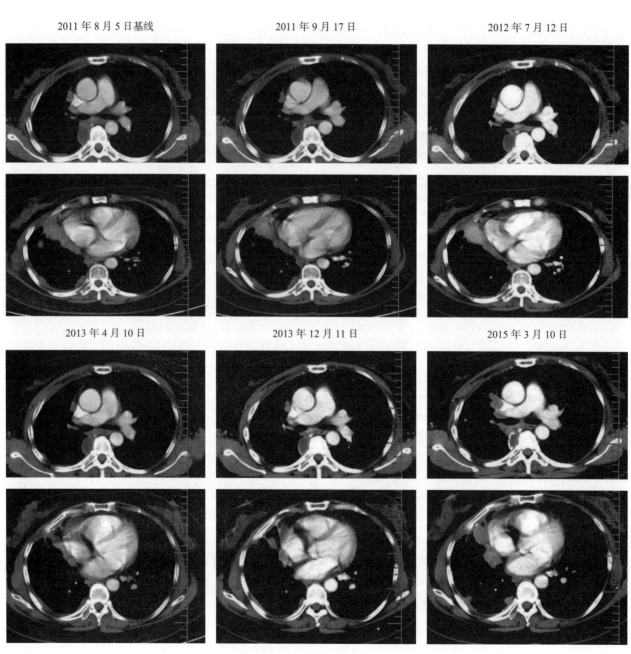

图10-1　肺多发结节CT

第二节　生物标志物

一、肿瘤标志物

（一）肿瘤标志物的定义和分类

肿瘤标志物（tumor marker，TM）学术上通常是指在恶性肿瘤的发生和增殖过程中，由肿瘤细胞本身合成、释放，或机体对肿瘤细胞反应异常时产生/升高的一类物质。

临床上常用的肿瘤标志物主要分为五大类，包括胚胎性抗原、糖蛋白抗原、蛋白质抗原、酶类和激素类，具体如表10-5所示。

表10-5　常见肿瘤标志物的分类

胚胎性抗原	甲胎蛋白（AFP）、癌胚抗原（CEA）
糖蛋白抗原	CA19-9、CA125、CA153、CA724、CA211、CA50、CA242
蛋白质抗原	细胞角蛋白19片段（Cyfra21-1）、鳞状细胞癌相关抗原（SCCA）、组织多肽抗原（TPA）、β_2-微球蛋白（β_2-MG）、HER-2蛋白、核基质蛋白22（NMP22）、人附睾蛋白4（HE4）、促胃液素释放肽前体（ProGRP）、前列腺特异相抗原（PSA）
酶类	前列腺酸性磷酸酶（PAP）、神经元特异性烯醇化酶（NSE）
激素类	人绒毛膜促性腺激素β-亚基（β-HCG）、降钙素（CT）、生长激素（HGH）

肿瘤标志物在体内的分布及特征如图10-2所示。

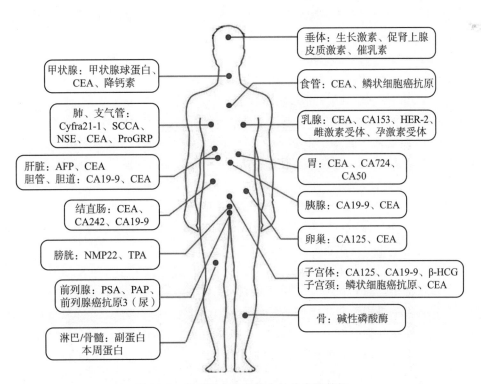

图10-2　肿瘤标志物在体内的分布及特征

（二）肿瘤标志物的临床应用

肿瘤标志物常呈动态变化，主要用于以下6个方面：高危人群筛查、鉴别诊断分期、器官定位判断、肿瘤疗效监测、肿瘤复发监测、肿瘤预后判断。

癌胚抗原（carcino-embryonic antigen，CEA）是临床上最常用的肿瘤标志物，正常值< 5ng/ml，约70%的直肠癌、55%的胰腺癌、50%的胃癌、45%的肺癌、40%的乳腺癌、40%的尿道癌、25%的卵巢癌、胆管细胞癌及甲状腺癌患者可出现CEA升高。CEA一般在肿瘤的中晚期才会升高，对多数癌症的早期发现和鉴别诊断帮助甚少。然而，在临床疗效评估方面却有着重要的参考价值，治疗前存在CEA升高者，若手术、化疗、靶向治疗或免疫治疗等有效，血清CEA浓度下降到参考区间内；若治疗后血清CEA仅有部分下降或不下降，表示治疗效果不佳。血清CEA可用于肿瘤治疗后的随访和复发监测，一般在治疗后2年内，宜每3个月检测1次，3～5年每6个月检测1次。血清CEA水平也是判断肿瘤预后的因素之一，血清CEA持续升高，提示预后不良。

同样值得重点关注的甲胎蛋白（α-fetoprotein，αFP或AFP）也是临床价值非常高的肿瘤标志物之一，原发性肝细胞肝癌是唯一一个可以仅仅根据典型的病史、AFP升高达到一定程度（正常值< 25ng/ml）、典型的影像学表现便可以确诊的肿瘤，其他所有肿瘤，必须取得病理诊断，才可以认定为癌症。AFP已被国内外专家及各大诊治指南认可，参与原发性肝细胞肝癌的诊断。血清AFP测定有助于监测肝癌患者对治疗的反应。肝癌手术后，血清AFP浓度下降到参考区间内，表示手术有效；若血清AFP仅有部分下降，表示手术不彻底或已有转移病灶。此外，血清AFP可用于肝癌手术切除后或肝癌患者肝移植后的随访和复发监测，术后2年内，宜每3个月检测1次，3～5年每6个月检测1次。

不同瘤种分泌或表达的肿瘤标志物既有相同又有差异，有时为了提高可靠性与敏感度，需要打出"组合拳"，如消化道肿瘤"组合拳"，CA724、CA242、CA50、CA19-9、AFP（如上所述）。CA724在正常人血清中含量一般< 6U/ml，是目前诊断胃癌的常用标志物之一，特异度可达47.7%，远高于CEA（25%）和CA19-9（25%），敏感度可达28%～80%，若与CEA及CA19-9联合应用，可监测70%以上的胃癌。CA724水平与胃癌分期相关，一般在胃癌的Ⅲ～Ⅵ期升高，对伴有转移的胃癌患者，CA724的阳性率更远远高于非转移患者，对手术治疗患者，CA724在术后可迅速下降至正常，而在70%的胃癌复发病例中，相较于其他标志物，CA724浓度可率先升高，因此动态观察其变化趋势在判断疗效及监测复发中发挥重要价值。CA242：健康人群参考范围为< 20U/ml，当消化道发生肿瘤时，其含量升高。其对胰腺癌、结直肠癌有较高的敏感度与特异度，分别有86%和62%的阳性检出率。CEA与CA242联合检测与单独采用CEA检测相比，对结肠癌的检出率可提高40%～70%，对直肠癌检出率提高达到47%～62%。对胰腺癌的诊断，CA242优于CA19-9，敏感度可达66%～100%，在胰腺癌的治疗管理中常规监测可作为对化疗期间疾病进展或手术后复发的指标。CA19-9，正常参考值< 37U/ml，在胰腺癌与胆管癌中阳性率最高，检测值可以协助鉴别诊断胰腺癌，敏感度达70%～87%，血清CA19-9与影像学检查一起可用于胰腺癌手术、放化疗的疗效及复发监测，若手术治疗后2～4周CA19-9浓度不能降至正常，则提示手术失败，若降低后又持续升高，则预示肿瘤复发，而当血清CA19-9 > 1000U/ml时，几乎均存在外周转移。一般建议术后第1年，每3个月随访1次；第2～3年，每6个月随访1次；之后每年1次。

同样，在肺癌中也是如此，肺癌相关的三大肿瘤标志物：Cyfra21-1、SCCA、NSE。Cyfra21-1（正常值：< 3.3ng/ml），即细胞角蛋白19的一个可溶性的片段，肺鳞癌中阳性率高达70%，肺腺癌阳性率60%，大细胞肺癌阳性率75%，主要用于非小细胞肺癌的诊断，敏感度可达60%，特异度可达95%。SCCA（正常值：< 1.5ng/ml），即鳞状细胞癌抗原，顾名思义，主要用于监测鳞状细胞癌，常见于肺鳞癌、宫颈癌、食管鳞癌及头颈部鳞癌中。NSE，即神经元特异性烯醇化酶，正常值< 15.0mg/ml，是小细胞肺癌及神经内分泌肿瘤的特征性标志物。小细胞肺癌中NSE阳性率91%，胃肠道神经内分泌肿瘤、神经母细胞瘤患者中NSE也经常升高。综上，肺鳞癌通常有SCCA和Cyfra21-1升高；而肺腺癌通常有CEA和Cyfra21-1升高；而小细胞肺癌，通常NSE显著升高。相关指南表明，血清Cyfra21-1可用于非小细胞肺癌的疗效监测，Cyfra21-1浓度持续升高提示疾病进展。一般在治疗后2年内，宜每3个月检测1次，3～5年每6个月检测

1次。而血清NSE水平可反映小细胞肺癌化疗的应答情况，在化疗后24～72h可发生NSE的暂时性升高（肿瘤的消散现象）。化疗应答良好的患者血清NSE水平会在第1个疗程结束后迅速下降。患者NSE水平的持续升高或暂时性下降均提示治疗效果不佳。血清NSE可用于小细胞肺癌的随访和复发监测。一般在治疗后2年内，宜每3个月检测1次，3～5年每6个月检测1次。

最常用于筛查和监测的女性肿瘤（乳腺癌、卵巢癌）的肿瘤标志物有CA153、CA125。CA153：正常值为＜25U/ml，常用于乳腺癌的辅助诊断，是术后随访和转移复发的指标，早期乳腺癌阳性率60%，晚期乳腺癌阳性率80%。血清CA153与影像学检查及临床体格检查一起可用于进展期乳腺癌患者化疗的疗效监测，CA153浓度持续升高提示疾病进展。对于手术前有血清CA153升高者，术后也可用CA153进行随访和监测。CA125：正常值＜35U/ml，存在于卵巢组织中，CA125明显升高通常见于上皮性卵巢癌。卵巢中CA125升高的阳性率约为70%以上，显著高于其他非卵巢恶性肿瘤或一些良性疾病。连续检测CA125可用于卵巢癌化疗的疗效评估，一般在化疗前2周内检测1次，化疗期间2～4周检测1次。监测期间CA125持续升高提示疾病进展或疗效不佳。手术前有血清CA125升高者，卵巢癌术后可用CA125进行随访监测。一般在治疗后2年内，宜每2～4个月检测1次，3～5年每3～6个月检测1次。CA125持续升高预示肿瘤复发，这比临床复发要早2～6个月。

此外，在男性前列腺癌中也存在特异性标志物，通常检测/监测的包括PSA、PAP和PCA3。PSA是由人前列腺上皮细胞合成并分泌至精浆中的一种糖蛋白，正常生理条件下，PSA主要局限于前列腺组织中，维持在低浓度水平，血清参考值＜4μg/L。血清中的PSA有2种存在形式，一部分为游离PSA（FPSA），占10%～40%，另一部分为与α$_1$-抗糜蛋白酶、少量与α$_2$-巨球蛋白等结合的复合PSA，占60%～90%，两者总和即血清总PSA（TPSA）。值得注意的是，单项的血清TPSA测定不能明确鉴别前列腺癌和良性前列腺增生。良性前列腺增生患者FPSA/TPSA比值显著增高，而前列腺癌患者的FPSA/TPSA比值明显偏低。FPSA/TPSA比值界限指定为0.15，低于该值则提示前列腺癌，其诊断敏感度为90.9%，特异度为87.5%，准确率为88.6%，明显优于TPSA单独测定。血清PSA测定有助于监测前列腺癌患者对治疗的反应。前列腺癌根除手术4～6周后，血清PSA浓度下降到检出限以下，表示手术有效；若血清PSA浓度仅有部分下降，表示手术切除不彻底，有残留病灶或已有前列腺癌转移病灶。前列腺癌根除手术后的前2年内，宜每3个月检测1次血清PSA，2年后宜每6个月检测1次，5年后每年检测1次。在监测过程中，若连续2次血清PSA浓度升高，则提示前列腺癌生化复发。除却PSA，前列腺酸性磷酸酶（PAP）也是与前列腺癌相关的一项重要标志物，正常值＜2.0μg/L，与前列腺癌的发展呈平行关系，尤其是发生骨转移时PAP升高者占80%。PCA3即新型前列腺癌抗原，近年来也逐渐被认可，其特异性高表达于前列腺癌细胞，在正常前列腺或良性前列腺增生组织中不表达或低表达，且受前列腺大小、患者年龄、炎症等变量因素的影响较小，联合检测PCA3可减少不必要的重复活检。

二、分子标志物：微小残留病灶、循环肿瘤DNA、循环肿瘤细胞

近年来，随着分子生物学的飞速发展，检测手段的日新月异，新型肿瘤标志物不断涌现，为肿瘤的诊疗提供新的思路。

（一）微小残留病灶

微小残留病灶（minimal residual disease，MRD）的概念源自血液肿瘤，指肿瘤患者接受治疗后即便达到完全缓解（CR），体内仍然存在肿瘤细胞的状态。近年来，MRD的应用已从血液肿瘤扩展到实体肿瘤（如乳腺癌、肺癌、结直肠癌、前列腺癌等）。MRD具有多重表述，包括微小残留病灶（minimal residual disease）、可测量残留病灶（measurable residual disease），实体肿瘤中的MRD有时也称分子残留病灶（molecular residual disease）。

现有的实体肿瘤治疗后的监测手段，包括肿瘤标志物、影像学检查等，都只能检测出比较明显的复发和转移，而辅助治疗的应用原则也是根据回顾性研究经验制定的，缺乏更为科学的指导治疗、评估预后和监测复发的指标。MRD是一种新型生物标志物，并具有转化并增殖为肿瘤细胞的潜能，且与肿瘤化疗耐

药相关，因此，MRD的检测对实体肿瘤术后化疗、预后评估具有显著的指导价值。阳性结果意味着癌症治疗后仍可检测到残留（剩余）病灶（发现残余癌细胞，代表肿瘤持续存在和临床进展的可能，患者复发风险较高，预后较差）；阴性结果表示癌症治疗后未检测到残留（剩余）病灶（未发现残余癌细胞，患者复发风险较低，预后较好）。临床医师可根据MRD检测结果更早地预测肿瘤复发，或在有治愈可能时进行早期干预，具体流程如图10-3所示。

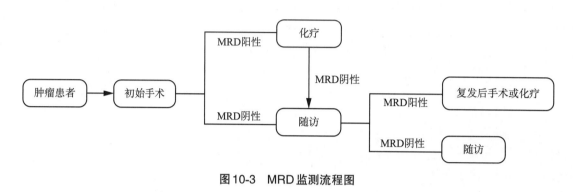

图10-3　MRD监测流程图

目前，MRD检测主要通过液体活检实现。液体活检是一种检测肿瘤患者的血液、尿液、脑脊液、唾液及其他体液中肿瘤成分的方法，包括循环肿瘤DNA、循环肿瘤细胞、外泌体、循环肿瘤微小RNA（miRNA）、mRNA等，是一种微创的分子生物学标志物的检测方法，目前常用的是循环肿瘤DNA和循环肿瘤细胞检测。

（二）循环肿瘤DNA

循环肿瘤DNA（circulating tumor DNA，ctDNA）存在于血液、滑膜液和脑脊液等体液中，其主要是由单链或双链DNA及单链与双链DNA的混合物组成，以DNA蛋白质复合物或游离DNA两种形式存在。

在健康人中，血浆DNA主要来自造血系统细胞，其浓度从可忽略的数量到高达100ng DNA/ml，正常细胞产生的血浆DNA片段长度为166bp左右。肿瘤细胞主动分泌或在肿瘤细胞凋亡或坏死过程中释放入循环系统中的DNA片段（ctDNA）长度为132～145bp，且半衰期较短（一般＜2h），能准确反映肿瘤当前情况；ctDNA携带肿瘤细胞相关遗传特征，包括突变、甲基化、扩增重排等；ctDNA代表了不同肿瘤亚克隆所释放的混合DNA，可以反映特定肿瘤异质性，更好地描述肿瘤基因组特征。根据ctDNA长度、基因组位置和表观遗传标记等，可以提供信息区分正常样本和癌症样本，并确定肿瘤的起源。综上，它是一种具备广泛应用前景、高敏感度、高特异度的肿瘤标志物，且适用于多种肿瘤。

1.用于早期疗效评估的ctDNA动态分析　因为ctDNA的半衰期短且可进行无创重复采样，所以血液ctDNA可以在治疗过程中对疾病进行实时监测。在治疗过程中监测肿瘤患者的研究表明，ctDNA动态与治疗反应相关，并可能比临床/放射学检查更早发现。在多种不同的肿瘤类型和治疗类型（化疗、靶向治疗和免疫治疗）中，对治疗有反应的患者在开始治疗后几周内ctDNA水平会下降。ctDNA的早期下降可能反映了细胞周期停滞导致的ctDNA释放减少，后期则反映了肿瘤体积缩小。需要注意的是，在开始应用细胞毒性药物治疗的几天后，ctDNA水平可能会出现短时间上升。

越来越多的证据表明，对接受了免疫检查点抑制剂治疗的转移性肿瘤患者进行连续ctDNA水平变化的追踪，可以评估预后和治疗效果。其中，监测ctDNA水平的一个临床用途就是区分真正的临床放射学进展和免疫治疗的假性进展（接受免疫治疗的患者中5%～10%的患者会出现这种情况）。

2.纵向监测用于发现耐药突变　ctDNA分析也可用于评估临床进展前耐药性基因组机制的出现。在接受靶向治疗的不同类型肿瘤者队列中进行的几项研究表明，纵向ctDNA分析能够在临床进展前检测到早期出现的耐药突变。例如，在接受抗EGFR药物治疗的结直肠癌患者中，ctDNA能够早于影像学进展10个月发现RAS和EGFR-ECD的突变，并且随着抗EGFR抗体药物治疗停止使用，其突变水平也降低了。由此，几项临床研究正纳入ctDNA用于指导抗EGFR抗体的使用决策。其中CHRONOS研究显示，若ctDNA

中未检测到 *RAS*、*EGFR-ECD* 或 *BRAF* 突变，使用抗EGFR抗体药物能够获得很好的临床疗效。另一项PADA-1临床研究表明，对于使用芳香化酶抑制剂和细胞周期蛋白依赖性激酶4/6（CDK4/6）抑制剂的转移性乳腺癌患者来说，监测ctDNA中 *ESR1* 突变具有潜在临床应用价值。当监测到 *ESR1* 突变时，相比于芳香化酶抑制剂联合CDK4/6抑制剂的治疗组来说，氟维司群联合CDK4/6抑制剂联合治疗组的患者可获得较长的PFS。而且，当监测到 *ESR1* 突变时，早期应用氟维司群比疾病进展后使用氟维司群的患者PFS提高更多。这些数据表明，相比于影像学检查提示进展后，若通过ctDNA在早期即监测到耐药基因相关突变并积极进行干预，可显著改善患者的预后。

（三）循环肿瘤细胞

循环肿瘤细胞（circulating tumor cell，CTC）存在于外周血中的各类肿瘤细胞的统称，因自发或诊疗操作从实体肿瘤病灶（原发灶、转移灶）脱落，部分可以在形成可见实体瘤病灶前入血。大部分CTC在进入外周血后发生凋亡或被吞噬，少数能够逃逸并定植发展为转移灶，增加恶性肿瘤患者死亡风险。CTC检测通过捕捉检测外周血中存在的CTC，监测CTC类型和数量变化的趋势，可以实时监测肿瘤动态、评估治疗效果，实现实时个体治疗。

肿瘤患者接受药物治疗，通常在2～3个周期或2～3个月通过CT、MRI、超声等影像学检查进行疗效评估。然而，由于个人差异，对相同药物的反应不同，如果在这3个月时间内不能及时发现肿瘤的控制情况，极可能延误患者宝贵的治疗时间。研究表明，患者在治疗前后CTC数量的变化与标准的疗效评价体系有很好的对应关系。在肿瘤治疗过程中，通过动态监测CTC类型和数目变化，能够比传统影像学检查更加准确评估肿瘤治疗的效果。例如，CTC数量下降提示肿瘤治疗效果较好，继续执行治疗方案；CTC数量上升较快提示肿瘤恶化较快，需要做出更换方案和优化治疗策略的决定，从而提高治疗准确率。值得注意的是，对CTC的基因组、染色体进行遗传分析，可以提供药物敏感性和耐药性的洞察信息，从而辅助指导肿瘤个体化用药，为肿瘤治疗开创了新的视野。具体应用场景如图10-4所示。

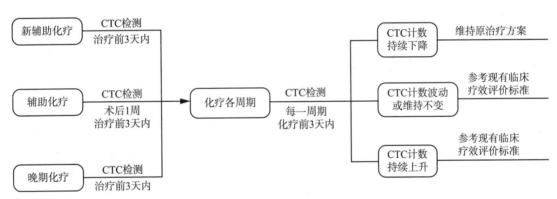

图10-4 CTC用于肿瘤治疗过程中药物疗效评估与耐药监测

注意：其他治疗（放疗、靶向治疗、免疫治疗或联合治疗）过程中CTC检测流程类似，如放疗，建议在放疗前、放疗全部结束至少1周后进行检测。

肿瘤的复发与转移是治疗过程中难以避免的重大问题，它是一个持续的肿瘤不断释放入血向远端转移的缓慢过程。肿瘤细胞进入外周血循环是肿瘤发生远处转移的先决条件，因此在外周血中检测到肿瘤细胞预示着有发生肿瘤远处转移的可能。传统的监测肿瘤复发转移的影像学检查，即使最灵敏的影像学检查，如PET/CT，也只能发现大于2mm的肿瘤，这意味着影像学检查只能发现已经转移复发的肿瘤，即时性远远不能满足临床需要。然而，CTC检测的出现为打破传统监测手段的局限性带来了希望。CTC动态反映血液中肿瘤细胞的微观变化，可早于影像学检查2～6个月预警肿瘤的微转移和复发风险。并且CTC检测可根据需要随时进行，达到实时监测肿瘤动态的目的，将肿瘤扼杀在转移复发的萌芽阶段。具体应用场景如图10-5所示。

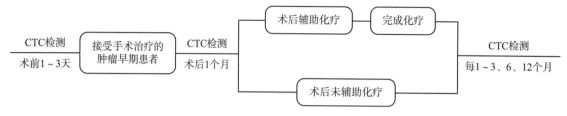

图 10-5　CTC 用于肿瘤复发与转移监测

大量临床研究表明，CTC 在多种肿瘤的疗效评价和预后评估中有价值，并相继在乳腺癌、前列腺癌、结直肠癌、肝癌、肺癌、胰腺癌等实体肿瘤相关指南和（或）和共识中被广泛认可和推荐（表 10-6）。结合具体肿瘤类型和 CTC 检测方法选择合适的判断阈值；追踪手术前后或综合治疗过程中 CTC 的动态变化可为肿瘤疗效评价和预后评估提供实时监测信息。

表 10-6　CTC 用于肿瘤的疗效评价和预后评估的相关指南/共识推荐

时间	指南/共识	意义
2010年	美国 AJCC《肿瘤分期指南》第七版	首次将 CTC 列入 TNM 分期系统，作为一个新的 M 分期（远处转移）标准
2017年	乳腺癌 NCCN 指南 2017.V3 版	正式引入 cM0（i＋）分期外，将 CTC 列为乳腺癌预后评估标志物
2018年	液体活检在临床肿瘤诊疗应用和医学检验实践中的专家共识	建议各实验室选择适合自身条件的检测技术，在充分评估其检测性能后，应用于日常临床工作，包括并不限于常规检测 CTC
2018年	乳腺癌 CSCO 指南	首次正式进入中国指南：CTC 临床应用走向基因分型和细胞测序时代
2019年	循环肿瘤细胞检测在结直肠癌中的应用专家共识 2019 结直肠癌早诊早治专家共识	肯定了 CTC 检测在 CRC 的早期筛查、预后判断及疗效预测的临床意义，并且在时效方面优于影像学检查，在特异性方面优于血清 CEA
2019年	前列腺癌 NCCN 指南	CTC 中雄激素受体剪接变异体（AR-V7）的表达状态可指导选择治疗方案
2019年	原发性肝癌诊疗规范	检测 CTC 对经导管动脉化疗栓塞术治疗或放疗后肝癌复发和进展具有预测作用
2020年	肝细胞癌肝切除术后复发预防和治疗中国专家共识（2020 版） 肝细胞癌生物标志物检测及应用专家共识	外周血 CTC 是肝细胞肝癌行肝切除术后复发的独立危险因素
2020年	前列腺癌 CSCO 指南	CTC 可早于影像学发现肿瘤微转移或体内存在残留病灶，早期预测复发转移高风险的前列腺癌患者
2021年	循环肿瘤细胞临床应用与实验室检测专家共识	CTC 检测具有非侵入性采样、可动态反应肿瘤基因谱全貌、提供肿瘤患者疾病状态相关的实时信息等优势，CTC 计数可用于 CRC 等多种实体肿瘤的疗效评价和预后评估
2023年	中国肿瘤整合诊治技术指南（CACA）	国际首部系统阐述液体活检技术在临床应用的指南，对 CTC 应用创新进行推荐

（四）循环肿瘤细胞与循环肿瘤 DNA 的比较

自 2014 年液体活检技术走入 CSCO 后，引起广泛关注，作为液体活检的重要材料，CTC 和 ctDNA 经常被进行比较。两者各具优势，可以互为补充，分别从不同的侧面反映肿瘤的特征，综合两方面的信息可以为患者的整个病程提供更加全面的认识。

ctDNA 的优势是分布广泛且相对均一，对应的 PCR 或二代测序技术已经非常成熟，而且敏感度足以胜任。但是 ctDNA 片段化较为严重，所以相关检测只能局限于点突变、扩增和缺失、易位及甲基化等。另外，由于缺乏细胞形态的支持，我们很难将肿瘤来源的 ctDNA 和正常细胞来源的游离 DNA（cell-free DNA，cfDNA）区分开，所以在检测结果为阴性时还需要保持足够的谨慎。

CTC 的优势是具有完整的细胞形态，细胞内物质在细胞膜的包裹之下保存得较为完整。哪怕只有单个细胞，也会具有完整的基因组、转录组、蛋白质组，以及侵袭、增殖和转移的潜能。因此，在CTC上的检测内容会更为丰富，结果的可信度更高，除了可以覆盖ctDNA的所有检测之外，还可以进行mRNA的相关检测，染色体层面的缺失、扩增和融合检测，以及计数、形态观察、蛋白表达和功能研究等。然而，CTC检测的问题在于缺乏公认的可靠技术，如何获得数量和质量都能满足下游分析要求的CTC是相关工作得以开展的先决条件。在目前及今后相当长的一段时间内，这都是影响整个领域发展的瓶颈。

综上，肿瘤标志物在肿瘤阶段性评估中发挥着重要价值，然而，单一的肿瘤标志物监测并不足以全面了解肿瘤进展及预后状态，现阶段仍多采用影像学检查联合标志物共同进行监测，临床上亟待开发新的检测方法或新的肿瘤标志物，从而改善随访方法、调整治疗策略、避免过度治疗等。

第三节　不良反应评估、患者报告结局

一、不良反应评估标准

（一）进行治疗中不良反应评估的目的

药物不良反应（adverse drug reaction，ADR）是指合格药品在预防、诊断、治疗疾病的过程中，在正常用法用量下出现的与用药目的无关的或意外的有害反应，包括副作用、后遗效应、变态反应、继发反应及特异性遗传体质等。鉴于药物是把双刃剑，任何药物具有治疗（预防）疾病作用的同时均有可能发生不良反应或事件。因此，治疗过程中需要进行ADR评估，针对上市药品不良反应的发现、报告、评价及控制，指导合理用药，减少相同ADR再次发生。开展ADR评估意义在于：①防止严重要害事件发生、蔓延和重演；②为药物上市前审评、上市后再评估服务；③促进临床合理用药；④为遴选、整顿和淘汰药品提供依据；⑤促进新药的研制开发；⑥促进临床药学和药物流行病学研究。

（二）常见肿瘤治疗相关不良反应分类及评估时机

ADR基本可分三大类：①A型反应，是由药物的药理作用增强所引起，其特点是可预测、与剂量有关、发生率高，但病死率低，时间关系较明确。②B型反应，是与药物正常药理作用完全无关的异常反应，常为免疫学或遗传学的反应。其特点是难预测、与剂量无关，常规药理毒理学筛查不能发现，发病率低，但病死率高，时间关系明确，主要由药物及患者的异常性引起药源性休克等。③C型反应，患者长期用药后发生的反应，通常没有清晰的时间联系。其特点是背景发生率高、用药史复杂或不全、难以用试验重复、机制不清。

鉴于抗肿瘤治疗新药层出不穷，目前的抗肿瘤药物主要分为化疗药物、分子靶向药物、免疫检查点抑制剂及近年新出现的抗体药物偶联物（antibody-drug conjugate，ADC）等。①抗肿瘤化疗药物常见的不良反应包括骨髓抑制、消化道反应（恶心呕吐、腹泻便秘等）、脱发、神经毒性及过敏反应、肝肾毒性、心脏毒性、肺毒性等，少见不良反应有听力减退、皮疹、面部或皮肤潮红、指甲变形、骨质疏松、膀胱及尿路刺激征、闭经、性功能障碍、男性乳腺增大等。化疗药物存在的远期毒性反应主要是生殖功能障碍及致癌作用、致畸作用等。②抗肿瘤分子靶向药物一般可分为两类：大分子药物单克隆抗体，如贝伐珠单抗、曲妥珠单抗，此类一般为静脉给药；其常见不良反应主要包括血栓形成（肺栓塞、脑栓塞）、高血压、蛋白尿等；小分子靶向药物，包括治疗非小细胞肺癌的EGFR抑制剂（第一代吉非替尼和厄洛替尼、第二代阿法替尼和达可替尼，以及第三代奥希替尼、阿美替尼、伏美替尼等）和ALK抑制剂（第一代克唑替尼，第二代色瑞替尼、阿来替尼，以及第三代劳拉替尼等），以及ROS1、MET、BRAF、BRAC等抑制剂，此类药物一般为口服给药。其常见不良反应主要是皮肤相关不良反应、腹泻、肝毒性、心脏毒性、胃肠道反应、间质性肺炎等，少见不良反应有贫血、血小板低、水肿和水钠潴留、肾毒性等。③免疫检查点抑制剂阻断T细胞负性调控信号解除免疫抑制，增强T细胞抗肿瘤效应的同时，也可能异常增强自身正常的免疫反应，导致免疫耐受失衡累及正常组织时表现出自身免疫样炎症反应，称为免疫相关不良反应（immune-related adverse event，irAE）。与化疗引起的不良反应相比，irAE整体发生率较低，耐受性较好，可出现在治疗开始时、期间、结束后的任何时间，但大多在免疫检查点抑制剂治疗开始的3个月内。同时免疫相关不良事件可能存在延迟发作，且持续时间较长。其延迟效应可能发生于启动抗PD-1治疗后的1年内，因此，任何时候不能对不良反应的监测和评估放松警惕。irAE常见的是皮肤毒性、内分泌毒性、肺毒性、肝肾毒性、胃肠道毒性、心脏毒性、输液反应、神经系统毒性等，少见不良反应主要包括肌肉和骨骼损伤、胰腺损伤及眼部损伤等。④抗体药物偶联物（ADC）是一类通过特定的连接头将靶标特异性的单克隆抗体与高杀伤性的细胞毒性药物偶联起来的靶向生物药剂，以单抗为载体将小分子细胞毒性药物以靶向方式高效地运输至目标肿瘤细胞中。ADC药物结合了靶向性、选择性强的抗体和高抗肿瘤活性细胞毒性药物的优势，在保留小分子细胞毒性药物肿瘤杀伤特性的同时，选择性降低小分子细胞毒性药物的脱靶毒副作用，有效提高了抗肿瘤治疗的获益风险比。由于抗体和细胞毒性药物不同，不同ADC药物的不良反应也不同。需要特别关注的不良反应按照影响器官组织分类为血液学不良反应、消化系统不良反应、输注相关反应、神经毒性、肝毒性、肺毒性、心脏毒性、感染、皮肤和皮下组织疾病、肿瘤溶解综合征、代谢性毒性、眼部疾病和中枢毒性等。

1. 血液学不良反应　骨髓抑制为抗肿瘤药物的剂量限制性毒性，可表现为白细胞和（或）中性粒细胞减少、贫血、血小板减少。白细胞减少尤其是中性粒细胞减少是化疗最常见的死亡原因。骨髓抑制毒性代表药物有吉西他滨、顺铂、卡铂、环磷酰胺、异环磷酰胺、长春瑞滨、伊立替康、拓扑替康、多西他赛、紫杉醇、蒽环类药物、氮芥、甲氨蝶呤、丝裂霉素、替尼泊苷、长春地辛等。化疗患者需要定期复查血常规（每周2～3次）。血小板减少是ADC药物较为突出的血液学毒性，尤其是恩美曲妥珠单抗（T-DM1）。而德曲妥珠单抗（T-DXd）与戈沙妥珠单抗（SG）药物的血液学毒性主要表现在中性粒细胞减少，并且美国FDA对SG相关的中性粒细胞减少给予了黑框警告。但发热性中性粒细胞减少的发生率相对较低，ASCENT研究中SG组的发生率为7%，而DB03研究中T-DXd组的发生率为0.8%。因此ADC药物治疗过程中也需要严密监测血常规；而分子靶向药物及免疫抑制剂骨髓抑制发生率相对较低，无须实时监测。

2. 消化系统不良反应　化疗药物最常见的不良反应为消化道反应，主要表现为恶心、呕吐、厌食、急性胃炎、腹泻、便秘等，严重时可出现胃肠道出血、穿孔、肠梗阻、肠坏死，还可能出现不同程度的肝损伤。常见高度致吐药有顺铂、环磷酰胺、卡莫司汀等。抗代谢药氟尿嘧啶、阿糖胞苷、甲氨蝶呤、伊立替康等常引起腹泻，严重者可出现血性腹泻、脱水、水电解质紊乱等。靶向药物也会引起一系列消化道毒性，腹泻和呕吐是比较常见的症状，严重者还会脱水、恶心，还有些患者会出现腹痛嗳气、腹胀、食欲缺乏、胃肠道穿孔等消化道反应。大分子药物如贝伐珠单抗可能会出现胃肠道出血、穿孔等严重不良反应，小分子靶向药物如阿法替尼可能引起腹泻，分子靶向药物相关性腹泻被认为属于药物刺激性腹泻，一般在服药2～3周后会出现，发生率较高，但绝大多数患者症状较轻，一般低于3级，无须停药治疗。部分小分子靶向药物如色瑞替尼也会出现恶心呕吐及食欲缺乏等不良反应，多为1～2级。免疫抑制剂相关消化道不良反应最常见的为肠炎，主要表现为腹泻，还可出现腹痛、大便带血和黏液、发热等症状，少部分患者可能会合并口腔溃疡、肛门病变（肛瘘、脓肿、肛裂）及关节疼痛、内分泌紊乱、皮肤病变等肠外表现。CTLA-4抑制剂的胃肠道不良反应发生率要远远高于PD-1/PD-L1抑制剂，出现在治疗的任意时间点，而PD-1/PD-L1抑制剂的不良反应一般出现在用药后的3个月。大多数患者病变在比较靠下的乙状结肠和直肠，累及胃和小肠比较罕见，结肠镜多表现为黏膜红斑、糜烂、溃疡形成。ADC药物消化道不良反应发生率的不同可能与细胞毒载药有关，因为此类反应多与化疗药物相关。SG的载药SN38是伊立替康在人体内真正起作用的活性代谢物，其引发的腹泻是临床较为熟悉和关注的问题，美国FDA曾专门对此进行黑框警告。此外，美国FDA还对SG引发的恶心、呕吐提出警告和告知注意事项，并要求进行预防性止吐治疗。T-DXd的载药DXd与SN38同属DNA拓扑异构酶Ⅰ抑制剂，美国FDA将其定义为中度止吐药物，推荐进行预防性止吐治疗。

3. 皮肤相关毒性　皮肤毒性是EGFR抑制剂最常见的不良反应之一，发生率为79%～88%，多表现为痤疮样皮疹、皮肤干燥、瘙痒或甲沟炎、毛发改变和黏膜炎等，中度可见脓疱性皮疹、多形性红斑，偶可见外周水肿、手足综合征、皮肤毛发脱色、荨麻疹。常见类型如下：①皮疹（丘疹脓疱性），60%～80%

可表现为皮脂溢出部位的丘疹脓疱样疹，常出现在治疗后1～2周，呈剂量依赖性，但不同于寻常痤疮，无粉刺、结节或囊肿，且常伴有瘙痒，下肢亦可受累。其表现为单形性红斑丘疹、水疱或脓疱性病变，伴有瘙痒、触痛。既往研究显示，无论*EGFR*突变状态如何，皮疹是评价EGFR-TKI疗效的一项替代预测因子，而皮疹的程度也与西妥昔单抗的疗效有一定相关性。②甲沟炎或甲裂，10%～20%的患者在治疗后数周至数月会持续出现甲沟炎，拇指（趾）最常受累，表现为甲皱襞与甲小皮肿胀皲裂，以及甲周化脓性肉芽肿，如痛性甲周肉芽形成或脆性化脓肉芽样改变，伴有红斑、肿胀及外侧甲裂和（或）指（趾）端丛样病变。③手足综合征，是一种进行性加重的皮肤病变，手较足更易受累，主要表现为手足皮肤色素沉着、瘙痒，手指、足趾部位出现肿胀、大小不等的水疱、溃疡、出血伴疼痛等；手/足皮肤红斑、紧张感，感觉迟钝、麻木，皮肤粗糙、皲裂并可能继发感染。患者可因剧烈疼痛而无法行走，可导致丧失生活自理能力。肿瘤患者在接受化疗或分子靶向治疗的过程中可出现（平均发生在用药后的79天，范围11～360天）停药后症状逐渐消退。再次用药症状再次出现。④口腔黏膜炎，口腔或舌部出现溃疡和红肿及疼痛与不适。⑤30%的患者在开始治疗后1～3个月出现皮肤干燥、瘙痒，引起四肢末端皮肤皲裂和疼痛。毛发改变常在治疗后数月出现，停药1个月内可缓解，表现为头发卷曲、脱色、易断、生长缓慢甚至脱发，睫毛弯曲生长，出现倒睫和角膜溃疡。皮肤毒性同样发生于V靶点药物，如舒尼替尼和索拉非尼，多表现为皮肤脱屑、斑丘疹或水疱疹，还会导致皮肤或头发出现不同程度的脱色素改变，主要分布于躯干或四肢，发生率为19%～40%。

脱发是化疗药物损伤毛囊的结果。脱发的程度通常与药物的浓度和剂量有关。易引起脱发的药物：①抗生素类化疗药，多柔比星、表柔比星、博来霉素；②紫杉类，紫杉醇、多西紫杉醇等；③植物碱类化疗药，依托泊苷、长春新碱。

免疫抑制剂治疗相关皮肤毒性一般出现比较早，大部分在治疗的前几天或者前几周，也有延迟出现的。大多数反应比较轻，严重的不良反应非常罕见。最常见的皮肤不良事件是红斑、皮疹（斑丘疹、脓疱疹）、瘙痒、反应性毛细血管增生症（常见于卡瑞利珠单抗）。

ADC药物引起皮肤毒性相对少见，尚需要更多临床研究提供数据。

肝毒性：表现为肝功能异常、肝区疼痛、肝大、黄疸等。容易引起肝损害的化疗药物：大剂量甲氨蝶呤、阿糖胞苷、环磷酰胺、多柔比星、依托泊苷、紫杉醇、替吉奥、奥沙利铂、长春碱类等，而分子靶向药物曲妥珠单抗、索拉非尼、舒尼替尼等也会出现肝功能损伤。短期内出现的肝功能损害多为一过性，停药后可自行恢复。仑伐替尼最常见的肝毒性不良反应为高胆红素血症（14.9%，＞3级6.5%）及AST升高（13.7%，＞3级5.0%），从用药至出现肝脏毒性不良反应的中位时间为6.4周。免疫治疗肝毒性反应主要表现为ALT和（或）AST升高，伴或不伴胆红素升高，常出现在首次用药后8～12周。部分人可能出现非常不特异的症状，如发热、食欲缺乏、厌食，这些本身就是肿瘤患者就常有的症状。还有一些稍微特异一点的症状，如皮肤发黄、尿色加深。而ADC药物肝毒性有所报道，整体发生率相对较低，但美国FDA还对T-DM1的肝毒性给予黑框警告。

肾毒性：部分化疗药物可损伤肾脏，表现为腰痛、血尿、水肿、尿液化验异常等。使用顺铂、甲氨蝶呤等肾毒性强的药物时，需要按要求水化、碱化尿液；对于肿瘤负荷较大、化疗敏感的肿瘤进行大剂量化疗时，应同时合用促进尿酸排泄的药物。异环磷酰胺及大剂量环磷酰胺可致出血性膀胱炎，还需要给予泌尿道保护剂美司钠。分子靶向药物较少引起肾毒性；免疫治疗急性肾损伤一般发生在免疫检查点抑制剂治疗后数周至数月，肾小管间质性肾炎是最常见的肾脏不良反应。肾脏损伤主要的表现是肌酐升高，因为肾功能查得比较多，很少在发展到3级以上才开始进行干预治疗。ADC药物肾毒性发生率相对较低。

心脏毒性：化疗药物可引起心肌损害、心律失常、心功能异常。例如，蒽环类化疗药物有终生剂量限制，如多柔比星总剂量不超过550mg/m²，如曾放疗，最大终生累积剂量为450mg/m²。停用曲妥珠单抗后22周内避免使用蒽环类药物治疗，直至左心室射血分数（LVEF）正常时才可应用。靶向药物导致的心脏毒性主要包括QT间期延长、心肌缺血/心肌梗死、左心室功能障碍/LVEF下降、慢性心力衰竭等。QT间期延长是组蛋白去乙酰化酶抑制剂、ABL抑制剂、MET抑制剂和多靶点酪氨酸激酶抑制剂的副作用。口服克唑替尼或阿来替尼治疗患者较为常见。免疫相关性心肌炎发生率低，但致死率高达40%～50%，表现为胸闷、胸痛、活动时呼吸困难及下肢水肿。一定要早发现、早干预。已报道的不良反应包括心肌病变（心肌炎为主），还有心包积液、心律失常、急性冠脉综合征和瓣膜病变等。发生时间在首次用药后15～30天。高危人群可能需要格外关注。ADC药物心脏毒性有所报道，整体上发生率也相对较低，美国FDA也对T-DM1的心脏毒性给予黑框警告。

肺毒性：化疗药物肺毒性主要表现为肺间质性炎症和肺纤维化。常见引起肺毒性的抗肿瘤药物为博来霉素、甲氨蝶呤、卡莫司汀、环磷酰胺、丝裂霉素等。博来霉素肺毒性与剂量有关，总量超450mg肺毒性发生率为10%～20%以上，且病情严重可以致命。靶向药物的肺毒性包括急性和亚急性肺炎、肺泡出血、咯血、胸膜渗出、肺栓塞和肺动脉高压等，其中间质性肺炎是靶向药物严重的毒副作用之一，是以活动性呼吸困难、胸部X线片显示弥漫阴影、限制性通气障碍、弥散功能降低和低氧血症为临床表现的一组疾病的总称，包括特发性肺纤维化、急性间质性肺炎、淋巴细胞性间质性肺炎等，常见于口服吉非替尼的日本人群。肺炎通常发生在治疗后的前6个月，而且可以在患肺炎2个月后利用影像学检查发现。临床上发现肺栓塞主要见于抗VEGFR类靶向药物。免疫相关性肺炎是危及生命的严重不良反应，一般发生于治疗后的2～3个月，处理起来要比肠炎更积极一些。临床症状主要包括呼吸困难（53%）、活动耐量下降、咳嗽（35%）、发热（12%）或胸痛（7%），但约1/3的患者无任何症状，仅有影像学异常。诊断的主要依据是胸部增强CT，多见磨玻璃结节影或斑片结节浸润影，需要与肿瘤进展、肺部感染及肺栓塞等相鉴别。从临床数据可见，T-DXd治疗相关间质性肺病（ILD）的总体发生率较低，如大型Ⅲ期临床研究DESTINY-Breast03研究中，所有级别的发生率共计约10%，未发生4～5级严重ILD。

神经系统毒性：周围神经毒性，表现为肢端呈手套-袜子样麻木、灼热感，腱反射消失，感觉异常等，遇冷加重，偶尔可有急性咽喉感觉异常。中枢神经毒性，主要表现为感觉异常、脑白质病、记忆力下降、痴呆、共济失调、嗜睡、精神异常等。易产生神经毒性的化疗药物：铂类化合物（尤其是奥沙利铂）、长春碱类、紫杉类、依托泊苷等。免疫相关性神经系统不良反应有中枢神经系统损伤脑炎、脑膜炎、脊髓炎。吉兰-巴雷综合征和周围神经病变相对罕见，主要表现为四肢感觉丧失、手套-袜子样麻木、轻瘫、虚弱、感觉异常、吞咽困难，还有些人有面瘫的症状。重症肌无力表现为双眼睑下垂，看东西双影、肌无力、饮水呛咳等。但是发生率比较低，大多数为1～2级非特异性症状，3～4级及以上发生率低于1%，一般发生于治疗后6周，症状不特异。ADC药物神经毒性报道较少。

内分泌系统毒性：常见于应用免疫抑制剂治疗患者，受损靶器官包括甲状腺、垂体、肾上腺、胰腺等。最常受影响的为甲状腺，主要是甲状腺功能减退或亢进和甲状腺炎等，症状通常在免疫治疗开始后6个月内出现。肾上腺不良反应发生率很低，如果是免疫检查点抑制剂所诱发肾上腺功能不全，那么激素分泌会减少，特别是糖皮质激素和醛固酮。垂体在CTLA-4抑制剂治疗的患者中比较多见，一般在治疗8～9周出现，PD-1抗体治疗后10～24周发生。胰岛分泌胰岛素，是调节血糖的腺体。肿瘤患者在治疗过程中，因为会用到糖皮质激素，所以血糖会有波动，一般停药治疗后，血糖会恢复，如果持续存在，稍微给予一些降糖药物便能恢复。

局部反应：化疗药物输注时可引起局部组织坏死、溃疡及化学性静脉炎等。常见药物为氮芥、丝裂霉素、蒽环类、长春碱等。

过敏/输液反应：表现为皮疹、血管神经性水肿、呼吸困难、低血压、过敏性休克等。对于过敏反应发生率较高，程度较严重的化疗药物，如紫杉类、博来霉素、门冬酰胺酶，无论剂量大小、滴注时间长短，均必须行抗过敏预处理；另外利妥昔单抗、曲妥珠单抗、贝伐珠单抗等也易引发速发型超敏反应。免疫治疗的轻微或中度输注反应需要对症治疗、减慢输液速度或暂停输液。对严重的、危及生命的输注反应推荐参考各种输注反应指南迅速处理；对3～4级输注反应建议永久停药，对再次发生输注反应者也需要考虑永久停药，予以支持治疗而解除呼吸窘迫、失去知觉等症状。

（三）不良反应的处理及治疗方案调整

血液系统毒性：白细胞及中性粒细胞减少，一般在化疗停药后1周出现，10～14天降至最低。因此患者在化疗后1～2周要注意监测血常规。另外白细胞负责机体的抗感染职能，因而患者治疗后出现异常乏力、易感冒、腹泻等情况都应注意排查白细胞下降的可能。

处理：①Ⅰ度，加强营养，可以口服升白药物如升白片、生血丸等治疗，同时注意预防感冒、注意卫生等防止感染。②Ⅱ度，升血治疗，给予升白针（粒细胞集落刺激因子）皮下注射，100μg/d，1～3天，如果既往从未出现白细胞下降，也可不采取升白治疗，待机体自动恢复即可，2～3天后复查血常规，同时注意预防感冒、注意卫生、加强营养。③Ⅲ度，需要处理，升血治疗，粒细胞集落刺激因子200μg/d，连续注射3天，2～3天复查血常规，同时严密注意预防感染、加强营养。④Ⅳ度，为重度下降，需要特别重视。有条件者需要隔离至消毒病房，严格预防感染，给予升白治疗，300～400μg/d，每天检测血常规，直至血常规上升，逐渐减少升血剂量。同时监测体温，进行口腔护理，必要时进行预防性抗生素治疗。此类患者在后续化疗用药中要注意调整治疗方案，适当减少用药剂量，同时在下次化疗用药后48h可预防性给予升白治疗。白细胞恢复正常后48h可以进行化疗。

血小板减少：血小板下降会比白细胞下降稍微晚一些，也在2周时降至最低，但下降速度较快。血小板参与人体的正常凝血过程，因而血小板下降会有出血风险。

处理：①预防出血，减少活动，防止受伤。Ⅳ度降低时要求绝对卧床。避免黏膜损伤，进软食，多饮水，防止便秘。Ⅳ度时禁忌刷牙，代以口腔护理。重度降低时要每天观察身体各处有无瘀斑、瘀点等出血迹象。②升血治疗，共有3种升血小板药物。白介素-11，用量为25～50μg/（kg·d），皮下注射，7～14天为1个疗程。重组人血小板生成素（TPO），15 000U/d，皮下注射，14天为1个疗程。血小板恢复正常后可停用。血小板生成素受体激动剂（TPO-RA）如海曲泊帕等药物治疗。③输血小板治疗，出现Ⅳ度骨髓抑制时，需要进行血小板输注治疗。④出血处理，常见的出血为鼻腔出血、消化道出血、颅内出血及呼吸道出血。因此，患者血小板Ⅲ度、Ⅳ度减少后，要特别注意出血的发生，监测血压及输液等有创部位局部按压时间要延长。浅表出血给予口服止血药如凝血敏、云南白药等。内部器官出血，需要静脉用药全身止血，如酚磺乙胺、垂体加压素等。

消化道毒性：剧烈恶心、呕吐可以导致患者脱水、电解质紊乱、摄入不足。临床处理：临床上在化疗前、期间静脉输液中都会预防性使用5-HT3受体拮抗剂，如昂丹司琼，连续用3天，或盐酸帕洛诺司琼注射液，隔天用1次。化疗后如果出现恶心、呕吐，轻度时肌内注射甲氧氯普胺10mg，高、中度时使用5-HT3受体拮抗剂。重度呕吐：司琼类＋地塞米松＋阿瑞匹坦；中度呕吐：司琼类＋地塞米松或司琼类＋地塞米松＋阿瑞匹坦；轻度呕吐：地塞米松或甲氧氯普胺±苯海拉明。止吐的同时可以联用西咪替丁及奥美拉唑等进行抑酸护胃治疗。

腹泻处理：①停止摄入所有含乳糖、乙醇的食物及高渗性食物，少食多餐食用易消化吸收食物，调整饮食结构，必要时禁食。②腹泻严重者需要注意补充水分、电解质。可饮用含电解质较多的饮品。必要静脉补液。③止泻治疗，常用药物有蒙脱石散、洛哌丁胺等。轻症者观察或给予轻量止泻治疗即可。对于伊立替康引发的重度腹泻，如果早期（24h）出现的腹泻主要由于胆碱能作用，则采用抗胆碱药物阿托品（0.25mg皮下注射）治疗有效。对于后期形成的迟发性腹泻，应用洛哌丁胺治疗，用法：首次服药4mg，然后每2小时服药2mg，持续用药至最后一次稀便结束后12h。该药连续用药使用时间不超过48h，对于24h未停止腹泻者，给予广谱抗生素治疗。如果仍未控制，可给予生长抑制素奥曲肽等治疗。④可以使用保护胃肠道黏膜的药物，口服三联活菌等调节肠道菌群。⑤感染排查，腹泻严重者可能继发肠道感染，此类患者需要进行便培养。2级以上患者应立即停止化疗。⑥腹泻患者需要检测血常规及电解质，对每天大便次数频率及形状进行记录以指导用药。

易产生便秘的药物：长春碱、依托泊苷、顺铂、麻醉镇痛药物（盐酸羟考酮缓释片、硫酸吗啡缓释片）。处理策略及临床经验：①如果便秘加重甚至无排气，首先要排除肿瘤压迫肠道等外部原因导致的不完全肠梗阻，腹部X线片确诊；②饮食调节，少吃肉类或不易消化食物，多吃粗粮、蔬菜、水果；③润肠通便药物，如开塞露、甘油灌肠剂；④调节肠道菌群，如枯草杆菌二联活菌（美常安）；⑤灌肠介入处理；⑥腹部按摩，由右向左顺时针按摩，以增加肠蠕动，增加排便次数。

皮肤相关毒性：靶向治疗患者用清水清洗面部，不用碱性日用品和肥皂清洁皮肤，避免刺激和皮疹。免疫相关性皮肤毒性可根据严重程度适量应用激素治疗。

皮疹（丘疹脓疱性）处理方法：首先要注意预防，从TKI治疗开始，每天2次全身使用不含酒精的润肤乳液，减少日晒时间，外露的肌肤使用防晒用品［防晒系数（SPF）＞50］。另外，要确保服药方法正确，即餐前1h或餐后2h口服。针对皮肤不良反应的推荐治疗包括皮质激素、四环素、甲硝唑和皮肤保湿剂等。

甲沟炎或甲裂处理办法：对指甲脱色、褶皱等改变，可不做特殊处理。一旦出现甲沟炎，则可用金银花水泡足/手，莫匹罗星（百多邦）、环丙沙星（达维邦）或夫西地酸（立思汀）外涂，每天1～2次；若症状无缓解，给予米诺环素100mg每天2次，或头孢呋辛250mg每天2次。严重者可外科拔甲。局部使用皮质激素和口服合成四环素能有效缓解甲周炎。晚期病变如甲沟有过量的肉芽肿样组织，应用硝酸银无菌湿敷。应鼓励患者避免向手指加压、咬指甲，避免剪指甲太短，不要穿紧鞋。

手足综合征处理方法：应尽量减少对手足皮肤的刺激和摩擦，穿着宽松鞋子，避免热水刺激，一旦出现手足综合征，减量或停药是目前唯一被证实有效的处理措施。一些减轻疼痛、预防感染的支持治疗同样十分重要，如过度角化或脱皮的部位可以每天使用2～3次尿素软膏和5%水杨酸制剂或铵乳酸的保湿霜。当疼痛时，可使用外用皮质类固醇。副作用大于2级时考虑中断治疗。

口腔黏膜炎处理方法：①改变饮食习惯，避免坚硬的、脆的食物损伤口腔黏膜。②避免食用辣、酸或咸的食物及饮料；避免过热的食物和饮料。③保持良好的口腔卫生，定期用小苏打（或淡盐水）漱口/冲洗口腔；每餐后定期刷牙；使用温和的牙膏（如儿童型）和软毛牙刷；鼓励定期检查牙齿；市面上的漱口水不要乱用，不要使用含有酒精碘（华素片）过氧化氢及百里香衍生物的药物或漱口水（市面上多数漱口水含麝香草酚）。已发生口腔黏膜炎：1级患者每天局部使用氟羟泼尼松龙2～3次。2级患者每天局部使用氟羟泼尼松龙2～3次。每天口服红霉素250～350mg或米诺环素50mg，无须减量。3级患者，停药2～4周，降至2级可继续用药，如无改善，停药。每天2～3次氯倍他索软膏。每天口服红霉素250～350mg或米诺环素50mg。

脱发处理策略及临床经验：①心理准备，脱发是可逆的，停药后1～3个月头发会重新长出来；②化疗前，建议剪短头发，减少梳理次数，延缓脱发时间；③化疗期间戴帽子，化疗结束后佩戴假发，度过脱发期。

肝毒性：化疗引起的肝功能异常主要是转氨酶（ALT、AST）升高，大多是轻中度，化疗前予以双环醇、异甘草酸镁、多烯磷脂酰胆碱、谷胱甘肽等护肝1周左右大多患者可继续进行化疗。这里特别注意的是，对于既往有乙型肝炎的患者，一定要查乙型肝炎DNA定量，如果阳性，说明体内乙型肝炎病毒复制活跃，最好同时予以抗病毒治疗，如恩替卡韦。

肾毒性：对于化疗引起肾功能异常的患者，要重视血肌酐，如卡铂的剂量是根据AUC、肌酐清除率而换算的。化疗后肿瘤大量坏死崩解造成肌酐升高，轻度升高时给予前列地尔等药物保肾治疗，每天需要饮水2000～2500ml。保护肾功能，减少肾损害，可在化疗前30 min使用氨磷汀，应用碳酸氢钠碱化尿液，适当应用呋塞米利尿促进药物排泄。

心脏毒性：部分药物具有心脏毒性，如蒽环类及紫杉类等。其可表现心动过速、心律失常、传导阻滞、ST段下降等。处理：①限制蒽环类药物的用量。②监测，采用心电图、左心室射血分数（LVEF）和经皮心腔内心肌活检检查以早期发现心肌损害。③辅酶Q10，口服，20～40mg/次，3次/天；维生素E，口服，100～200mg/次，3次/天。④对于蒽环类心脏毒性的防护，第1次使用蒽环类药物前联合应用右丙亚胺（DZE），可以预防蒽环类药物的心脏毒性。DZE与蒽环类药物的剂量比为（10～20）：1［推荐DZE：柔红霉素（DNR）＝20：1，DZE：多柔比星（ADM）＝20：1，DZE：表柔比星（EPI）＝10：1］。⑤使用心脏毒性稍微小一些的药物剂型，建议患者使用脂质体多柔比星，将多柔比星包裹在聚乙二醇包被的脂质体中，该微球体可通过肿瘤组织中的异常血管，将高浓度的多柔比星送至肿瘤组织，并维持较长的时间，提高其抗肿瘤的靶向性和疗效，心脏毒性显著减轻。⑥一旦出现明确的心脏毒性，停止该类药物使用，心内科会诊对症处理。

靶向药物引起左心室功能失调/充血性心力衰竭的处理办法：治疗时监测心电图、LVEF及心肌损伤标志物，必要时给予营养心肌药物。定期进行心血管检查（至少3个月1次）。如果左心室射血分数减少50%

或增高10%，暂停服药，经心脏治疗后，评估合格才可重新服药。左心室射血分数增高20%以上或其他3级心脏毒性，永久停药。

靶向药物引起QT间期延长处理办法：所有的患者皆应检测12导联心电图，既往有QT间期延长、相关心脏疾病、服用导致QT间期延长的药物、心动过缓、甲状腺功能不全或电解质紊乱等病史的患者都应多次监测12导联心电图；若发现QT间期＞500ms，QT间期延长超过60ms或者心律失常，应考虑停止用药或改变给药方式；对于用药引起QT间期延长的患者，避免各种引发尖端扭转型室速的因素（如低血钾和极度心动过缓）。对于充血性心力衰竭、缓慢性心律失常和电解质异常患者，以及正在服用已知可致QT间期延长药物的患者，治疗时应定期监测其心电图与电解质，尤其是在开始治疗出现呕吐、腹泻、脱水或肾功能损害情况时。一旦出现4级QT间期延长，应永久停药。

肺毒性：主要是间质性肺病（ILD），其治疗包括停药、支持治疗、应用皮质激素等。对于易出现间质性肺病不良反应的靶向药物，如吉非替尼、厄洛替尼、mTOR抑制剂等，使用时应密切监测间质性肺病发生的迹象，如果患者呼吸道症状加重，应中断该靶向药物的治疗，立即进行检查。当证实有间质性肺病时，应停止使用该药，并给予积极的皮质激素治疗和对症治疗（吸氧、平喘）等。一旦出现新的急性发作或进行性的不能解释的肺部症状，如呼吸困难、咳嗽和发热，在诊断评价时要暂时停止靶向药物治疗。一旦确诊ILD，如果必要，则停止靶向药物治疗。免疫治疗时一旦发生肺毒性，应立即停药，应用大剂量类固醇皮质激素，逐渐减量并维持足够长时间，配合有效抗生素。

肺栓塞急救处理：如患者发生肺栓塞，则家属请在第一时间送往医院，不要在家自行处理。因为肺栓塞一般发病急，需要行急救处理，如绝对卧床休息，高浓度吸氧；放置中心静脉压导管，测量中心静脉压，控制输液入量及速度；镇痛，有严重胸痛时可进行吗啡皮下注射，休克者避免使用；抗休克治疗。外科治疗中肺栓子切除术死亡率高，但可挽救部分患者生命，必须严格掌握手术指征；腔静脉阻断术主要预防栓塞复发，方法有手术夹、伞状装置及网筛法、折叠术等。一旦发生血栓栓塞，则应永久停用抗VEGF药物。

神经系统毒性：神经毒性缺乏有效治疗方法，一旦出现毒性反应，则及时停药以防止严重毒性反应发生，经数天至数月可能恢复。日常避免接触过冷的物品，如用冷水洁面、喝冷饮等。化疗间歇给予B族维生素、辅酶Q、甲钴胺等有利于减轻症状。周围神经毒性为可逆性，可以静脉使用神经节苷脂营养神经，严重者需要停止化疗。疼痛明显者使用镇痛药。

内分泌系统毒性：大部分内分泌毒性都可以用激素替代治疗解决，但对于1型糖尿病患者，不建议使用激素治疗，激素会加重糖尿病的病情，建议选用胰岛素进行替代治疗。大部分甲状腺功能亢进都是一过性反应，免疫药物攻击甲状腺一般会出现一过性甲状腺功能亢进，若早期过早介入治疗，可能导致严重的甲状腺功能减退，因此对于临床症状轻微的甲状腺功能亢进建议以临床观察为主，无须过度干预。需要注意的是，免疫引起的内分泌毒性还可能导致继发性不良反应。例如，免疫导致免疫肾上腺功能减退导致皮质醇降低，进而会导致电解质紊乱、低钠血症，而低钠血症又会导致脑水肿。对此，我们可以选用氢化可的松替代治疗。

过敏/输液反应：预防性应用抗过敏药物预处理；如有过敏表现，应立即停药，联合应用H1受体拮抗剂、H₂受体拮抗剂，适当应用糖皮质激素、升压药或支气管扩张药。

整体而言，抗肿瘤化疗药物及分子靶向药物相关不良反应发生较早，可监测，多参照上述处理方案调整；而irAE的早期发现、识别和预测是临床医师较为关注的话题。年龄较大、身体状态较差、肿瘤负荷较高的患者，更容易发生免疫治疗不良反应，且治疗疗效较差。但目前并未发现irAE的预测标志物，因此，临床上的密切观察就显得十分重要。总体来说，irAE的处理原则如下：1级毒性（轻度）可以在密切监测下继续使用免疫检查点抑制剂，除某些神经、血液和心脏毒性。2级毒性（中度）需要考虑暂停用药，直至症状和（或）实验室指标恢复至1级或更低，可以酌情考虑使用糖皮质激素。3级毒性（重度）需要暂停使用免疫检查点抑制剂，并同时开始高剂量糖皮质激素治疗。当症状和（或）实验室指标恢复到1级或更低水平，可以考虑恢复免疫治疗，但应慎重，尤其是对于治疗早期就出现不良事件的患者。同时不推荐进行免疫药物剂量调整。4级毒性（危及生命）需要永久停止使用免疫检查点抑制剂，如出现免疫相关性肾炎、肝炎或心肌炎等不良反应，建议进行多学科合作，尽早快速处理好免疫相关性的炎症，对保护患者具有重要意义。因此irAE的早期诊断和适当管理至关重要。其中包括积极预防、基线评估、早期发现、及时治疗、动态监测，任何一个环节都应当引起足够重视。ADC用药期间应密切监测相应的不良反应，对可能产生严重后果的不良反应进行积极预防或给予支持治疗；在疑似发生不良症状时密切关注并及时诊断，确定发生不良反应后给予对应处置方案，同时调整药物治疗方案，进行延期治疗或减量处理，严重不良反应要及时停药；对于难以处理的不良反应，应及时开展多学科会诊，探讨解决方案。

二、患者报告结局的定义及评估价值

（一）患者报告结局的定义

患者报告结局（patient-reported outcome，PRO）是任何来自患者直接报告且不被他人修改或解读的对自身疾病和相应治疗感受的评估结局。

在临床研究中，通过测评患者对自身疾病症状及其对日常生活所造成的影响所持的态度，决定治疗方案及作为评价疗效的工具已经越来越普遍。临床研究领域关键人物也开始认识到了PRO测评的价值。2006年2月美国FDA发布了关于PRO应用于新药研制和疗效评价的指南草案。意味着PRO正成为评价疗效和药物安全性的重要组成部分。而患者也终于能够真正参与治疗方案的制订，甚至有可能参与药物安全性和药价的制定。那到底什么是PRO，PRO为何受到如此重视，其评估价值何在呢？

2009年FDA对PRO的定义如下：直接来自患者对自身健康状况、功能状态及治疗感受的主观评价，不包括医护人员及其他任何人员对患者反应的解释。欧洲药品管理局（EMA）在《关于医疗产品评估中使用健康相关生活质量（HRQL）测量方法的监管指南的反思文件》中将PRO定义为：任何结果是基于患者对自身疾病和治疗的感知并直接由患者自身评估。两者都强调直接来自患者本身的评价，但目前应用较多的是美国FDA的定义。

（二）患者报告结局的发展历史

20世纪70年代初，国际社会为保证PRO评价的合理化和客观化，医学专家开始将心理测评的方法引入PRO评价，研制了许多著名的量表。

2002年欧洲医疗结局科学咨询委员会（Scientific Advisory Committee of the Medical Outcomes Trust）制定了健康状况量表和生活质量量表的评价规范。如在英国NHS要求PRO测量作为患者健康状态和生活质量信息，要报送到NHS体系。

2006年2月美国FDA关于PRO应用于新药研制和疗效评价的指南草案。正式对PRO有关内容做出了规范。

从2007年1月起，国际社会药物经济和结局研究（International Society for Pharmacoeconomics and Outcomes Research，ISPOR）健康科学政策委员会建议ISPOR理事会ISPOR特别小组利用现有的量表提出他们的修改方案。这个特别小组的成员包括360名PRO开发者和使用者，他们每6周进行一次讨论，并于2009年5月的第14次会议上明确了修改草案。

2008年，EMA发布了生物指标的专业资格审核项目，以建立一个正式的机构审批临床试验重点结局测试项目，包括现存的和新开发的量表。

2021年12月27日，国家药品监督管理局药品审评中心发布了《患者报告结局在药物临床研发中应用的指导原则（试行）》，以规范PRO在我国药物临床研发中的应用。

（三）患者报告结局主要内容

PRO数据是通过口头论述、问卷调查、自我评价、访谈讨论、网络调查等多种方式收集信息，其内容主要包括：健康相关生活质量（health related quality of life，HRQoL），包括疾病自身的症状及治疗相关的症状，患者满意度，疾病对日常生活、社会功能的影响，患者对处方和其他治疗的依从性，以及其他直接来自患者的治疗结局等各个层面的内容。

注意：PRO的概念大于HRQoL，HRQoL是指在病伤、医疗干预、老龄化和社会环境改变的影响下个人的健康状态，以及与其经济、文化背景和价值取向相联系的主观满意度，是患者对自身生活质量的评价，而PRO不仅包含了上述内容，还包括其对症状、机体功能的主观评价及患者的健康行为，并体现了患者对治疗服务的满意程度，甚至连医疗服务的环境氛围和便利程度等内容也都包含在内。

（四）患者报告结局的测量工具分类

1.根据工具测量概念可分为整体健康工具、症状类工具、功能工具（生理、心理、社会）、治疗满意度、依从性工具。

2.根据测评方式可分为访谈类、自我评价、计算机测评和人机交互式测评4类。

还可根据测评目的、工具的条目数、测评对象和反应等级等进行分类。

（五）患者报告结局的评估价值

PRO的概念自提出后，越来越多地被运用到临床试验、药物上市后的研究和临床实践中，推动了"以患者为中心"的医护观念的有效落实。PRO常用于以下几个方面。

（1）作为评价治疗效果的指标：对于某些疾病的治疗效果，PRO是研究者获得重要信息的唯一来源，如疼痛强度和疼痛缓解通常就用PRO量表进行测量。

（2）用于慢性病的评价：对于很多慢性病，如高血压、糖尿病、肿瘤等，治疗目标已经从疾病治愈转变为缓解症状和提高患者生活质量，对很多慢性疾病的治疗也会将长时间治疗转为终生治疗。PRO成为慢性病评价的重要指标。

（3）记录疾病发展的迹象：对于大多数非器质性疾病，如抑郁症、更年期综合征、失眠及焦虑等，其实验室指标不能提示有阳性结果，只有患者能切实感受到治疗的效果，因此PRO是获得治疗效果信息的唯一来源。

（4）用于选择治疗手段的参考因素之一：充分聆听患者对其身体、心理、治疗期望等方面的表达，给予患者参与治疗决策及选择治疗手段的权利，使"以患者为中心"这一服务理念落到实处。

（5）用于了解患者对医疗服务的满意度和依从性等。

目前，在肿瘤、呼吸系统、心血管系统及胃肠道疾病中，都已经应用PRO指导临床治疗，成为治疗决策的主要因素。

（六）临床试验中使用患者报告结局面临的挑战

在临床研究中，PRO是一种直接从患者处收集其健康状况的标准化方法，其测量的结果可以提供大量有效信息，并对其他临床数据无法提供的信息进行补充，甚至在特定情况下，PRO可以替代临床终点成为临床试验的测试终点。临床结果和PRO报告结果结合有助于更全面地了解患者的健康状况，同时可以直接反映治疗对患者的症状、功能和生活质量的影响。因此，美国FDA鼓励临床试验人员将PRO应用到临床试验当中。

同时，临床试验中使用PRO时需要面临一些挑战：①需要对临床研究人员进行PRO使用培训。②需要提高在监管决策的透明度。③需要更多的专业知识和能力审查提交的材料，并在研究计划期间提供早期咨询和建议。在研究规划期间提供咨询和建议，并对新的PRO进行鉴定。④PRO审查政策方面的不确定性，如当PRO被用于不同目的或不同的试验时，需要验证该PRO的信度和效度。

为了克服这些困难，申办方、服务提供方等多方合作以增加PRO的开发、验证和确认，并证明PRO在临床研究中适当使用以患者为中心的措施是非常有必要的。为了更好聆听来自患者的声音，我国监管机构在2021年也陆续出台政策，鼓励推动PRO/ePRO在临床研究中使用。

疗效评估是一项综合性工作，肿瘤治疗的过程充满了各种挑战，我们应当紧紧抓住疗效评估这把维护生命之旅的尺子，以便更好地指引治疗之路。肿瘤疗效评估的目标非常明确，只有经过疗效及安全性评估确定为疗效可靠，不良反应可耐受的方案才能保障患者的生存获益。

（王慧娟　张米娜　魏春花　范亚琼　牛媛媛）

参考文献

班莺，2021. 前列腺癌肿瘤标记物的研究进展［J］. 保健医学研究与实践，18（3）：146-149.

国家药品监督管理局药品评价中心，国家药品不良反应监测中心，2023. 国家药品不良反应监测年度报告（2022年）［J］. 中国药物警戒，20（6）：712-719.

中国抗癌协会肺癌专业委员会，2013. 非小细胞肺癌小分子靶向药物耐药处理共识［J］. 循证医学，13（2）：65-69.

中国抗癌协会肿瘤药物临床研究专业委员会，国家抗肿瘤药物临床应用监测专家委员会，国家肿瘤质控中心乳腺癌专家委员会，等，2023. 抗体药物偶联物治疗恶性肿瘤临床应用中国专家共识（2023版）［J］. 中华肿瘤杂志，45（9）：E005.

中华人民共和国国家卫生健康委员会，2022. 原发性肝癌诊疗指南（2022年版）［J］. 传染病信息，35（1）：1-26.

中华医学会检验医学分会，国家卫生健康委员会临床检验中心，2018. 液体活检在临床肿瘤诊疗应用和医学检验实践中的专家共识［J］. 中华检验医学杂志，41（10）：724-733.

中华医学会检验医学分会分子诊断学组，2021. 循环肿瘤细胞临床应用与实验室检测专家共识［J］. 中华检验医学杂志，44（11）：1008-1020.

Andersen MR, Goff BA, Lowe KA, et al, 2010. Use of a Symptom Index, CA125, and HE4 to predict ovarian cancer［J］Gynecol Oncol, 116（3）：378-383.

Bardia A, Hurvitz SA, Tolaney SM, et al, 2021. Sacituzumab Govitecan in Metastatic Triple-Negative Breast Cancer［J］. N Engl J Med, 384（16）：1529-1541.

Bidard FC, Hardy-Bessard AC, Dalenc F, et al, 2022. Switch to fulvestrant and palbociclib versus no switch in advanced breast cancer with rising ESR1 mutation during aromatase inhibitor and palbociclib therapy（PADA-1）：a randomised, open-label, multicentre, phase 3 trial［J］. Lancet Oncol, 23（11）：1367-1377.

Cabel L, Proudhon C, Gortais H, et al, 2017. Circulating tumor cells: clinical validity and utility［J］. Int J Clin Oncol, 22（3）：421-430.

Curigliano G, Dunton K, Rosenlund M, et al, 2023. Patient-reported outcomes and hospitalization data in patients with HER2-positive metastatic breast cancer receiving trastuzumab deruxtecan ortrastuzumab emtansine in the phase III DESTINY-Breast03 study［J］. Ann Oncol, 34（7）：569-577.

Diéras V, Miles D, Verma S, et al, 2017. Trastuzumab emtansine versus capecitabine plus lapatinib in patients with previously treated HER2-positive advanced breast cancer（EMILIA）：a descriptive analysis of final overall survival results from a randomised, open-label, phase 3 trial［J］. Lancet Oncol, 18（6）：732-742.

Eisenhauer EA, Therasse P, Bogaerts J, et al, 2009. New response evaluation criteria in solid tumours: revised RECIST guideline（version 1. 1）［J］. Eur J Cancer, 45（2）：228-247.

Fritsche HA Jr, Gelder FB, 1990. Serum tumor markers for pancreatic carcinoma［J］. Immunol Ser, 53：289-296.

Gutiontov SI, Pitroda SP, Tran PT, et al, 2021. （oligo）metastasis as a spectrum of disease［J］. Cancer Res, 81（10）：2577-2583.

Hodi FS, Ballinger M, Lyons B, et al, 2018. Immune-modified response evaluation criteria in solid tumors（imRECIST）：refining guidelines to assess the clinical benefit of cancer immunotherapy［J］. J Clin Oncol, 36（9）：850-858.［LinkOut］

Liu W, Bahig H, Palma DA, 2022. Oligometastases: emerging evidence［J］. J Clin Oncol, 40（36）：4250-4260.［LinkOut］

Liu X, Cai H, Wang Y, 2014. Prognostic significance of tumour markers in Chinese patients with gastric cancer［J］. ANZ J Surg, 84（6）：448-453.

Mazieres J, Fehrenbacher L, Rittmeyer A, et al, 2016. Non-classical response measured by immune-modified RECIST and post-progression treatment effects of atezolizumab in 2L/3L NSCLC: results from the randomized phase II study POPLAR［J］. J Clin Oncol, 34（15_suppl）：9032.

McGee RG, 2020. How to include patient-reported outcome measures in clinical trials［J］. Curr Osteoporos Rep, 18（5）：480-485.

Modi S, Jacot W, Yamashita T, et al, 2022. Trastuzumab deruxtecan in previously treated HER2-low advanced breast cancer［J］. N Engl J Med，387（1）：9-20.

Oxnard GR，Arcila ME，Sima CS，et al，2011. Acquired resistance to EGFR tyrosine kinase inhibitors in EGFR-mutant lung cancer：distinct natural history of patients with tumors harboring the T790M mutation［J］. Clin Cancer Res，17（6）：1616-1622.

Sartore-Bianchi A，Pietrantonio F，Lonardi S，et al，2022. Circulating tumor DNA to guide rechallenge with panitumumab in metastatic colorectal cancer：the phase 2 CHRONOS trial［J］. Nat Med，28（8）：1612-1618.

Seymour L，Bogaerts J，Perrone A，et al，2017. iRECIST：guidelines for response criteria for use in trials testing immunotherapeutics［J］. Lancet Oncol，18（3）：e143-e152.

Soria JC，Wu YL，Nakagawa K，et al，2015. Gefitinib plus chemotherapy versus placebo plus chemotherapy in EGFR-mutation-positive non-small-cell lung cancer after progression on first-line gefitinib（IMPRESS）：a phase 3 randomised trial［J］. Lancet Oncol，16（8）：990-998.

Tarantino P，Modi S，Tolaney SM，et al，2021. Interstitial lung disease induced by anti-ERBB2 antibody-drug conjugates［J］. JAMA Oncol，7（12）：1873.

Yang JJ，Chen HJ，Yan HH，et al，2013. Clinical modes of EGFR tyrosine kinase inhibitor failure and subsequent management in advanced non-small cell lung cancer［J］. Lung Cancer，79（1）：33-39.

第十一章

血液肿瘤评估

　　血液肿瘤是起源于造血系统的恶性肿瘤，最常见的血液肿瘤包括白血病、淋巴瘤、多发性骨髓瘤、骨髓增生异常综合征、骨髓增殖性肿瘤等。其主要表现为血液系统、恶性细胞的增生表现，如严重的贫血、出血、感染、淋巴结肿大、器官受累、骨质破坏等。

　　白血病是起源于造血干细胞的恶性克隆性疾病，由于造血干细胞恶变，出现增殖失控、分化障碍、凋亡受阻，大量蓄积于骨髓和其他造血组织，从而抑制骨髓正常造血功能并浸润淋巴结、肝、脾等组织器官，以贫血、发热、出血、肝脾肿大及淋巴结肿大、感染等为主要表现的一组造血系统恶性肿瘤。白血病的临床表现主要表现两类，一类是正常造血抑制导致的骨髓衰竭相关的临床表现，如贫血、白细胞减少导致的感染，另一类是白血病细胞浸润组织器官引起的临床表现，如肝脾肿大、绿色瘤等。因为造血干细胞是血液和免疫系统的起始细胞，而血液和免疫系统分布全身，故白血病不仅危害整个血液和免疫系统，还会影响全身各系统。根据白血病细胞的分化成熟程度，白血病可分为急性和慢性两大类。急性白血病的细胞分化停滞在较早阶段，多为原始细胞及早期幼稚细胞，病情发展迅速，自然病程仅数月。慢性白血病的细胞分化停滞在较晚阶段，多为较成熟幼稚细胞和成熟细胞，病情发展慢，自然病程为数年。根据主要受累的细胞系列可将急性白血病分为急性淋巴细胞白血病（acute lymphoblastic leukemia，ALL）和急性髓系白血病（acute myeloid leukemia，AML）。慢性白血病则分为慢性髓系白血病，常称为慢性粒细胞白血病（chronic myeloid leukemia，CML）、慢性淋巴细胞白血病（chronic lymphocytic leukemia，CLL）及少见类型的白血病。目前按照WHO造血系统和淋巴组织肿瘤分类，CLL与小淋巴细胞淋巴瘤为一类疾病，所以CLL的诊疗规范归入淋巴瘤部分。我国白血病发病率与其他亚洲国家相近，约为2.76/10万，但CLL少见，而欧美国家CLL则较常见。白血病的发病机制尚不完全清楚，电离辐射、化学物质和病毒等因素已被认为可能与白血病发病有关。

　　淋巴瘤是淋巴细胞和淋巴组织来源的恶性肿瘤。从发育阶段上，淋巴系统肿瘤包括来源于发育早期的前体淋巴肿瘤（即急性淋巴细胞白血病/淋巴母细胞淋巴瘤）和来源于成熟阶段的各种类型淋巴瘤。从系别上，淋巴瘤包括B细胞、T细胞、NK细胞淋巴瘤及表型丢失不典型的淋巴瘤如霍奇金淋巴瘤（实际为B细胞来源）。从疾病主要累及部位上，淋巴瘤包括主要累及淋巴结的淋巴瘤、主要累及骨髓和外周血以白血病形式表现的淋巴瘤（白血病）及累及结外（包括结外淋巴组织和非淋巴组织）的淋巴瘤。从临床病程和进展速度看，淋巴瘤可大概分为惰性淋巴瘤、侵袭性淋巴瘤和高度侵袭性淋巴瘤。目前国内外分类主要参照WHO淋巴组织肿瘤的分类体系，首先按照病理组织学特点分为霍奇金淋巴瘤和非霍奇金淋巴瘤两大类，之后再进一步详细分类。由此可见淋巴瘤种类繁多，表现复杂多样，这一方面体现了疾病本身的复杂性。

　　浆细胞病是指浆细胞异常增生并伴有单克隆免疫球蛋白或其多肽链亚单位合成分泌增多的一组疾病。此组疾病的共同特征如下：单克隆浆细胞异常增生，增生的浆细胞合成和分泌结构均一的免疫球蛋白或其多肽链亚单位（单克隆免疫球蛋白或轻链或重链），同时正常多克隆浆细胞受到抑制，正常多克隆免疫球蛋白合成及分泌减少。正常情况下，体内的浆细胞总体由成千上万株不同克隆的浆细胞组成（多克隆性），免疫球蛋白也是由成千上万种不同克隆的免疫球蛋白组成（多克隆性）。发生浆细胞病时，特别是在发生恶性浆细胞病时，一株浆细胞前体细胞发生恶变，此株恶变细胞无节制增生形成数目巨大的单克隆浆细胞病，同时血清中出现上述单克隆细胞群所分泌的大量结构均一的免疫球蛋白或其多肽链亚单位，称为单克隆免疫球蛋白或M成分。

　　骨髓增生异常综合征（MDS）包括一组非常异质性的髓系恶性肿瘤，具有非常独特的自然病史。患病率随着年龄增长而增加，既往化疗或放疗是MDS发展的风险因素。过去20年的研究表明，MDS是一种异质性恶性肿瘤，由造血干细胞功能异常、炎症和固有免疫失调、凋亡失调和多个基因组事件引起。这种相关分子学异常导致贫血、感染、出血和转化为急性髓性白血病（AML）的风险增加。

骨髓增殖性肿瘤（MPN）是一组异质性克隆增生的造血干细胞疾病，以骨髓中一系或多系增殖为特征。经典Ph阴性骨髓增殖性肿瘤包括原发性血小板增多症（ET）、真性红细胞增多症（PV）和骨髓纤维化（MF）。绝大多数患者常存在疲劳、皮肤瘙痒、盗汗和体重下降等症状负荷，同时也存在出血、血栓形成和疾病转化为骨髓纤维化或急性髓系白血病（AML）风险。

造血干细胞移植是指将同种异体或自体的造血干细胞植入受者体内，使其造血功能及免疫功能重建，达到治疗某些恶性或非恶性疾病的目的。造血干细胞不仅存在于骨髓，而且也存在于外周血、脐血等。根据造血干细胞来源不同分为骨髓移植、外周血干细胞移植和脐血移植等，根据供者来源不同分为自体移植和同种异体（包括同基因和异基因的）移植两类，异基因造血干细胞移植又分为亲缘移植与非亲缘移植，近年来又开展了非清髓异基因造血干细胞移植、微移植和单倍体造血干细胞移植等。自体造血干细胞移植在年龄上没有严格限制，亦无HLA配型的限制，无移植物抗宿主病、移植物抗白血病作用，移植后并发症少、易植活，但移植后易复发。近年来造血干细胞移植技术的不断完善及非清髓造血干细胞移植的应用，造血干细胞移植的适应证扩大，年龄限制已放宽到65岁左右，有器官功能障碍及并发症者仍可考虑非清髓造血干细胞移植。

第一节 急性白血病评估

一、急性髓系白血病评估

（一）诊断评估

急性髓系白血病诊断评估如表11-1所示。

表11-1 急性髓系白血病诊断评估

时间	内容
当天	形态学 确诊急性髓系白血病需要骨髓或外周血原始细胞计数≥20% 如果存在t（8；21）、inv（16）/t（16；16）或t（15；17），即使原始细胞＜20%也可确诊急性髓系白血病 如果原始细胞≥20%，出现Auer小体可诊断为急性髓性白血病 如果原始细胞≥20%，且＞3%的原始细胞为过氧化物酶阳性，则可诊断急性髓系白血病 原始细胞计数包括原始粒细胞、单核细胞、前单核细胞和巨核细胞
第1～3天	免疫表型 前体细胞和祖细胞：CD117、CD34和HLA-DR（CD38、CD133和CD123也有意义） 髓系：CD33、CD13和细胞质髓过氧化物酶 髓系成熟标志物：CD11b、CD15、CD64、CD14和CD65 单核细胞标志物：CD4、CD14、CD36和CD64 红系标志物：CD71、CD235A（血型糖蛋白A）和CD36 巨核细胞标志物：CD36、CD41（糖蛋白Ⅱb或Ⅲa）和CD61（糖蛋白Ⅲa）
第5～7天	细胞遗传学分析 如果未获得分裂象，荧光原位杂交（FISH）或许有助于快速鉴定治疗靶点，如*PML∷RARA* 定义急性髓系白血病亚型（WHO分类）和预后需要细胞遗传学信息： 伴常见遗传学异常的急性髓系白血病，包括t（8；21）、inv（16）/t（16；16）、t（15；17）、t（9；11）、inv（3）/t（3；3）、t（6；9）、t（1；22）、t（9；22） 伴骨髓异常增生相关改变的急性髓系白血病（如-5/5q-、-7/7q-、复杂结构和数值变化）

时间	内容
第3～5天	分子遗传学
	PCR或二代测序分析可用于定义预后和指导治疗干预
	*NPM1*和*CEBPA* bZIP框内突变可定义低危
	*FLT-ITD*和*FLT-TKD*突变可指导治疗选择（及*ITD*的预后数据）
	TP53、*RUNX1*、*ASXL1*突变可定义高危
	IDH1和IDH2突变可指导治疗选择
	RNA二代测序可以筛选融合基因（如RUNX∷RUNX1T1、CBFB∷MYH11和PML∷RARA）
	家族性急性髓系白血病（如*RUNX1*、*CEBPA*、*TP53*、*BRCA1*、*BRCA2*、*GATA2*、*DDX41*、*TERC*和*TERT*）

（二）预后评估

1.**急性髓系白血病（非急性早幼粒细胞白血病）** 2022年ELN-AML指南对诊断时的遗传风险分类进行了修订（表11-2），更新要点如下：在风险分类中不再考虑*FLT3-ITD*等位基因频率，无论等位基因比例是高还是低或*NPM1*突变是否同时存在，所有具有*FLT3-ITD*的AML（无不良风险遗传损伤）现在都被归类为中等风险组。伴有骨髓增生异常相关基因突变的AML被归类为不良风险组，无论是否存在骨髓增生异常相关细胞遗传学异常。除了*ASXL1*和（或）*RUNX1*外，这类骨髓增生异常相关基因突变现在还包括*ASXL1*、*BCOR*、*EZH2*、*RUNX1*、*SF3B1*、*SRSF2*、*STAG2*、*U2AF1*或*ZRSR2*。*NPM1*突变AML如果伴随不良细胞遗传学异常则被定义为预后不良。*CEBPA* bZIP框内突变被归类为预后良好组，无论是双等位还是单等位基因突变。某些疾病特异性细胞遗传学异常被纳入预后不良组，包括涉及*MECOM*基因的t（3q26.2；v），或与*KAT6A*∷*CREBBP*融合基因相关的t（8；16）（p11.2；p13.3）。具有多重三体（或多体）的超二倍体核型不再被视为复杂核型和不良风险。

表11-2 急性髓系白血病患者的预后危险度

预后等级	基因异常
预后良好	it（8；21）（q22；q22.1）/*RUNX1*∷*RUNX1T1*
	inv（16）（p13.1q22）或t（16；16）（p13.1；q22）/*CBFB*∷*MYH11*
	*NPM1*突变但不伴有*FLT3-ITD*突变
	CEBPA bZIP框内突变
预后中等	*NPM1*突变伴有*FLT3-ITD*突变
	*NPM1*野生型伴有*FLT3-ITD*突变（无不良风险遗传异常）
	t（9；11）（p21.3；q23.3）/*MLLT3*∷*KMT2A*
	细胞遗传学和（或）分子学异常未分类为良好或不良
预后不良	t（6；9）（p23.3；q34.1）/*DEK*∷*NUP214*
	t（v；11q23.3）/*KMT2A*-重排
	t（9；22）（q34.1；q11.2）/*BCR*∷*ABL1*
	t（8；16）（p11.2；p13.3）/*KAT6A*∷*CREBBP*
	inv（3）（q21.3q26.2）或t（3；3）（q21.3；q26.2）/*GATA2*、*MECOM*（*EVI1*）t（3q26.2；v）/*MECOM*（*EVI1*）-重排
	-5 or del（5q）；-7；-17/abn（17p）
	复杂染色体核型，单体核型
	ASXL1、*BCOR*、*EZH2*、*RUNX1*、*SF3B1*、*SRSF2*、*STAG2*、*U2AF1*和（或）*ZRSR2*（目前如果这些标志物与良好风险的AML亚型同时发生，则不应作为不良预后标志物）
	*TP53*突变

2.**急性早幼粒细胞白血病（APL）预后评估** 预后分层：低危，白细胞计数＜10×10⁹/L；高危，白细胞计数≥10×10⁹/L。

（三）疗效评估

1. AML（非 APL）　AML 的目标是通过获得缓解提高生存率，完全缓解（CR）定义为骨髓原始细胞低于5%，清除所有外周原始细胞或髓外疾病，以及骨髓充分重建（中性粒细胞绝对计数大于1000/μl，血小板计数大于100 000/μl）和非输血依赖。应该注意的是达到完全缓解现在可以考虑计数在下一个治疗周期前恢复。此外，欧洲白血病网2022年建议正式认可完全缓解伴中性粒细胞计数≥500/μl且血小板计数≥50 000/μl的部分血液学恢复（CRh）作为临床缓解指标，作为其他较低缓解标准的补充，如完全缓解伴中性粒细胞或血小板不完全恢复（CRi）、部分缓解（PR）和形态学无白血病状态（MLFS）（表11-3）。

表11-3　急性髓系白血病的疗效标准

类别	定义	解析
缓解		
CR	骨髓原始细胞＜5%；无循环原始细胞；无髓外病变；中性粒细胞计数≥1.0×10⁹/L（1000/μl）；血小板计数≥100×10⁹/L（100 000/μl）	
CRh	中性粒细胞计数≥0.5×10⁹/L（500/μl）和血小板计数≥50×10⁹/L（50 000/μl），符合其他CR标准	使用CRh时，CRi仅包括不符合CRh定义的患者
CRi	中性粒细胞计数＜1.0×10⁹/L（1000/μl）或血小板计数＜100×10⁹/L（100 000/μl），符合其他CR标准	
MLFS	骨髓原始细胞＜5%，无循环原始细胞；无髓外病灶；不要求血液学恢复	骨髓不能仅仅为"再生障碍性"，应存在骨髓小粒，至少能计数200个细胞或活检中造血面积至少占10%。主要用于1～2期临床试验
PR	符合CR的所有血液学标准；骨髓原始细胞5%～25%；骨髓原始细胞较治疗前降低至少50%	主要用于1～2期临床试验
未缓解	可评估疗效患者不符合CR、CRh、CRi、MLFS或PR标准的被归类为未缓解（在疗效评估节点前）。在指定节点未达到缓解患者认为其为难治性	
疗效不可评估	无法评估疗效的患者包括缺乏充分的骨髓反应评估患者。这类患者包括早期死亡、在疗效评估前退出试验或技术上骨髓标本欠佳而无法进行评估的患者	
缓解（包括MRD评估）		
MRD阴性的CR、CRh或CRi	CR、CRh或CRi，且MRD低于定义的遗传标志物阈值（qPCR或MFC检测）。MRD阴性缓解应在间隔至少4周的后续评估中确认。MRD阴性缓解日期为MRD低于定义阈值的第一个日期 MRD低水平阳性CR（CR_{MRD-LL}）包括在这一类别中。CR_{MRD-LL}目前仅定义于 *NPM1* 突变类型的AML和CBF-AML	敏感性因检测的标志物和检测方法而异；因此，应报告所使用的检测方法、组织来源和可评估的最低检测灵敏度；应在有经验的实验室中进行分析
治疗失败		
难治性	在强化诱导治疗2个疗程后或在某个疗效评估节点（如开始低强度治疗180天后）未达到CR、CRh或CRi	第1个周期"3＋7"治疗后无缓解的患者应考虑采用含更高剂量阿糖胞苷的治疗方案
复发性（CR、CRh或CRi后）	骨髓原始细胞≥5%；或在至少间隔1周的≥2个外周学样本中再次出现原始细胞；或出现髓外病变	
治疗失败（包括MRD评估）		
MRD复发（MRD阴性的CR、CRh或CRi后）	（1）从MRD阴性转为MRD阳性，与检测方法无关 （2）CR_{MRD-LL}、CRh_{MRD-LL}或CRi_{MRD-LL}患者任意两个阳性样本之间的MRD拷贝数增加≥1个log10（通过qPCR检测） （1）或（2）应在同一组织来源的2份连续样本中进行迅速确认	应报告所使用的检测方法、检测灵敏度和所用的阈值；应在有经验的实验室中进行分析

2. APL 疗效评估

（1）诱导阶段评估：全反式维甲酸（ATRA）的诱导分化作用可以持续较长时间，在诱导治疗后较早行骨髓评价可能不能反映实际情况。因此，骨髓形态学评价一般在第4～6周、血细胞计数恢复后进行，此时，细胞遗传学一般正常，而 *PML-RARA* 或发病时相应异常基因转录本在多数患者仍为阳性。CR标准同其他 AML。

（2）微小残留病灶（MRD）监测：建议采用定量PCR监测骨髓 *PML-RARA* 转录本水平，治疗期间建议2～3个月进行1次分子学反应评估，持续监测2年。上述融合基因持续阴性者继续维持治疗，融合基因阳性者4周内复查。复查阴性者继续维持治疗，确实阳性者按复发处理。流式细胞术因对于APL的MRD敏感性显著小于定量PCR，因此不建议单纯采用流式细胞术对APL进行MRD监测。

（四）中枢神经系统白血病的评估

AML患者中枢神经系统白血病（CNSL）的发生率远低于急性淋巴细胞白血病（ALL），一般不到3%。参考NCCN的意见，在诊断时对无症状的患者不建议行腰椎穿刺（简称腰穿）检查。有头痛、精神错乱、感觉异常的患者应先行放射学检查（CT/MRI），排除神经系统出血或肿块。这些症状也可能是由白细胞淤滞引起，可通过白细胞分离等降低白细胞计数的措施解决。若体征不清楚、无颅内出血的证据，可在纠正出凝血紊乱和血小板支持的情况下行腰穿。脑脊液中发现白血病细胞者，应在全身化疗的同时鞘内注射阿糖胞苷（Ara-C）（40～50mg/次）和（或）甲氨蝶呤（MTX，5～15mg/次）＋地塞米松（5～10mg/次）。若症状持续存在，脑脊液无异常应复查。

（1）诊断时有神经系统症状的患者：首先应进行CT/MRI检查，除外出血或肿块。没有发现颅内/脊髓肿块者，进行腰穿：①脑脊液正常者，观察。如果症状持续存在，可以再次腰穿。②脑脊液发现白血病细胞者，鞘内注射化疗药物（2次/周）直至脑脊液正常，以后每周1次×4～6周。发现颅内/脊髓肿块或颅内压增高者，建议先行放射治疗；然后鞘内注射药物（2次/周）直至脑脊液正常，以后每周1次×4～6周。

（2）无神经系统症状且第1次CR（CR1）后腰穿筛查脑脊液发现白血病细胞者：鞘内注射化疗药物2次/周，直至脑脊液恢复正常，以后每周1次×4～6周。若患者接受大剂量Ara-C治疗，应于治疗完成后复查脑脊液（证实脑脊液正常）；也可以配合腰穿鞘内注射，至脑脊液恢复正常。

（3）无神经系统症状且CR1后腰穿筛查脑脊液正常者：已达CR的患者，建议行腰穿、鞘内注射，以进行CNSL的筛查。无CNSL患者建议进行4次鞘内注射治疗。尤其是治疗前白细胞计数 $\geqslant 40×10^9$/L 或单核细胞白血病（M4和M5）、t（8；21）/*RUNX1-RUNX1T1*、inv（16）白血病患者。

二、急性淋巴细胞白血病评估

（一）预后评估

在成年 ALL 患者的管理中，年龄和初始白细胞计数历来被作为临床上重要的预后因素。早期的前瞻性多中心研究显示，年龄较大（＞35岁）与较高的初始白细胞计数（B-ALL中白细胞计数＞$30×10^9$/L；T-ALL中白细胞计数＞$100×10^9$/L），这些数值可以预测到缓解持续时间明显缩短。后来的研究证实了这些临床参数对预后的重要性，虽然不同研究之间的截止值不同。B-ALL可参考NCCN 2022年细胞遗传学预后分组和Gökbuget等（主要的非遗传学因素）建议的危险度分组标准。T-ALL的风险分层比B-ALL更困难。虽然T-ALL本身被认为是高危的，但现代治疗方案已使这些患者的生存率提高。基因突变的识别和靶向治疗的使用可能会改变 T-ALL 的治疗方式，并最终改变这些患者的风险评估方式（表11-4）。

表11-4　成人急性B淋巴细胞白血病的细胞遗传学预后分组（NCCN 2022年）

危险度分组	细胞遗传学
预后良好组	超二倍体（51～65条染色体；4-三体、10-三体、17-三体的病例似乎有最良好的结局） t（12；21）（p13；q22）：*ETV6 :: RUNX1*
预后不良组	亚二倍体（＜44条染色体） *KMT2A*重排：t（4；11）或其他 t（v；14q32）/IgH t（9；22）（q34；q11.2）或*BCR :: ABL1*（在TKI时代前被定义为高风险） 复杂染色体异常（≥5种染色体异常） *BCR :: ABL1*样（Ph样）ALL ·*JAK STAT*（*CRLF2r*、*EPORr*、*JAK1/2/3r*、*TYK2r*；*SH2B3*、*IL7R*、*JAK1/2/3*突变） ·ABL同源激酶重排阳性（如*ABL1*、*ABL2*、*PDGFRA*、*PDGFRB*、*FGFR*等） ·其他（*NTRKr*、*FLT3r*、*LYNr*、*PTL2Br*） 21号染色体内部扩增（*iAMP21-ALL*） t（17；19）或*TCF3-HLF*融合基因阳性 *IKZF1*突变

（二）中枢神经系统白血病评估

CNSL是ALL复发的主要根源之一，严重影响ALL的疗效。诊断时有神经系统症状者应先进行头颅影像学检查（CT或MRI），排除出血或占位性病变后再考虑腰穿，无神经系统症状者按计划进行CNSL预防。有条件的医疗机构应尽可能采用流式细胞术进行脑脊液检测。

（1）CNSL状态分类：CNS-1，白细胞分类无原始淋巴细胞（不考虑脑脊液白细胞计数）；CNS-2，脑脊液白细胞计数＜5个/ml，可见原始淋巴细胞；CNS-3，脑脊液白细胞计数≥5个/ml，可见原始淋巴细胞。

（2）CNSL诊断标准：目前CNSL尚无统一诊断标准。1985年讨论关于ALL预后差的危险因素时，提出CNSL下列诊断标准：脑脊液白细胞计数≥$0.005×10^9$/L（5个/ml），离心标本证明细胞为原始细胞者，即可诊断CNSL。流式细胞术检测脑脊液在CNSL中的诊断意义尚无一致意见，但出现阳性应按CNSL对待。

如果患者外周血中存在白血病细胞、腰椎穿刺有损伤且CSF中白细胞计数≥5个/ml伴原始细胞，则将脑脊液白细胞（WBC）/红细胞（RBC）比率与血液白细胞/红细胞比率进行比较。如果脑脊液比率较血液比率高至少2倍，则归入CNS-3；否则，归入CNS-2。

所有ALL患者均应接受CNSL预防，尽管诊断时CNS受累不常见（3%～7%），但是相当一部分缺乏CNS针对性治疗的患者（＞50%）最终会发生CNSL。CNS针对性治疗包括颅脑放疗、鞘内注射（IT）化疗（如甲氨蝶呤、阿糖胞苷、皮质类固醇）和（或）全身化疗（如大剂量甲氨蝶呤、中或高剂量阿糖胞苷、培门冬酶）。结合充分的全身化疗（如大剂量甲氨蝶呤、中或高剂量阿糖胞苷）和IT化疗方案（如甲氨蝶呤单用或与阿糖胞苷和皮质类固醇合用构成三联IT方案），除非诊断时出现明显CNSL，可避免前期预防性颅脑放疗的使用，并保留复发/难治性治疗阶段放疗的使用。处理孤立的CNS复发应给予充分的全身治疗。

（三）疗效评估

1.血液和骨髓疗效标准　CR、CRh、CRi、MLFS见AML疗效评估。

疾病进展（PD）：外周血出现原始细胞，或外周血/骨髓原始细胞绝对计数增加至少25%，或出现髓外疾病。

疾病复发：血液和骨髓疗效标准，CR后外周血或骨髓再次出现原始细胞（＞5%）或任一部位出现髓外病变。

2. 中枢神经系统白血病疗效标准

CNS 缓解：诊断时为 CNS-2 或 CNS-3 的患者达到 CNS-1。

CNS 复发：新出现的 CNS-3 或无其他原因下的 CNSL 征象，如面神经麻痹、脑/眼受累，或下丘脑综合征。

3. 淋巴瘤性髓外病变疗效标准　如果怀疑和（或）CT证实淋巴结累及，应完善颈/胸/腹/盆增强CT和（或）PET/CT以评估髓外病灶的疗效。

CR：CT提示淋巴瘤肿大完全消失，对于先前PET阳性的患者，只要PET阴性，治疗后任何大小的残余肿块都被视为CR。

PR：纵隔肿块的最大垂直直径（SPD）之和减少＞50%。对于先前PET扫描阳性的患者，治疗后PET提示至少在一个既往受累部位呈阳性。

PD：纵隔肿块的SPD增加＞25%。对于先前PET阳性的患者，治疗后PET提示至少仍有一个受累部位呈阳性。

未缓解（NR）：未能达到PR或PD。

复发：达到CR后纵隔肿块再次出现。对于先前PET阳性的患者，治疗后PET提示至少存在一个受累部位呈阳性。

（四）微小残留病灶监测

MRD是指存在低于常规形态学方法或标准免疫表型检测阈值的白血病细胞。ALL整个治疗期间应强调规范的MRD监测，并根据监测结果进行动态的危险度分层和治疗方案调整。对ALL患儿和成人患者的研究表明，缓解期MRD的存在与复发风险及诱导和巩固治疗后MRD测量的预后意义密切相关。

如果可行，MRD评估的首选样本是初始抽吸的小体积（最多3ml）骨髓液。MRD定量最常用的方法包括特别设计用于检测低频异常MRD免疫表型的流式细胞术方法、实时定量聚合酶链反应（RQ-PCR）方法（如克隆性Ig重排、TCR重排）、逆转录酶定量PCR（RT-qPCR）方法（如$BCR/ABL1$基因）及基于NGS检测融合基因或克隆性Ig、TCR基因重排（不需要患者特异性引物序列）的方法。高灵敏度流式细胞术结合已验证的分析方案或PCR方法可定量白血病细胞的灵敏度阈值为1×10^{-4}（0.01%）骨髓单个核细胞（MNC）。NGS和一些PCR方法可检测白血病细胞的灵敏度阈值为1×10^{-6}（0.000 1%）MNC。这些定量MRD＞1×10^{-4}方法之间的一致率通常很高，不推荐灵敏度阈值未达到1×10^{-4}或更低的方法。如果患者接受了免疫治疗（如单克隆抗体、双特异性抗体或CAR-T细胞）或HCT，请通知进行基于流式细胞术的MRD检测实验室，因为这些治疗会影响结果的解释。此类检测应在具有MRD检测经验的实验室中进行。MRD评估的时机：初始诱导结束时、巩固治疗结束时，其他时间点应根据所用方案确定。分子学复发或持续低水平疾病负荷患者可增加连续监测频率。对于某些技术，需要基线样本（即治疗前）表征白血病克隆，以便后续的MRD评估。

第二节　慢性髓系白血病评估

一、分期

慢性髓系白血病（CML）的分期如下。慢性期：①外周血或骨髓中原始细胞＜10%；②没有达到诊断加速期或急变期的标准。加速期：①外周血或骨髓中原始细胞占10%～19%；②外周血中嗜碱性粒细胞≥20%；③对治疗无反应或非治疗引起的持续血小板减少（＜100×10⁹/L）或增高（＞1000×10⁹/L）；④治疗过程中出现Ph染色体基础上的克隆演变；⑤进行性脾脏增大或白细胞计数增高。急变期：①外周血或骨髓中原始细胞≥20%；②骨髓活检原始细胞集聚；③髓外原始细胞浸润。

注：CML分期的ELN标准如下。加速期：外周血或骨髓中原始细胞占15%～29%，或原始＋早幼粒细胞＞30%；外周血中嗜碱性粒细胞≥20%；非治疗引起的持续血小板减少（＜100×10⁹/L）；治疗过程中出现Ph染色体基础上的主要途径克隆演变。急变期：外周血或骨髓中原始细胞≥30%；髓外原始细胞浸润。

二、预后评估

预后评估：许多因素影响着CML的慢性期及生存期。慢性期患者目前常用的评分系统包括Sokal、Euro及EUTOS评分系统，均以临床特点及血液学指标作为预后评分因素。目前无明确数据判断3种预后评分系统的优劣，无论采取何种预后评估方式，建议对高危患者采用更为积极的治疗和监测（表11-5）。

表11-5 慢性髓系白血病预后评分系统

评分系统	评分计算公式	低危	中危	高危
Sokal	exp［0.0116（年龄-43.4岁）］＋0.034 5（脾脏大小-7.51）＋0.188［（血小板计数/700）2-0.563］＋0.088 7（原始细胞-2.1）	＜0.8	0.8～1.2	＞1.2
Euro	［0.666 6(当年龄≥50岁)＋（0.042 0×脾脏大小）＋1.095 6(当血小板计数≥1500×10⁹/L)＋（0.058 4×原始细胞数）＋0.203 9（当嗜碱性粒细胞≥3%）＋（0.041 3×嗜酸性粒细胞)］×1000	≤780	781～1480	＞1480
EUTOS	脾脏大小×4＋嗜碱性粒细胞×7	≤87		＞87

三、疗效评估

CML患者接受酪氨酸激酶抑制剂（TKI）治疗过程中疾病评价包括血液学、细胞遗传学及分子生物学分析，及时评价治疗反应及检测早期复发对优化CML治疗具有重要而积极的意义。《中国慢性髓性白血病诊疗监测规范（2014年版）》制定了CML治疗中血液学、细胞遗传学、分子学监测的时机和意义，是中国血液科医师日常工作的重要参考。CMLL慢性期患者的血液学、细胞遗传学及分子学反应标准如表11-6所示，推荐的 TKI治疗过程中血液学及遗传学评估方式和频率如表11-7所示，一线TKI治疗反应评价标准如表11-8所示，二线TKI治疗反应评价标准如表11-9所示。

表11-6 慢性髓系白血病慢性期治疗反应的定义

反应		标准
血液学	完全血液学反应（CHR）	白细胞＜10×10⁹/L
		血小板＜450×10⁹/L
		外周血无髓系不成熟细胞
		外周血嗜碱性粒细胞＜5%
		无疾病的症状、体征，可触及的脾大已消失
细胞遗传学	完全细胞遗传学反应（CCyR）	Ph阳性细胞0%
	部分细胞遗传学反应（PCyR）	Ph阳性细胞1%～35%
	次要细胞遗传学反应（mCyR）	Ph阳性细胞36%～65%
	微小细胞遗传学反应（miniCyR）	Ph阳性细胞66%～95%
	无细胞遗传学反应	Ph阳性细胞＞95%
	主要细胞遗传学反应（MCR）	Ph阳性细胞0～35%
分子学反应	主要分子学反应（MMR）	$BCR\text{-}ABL^{IS}$≤0.1%（ABL转录本＞10 000）
	分子学反应4（MR4）	$BCR\text{-}ABL^{IS}$≤0.01%（ABL转录本＞10 000）
	分子学反应4.5≤（MR4.5）	$BCR\text{-}ABL^{IS}$≤0.003 2%（ABL转录本＞32 000）
	分子学反应5（MR5）	$BCR\text{-}ABL^{IS}$≤0.001%（ABL转录本＞100 000）
	分子学无$BCR\text{-}ABL^{IS}$法检测	在可扩增ABL转录本水平下无法检测到$BCR\text{-}ABL$转录本

表 11-7　慢性髓系白血病治疗反应的监测

治疗反应	监测频率	监测方法
血液学反应	每 1～2 周进行 1 次直至确认获得 CHR，随后每 3 个月 1 次，除非有特殊要求	全血细胞计数和外周血分类
细胞遗传学反应	初诊、TKI 治疗 3 个月、6 个月、12 个月进行 1 次，获得 CCyR 后每 12～18 个月监测 1 次 未达到最佳疗效患者应当增加监测频率	骨髓细胞遗传学分析 荧光原位杂交（FISH）
分子学反应	每 3 个月进行 1 次，直至获得稳定 MMR 后每 3～6 个月 1 次 未达到最佳疗效患者应当增加监测频率 转录本水平明显升高并丧失 MMR 时应尽早复查	定量聚合酶链反应检测 $BCR\text{-}ABL^{IS}$
激酶突变分析	进展期患者 TKI 治疗前 未达最佳反应或病情进展时	聚合酶链反应扩增 BCR-ABL 转录本后测序

注：CHR. 完全血液学反应；CCyR. 完全细胞遗传学反应；MMR. 主要分子学反应；TKI. 酪氨酸激酶抑制剂。

表 11-8　一线酪氨酸激酶抑制剂（TKI）治疗慢性髓系白血病慢性期患者治疗反应评价标准

时间	最佳反应	警告	失败
3 个月	达到 CHR 基础上 至少达到 PCyR （Ph 阳性细胞 ≤ 35%） $BCR::ABL^{IS} \leq 10\%$	达到 CHR 基础上 未达到 PCyR （Ph 阳性细胞 36%～95%） $BCR::ABL^{IS} > 10\%$	未达到 CHR 无任何 CyR（Ph 阳性细胞 > 95%）
6 个月	至少达到 CCyR （Ph 阳性细胞 = 0%） $BCR::ABL^{IS} \leq 1\%$	达到 PCyR 但未达到 CCyR （Ph 阳性细胞 1%～35%） $BCR::ABL^{IS} 1\%～10\%$	未达到 PCyR（Ph 阳性细胞 > 35%） $BCR::ABL^{IS} > 10\%$
12 个月	$BCR::ABL^{IS} \leq 0.1\%$	$BCR::ABL^{IS} > 0.1\%～1\%$	未达到 CCyR（Ph 阳性细胞 > 0） $BCR::ABL^{IS} > 1\%$
任何时间	稳定或达到 MMR	Ph 阳性细胞 = 0% 出现 -7 或 7q⁻（CCA/Ph⁻）	丧失 CHR 或 CCyR 或 MMR*，出现伊马替尼或其他 TKI 耐药性突变，出现 Ph 染色体基础上其他克隆性染色体异常

注：CHR. 完全血液学缓解；CyR. 细胞遗传学反应；PCyR. 部分细胞遗传学反应；CCyR. 完全细胞遗传学反应；MMR. 主要分子学反应；IS. 国际标准化；CCA/Ph⁻.Ph 染色体的克隆性染色体异常。

*连续 2 次检测明确丧失 MMR 并且其中 1 次 $BCR\text{-}ABL^{IS} \geq 1\%$。

表 11-9　二线酪氨酸激酶抑制剂（TKI）治疗慢性髓系白血病慢性期患者治疗反应评价标准

时间	最佳反应	警告	失败
3 个月	至少达到 mCyR （Ph 阳性细胞 ≤ 65%） $BCR::ABL^{IS} \leq 10\%$	未达到 mCyR （Ph 阳性细胞 66%～95%） $BCR::ABL^{IS} > 10\%$	无 CHR 无任何 CyR（Ph 阳性细胞 > 95%） 新发突变
6 个月	至少达到 PCyR （Ph 阳性细胞 ≤ 35%） $BCR::ABL^{IS} \leq 10\%$	达到 mCyR 但未达到 PCyR（Ph 阳性细胞 36%～65%）	未达到 mCyR（Ph 阳性细胞 > 65%） $BCR::ABL^{IS} > 10\%$ 新发突变
12 个月	达到 CCyR $BCR::ABL^{IS} < 1\%$	$BCR::ABL^{IS} 1\%～10\%$ 达到 PCyR （Ph 阳性细胞 1%～35%）	未达到 PCyR（Ph 阳性细胞 > 35%） $BCR::ABL^{IS} > 10\%$ 新发突变
任何时间	稳定或达到 MMR	Ph 阳性细胞 = 0%，出现 -7 或 7q⁻（CCA/Ph⁻） $BCR::ABL^{IS} > 0.1\%$	丧失 CHR 或 CCyR 或 PCyR 或 MMR*，新发耐药性突变，出现 Ph 染色体基础上其他克隆性染色体异常

注：CHR. 完全血液学缓解；CyR. 细胞遗传学反应；PCyR. 部分细胞遗传学反应；CCyR. 完全细胞遗传学反应；MMR. 主要分子学反应；IS. 国际标准化；CCA/Ph⁻.Ph 染色体的克隆性染色体异常。

*连续 2 次检测明确丧失 MMR 并且其中 1 次 $BCR\text{-}ABL^{IS} \geq 1\%$。

第三节 淋巴瘤评估

一、非霍奇金淋巴瘤评估

（一）治疗前评估

1. 病史采集（包括发热、盗汗、体重减轻等 B 症状）、体格检查（尤其注意浅表淋巴结、韦氏环、肝、脾等部位）、体力状况评分。

2. 实验室检查：血尿便常规、生化全项、红细胞沉降率、β_2-微球蛋白、乳酸脱氢酶（LDH）、感染筛查（乙肝病毒＋丙肝病毒＋人类免疫缺陷病毒＋梅毒螺旋体，如果 HBSΛg 阳性或抗 HBC 阳性，需要完善 HBV DNA 检测；HBSAg 或 HBV DNA 阳性患者在接受抗肿瘤治疗时需要预防性抗病毒治疗）。存在中枢神经系统受侵危险因素的患者应进行腰穿，检查脑脊液常规、生化和细胞学。

3. 影像学检查：全身 CT、PET/CT、MRI、内镜、心电图检查、超声心动图、肺功能。

注：①内镜适用于胃肠道可疑受侵等情况；②中枢神经系统可疑受侵者进行受累部位的 MRI 检查；③心血管基础病、高龄或拟应用蒽环类药物者行超声心动图检查；④拟使用博来霉素或有肺基础病变者推荐肺功能检查。

4. 骨髓检查：骨髓涂片、流式细胞学和骨髓活检。注意：霍奇金淋巴瘤进行骨髓检查时不需要检查骨髓流式细胞学。

5. 育龄期患者需要注意在治疗前与患者讨论生育力保留的问题。

（二）分期

依据疾病侵犯部位及有无 B 症状，目前采用的是 2014 版 Lugano 分期标准（对 Ann Arbor-Cotswolds 分期进行了改良），应用该分期的淋巴瘤主要包括：霍奇金淋巴瘤、弥漫大 B 细胞淋巴瘤、滤泡性淋巴瘤、套细胞淋巴瘤、脾边缘区淋巴瘤、结内边缘区淋巴瘤、非胃 MALT 淋巴瘤、外周 T 细胞淋巴瘤等。某些特殊部位的淋巴瘤采用特定的分期系统，如原发胃肠道淋巴瘤采用 Lugano 分期系统或 Musshoff 分期。慢性淋巴细胞白血病采用 Binet 分期或 Rai 分期，皮肤蕈样肉芽肿和 Sézary 综合征采用欧洲癌症治疗研究组织（EORTC）的 TNMB 分期，其他原发皮肤淋巴瘤采用 EORTC 的 TNM 分期标准。原发结外鼻型 NK/T 细胞淋巴瘤采用中国南方肿瘤临床研究协会（CSWOG）和亚洲淋巴瘤协作组（ALSG）分期系统，简称 CA 分期（表 11-10～表 11-15）。

表 11-10 淋巴瘤 Ann Arbor-Cotswolds 分期

分期	侵犯范围
Ⅰ期	单个淋巴结区受累
Ⅰ E 期	单个淋巴结外器官或部位局部受侵
Ⅱ期	累及横膈同侧≥2 个淋巴结区
Ⅱ E 期	局部累及单个相关淋巴结外器官或部位及其区域淋巴结，伴或不伴同侧横膈其他淋巴结区受累
Ⅲ期	横膈两侧均有淋巴结区受累
Ⅲ E 期	同时伴相关淋巴结外器官或部位局部受侵
Ⅲ S 期	伴脾脏受累
Ⅲ S＋E 期	同时伴相关淋巴结外器官或部位局部受侵及脾脏受累
Ⅳ期	病变弥漫性或播散性侵及 1 个或多个结外器官或组织（如肝、骨髓、肺），伴或不伴淋巴结肿大

注：各期按全身症状有无分为 A、B 两组，无症状者为 A 组，有症状者为 B 组，B 组症状包括 3 个方面：①发热；②6 个月内体重减轻 10% 以上；③盗汗。E. 结外病变；S. 脾脏病变。

表 11-11　2014版淋巴瘤Lugano分期系统

分期	侵犯范围
局限期	
Ⅰ期	仅侵及单一淋巴结区域（Ⅰ期），或侵及单一结外器官不伴有淋巴结受累（ⅠE期）
Ⅱ期	侵及横膈一侧≥2个淋巴结区域（Ⅱ期），可伴有同侧淋巴结引流区域的局限性结外器官受累（ⅡE期）
Ⅱ期伴大包块	包块最大直径≥7.5cm
进展期	
Ⅲ期	侵及横膈上下淋巴结区域，或横膈以上淋巴结区受侵伴脾脏受侵（ⅢS期）
Ⅳ期	侵及淋巴结引流区域外的结外器官

表 11-12　原发胃肠道淋巴瘤Musshoff分期

Ⅰ期	肿瘤局限于胃肠道在横膈一侧，无淋巴结转移
Ⅰ1	病变局限于黏膜层和黏膜下层
Ⅰ2	病变累及肌层、浆膜及浆膜下
Ⅱ期	肿瘤从病变部位侵及腹腔淋巴结受累
Ⅱ2	远处淋巴结转移（肠系膜、腹主动脉旁、腔静脉旁或腹股沟等膈下淋巴结）
ⅡE	病变穿透浆膜累及邻近器官或组织
Ⅲ期	肿瘤局限于胃肠道，有/无横膈两侧淋巴结转移
Ⅳ期	肿瘤巨大，伴有或不伴有淋巴结转移和弥漫性非胃肠道器官或组织累及

表 11-13　皮肤蕈样真菌病和Sézary综合征TNMB分期系统

皮肤	
T1	局限性斑片、丘疹和（或）斑块，<10%体表面积
T2	斑片、丘疹和（或）斑块，≥10%体表面积
T3	一个或更多肿块形成（直径≥1cm）
T4	融合性红斑≥80%体表面积
淋巴结	
N0	无异常淋巴结；不需要活检
N1	异常淋巴结；组织病理Dutch 1级或NCI LN 0～2
N2	异常淋巴结；组织病理Dutch 2级或NCI LN 3
N3	异常淋巴结；组织病理Dutch 3～4级或NCI LN4
NX	异常淋巴结；无组织学确认
内脏	
M0	无内脏器官受累
M1	内脏受累（须有病理学确诊和注明受侵器官）
MX	内脏不正常；无组织学确诊
血液	
B0	无明显血液受累：异型细胞（Sézary细胞）占外周血淋巴细胞比例≤5%
B1	低负荷血液受累：异型细胞（Sézary细胞）占外周血淋巴细胞例>5%，但未达到B2水平
B2	高负荷血液受累：异型细胞（Sézary细胞）≥1000/μl或CD4$^+$/CD7$^-$细胞比例≥40%或CD4$^+$/CD26$^-$细胞比例≥30%

皮肤蕈样霉菌病和Sézary综合征TNMB临床分期

	T	N	M	B
Ⅰ A	1	0	0	0，1
Ⅱ B	2	0	0	0，1
Ⅱ A	1～2	1，2	0	0，1
Ⅱ B	3	0～2	0	0，1
Ⅲ A	4	0～2	0	0
Ⅲ B	4	0～2	0	1
Ⅳ A1	1～4	0～2	0	2
Ⅳ A1	1～4	3	0	0～2
Ⅳ B	1～4	0～3	1	0～2

表11-14　原发结外鼻型NK/T细胞淋巴瘤CA分期

分期	临床特征
Ⅰ期	病灶侵犯鼻腔或鼻咽，不伴肿瘤局部侵犯（皮肤、骨、鼻窦旁）
Ⅱ期	伴有局部侵犯（皮肤、骨、鼻旁窦）非鼻型病变或病灶侵犯鼻腔或鼻咽
Ⅲ期	病灶伴有区域淋巴结侵犯
Ⅳ期	淋巴结侵犯或广泛播散性病灶非区域淋巴结侵犯或横膈上下

表11-15　边缘区淋巴瘤（MZL）分期

分期		Ann Arbor分期系统的Lugano改良版	TNM分期	肿瘤浸润
Ⅰ期		局限于胃肠道（非连续性单个或多个病灶）		
	Ⅰ E	黏膜、黏膜下	T1N0M0	黏膜、黏膜下
	Ⅰ E		T2N0M0	固有肌层
	Ⅰ E	固有肌层、浆膜	T3N0M0	浆膜
Ⅱ期		扩展到腹部		
	Ⅱ E	区域淋巴结累及	T1～3N1M0	胃周淋巴结
	Ⅱ E	远处淋巴结累及	T1～3N2M0	远处区域淋巴结
Ⅱ E期	Ⅱ E	穿透浆膜累及邻近器官和组织	T4N0M0	侵犯邻近结构
Ⅳ期	Ⅳ	广泛结外累及或合并膈上淋巴结累及	T1～4N3M0	淋巴结侵犯横膈两侧/远处转移（骨髓或其他结外部位）
			T1～4N0-3M1	

注：目前淋巴瘤标准的分期系统是Lugano分期，但对于MZL通常适用于非胃或结内MZL。胃肠MZL通常采用Ann Arbor分期系统的Lugano改良版或胃肠淋巴瘤的TNM分期（巴黎分期），而脾MZL通常为脾单发，通过脾切除进行诊断和分期。

（三）预后评估

1.淋巴瘤预后评分系统　参考国际预后指数（IPI）。

IPI分为以下5个方面：①≤60岁、>60岁；②行为状态评分0～1分、2～4分；③Ann Arbor分期Ⅰ～Ⅱ期、Ⅲ～Ⅳ期；④LDH正常、高于正常；⑤结外病变受侵部位数<2个部位、≥2个部位。上述5个方面每一项预后不良因素计数为1分。上述5项指标评分的总和即为IPI，根据IPI进行危险度分型分组，0～1分为低危，2分为中低危，3分为中高危，4～5分为高危（表11-16～表11-19）。

表11-16　IPI 的预后积分系统

IPI积分项（每项积1分）	分组	积分
年龄＞60岁	低危	0分或1分
血清LDH水平＞正常	低/中危	2分
ECOG评分2～4分	中/高危	3分
Ⅲ或Ⅳ期	高危	4分或5分
结外受累处＞1个		

表11-17　年龄调整IPI（aaIPI）的预后积分系统

aaIPI积分项（每项积1分）	分组	积分
分期（Ⅲ/Ⅳ期）	低危	0分
血清LDH水平＞正常	低/中危	1分
ECOG评分2～4分	中/高危	2分
	高危	3分

表11-18　NCCN-IPI 评分

危险因素	积分	分组	积分
年龄		低危	0～1分
40～60岁	1分	中低危	2～3分
60～75岁	2分	中高危	4～5分
≥75岁	3分	高危	6～8分
乳酸脱氢酶（LDH）			
1～3倍正常值上限	1分		
＞3倍正常值上限	2分		
ECOG评分≥2分	1分		
Ann Arbor分期Ⅲ～Ⅳ期	1分		
结外累及重要器官*	1分		

*重要器官，包括骨髓、中枢神经系统、肝脏/肠道、肺。

表11-19　国际T细胞淋巴瘤分组

风险因素	风险分组	积分
年龄＞60岁	组1	0分
血小板减少	组2	1分
ECOG评分≥2分	组3	2分
	组4	3分

　　2.滤泡性淋巴瘤（FL）预后分层　对FL患者预后的预测，通常采用FL国际预后指数（follicular lymphoma international prognosis index，FLIPI）标准。FLIPI-1包括：①年龄≥60岁；②Ann Arbor分期Ⅲ～Ⅳ期；③血红蛋白＜120 g/L；④血清LDH＞正常值范围上限；⑤受累淋巴结区域≥5个。每个指征得1分，根据得分，将FL患者分为低危、中危、高危3个危险组。0～1分为低危组，2分为中危组，3～5分为高危组。

随着抗CD20单抗治疗FL的应用日益普遍，新的临床预后评分系统FLIPI-2优于FLIPI-1。FLIPI-2包括以下因素：①β_2-微球蛋白＞正常值范围上限；②淋巴结最大径＞6cm；③骨髓受侵；④血红蛋白＜120g/L；⑤年龄＞60岁。FLIPI-2对治疗结局具有高度预测作用。

GELF高瘤负荷标准：①受累淋巴结区≥3个，直径≥3cm；②任何淋巴结或结外瘤块直径≥7cm；③B症状；④脾大；⑤胸腔积液、腹水；⑥白细胞＜1.0×10⁹/L和（或）血小板＜100×10⁹/L；⑦白血病（恶性细胞＞5.0×10⁹/L）。

3.套细胞淋巴瘤（MCL）预后分层　MCL预后评分系统参考简易套细胞淋巴瘤国际预后评分系统（MIPI）和结合Ki-67指数的联合MIPI预后评分系统（MIPI-c）进行预后分层。MIPI评分系统依据年龄、ECOG评分、LDH值/正常值、白细胞计数共4个指标进行评分，分为0～3分低危组，4～5分中危组，6～11分高危组。MIPI-c评分系统依据MIPI评分及Ki-67指数进行评分，分为低危组、中低危组、高中危组和高危组。其他生物学预后指标还有细胞遗传学异常如del（17p）或TP53突变、MYC扩增/易位、CDKN2A（9p）缺失等，母细胞变型等。以上均为BTK抑制剂等新药时代前的预后因素，新药时代其预后意义不明。

4.淋巴浆细胞淋巴瘤/华氏巨球蛋白血症（LPL/WM）预后评估及治疗指征评估

（1）LPL/WM包括两个预后分期系统：WM国际预后指数（IPSSWM）和最新修订的国际WM预后积分系统（rIPSSWM）。IPSSWM依据年龄、血红蛋白、血小板、β_2-微球蛋白、血清IgM水平进行评分：年龄＞65岁、血红蛋白≤115 g/L、血小板≤100×10⁹/L、β_2-微球蛋白＞3 mg/L、血清IgM水平＞70 g/L时各得1分；总分0分或1分且年龄≤65岁为低危组，2分或年龄＞65岁为中危组，＞2分为高危组。rIPSSWM依据年龄、β_2-微球蛋白、乳酸脱氢酶、白蛋白进行评分，分为极低危组、低危组、中危组、高危组、极高危组。并且，伴有MYD88突变阴性的WM通常预后更差，DNA损伤修复基因（TP53/ATM/TRRAP）突变，特别是TP53缺失/突变是WM重要的不良预后因素。

（2）LPL/WM治疗指征评估：无症状的WM患者不需要治疗。WM治疗指征：明显乏力、B症状、症状性高黏滞血症；WM相关的周围神经病变；淀粉样变；冷凝集素病；冷球蛋白血症；疾病相关的血细胞减少（血红蛋白≤100g/L、血小板＜100×10⁹/L）；髓外病变，特别是中枢神经系统病变（Bing-Neel综合征）；症状性淋巴结肿大或器官肿大；有症状的肿大淋巴结或淋巴结最大直径≥5cm；或有证据表明疾病转化时。单纯血清IgM水平升高不是本病的治疗指征。若血细胞减少考虑是自身免疫性因素所致，首选糖皮质激素治疗，若糖皮质激素治疗无效，则针对原发病治疗。

5.原发中枢神经系统淋巴瘤（PCNSL）预后评估　PCNSL最常见症状为神经系统受损表现，头颅MRI的典型表现为颅内异常信号，T_1低信号，T_2低至等信号，异常信号影的周围可见水肿带。一旦患者临床表现及头颅影像学检查提示淋巴瘤的可能，首选颅内占位立体定向活检。在颅内病灶病理学检查结果显示淋巴瘤诊断成立后，应尽快完成分期检查，包括头颅增强MRI、脑脊液细胞形态学、眼科裂隙灯、胸腹盆CT检查。PET/CT在PCNSL不推荐。＞60岁男性患者应行睾丸B超检查。通过上述检查明确疾病侵犯范围，并鉴别淋巴瘤继发中枢神经系统侵犯。PCNSL的预后判断有国际结外淋巴瘤协作组（IELSG）和美国纪念斯隆·凯特琳癌症中心（MSKCC）预后评分系统。

6.外周T细胞淋巴瘤（PTCL）预后评估　如表11-20、表11-21所示。

表11-20　PTCL-U（PIT）的预后积分系统

PTCL-U（PIT）积分项（每项积1分）	分组	积分
年龄＞60岁	1组	0分
血清LDH水平＞正常	2组	1分
ECOG评分2～4分	3组	2分
骨髓侵犯	4组	3～4分

表11-21　PTCL-U 的改良预后积分系统

PTCL-U改良预后指数积分项（每项积1分）	分组	积分
年龄＞60岁	1组	0分或1分
血清LDH水平＞正常	2组	2分
ECOG评分2～4分	3组	3分或4分
Ki-67指数≥80%		

7. NK/T细胞淋巴瘤（NKTCL）预后评估　在基于非蒽环类药物方案时代，常用新型预后指数包括NK/T细胞淋巴瘤预后指数（PINK）（年龄、分期、非鼻型和远处淋巴结累及）和包含EBV DNA的PINK（PINK-E）。另外，结合治疗后PET-CT的Deauville评分和EBV DNA可将患者分为3组，即低危组（治疗后EBV DNA阴性且Deauville评分1～2分）、高危组（治疗后EBV DNA阴性且Deauville评分3～4分，或EBV DNA阳性且Deauville评分1～2分）和治疗失败组（Deauville评分5分，或治疗后EBV DNA阳性且Deauville评分3～4分）。

（四）疗效评估

疗效评估主要参考2014年Lugano疗效评价标准，推荐应用PET/CT或全身增强CT检查评估（表11-22）。PET/CT采用Deauville评分系统进行评估（病灶^{18}F-FDG摄取不超过背景放射性分布为1分；病灶的^{18}F-FDG摄取≤纵隔血池为2分；纵隔血池＜病灶的^{18}F-FDG摄取≤肝血池为3分；任何部位病灶的^{18}F-FDG摄取相对于肝血池有轻度或中度增高为4分；任何部位病灶的^{8}F-FDG摄取相对于肝血池有显著增高（SUV$_{max}$＞2倍肝血池）或出现新发病灶为5分；其中Deauville评分1～3分为阴性，4～5分为阳性）（表11-23）。

治疗期间：每2～4周期进行影像学检查和疗效评价。治疗后评效：如采用CT或MRI，建议全部治疗结束后4周；如采用PET/CT检查，建议末次化疗后6～8周，或放疗结束后8～12周。

表11-22　2014年Lugano疗效评价标准

	病灶区域	PET/CT评效	CT评效
CR	淋巴结及结外受累部位	Deauville评分1、2、3分，伴或不伴有残余病灶 注：韦氏环、结外高代谢摄取器官如脾或粒细胞集落刺激因子（G-CSF）刺激后的骨髓，代谢可能高于纵隔/肝血池，此时评判CR应与本底水平相比	靶病灶（淋巴结）长径（Ldi）≤1.5cm 无结外病灶
	不可测病灶	不适用	消失
	器官增大	不适用	退至正常
	新发病灶	无	无
	骨髓	无骨髓FDG敏感疾病证据	形态学正常，若不确定需要行IHC阴性
PR	淋巴结及结外受累部位	Deauville评分4～5分，伴摄取较基线降低，残余病灶可为任意大小 中期评估，上述情况提示治疗有效 终末期评估，上述情况提示疾病尚有残留	最多6个靶病灶PPD（Ldix垂直于Ldi的短径）总和，即SPD缩小≥50% 当病灶小至无法测量：5mm×5mm 当病灶消失：0mm×0mm
	不可测病灶	不适用	消失/正常，残余病灶/病灶未增大
	器官增大	不适用	脾脏长径缩小＞原长径增大值的50%；常默认脾脏正常大小13cm，若原为15cm，判PR需长径＜14cm

病灶区域		PET/CT 评效	CT 评效
	新发病灶	无	无
	骨髓	残余摄取高于正常骨髓组织，但较基线降低；如果骨髓持续存在结节性局部异常改变，需要MRI或活检或中期评估进一步诊断	不适用
SD	靶病灶（淋巴结/结节性肿块、结外病灶）	无代谢反应：中期/终末期评效Deauville评分4～5分、代谢较基线相比无明显改变	最多6个靶病灶SPD增大＜50%，无PD证据
	不可测病灶	不适用	未达PD
	器官增大	不适用	未达PD
	新发病灶	无	无
	骨髓	同基线	不适用
PD	单独的靶病灶（淋巴结/结节性肿块结外病灶）	Deauville评分4～5分伴摄取较基线增加和（或）中期或终末期评效时出现新发摄取增高	至少1个靶病灶进展即可诊断，淋巴结/结外病灶需同时符合下述要求：Ldi＞1.5cm；PPD增加250%（较最小状态Ldi或Sdi较最小状态增加：0.5cm（≤2cm病灶）或1.0cm（＞2cm病灶）脾脏长径增长＞原长径增大值的50%，常默认脾脏正常大小13cm，若原为15cm，判PD需长径＞16cm若基线无脾大，长径需要在基线基础上至少增加2cm；新出现或复发的脾大
	不可测病灶	无	新发病灶或原有不可测病灶明确进展
	新发病灶	出现淋巴瘤相关新发高代谢灶（排除感染、炎症等），若未明确性质，需行活检或中期评估	原已缓解病灶再次增大新发淋巴结任意径线＞1.5cm新发结外病灶任意径线＞1.0cm，若直径＜1.0cm，需要明确该病灶是否与淋巴瘤相关明确与淋巴瘤相关的任意大小的病灶
	骨髓	新出现或复发的高代谢摄取	新发或复发的骨髓受累

表 11-23　PET/CT 5 分评分（Deauville 标准）

评分		PET/CT 检查结果
阴性	1分	病灶 ^{18}F-FDG 摄取不超过背景放射性分布
	2分	病灶 ^{18}F-FDG 摄取≤纵隔血池
	3分	纵隔血池＜病灶 ^{18}F-FDG 摄取≤肝血池
阳性	4分	任何部位病灶 ^{18}F-FDG 摄取相对于肝血池有轻度或中度增高
	5分	任何部位病灶 ^{18}F-FDG 摄取相对于肝血池有显著增高（SUV_{max} ＞2倍肝血池）或出现新发病灶
	X	新发病灶有 ^{18}F-FDG 摄取，但与淋巴瘤无关

　　接受免疫治疗（包括来那度胺）的肿瘤患者可能由于免疫细胞聚集肿瘤微环境而出现的"假进展"，这些"假进展"导致PET/CT出现阳性，加剧了误判的可能性。因此2016年Cheson等再次发布"Lymphoma Response to Immunomodulatory therapy Criteria（LYRIC）"，提出"不确定的反应（indeterminate response，IR）"这一新的定义，出现下述任何一种情况，可考虑为IR：①临床无恶化依据，开始治疗后12周内出现肿瘤负荷增大（SPD增大≥50%）；②治疗中出现新病灶或原有病灶增大≥50%，疗效评价不满足PD（治疗中SPD＜50%）；③一个或多个病灶的FDG摄取增高，但肿瘤大小和数量并没有增加。

判断为IR的患者可以继续接受治疗，直到确定进展（活检，病灶持续增大，或疾病恶化）或疾病缓解。在IR诊断后的12周（或更短的时间，根据临床判断），需要进行重新评估：①如果相比第1次IR的SPD，最新一次的SPD仍有≥10%的增加，则认为是真进展；如果仍然＜10%，则继续判断为IR，4～8周再次随访。②新的病灶全部加入靶病灶中计算SPD，如果新的SPD比最低SPD增加≥50%，则认为是真进展。③炎症反应通常会出现PET的假阳性，如果没有病灶的增大或出现新的病灶，则暂时不认为PD，反之亦然（表11-24）。

表11-24 免疫治疗疗效评估LYRIC标准

疗效	LYRIC标准
完全缓解	同"Lugano标准"
部分缓解	同"Lugano标准"
疾病复发或进展	同"Lugano标准"，但需要除外以下不确定的缓解（indeterminate response，IR）情况
	IR（1）：在12周内病灶SPD增加≥50%（基于6个可测量病灶的SPD），临床无恶化
	IR（2）：在治疗后任何时间点SPD增加＜50%，但出现新病灶；治疗中一个或多个病灶PPD≥50%（基于6个可测量病灶的SPD），病灶数量未增多
	IR（3）：病灶18F-FDG摄取增高，病灶大小未见变化

注：PPD.单个病灶最长径与最短径的乘积；SPD.多个病灶的PPD之和。

上述2014年Lugano疗效评价标准和LYRIC疗效评价标准的评价基础是18F-FDG PET结果或CT上的肿瘤二维测量结果。而评价实体瘤疗效的RECIST标准是通过对肿瘤的一维测量值进行评估。该标准于2017年发表，特点：可以选用最大的3个靶病灶最长径之和评估肿瘤负荷；淋巴结的最长直径≥15mm，则可考虑选为靶病灶；通过一维测量值评估疗效；对Lugano标准中一些说明做出具体规定。对治疗有反应的靶病灶分裂成多个后，需要分别测量多个病灶（表11-25）。

表11-25 2017年RECIL标准的疗效判定

完全缓解（CR）	所有靶病灶完全消失，所有淋巴结的最长直径均＜10mm；靶病灶最长直径总和下降≥30%（部分缓解），同时FDG PET结果正常；FDG PET结果正常（Deauville评分1～3分）；未累及骨髓；无新发病灶
部分缓解（PR）	靶病灶最长直径总和下降≥30%，但未达完全缓解（CR）；FDG PET结果阳性（Deauville评分4～5分）；无论是否累及骨髓；无新发病灶
轻微缓解（MR）（临时分类）	靶病灶最长直径总和下降≥10%，但未达部分缓解（PR）；无论FDG PET结果如何；无论是否累及骨髓；无新发病灶
疾病稳定（SD）	靶病灶最长直径总和下降＜10%或者靶病灶最长直径总和增加≤20%；无论FDG PET结果如何；无论是否累及骨髓；无新发病灶
疾病进展（PD）	靶病灶最长直径总和增加＞20%；对于治疗后＜15mm的淋巴结，只有淋巴结长径绝对值增加5mm以上且总长＞15mm时才能被归类为疾病进展（此条适用于缓解后再次进展）；出现新发病灶；无论FDG PET扫描结果；无论是否累及骨髓；有或无出现新病灶

LPL/WM疗效评估目前治疗方案下大多数WM患者不能达到完全缓解。症状缓解是WM的首要目标，而不是缓解深度。WM起效相对缓慢，且通常临床症状如贫血的改善早于肿瘤负荷的降低，如无确切疾病进展证据，不宜为追求缓解深度而频繁更换治疗方案。由于血IgM定量受治疗的影响，如利妥昔单抗单药或联合化疗可能导致IgM水平升高并可能持续数月，而硼替佐米可能会较短时间内抑制IgM分泌，但不杀伤肿瘤细胞，此时不能仅凭IgM定量评价疗效，应该依据临床表现、血常规变化及影像学变化等进行综合评估，必要时进行骨髓活检等进行评判。

原发中枢神经系统淋巴瘤疗效评价采用国际PCNSL协作组（IPCG）标准，结合头颅影像学检查、脑脊液细胞学、眼科检查结果及是否应用激素等进行判定。临床实践中，由于手术等因素影响，颅内病灶在判定是否CR时常有困难，此时需要进一步随访观察。

二、慢性淋巴细胞白血病/小淋巴细胞淋巴瘤评估

（一）治疗前评估

治疗前（包括复发患者治疗前）必须对患者进行全面评估。评估内容包括：①病史和体格检查，特别是淋巴结（包括咽淋巴环和肝脾大小）；②体能状态，ECOG和（或）疾病累积评分表（CIRS）评分；③B症状，盗汗、发热、体重减轻；④血常规，包括白细胞计数及分类、血小板计数、血红蛋白等；⑤血清生化，包括肝肾功能、电解质、LDH等；⑥血清β_2-微球蛋白；⑦骨髓活检±涂片，治疗前、疗效评估及鉴别血细胞减少原因时进行，典型病例的诊断、常规随访无须骨髓检查；⑧常规染色体核型分析（CpG寡核苷酸＋IL-2刺激）；⑨FISH检测del（13q）、＋12、del（11q）、del（17p），检测TP53和IGHV等基因突变，因TP53等基因的亚克隆突变可能具有预后意义，故在有条件的单位，建议开展二代测序检测基因突变，以帮助判断预后和指导治疗；⑩感染筛查：乙型肝炎病毒（HBV）、丙型肝炎病毒、人类免疫缺陷病毒、EB病毒等检测。

特殊情况下检测：免疫球蛋白定量；网织红细胞计数和直接抗人球蛋白试验（怀疑有溶血时必做）；心电图、超声心动图检查；妊娠筛查（育龄期妇女，拟采用放化疗时）；颈、胸、腹、盆腔增强CT检查；PET/CT检查（怀疑Richter转化时）等。

（二）分期

CLL/SLL目前使用Binet分期和Rai分期。Binet分期分为A期、B期、C期共3期。具体如下：①淋巴细胞增多≥5×10^9/L及<3个区域淋巴结组织肿大为A期；②淋巴细胞增多及≥3个区域淋巴结组织肿大为B期；③血红蛋白<100g/L和（或）血小板<100×10^9/L为C期。Rai分期分为0期、Ⅰ期、Ⅱ期、Ⅲ期、Ⅳ期共4期。具体如下：①仅有淋巴细胞增多为0期；②淋巴细胞增多伴淋巴结肿大为Ⅰ期；③淋巴细胞增多伴肝大或脾大±淋巴结肿大为Ⅱ期，血红蛋白<100g/L为Ⅲ期；④血小板<100×10^9/L为Ⅳ期（表11-26）。

表11-26 慢性淋巴细胞白血病的临床分期系统

分期	定义
Binet分期	
A期	MBC≥5×10^9/L，HGB≥100g/L，PLT≥100×10^9/L，<3个淋巴区域受累
B期	MBC≥5×10^9/L，HGB≥100g/L，PLT≥100×10^9/L，≥3个淋巴区域受累
C期	MBC≥5×10^9/L，HGB<100g/L和（或）PLT<100×10^9/L
Rai分期	
0期	仅MBC≥5×10^9/L
Ⅰ期	MBC≥5×10^9/L＋淋巴结肿大
Ⅱ期	MBC≥5×10^9/L＋肝和（或）脾大±淋巴结肿大
Ⅲ期	MBC≥5×10^9/L＋HGB<110g/L±淋巴结/肝/脾大
Ⅳ期	MBC≥5×10^9/L＋PLT<100×10^9/L±淋巴结/肝/脾大

注：MBC.淋巴细胞；HGB.血红蛋白；PLT.血小板。

（三）预后评分系统

CLL/SLL目前使用慢性淋巴细胞白血病国际预后评分系统（CLL-IPI），具体如下：①年龄＞65岁得1分；②Rai分期Ⅰ～Ⅳ期或Binet分期B-C期得1分；③β₂-微球蛋白＞3.5mg/L得2分；④IgHV基因未突变得2分；⑤有TP53异常缺失或突变得4分。上述5项指标评分的总和即为CLL-IPI，根据CLL-IPI进行危险度分型分组，0～1分为低危组，2～3分为中危组，4～6分为高危组，7～10分为极高危组（表11-27）。

表11-27　慢性淋巴细胞白血病国际预后指数（CLL-IPI）

参数	不良预后因素	积分（分）	CLL-IPI积分（分）	危险分层	5年生存率（%）
*TP53*异常	缺失或突变	4	0～1	低危	93.2
*IGHV*基因突变状态	无突变	2	2～3	中危	79.4
β₂-微球蛋白	＞3.5 mg/L	2	4～6	高危	63.6
临床分期	Rai分期Ⅰ～Ⅳ期或Binet分期B～C期	1	7～10	极高危	23.3
年龄	＞65岁	1			

（四）治疗指征评估

部分初治的CLL/SLL患者无须治疗。治疗指征如下：①进行性骨髓衰竭的证据，表现为血红蛋白和（或）血小板进行性减少，并且血红蛋白＜100g/L，血小板＜100×10⁹/L。②巨脾（如左肋缘下＞6cm）或进行性或有症状的脾大。③巨块型淋巴结肿大（如最长直径＞10cm）或进行性或有症状的淋巴结肿大。④初始淋巴细胞≥30×10⁹/L，发生进行性淋巴细胞增多，如2个月内增多50%，或淋巴细胞倍增时间＜6个月。⑤自身免疫性溶血性贫血和（或）血小板减少对皮质类固醇或其他标准治疗反应不佳。⑥有症状或影响功能的结外病灶（如皮肤、肾脏、肺脏、脊柱等），尤其对症治疗不能缓解时。⑦至少存在下列1种疾病相关症状。在以前6个月内无明显原因的体重下降≥10%；严重疲乏（如ECOG体能状态≥2分；不能进行常规活动）；无感染证据，体温＞38.0℃，持续2周以上；无感染证据，夜间盗汗1个月以上。符合上述任何1项即可开始治疗。不符合治疗指征的患者，每2～6个月随访，随访内容包括血常规、临床症状和肝、脾、淋巴结肿大等。

（五）疗效评估

疗效评估如表11-28所示。

表11-28　慢性淋巴细胞白血病的疗效评估标准

参数	CR	PR	PR-L	PD
A组：用于评价肿瘤负荷				
淋巴结肿大	无＞1.5cm	缩小≥50%	缩小≥50%	增大≥50%
肝大	无	缩小≥50%	缩小≥50%	增大≥50%
脾大	无	缩小≥50%	缩小≥50%	增大≥50%
骨髓	增生正常，淋巴细胞比例＜30%，无B细胞性淋巴小结；骨髓增生低下，则为CR伴骨髓造血不完全恢复	骨髓浸润较基线降低≥50%，或出现B细胞性淋巴小结	骨髓浸润较基线降低≥50%，或出现B细胞性淋巴小结	

续表

参数	CR	PR	PR-L	PD
ALC	$< 4 \times 10^9/L$	较基线降低≥50%	淋巴细胞升高	较基线升高≥50%
B组：评价骨髓造血功能				
PLT（不使用生长因子）	$> 100 \times 10^9/L$	$> 100 \times 10^9/L$或较基线升高≥50%	$> 100 \times 10^9/L$或较基线升高≥50%	CLL本病所致下降≥50%
HGB（无输血、不使用生长因子）	$> 110g/L$	$> 110g/L$或较基线升高≥50%	$> 110g/L$或较基线升高≥50%	CLL本病所致下降$> 20g/L$
ANC（不使用生长因子）	$> 1.5 \times 10^9/L$	$> 1.5 \times 10^9/L$或较基线升高$> 50\%$	$> 1.5 \times 10^9/L$或较基线升高$> 50\%$	

注：ALC.外周血淋巴细胞绝对值；ANC.外周血中性粒细胞绝对值；CR.完全缓解；PR.部分缓解；PR-L.伴有淋巴细胞增高的PR；PD.疾病进展。

三、霍奇金淋巴瘤评估

（一）治疗前评估

1.病史采集和体格检查　病史（包括有无B症状，淋巴结肿大的范围和持续时间，有无瘙痒、乏力、腹胀/腹痛及酒精不耐受）和体格检查（应评估肿大淋巴结的大小、数量和具体区域，有无肝大或脾大，心脏和呼吸系统状况及体能状态）。

2.实验室检查　全血细胞计数、红细胞沉降率（ESR）、肝功能、肾功能、乳酸脱氢酶（LDH）、C反应蛋白（CRP）、碱性磷酸酶（ALP）、白蛋白；乙型肝炎病毒（HBV）表面抗原/抗体和核心抗体、HBV DNA及丙型肝炎病毒（HCV）、艾滋病病毒；妊娠试验（针对育龄期女性）。

3.心功能　通过超声心动图或放射性核素心室造影评估左心室射血分数（LVEF）。若考虑使用以蒽环类药物为基础的化疗，则LVEF通常应≥50%。

4.肺功能测定　若考虑使用含博来霉素的化疗方案（如ABVD方案或BEACOPP方案），有条件者可行肺功能测定（pulmonary function test，PFT），包括肺一氧化碳弥散量（diffusing capacity of the lungs for carbon monoxide，D_LCO）。通常情况下，D_LCO≥60%的患者可以使用博来霉素治疗。

5.影像学检查　包括PET/CT、全身增强CT、胸部X线检查。鼓励行胸部X线检查，尤其是在有较大纵隔肿物时。增强CT扫描范围为颈部/胸部/腹部/盆腔，至少应包括PET/CT检查显示异常的区域。PET/CT扫描前患者禁食6～8 h以上，测患者血糖（≤11.1mmol/L）。静息坐卧15min后注射^{18}F-FDG（5～10mCi），封闭视听神经静卧（60±5）min，排空膀胱并饮水后，行常规PET/CT检查。扫描范围为颅顶至中部大腿（必要时加做四肢扫描）。应用CT数据进行衰减校正，获得全身PET图像、CT图像及PET/CT融合图像，所有图像通过工作站显示。在特定病例中需要加做增强MRI或PET/MRI。

6.骨髓检查　待诊断患者可行骨髓穿刺和活检，若已行PET/CT检查，则可不选择骨髓检查。如果存在贫血以外无法解释的血细胞减少（如血小板减少或中性粒细胞减少）和PET/CT阴性，则进行充分的骨髓活检。

（二）分期

目前采用的是2014版Lugano分期标准（表11-11）。

（三）预后评估

预后评估主要分为局限期预后评分和进展期预后评分。Ⅰ～Ⅱ期CHL根据有无预后不良因素分为预后良好组及预后不良组（不良预后因素见表11-29），Ⅲ～Ⅳ期主要采用国际预后评分（IPS）（表11-30）。

表11-29　Ⅰ～Ⅱ期霍奇金淋巴瘤的不良预后因素

预后因素	EORTC	GHSG	NCCN
年龄	≥ 50 岁		
红细胞沉降率和 B 症状	> 50mm/h 且无 B 症状	> 50mm/h 且无 B 症状	≥ 50mm/h 或有 B 症状
	> 30mm/h 且有 B 症状	> 30mm/h 且有 B 症状	
纵隔大肿块	MTR > 0.35	MMR > 0.33	MMR > 0.33
受累淋巴结区	> 3 个	> 2 个	> 3 个
结外病灶		有	
大肿块直径			> 10cm

注：EORTC. 欧洲癌症研究与治疗组织；GHSG. 德国霍奇金淋巴瘤研究组；NCCN. 美国国立综合癌症网络；MTR. 肿块最大径/胸腔 T_5 或 T_6 水平横径；MMR. 肿块最大径/胸腔最大径。

表11-30　晚期霍奇金淋巴瘤国际预后评分（IPS）

不良预后因素
白蛋白 < 40g/L
血红蛋白 < 105g/L
男性
年龄 ≥ 45 岁
Ⅳ期病变
白细胞增多（白细胞计数 ≥ $15×10^9/L$）
淋巴细胞减少（淋巴细胞计数小于白细胞总数的 8%，和（或）淋巴细胞计数 < $0.6×10^9/L$）

注：表中每项因素计1分，积分0～3分为预后好，积分≥4分为预后差。

（四）疗效评估

HL 的疗效评估主要参考 2014 年 Lugano 疗效评价标准，推荐应用 PET/CT 或全身增强 CT 检查评估（表 11-22）。PET/CT 采用 Deauville 评分系统（表 11-23）进行评估。肿瘤免疫治疗（尤其是免疫检查点抑制剂治疗）疗效评估标准推荐使用 LYRIC（lymphoma response to immunomodulatory therapy criteria）标准（表 11-24）。

第四节　多发性骨髓瘤评估

一、诊断评估

多发性骨髓瘤（MM）诊断评估如表 11-31 所示。

表 11-31 多发性骨髓瘤诊断评估项目

项 目		具体内容
基本检查项目	血液检查	血常规、肝肾功能（包括白蛋白、乳酸脱氢酶、尿酸）、电解质（包括钙离子）、凝血功能、血清蛋白电泳（包括M蛋白含量）、免疫固定电泳（必要时加做IgD）、β_2-微球蛋白、C反应蛋白、外周血涂片（浆细胞百分数）、血清免疫球蛋白定量（包括轻链）
	尿液检查	尿常规、蛋白电泳、尿免疫固定电泳、24h尿轻链
	骨髓检查	骨髓细胞学涂片分类、骨髓活检＋免疫组化（骨髓免疫组化建议应包括针对如下分子的抗体 CD19、CD20、CD38、CD56、CD138、κ轻链、λ轻链）
	影像学检查	全身X线片，包括头颅、骨盆、四肢骨，全脊柱（包括胸椎、腰骶椎、颈椎）
	其他检查	胸部CT、心电图、腹部B超
对诊断或预后分层有价值的项目	血液检查	血清游离轻链
		心功能不全及怀疑合并心脏淀粉样变性或轻链沉积病患者，检测心肌酶谱、肌钙蛋白、BNP或NT-proBNP
	尿液检查	24h尿蛋白谱（多发性骨髓瘤肾病及怀疑淀粉样变者）
	骨髓检查	流式细胞术（建议抗体标记采用4色以上，应包括针对如下分子的抗体：CD19、CD38、CD45、CD56、CD20、CD138、κ轻链、λ轻链；有条件的单位加做CD27、CD28、CD81、CD117、CD200、CD269等的抗体，建议临床研究时开展）
		荧光原位杂交（建议CD138磁珠分选骨髓瘤细胞或行胞质免疫球蛋白染色以区别浆细胞），检测位点建议包括IgH易位、17p-（p53缺失）、13q14缺失、1q21扩增；若FISH检测IgH易位阳性，则进一步检测t（4；14）、t（11；14）、t（14；16）、t（14；20）等
	影像学检查	局部或全身低剂量CT或全身或局部MRI（包括颈椎、胸椎、腰骶椎、头颅）、PET/CT
	其他检查	怀疑淀粉样变性者，需要行腹壁皮下脂肪、骨髓或受累器官活检，并行刚果红染色。怀疑心功能不全及怀疑合并心脏淀粉样变性者，需要行超声心动图检查，有条件者可行心脏磁共振检查

二、分期

按照传统的Durie-Salmon（DS）分期体系和修订的国际分期体系（R-ISS）进行分期（表11-32，表11-33）。

表 11-32 Durie-Salmon 分期体系

分期	分期标准
Ⅰ期	满足以下所有条件： 1.血红蛋白＞100g/L 2.血清钙≤2.65mmol/L（11.5mg/dl） 3.骨骼X线片：骨骼结构正常或孤立性骨浆细胞瘤 4.血清或尿骨髓瘤蛋白产生率低：①IgG＜50g/L；②IgA＜30g/L；③本周蛋白＜4g/24h
Ⅱ期	不符合Ⅰ期和Ⅲ期的所有患者
Ⅲ期	满足以下1个或多个条件： 1.血红蛋白＜85g/L 2.血清钙＞2.65mmol/L（11.5mg/dl） 3.骨骼检查中溶骨病变大于3处 4.血清或尿骨髓瘤蛋白产生率高：①IgG＞70g/L；②IgA＞50g/L；③本周蛋白＞12g/24h
亚型	
A亚型	肾功能正常［肌酐清除率＞40ml/min或血清肌酐水平＜177μmol/L（2.0mg/dl）］
B亚型	肾功能不全［肌酐清除率≤40ml/min或血清肌酐水平≥177μmol/L（2.0mg/dl）］

表11-33 国际分期体系（ISS）及修订的国际分期体系（R-ISS）

分期	ISS的标准	R-ISS的标准
Ⅰ期	β_2-MG < 3.5mg/L 和白蛋白 ≥ 35g/L	ISS Ⅰ期和非细胞遗传学高危患者同时 LDH 正常水平
Ⅱ期	不符合Ⅰ期和Ⅲ期的所有患者	不符合 R-ISS Ⅰ期和Ⅲ期的所有患者
Ⅲ期	β_2-MG ≥ 5.5mg/L	ISS Ⅲ期同时细胞遗传学高危患者或 LDH 高于正常水平

注：β_2-MG为β_2-微球蛋白；细胞遗传学高危指间期荧光原位杂交检出 del（17p）、t（4；14）、t（14；16）。

三、预后评估与危险分层

　　MM 是一组生物学行为和临床表现呈显著异质性的疾病，精确预后评估与危险分层对 MM 的精准治疗至关重要。MM 患者可供评估的预后因素包括宿主因素、MM 的生物学特征、治疗反应等，单一因素常并不足以准确评估预后。宿主因素中，年龄、体能状态和老年人身心健康评估（geriatric assessment，GA）评分可用于评估预后。肿瘤因素中 Durie-Salmon 分期主要反映肿瘤负荷与临床进程；ISS、RISS 主要用于预后判断。细胞遗传学特点是决定 MM 预后的关键因素之一。存在下列细胞遗传学异常之一为高危：（t 4；14）、（t 14；16）、（t 14；20）、del（17p）、p53 突变、1q 扩增。梅奥诊所骨髓瘤分层及风险调整治疗（mayo stratification of myeloma and riskadapted therapy，mSMART）分层系统也较为广泛使用，以此提出基于危险分层的治疗。治疗反应的深度和微小残留病灶（MRD）水平对 MM 预后有明显影响。此外，是否伴有髓外软组织浸润，外周血出现 ≥ 2% 浆细胞，缓解时间短，多种染色体异常均会导致预后变差。存在任意 2 个高危细胞遗传学异常为双打击 MM，存在任意 ≥ 3 个高危细胞遗传学异常为三打击 MM，所有的危险分层都是基于一定的治疗模式下进行判断（表 11-34）。

表11-34 梅奥诊所骨髓瘤分层及风险调整治疗分层系统

高危	标危
存在下列高危细胞遗传学异常[a, b]之一	所有其他类型，包括：
t（4；14）	三倍体
t（14；16）	t（11；14）[d]
t（14；20）	t（6；14）
del（17p）	
p53突变	
1q扩增	
R-ISS分期为Ⅲ期	
S期（增殖期）浆细胞高比例[c]	
基因表达谱分析（GEP）：高危标志	

注：a.三倍体可能提示预后良好。b.应用 FISH 或者其他等效检验手段检出。c.界值根据各中心定义。d.t（11；14）可能与浆细胞白血病有关；双打击 MM，存在任意 2 个高危细胞遗传学异常；三打击 MM，存在任意 ≥ 3 个高危细胞遗传学异常。

四、疗效评估

　　该疗效标准参考 2016 年 IMWG 疗效标准，分为传统的疗效标准和 MRD 疗效标准，在治疗中先进行传统的疗效评估，在临床研究中当患者进入完全缓解后再进行 MRD 疗效评估。其中微小缓解（MR）、疾病稳定（SD）仅用于难治复发或临床试验患者中的疗效评估。MRD 检测在完全缓解（CR）的基础上进行。"连续 2 次检测"是指在开始新的治疗方案之前的任意时间点进行的 2 次检测。

　　1.严格意义的完全缓解（sCR）　满足 CR 标准的基础上加上血清游离轻链（FLC）比值正常及经免疫

组化证实骨髓中无克隆性浆细胞。骨髓克隆性浆细胞的定义为应用免疫组化方法检测连续2次$\kappa/\lambda > 4:1$或$< 1:2$（分别针对κ型和λ型患者，计数$\geqslant 100$个浆细胞）。无骨髓病理，可以用敏感度达到10^{-4}的多色流式细胞术监测骨髓标本无克隆浆细胞代替。

2. 完全缓解（CR）　血清和尿免疫固定电泳阴性，软组织浆细胞瘤消失，骨髓中浆细胞$< 5\%$；在对仅依靠血清FLC水平作为可测量病变的患者，除了满足以上CR的标准外，还要求血清FLC的比值连续2次评估均恢复正常。注意达雷妥尤单抗的使用可能会干扰IgG κ型CR的判定。

3. 非常好的部分缓解（VGPR）　血清蛋白电泳检测不到M蛋白，但血清和尿免疫固定电泳仍阳性；或M蛋白降低$\geqslant 90\%$，且尿M蛋白< 100mg/24h；对于仅依靠血清FLC作为可测量病变的患者，除了满足以上VGPR标准外，还要求连续2次受累和未受累血清FLC之间的差值缩小$> 90\%$。

4. 部分缓解（PR）　①血清M蛋白减少$\geqslant 50\%$，24h尿M蛋白减少$\geqslant 90\%$或降至< 200mg/24h；②如果血清和尿中M蛋白无法检测，要求受累与未受累血清FLC之间的差值缩小$\geqslant 50\%$；③如果血清和尿中M蛋白及血清FLC都不可测定，并基线骨髓浆细胞比例$\geqslant 30\%$，则要求骨髓内浆细胞数目减少$\geqslant 50\%$；④除了上述标准外，如果基线存在软组织浆细胞瘤，则要求可测量病变最大垂直径乘积之和缩小$\geqslant 50\%$。以上血清学和尿M蛋白指标均需要连续2次评估，同时应无新的骨质病变发生或原有骨质病变进展的证据。

5. 微小缓解（MR）（仅用于难治/复发MM的评价）　血清M蛋白减少$25\% \sim 49\%$，并且24h尿轻链减少$50\% \sim 89\%$。如果基线存在软组织浆细胞瘤，则要求可测量病变最大垂直径乘积之和缩小$25\% \sim 49\%$。溶骨性病变的数量和大小没有增加（可允许压缩性骨折发生）。

6. 疾病稳定（SD）　不符合CR、VGPR、PR、MR及PD标准。同时无新的骨质病变或原有骨质病变进展的证据。

7. 疾病进展（PD）　符合以下一项即可（以下所有数据均与获得的最低数值相比）：①血清M蛋白升高$\geqslant 25\%$（升高绝对值$\geqslant 5$g/L）或M蛋白增加$\geqslant 10$g/L（基线血清M蛋白$\geqslant 50$g/L时）。②尿M蛋白升高$\geqslant 25\%$（升高绝对值$\geqslant 200$mg/24h）。③如果血清和尿M蛋白无法检出，则要求受累与非受累血清FLC之间的差值增加$\geqslant 25\%$，且绝对值增加> 100mg/L。④如果血清和尿中M蛋白及血清FLC都不可测定，则要求骨髓浆细胞比例升高$\geqslant 25\%$且绝对值增加$\geqslant 10\%$。⑤出现新的软组织浆细胞瘤病变。原有1个以上的可测量病变最大垂直径乘积之和从最低点增加$\geqslant 50\%$；或原有的$\geqslant 1$cm的病变长轴增加$\geqslant 50\%$。⑥循环浆细胞增加$\geqslant 50\%$（在仅有循环中浆细胞作为可测量病变时应用，绝对值要求至少每微升200个细胞）。

8. 临床复发（clinical relapse）　符合以下一项或多项：①出现新的骨病变或者软组织浆细胞瘤（骨质疏松性骨折除外）；②明确的（可测量病变最大垂直径乘积之和增加50%且绝对值$\geqslant 1$cm）已有的浆细胞瘤或骨病变增加；③高钙血症（> 2.75mmol/L）；④血红蛋白下降$\geqslant 20$g/L（与治疗或非MM因素无关）；⑤从MM治疗开始血肌酐上升$\geqslant 176.8\mu$mol/L（2mg/dl）并且与MM相关；⑥血清M蛋白相关的高黏滞血症。

9. CR后复发（relapse from complete response）　符合以下一项之一：①免疫固定电泳证实血或尿M蛋白再次出现；②骨髓浆细胞比例$\geqslant 5\%$；③出现以上PD的标准之一。

五、IMWG MRD疗效标准

1. 持续MRD阴性　二代流式（new generation flow，NGF）或二代测序（new generation sequencing，NGS）检测骨髓MRD阴性，并且影像学检测阴性，至少间隔1年2次检测均为阴性。以后的评估用来描述MRD阴性的持续时间（如5年的MRD阴性）。

2. 二代流式MRD阴性　应用NGF检测骨髓无表型异常的克隆性浆细胞，流式采用EuroFlow标准操作规程（或者应用经过验证的等效方法），最低检测敏感度为10^5个有核细胞中可检测出一个克隆性浆细胞。八色流式抗原组合为cκ、cλ、CD19、CD27、CD138、CD45、CD56、CD38，最低敏感度为10^{-5}。

3. 二代测序MRD阴性　采用巢式PCR扩增结合NGS深度测序方法（LymphoSIGHT平台或经过验证的等效方法）检测患者全骨髓细胞中肿瘤浆细胞IGH（VDJH）、IGH（DJH）或IG-kappa（IGκ）克隆性重排为阴性。最低检测敏感度为10^5个有核细胞中可检测出一个克隆性浆细胞。

4. 原有影像学阳性的MRD阴性　要求NGF或NGS检测MRD阴性，并且原有PET/CT上所有高代谢病灶消失，或者病灶SUV值低于纵隔血池，或者低于周围正常组织的SUV值。

5.MRD阴性后复发 连续监测失去MRD阴性状态（NGF或NGS证实存在克隆性浆细胞，或影像学提示MM复发）；固定电泳或蛋白电泳检测血清或尿中M蛋白再现；骨髓中克隆浆细胞≥5%；出现任何其他疾病进展的情况（如新的浆细胞瘤、溶骨性破坏或高钙血症）。

第五节　骨髓增生异常综合征

一、治疗前评估

1.病史采集和体格检查 包括放化疗病史、MDS/AML家族史、输血史、考虑评估胃肠道（GI）吸收不良、严重营养不良、胃旁路手术或补锌患者的铜缺乏。

2.体格检查 肝、脾、淋巴结。

3.实验室检查 血常规、外周血涂片、网织红细胞计数、血清红细胞生成素（红细胞输血前）、叶酸、血清维生素B_{12}、血清铁蛋白、铁、总铁结合力（TIBC）、促甲状腺激素（TSH）、乳酸脱氢酶（LDH）、艾滋病病毒（临床有提示时），对慢性输血患者需要定期进行心脏、肝脏、胰腺实验室检查及影像学检查。

4.骨髓检查 骨髓涂片（包括铁染色）、骨髓活检（包括嗜银染色）、流式细胞术（免疫分型）、染色体核型分析、MDS相关基因体细胞突变检查、相关荧光原位杂交（FISH）、HLA配型，考虑对遗传性血液恶性肿瘤倾向的部分患者尤其是年轻患者进行附加的分子和遗传学检查。

二、预后评分

预后评分如表11-35～表11-39所示。

表11-35　骨髓增生异常综合征国际预后积分系统（IPSS）

预后变量	标准	积分（分）
骨髓原始细胞	＜5%	0
	5%～10%	0.5
	11%～20%	1.5
	21%～30%[a]	2.0
染色体核型	好［正常，-Y，del（5q），del（20q）］	0
	中度［其余所有异常，需要除外包括t（8；21）、inv（16）及t（15；17）等AML异常］	0.5
	差［复杂（≥3个异常）或7号染色体异常］	1.0
血细胞减少[b]	无或一系	0
	两系或三系	0.5

IPSS风险分类（%IPSS人群）	总积分（分）	未治疗的中位生存期（年）	未治疗的25% AML转化率（年）
低危（33）	0	5.7	9.4
中危-1（38）	0.5～1.0	3.5	3.3
中危-2（22）	1.5～2.0	1.1	1.1
高危（7）	≥2.5	0.4	0.2

a.WHO分型将此组归入AML。

b.血细胞减少定义：血红蛋白＜100g/L，中性粒细胞（ANC）计数＜$1.8×10^9$/L，血小板计数＜$100×10^9$/L。

注：同一危险分组中＜60岁者较60岁以上者生存期长。IPSS积分系统中细胞遗传学分型是MDS患者进行异基因造血干细胞移植的一个独立的预后指标。

表 11-36 WHO 分型预后积分系统（WPSS）

预后变量	标准	积分（分）
WHO 分型	RCUD、RARs，MDS 伴有单纯 5q-	0
	RCMD	1
	RAEB-1	2
	RAEB-2	3
染色体核型	好［正常，-Y，del（5q），del（20q）］	0
	中度（其余所有异常，需要除外包括 t（8；21）、inv（16）及 t（15；17）等 AML 异常）	1
	差［复杂（≥3 个异常）或 7 号染色体异常］	2
贫血（血红蛋白男性＜90g/L，女性＜80g/L）	无	0
	有	1

注：RCUD：难治性血细胞减少伴单系发育异常；RARs：难治性贫血伴有环状铁粒幼红细胞；RCMD：难治性血细胞减少伴有多系发育异常；RAEB：难治性贫血伴有原始细胞过多。极低危组，0 分；低危组，1 分；中危组，2 分；高危组，3～4 分；极高危组，5～6 分。IPSS 适用于作为治疗起始时的预后参考，而 WPSS 适用于作为病程演变中动态的预后评估。

表 11-37 骨髓增生异常综合征修订国际预后积分系统

预后变量	0分	0.5分	1.0分	1.5分	2分	3分	4分
染色体核型	极好	—	好	—	中等	差	极差
骨髓原始细胞（%）	≤2	—	2～5	—	5～10	＞10	—
血红蛋白（g/dl）	≥10	—	8～10	＜8	—	—	—
血小板（×10⁹/L）	≥100	50～100	＜50	—	—	—	—
中性粒细胞（×10⁹/L）	≥0.8	＜0.8	—	—	—	—	—

IPSS-R 细胞遗传学危险分组

细胞遗传学预后分组	细胞遗传学异常
极好	-Y，11q-
好	正常核型，单纯 del（5q），单纯 del（12p），单纯 del（20q），含 del（5q）的双克隆异常
中等	单纯 del（7q），＋8，＋19，i（17q），其他 1 个或 2 个独立克隆异常
差	-7，inv（3）/t（3q）/del（3q），含 -7/del（7q）的双克隆，复杂异常（3 种核型异常）
极差	复杂异常（＞3 种核型异常）

IPSS-R 预后极低危组：≤1.5 分；低危组：1.5～3 分；中危组：3～4.5 分；高危组：4.5～6 分；极高危组：＞6 分。中位生存期：8.8 年、5.3 年、3.0 年、1.6 年、0.8 年；中位 25%AML 转化时间：未达到、10.8 年、3.2 年、1.4 年、0.73 年。IPSS-R 主要适用于年龄＜70 岁的 MDS 患者，其他年龄患者的积分根据下列公式调整：（年龄 -70）×［0.05-（IPSS 积分 ×0.005）］。

表 11-38 纳入分子遗传学的国际预后评分系统（IPSS-M）

评估类别及变量	调整后的危险比（95% CI）	模型权重
临床参数		
骨髓原始细胞比例（%）	1.07（1.05～1.09）	0.070 4
血小板（×10⁹/L）	0.998（0.997～0.999）	-0.002 22
血红蛋白（g/dl）	0.84（0.81～0.88）	-0.171
细胞遗传学类别		

续表

评估类别及变量	调整后的危险比（95% CI）	模型权重
骨髓增生异常综合征修订国际预后积分系统（IPSS-R）分类	1.33（1.21～1.47）	0.287
主要基因		
TP53 突变	3.27（2.38～4.48）	1.18
MLL-PTD	2.22（1.49～3.32）	0.798
FLT3-ITD（TKD）	2.22（1.11～4.45）	0.798
SF3B1 突变伴孤立性 5q-	1.66（1.03～2.66）	0.504
NPM1 突变	1.54（0.78～3.02	0.430
RUNX1 突变	1.53（1.23～1.89）	0.423
NRAS 突变	1.52（1.05～2.20）	0.417
ETV6 突变	1.48（0.98～2.23）	0.391
IDH2 突变	1.46（1.05～2.02）	0.379
CBL 突变	1.34（0.99～1.82）	0.295
EZH2 突变	1.31（0.98～1.75）	0.270
U2AF1 突变	1.28（1.01～1.61）	0.247
SRSF2 突变	1.27（1.03～1.56）	0.239
DNMT3A 突变	1.25（1.02～1.53）	0.221
ASXL1 突变	1.24（1.02～1.51）	0.213
KRAS 突变	1.22（0.84～1.77）	0.202
SF3B1 突变不伴 BCOR，BCORL1，RUNX1，NRAS，STAG2，SRSF2，del（5q）	0.92（0.74～1.16）	-0.079 4
次要基因		
15个次要基因：BCOR，BCORL1，CEBPA，ETNK1，GATA2，GNB1，IDH1，NF1，PHF6，PPM1D，PRPF8，PTPN11，SETBP1，STAG2，and WT1	1.26（1.12～1.42）	0.231

网络版评分系统（https://mds-risk-model.com）。

参考网址：IPSS-M Risk Calculator（mds-risk-model.com）

表 11-39　IPSS-M 风险分级及临床结局

风险等级	评分（分）	中位无白血病生存期（年）	中位总生存期（年）	1年转白率（%）
极低危（14%）	≤-1.5	9.7	10.6	0
低危（32%）	-1.5～-0.5	5.9	6.0	1.7
中低危（11%）	-0.5～0	4.5	4.6	4.9
中高危（11%）	0～0.5	2.3	2.8	9.5
高危（14%）	0.5～1.5	1.5	1.7	14.3
极高危（18%）	>1.5	0.76	1.0	28.2

三、疗效评估

疗效评估是基于MDS国际工作组（IWG）2000年提出、2006年修订的国际统一疗效标准。MDS的治疗反应包括以下4种类型。

（一）改变疾病的自然病程

1.完全缓解　骨髓：原始细胞≤5%，且所有细胞系成熟正常。外周血：原始细胞为0，血红蛋白≥110g/L，中性粒细胞≥$1.0×10^9$/L，血小板≥$100×10^9$/L。

2.部分缓解　外周血绝对值必须持续至少2个月，其他条件均达到完全缓解标准（凡治疗前有异常者），但骨髓原始细胞仅较治疗前减少≥50%，但仍>5%，不考虑骨髓细胞增生程度和形态学。

3.骨髓CR　骨髓：原始细胞≤5%，且较治疗前减少≥50%；外周血：如果达到血液学改善，应同时注明。

4.疾病稳定　未达到部分缓解的最低标准，但至少8周以上无疾病进展证据。

5.失败　治疗期间死亡或病情进展，表现为血细胞减少加重、骨髓原始细胞增高或较治疗前发展为更进展的FAB亚型。

6.进展　原始细胞<5%者：原始细胞增加≥50%达到5%；原始细胞5%～10%者：原始细胞增加≥50%达到10%；原始细胞10%～20%者：原始细胞增加≥50%达到20%。外周血：中性粒细胞或血小板较最佳缓解/疗效时下降≥50%；血红蛋白下降≥20g/L；依赖输血。

（二）细胞遗传学反应

1.完全反应　染色体异常消失且无新发异常。
2.部分反应　染色体异常细胞比例减少≥50%。

（三）血液学改善

1.红系反应（治疗前血红蛋白<110g/L）　血红蛋白升高≥15g/L；红细胞输注减少，与治疗前比较，每8周输注量至少减少4U；仅治疗前血红蛋白≤90g/L，且需要红细胞输注者才纳入红细胞输注疗效评估。

2.血小板反应（治疗前血小板<$100×10^9$/L）　治疗前血小板>$20×10^9$/L者，净增值≥$30×10^9$/L或从<$20×10^9$/L增高至>$20×10^9$/L且至少增高100%。

3.中性粒细胞反应（治疗前中性粒细胞<$1.0×10^9$/L）　增高100%以上和绝对值增高>$0.5×10^9$/L。

4.血液学改善后进展或复发　至少有下列1项：中性粒细胞或血小板较最佳疗效时下降≥50%，血红蛋白下降≥15g/L，依赖输血。

（四）改善生活质量

使用各种问卷或WHO体能积分。

第六节　骨髓增殖性肿瘤

一、治疗前评估

1.病史及体格检查：血栓/出血性事件和心血管危险因素评估，输血、服药病史，体格检查包括触诊脾脏大小。

2.实验室检查：血常规、尿酸、乳酸脱氢酶（LDH）、肝功能、铁代谢。

3.骨髓检查：荧光原位杂交（FISH）或多重RT-PCR对*BCR∷ABL1*检测排除慢性髓细胞性白血病

（CML）的诊断；骨髓细胞遗传学；分子检测（血液或骨髓）*JAK2* V617F突变；如果*JAK2* V617F突变阴性，检测*CALR*、*MPL*突变（原发性血小板增多症和骨髓纤维化患者）和*JAK2*第12外显子突变（真性红细胞增多症患者）；或分子检测使用二代测序（NGS）：包括*JAK2*、*CALR*、*MPL*。

4.使用MPN症状评估表总症状评分评估症状负担。

5.其他：人类白细胞抗原（HLA）检测（如果考虑异基因造血细胞移植），红细胞生成素（EPO），凝血试验评估患者是否存在获得性血管性血友病（VWD），或凝血酶原时间（PT）、部分凝血酶时间（APTT）、纤维蛋白原、vWF抗原（vWF：Ag）、VWF瑞斯托霉素辅因子活性（VWF：RCo）

二、预后风险评估

预后风险评估如表11-40～表11-42所示。

表11-40　真性红细胞增多症

	危险因素	分值（分）	危险度
血栓评分	年龄≥60岁	1	低危：0分
	血栓历史	1	高危：≥1分
MIPSS-PV（突变强化的真性红细胞增多症国际预后系统）评分	白细胞≥15×10⁹/L	1	低危：0～1分
	血栓史	1	中危：2～3分
	年龄＞67岁	2	高危：4～7分
	*SRSF2*突变	3	

表11-41　原发性血小板增多症

	危险因素	分值（分）	危险度
IPSET（原发性血小板增多症国际预后评分系统）-血栓预测	年龄≥60岁	1	低危：0～1分
	心血管危险	1	中危：2分
	血栓史	2	高危：≥3分
	JAK2 V617F阳性	2	
修订版IPSET-血栓预测	血栓史 年龄＞60岁 *JAK2* V617F阳性		极低危：无任何一个因素 低危：仅*JAK2* V617F阳性 中危：仅年龄＞60岁 高危：有血栓史或年龄＞60岁且*JAK2* V617F阳性
IPSET-生存预后	年龄≥60岁	2	低危：0分
	血栓史	1	中危：1～2分
	白细胞＞11×10⁹/L	1	高危：3～4分
MIPSS-ET（突变强化的原发性血小板增多症国际预后系统）	男性	1	低危：0～1分
	白细胞≥11×10⁹/L	1	中危：2～5分
	年龄＞60岁	4	高危：6～8分
	SRSF2、*SF3B1*、*U2AF1*、*TP53*突变	2	

表 11-42 原发性骨髓纤维化

	危险因素	分值（分）	危险度
IPSS（国际预后评分系统）	年龄＞65岁	1	低危：0分
	体质性症状	1	中危1：1分
	血红蛋白＜100g/L	1	中危2：2分
	白细胞计数＞25×10⁹/L	1	高危：≥3分
	外周血原始细胞≥1%	1	
DIPSS（动态国际预后积分系统）	年龄＞65岁	1	低危：0分
	体质性症状	1	中危1：1～2分
	血红蛋白＜100g/L	2	中危2：3～4分
	白细胞计数＞25×10⁹/L	1	高危．5～6分
	外周血原始细胞≥1%	1	
DIPSS（动态国际预后积分系统）-Plus	血小板计数＜100×10⁹/L	1	低危：0分
	需要红细胞输注	1	中危1：1分
	染色体预后不良ᵃ	1	中危2：2～3分
	DIPSS中危-1	1	高危：4～6分
	DIPSS中危-2	2	
	DIPSS高危	3	
MIPSS70（突变强化国际预后评分系统）	体质性症状	1	低危：0～1分
	血红蛋白＜100g/L	1	中危：2～4分
	白细胞计数＞25×10⁹/L	2	高危：≥5分
	血小板计数＜100×10⁹/L	2	
	骨髓纤维化≥2级	1	
	外周血原始细胞＞2%	1	
	*CALR*非1型突变	1	
	高风险分子（HMR）突变ᵇ	1	
	≥2个*HMR*突变	2	
MIPSS70＋V2.0（突变强化国际预后评分系统2.0版）	体质性症状	2	极低危：0分
	外周血原始细胞＞2%	1	低危：1～2分
	中/重度贫血ᶜ	1/2	中危：3～4分
	染色体预后不良ᵃ/非常高危（VHR）ᵈ	3/4	高危：5～8分
	*CALR*非1型突变	2	极高危：≥9分
	*HMR*突变ᵇ	2	
	≥2个*HMR*突变	3	
GIPSS（遗传学驱动预后评分系统）	染色体非常高危（VHR）	2	低危：0分
	染色体预后不良	1	中危1：1分
	*CALR*非1型突变	1	中危2：2分
	*ASXL1*突变	1	高危：≥3分
	*SRSF2*突变	1	
	U2AF1 Q157突变	1	

a.染色体核型不良预后包括复杂核型、＋8、-7/7q-、i（17q）、-5/5q-、12p-、inv（3）或11q23重排的单个或两个异常。

b.HMR突变：*ASXL1*、*SRSF2*、*EZH2*、*IDH1*、*IDH2*，MIPSS70＋V2中额外增加了*U2AF1* Q157。

c.严重贫血：血红蛋白女性＜80g/L，男性＜90g/L；中度贫血：血红蛋白女性＜80～99g/L，男性＜90～109g/L。

d.染色体核型非常高危（VHR）：含单一/多发-7、i（17q）、inv（3）/3q21、12p-/12pl1.2、11q-/11q23异常，或者其他常染色体三体（如＋21、＋19），但不包含＋8/＋9。

三、疗效评估

疗效评估如表11-43～表11-45所示。

表11-43 真性红细胞增多症

疗效标准	定义
完全缓解（CR）	以下4条必须全部符合： （1）包括可触及的肝大、脾大等疾病相关体征持续（≥12周）消失，症状显著改善（MPN-10积分下降≥10分） （2）外周血细胞计数持续（≥12周）缓解，未行静脉放血情况下血细胞比容（HCT）<45%、血小板计数（PLT）≤400×10⁹/L、白细胞计数（WBC）<10×10⁹/L （3）无疾病进展，无任何出血或血栓事件 （4）骨髓组织学缓解，按年龄校正后的骨髓增生程度正常，三系高度增生消失，无>1级的网状纤维（欧洲分级标准）
部分缓解（PR）	以下4条必须全部符合： （1）包括可触及的肝大、脾大等疾病相关体征持续（≥12周）消失，症状显著改善（MPN-10积分下降≥10分） （2）外周血细胞计数持续（≥12周）缓解，未行静脉放血情况下HCT<45%、PLT≤400×10⁹/L、白细胞计数（WBC）<10×10⁹/L （3）无疾病进展和任何出血或血栓事件 （4）未达到骨髓组织学缓解，存在三系高度增生
无效（NR）	疗效未达到PR
疾病进展（PD）	演进为真性红细胞增多症后骨髓纤维化（PPV-MF）、骨髓增生异常综合征或急性白血病

表11-44 原发性血小板增多症

疗效标准	定义
完全缓解（CR）	以下4条必须全部符合： （1）包括可触及的肝大、脾大等疾病相关体征持续（≥12周）消失，症状显著改善（MPN-10积分下降≥10分） （2）外周血细胞计数持续（≥12周）缓解：PLT≤400×10⁹/L，WBC<10×10⁹/L，无幼粒幼红血象 （3）无疾病进展，无任何出血和血栓事件 （4）骨髓组织学缓解，巨核细胞高度增生消失，无>1级的网状纤维（欧洲分级标准）
部分缓解（PR）	以下4条必须全部符合： （1）包括可触及的肝大、脾大等疾病相关体征持续（≥12周）消失，症状显著改善（MPN-10积分下降≥10分） （2）外周血细胞计数持续（≥12周）缓解：PLT≤400×10⁹/L，WBC<10×10⁹/L，无幼粒幼红血象 （3）无疾病进展，无任何出血或血栓事件 （4）无骨髓组织学缓解，有巨核细胞高度增生
无效（NR）	疗效未达PR
疾病进展（PD）	演进为原发性血小板增多症后骨髓纤维化（post-ET MF）、骨髓增生异常综合征或急性白血病

表11-45 原发性骨髓纤维化

完全缓解（CR）	以下条件需要全部符合： （1）骨髓：符合年龄校准的正常增生等级，原始细胞<5%，骨髓纤维化分级≤1级（欧洲分级标准） （2）外周血：HGB≥100g/L，PLT≥100×10⁹/L，ANC≥1×10⁹/L，且上述指标均不高于正常值上限；幼稚髓系细胞<2% （3）临床症状、体征（包括肝大、脾大）完全消失，无髓外造血的证据
部分缓解（PR）	符合以下条件之一： （1）外周血：HGB≥100g/L，PLT≥100×10⁹/L，ANC≥1×10⁹/L，上述指标均不高于正常值上限；幼稚髓系细胞<2%；临床症状、体征（包括肝大、脾大）完全消失，无髓外造血的证据 （2）骨髓：符合年龄校准的正常增生等级，原始细胞<5%，骨髓纤维化分级≤1级 外周血：HGB 85～100g/L，PLT（50～100）×10⁹/L，ANC≥1×10⁹/L，但低于正常值上限，幼稚髓系细胞<2%；临床症状、体征（包括肝大、脾大）完全消失，无髓外造血的证据

临床改善（CI）	贫血、脾大或症状改善，无疾病进展或贫血、血小板减少、中性粒细胞减少加重
	贫血疗效：非输血依赖患者HGB升高≥20g/L；输血依赖患者脱离输血（在治疗期间连续12周以上未输注红细胞，且HGB≥85g/L）
	脾疗效：
	（1）基线时脾肋缘下5～10cm者变为肋缘下不可触及
	（2）基线脾肋缘下＞10cm者减少≥50%
	（3）基线脾肋缘下＜5cm者不进行脾脏疗效评估
	（4）脾疗效需要通过MRI或CT证实脾脏容积减少≥35%
	症状疗效：MPN-10评分减少≥50%
疾病进展（PD）	符合以下条件之一：
	（1）基线脾肋缘下＜5cm者出现新的进行性脾大
	（2）基线脾肋缘下5～10cm者，可触及的脾长度增加≥100%
	（3）基线脾肋缘下＞10cm者，可触及的脾长度增加＞50%
	（4）骨髓原始细胞＞20%，证实为向白血病转化
	（5）外周血原始细胞≥20%，且原始细胞绝对值≥1×10⁹/L，并持续≥2周
疾病稳定（SD）	不符合上述任何一项
复发	符合以下条件之一：
	（1）取得完全缓解、部分缓解或临床改善后，不再能达到至少临床改善的标准
	（2）失去贫血疗效持续至少1个月
	（3）失去脾疗效持续至少1个月
细胞遗传学缓解	在评价细胞遗传学疗效时至少要分析10个分裂中期细胞，并且要求在6个月内重复检测证实
	（1）完全缓解（CR）：治疗前存在细胞遗传学异常，治疗后消失
	（2）部分缓解（PR）：治疗前异常的中期分裂细胞减少≥50%（PR限用于基线至少有10个异常中期分裂细胞的患者）
分子生物学缓解	分子生物学疗效评价必须分析外周血粒细胞，并且要求在6个月内重复检测证实
	（1）完全缓解（CR）：治疗前存在的分子生物学异常在治疗后消失
	（2）部分缓解（PR）：等位基因负荷减少≥50%（部分缓解仅用于基线等位基因负荷至少有20%突变的患者）
细胞遗传学/分子生物学复发	重复检测证实既往存在的细胞遗传学/分子生物学异常再次出现

注：每项符合指标需要维持≥12周才可判断所达疗效类型。ANC.中性粒细胞绝对计数。

第七节　造血干细胞移植

一、造血干细胞移植前评估

（一）移植适应证

1.自体造血干细胞移植适应证

（1）选择接受自体造血干细胞移植的患者需要满足以下条件：①年龄在65岁以下、一般情况良好、合并症少；②具有自体造血干细胞移植适应证；③移植前体检已除外潜在深部感染灶，无活动性感染；④患者本人及其家属已签署知情同意书。

（2）自体造血干细胞移植适应证：①骨髓瘤经诱导治疗后达到PR以上级别，可以考虑双次自体移植。②侵袭性非霍奇金淋巴瘤（采集前排除骨髓侵犯），包括对化疗敏感的复发患者治疗后达到PR以上级别、T细胞淋巴瘤CR1、套细胞淋巴瘤CR1、高级别B细胞淋巴瘤、伯基特淋巴瘤CR1等。③经典霍奇金淋巴瘤（采集前排除骨髓侵犯）对化疗敏感的复发患者治疗后达到PR以上级别。④惰性非霍奇金淋巴瘤（采集前排除骨髓侵犯）经治疗达到CR2，且预期缓解时间较短的患者。⑤急性髓系白血病低危组CR1达到分子生物学缓解的患者，中危组拒绝异基因造血干细胞移植且达到分子生物学缓解的患者。⑥急性早幼粒细胞白血病CR2经巩固治疗达到分子生物学缓解的复发患者，或者CR3后经巩固治疗达到分子生物学缓解的患者。⑦急性淋巴细胞白血病标危组CR1达到免疫学缓解的患者。⑧原发系统性淀粉样变、POEMS综合征等疾病。

（3）淋巴瘤如何选择自体移植：①难治复发性霍奇金淋巴瘤患者解救治疗缓解后。②难治复发弥漫大B细胞淋巴瘤患者解救治疗缓解后。③复发或进展时发生转化的滤泡性淋巴瘤诱导化疗缓解后。④套细胞淋巴瘤选择自体造血干细胞移植作为一线巩固治疗。⑤淋巴母细胞淋巴瘤患者无骨髓受侵的患者可行自体造血干细胞移植。⑥除外ALK（＋）间变性大细胞淋巴瘤的外周T细胞型淋巴瘤可选择自体造血干细胞移植作为一线巩固。⑦非蕈样肉芽肿/Sezary综合征Ⅲ、Ⅳ期和难治性患者可行自体造血干细胞移植。

2. 异基因造血干细胞移植适应证

（1）急性早幼粒细胞白血病：一般不需要进行异基因造血干细胞移植，只在下列情况下有移植指征。①初始诱导失败；②首次复发包括分子生物学复发、细胞遗传学复发或血液学复发，经再诱导治疗后无论是否达到血液学完全缓解，只要 *PML-RARA* 融合基因仍阳性，就具有异基因造血干细胞移植指征。

（2）急性髓系白血病（非急性早幼粒细胞白血病型）：①分层治疗预后良好组患者，一般无须在CR1期进行异基因造血干细胞移植，可根据强化治疗后微小残留病灶的变化决定是否移植，或在强化治疗后由阴性转为阳性也具有异基因造血干细胞移植指征；②分层标准处于预后中危组或高危组患者；③经过2个以上疗程达到CR1；④由骨髓增生异常综合征转化为急性髓系白血病或治疗相关的急性髓系白血病；⑤≥CR2期具有异基因造血干细胞移植指征；⑥首次血液学复发急性髓系白血病患者，经诱导治疗或挽救性治疗达到CR2后，争取尽早进行异基因造血干细胞移植；⑦≥CR3期的任何类型急性髓系白血病患者具有移植指征；⑧未获得CR的难治及复发性各种类型急性髓系白血病，如果不能获得CR，可以进行挽救性异基因造血干细胞移植；⑨年龄＞60岁患者疾病符合上述条件，身体状况也符合异基因造血干细胞移植的条件，建议在有经验的单位进行异基因造血干细胞移植。

（3）急性淋巴细胞白血病：①＞14岁患者在CR1期均可进行异基因造血干细胞移植，尤其诱导缓解后8周微小残留病灶未转阴或具有预后不良临床特征的患者应尽早移植。②＞60岁患者，身体状况符合异基因造血干细胞移植的条件，建议在有经验的单位在CR1期进行异基因造血干细胞移植。③＞14岁且≥CR2患者均具有异基因造血干细胞移植指征。④属于难治、复发后不能缓解的患者，均可尝试行异基因造血干细胞移植以进行挽救性移植。⑤年龄≤14岁的高危患者（33天未达到血液学CR、达到CR但12周时微小残留病灶仍≥10^{-3}、伴有 *MLL* 基因重排阳性、年龄＜6个月或起病时白细胞计数＞$300×10^9/L$、伴有Ph染色体阳性的患者、对泼尼松早期反应不好、微小残留病灶未达到4周和12周均为阴性标准）在CR1期推荐异基因造血干细胞移植。⑥年龄≤14岁且≥CR2期患者很早期复发及早期复发均应行异基因造血干细胞移植。⑦年龄≤14岁所有CR3以上患者均具有异基因造血干细胞移植指征。

（4）慢性髓细胞性白血病：①慢性期具备下列情况之一有移植指征。对一代和二代TKI抑制剂都耐药；对所有TKI抑制剂都不耐受；出现T315I突变。②加速期有移植指征，尤其是TKI抑制剂治疗中由慢性期进展到加速期。③急变期均具有移植指征；急变期争取达到CR或CR2后移植；不能达到CR或CP鼓励患者加入临床试验，包括强行移植。

（5）骨髓增生异常综合征：①IPSS中危-2组和高危组；IPSS-R中危组、高危组和极高危组；WPSS高危和极高危组。②较低危组中，伴有严重血细胞减少，经其他治疗无效或伴有不良预后的遗传学异常（如-7、3q26重排、*TP53* 基因突变、复杂核型、单体核型）具有移植指征。

（6）骨髓纤维化：IPSS评分中危2和高危原发性或继发性骨髓纤维化患者。

（7）多发性骨髓瘤：①具有根治愿望的年轻患者，尤其具有高危遗传学核型的患者，如t（4；14）、t（14；16）、17p-等；②初次自体造血干细胞移植后疾病进展需要挽救性治疗的患者；③原发浆细胞白血病可接受异基因造血干细胞移植。

（8）淋巴瘤：①难治或自体造血干细胞移植后复发的霍奇金淋巴瘤患者。②年轻的慢性淋巴细胞白血病/小淋巴细胞淋巴瘤以下情况可进行异基因造血干细胞移植。嘌呤类似物无效或获得疗效后12个月内复发、嘌呤类似物为基础的联合方案或自体造血干细胞移植后24个月内复发、具有高危细胞核型或分子学特征在获得疗效或复发时、发生Richter转化。③滤泡性淋巴瘤、弥漫大B细胞淋巴瘤、套细胞淋巴瘤、淋巴母细胞淋巴瘤和伯基特淋巴瘤、外周T细胞淋巴瘤、NK/T细胞淋巴瘤，在复发、难治或≥CR2期具有异基因造血干细胞移植指征。④成人套细胞淋巴瘤、淋巴母细胞淋巴瘤、外周T细胞淋巴瘤、NK/T细胞淋巴瘤患者，当配型相合的供者存在时，CR期患者也可以考虑异基因造血干细胞移植。

（9）再生障碍性贫血：①新诊断的重型再生障碍性贫血患者年龄＜50岁，病情为重型或极重型，具有HLA相合的同胞供者。②儿童重型和极重型再生障碍性贫血，非血缘供者≥9/10相合，异基因造血干细胞移植也可以作为一线选择。③经免疫抑制治疗失败或复发，＜50岁的重型和极重型再生障碍性贫血，有非血缘供者、单倍体相合供者具有移植指征，有经验的单位也可以尝试脐血移植。④经免疫抑制治疗治疗失败或复发，年龄50～60岁，体能评分≤2分的重型和极重型再生障碍性贫血，有同胞相合供者或非血缘供者也可进行移植。⑤输血依赖的非重型再生障碍性贫血患者，移植时机和适应证同重型再生障碍性贫血。

（10）其他疾病：①阵发性睡眠性血红蛋白尿症-再生障碍性贫血综合征移植参考再生障碍性贫血。②地中海贫血，异基因造血干细胞移植适用于依赖输血的重型地中海贫血，如重型地中海贫血、重型血红蛋白E复合地中海贫血、重型血红蛋白H病等。一般建议尽量在患儿（2～6岁）疾病进展到三级前（根据除铁情况的地中海贫血危险度分级）接受异基因造血干细胞移植。③范科尼贫血，在输血不多且并未转变为骨髓增生异常综合征或白血病时。④如重症联合免疫缺陷综合征等先天性缺陷、黏多糖贮积症等先天遗传代谢病也可以进行异基因造血干细胞移植。

3.异基因造血干细胞移植供者选择

（1）单倍体相合供者移植特点：①绝大多数患者可以找到单倍体相合供者，而且单倍体供者通常不止1个，可以从中选优。②无须长时间等待，供者配型及查体一般2～3周，特别适于需要尽早移植的患者。③能够取到足够数量的细胞，对于高危复发患者，可以预存备用或再次采集。④可以根据需要获得骨髓和（或）外周造血干细胞。⑤对于高危的恶性血液病患者，移植后血液病复发率较非血缘移植低。⑥急性移植物抗宿主病发生率较非血缘移植略高，需要经验丰富的移植团队。⑦移植疗效与配型相合的同胞供者移植、非血缘供者移植疗效相似。在单倍体相合供者中，建议选择顺序为子女、男性同胞、父亲、非遗传性母亲抗原不合的同胞、非遗传性父亲抗原不合的同胞、母亲及其他旁系亲属。

（2）非血缘供者移植特点：①查到供者的概率低，选择余地有限；②查询供者到移植需要等待的时间长，一般3～6个月；③对HLA配型相合的相合程度要求高，HLA-A、B、C、DRB1、DQ高分辨中，最好的供者为高分辨9/10或10/10相和，或者8/10相合同时满足A、B、DRB1中5/6相合时也可以考虑；④存在悔捐风险；⑤再次获取淋巴细胞或造血干细胞有一定难度；⑥非血缘移植后重度急性移植物抗宿主病发生率略低于单倍体移植，在标危患者中复发率高于单倍体相合移植；⑦生存率和无病生存率与单倍体相合的供者移植相似。

（3）脐血移植的特点：①查询快、获得及时、无悔捐问题。②细胞数量受一定限制。选择标准要结合配型、细胞数和病情综合考虑。对于恶性血液病，供受者HLA配型≥4/6位点相合，冷冻前有核细胞数＞（2.5～4.0）×10^7/kg（受者体重）、CD34$^+$细胞＞（1.2～2）×10^5/kg（受者体重）；对于非恶性疾病，HLA≥5/6位点相合，有核细胞计数＞3.5×10^7/kg（受者体重），CD34$^+$细胞＞1.7×10^5/kg（受者体重）。③移植物抗宿主病发生率低，且程度轻。④造血重建较慢，感染发生率较高。⑤不能再次获得造血细胞。⑥治疗恶性血液病时可以达到与非血缘供者移植相似的疗效。

（4）供者选择的原则：当患者不具备同胞相合的供者时，高复发风险患者首选有血缘关系的供者以利于及时移植和移植后淋巴细胞输注，预计移植后不需要细胞治疗的标危患者可选择非血缘供者，儿童患者可以选择脐血移植。移植的疗效受多个环节影响，与移植的预处理强度、供者选择及患者的病情、身体状况密切相关。

（二）患者评估

1.全面采集病史和体格检查 患者疾病诊断及分期、有无中枢神经系统及其他髓外病变、原发病高危因素分层、治疗经过、详细用药及反应、放疗史、过敏史、血小板输注无效史、手术史、外伤史，药物毒物接触史、结核史、重要器官如肝肾肺心功能状态、有无中枢神经系统疾病等。急性白血病患者是否腰穿鞘内注射足够，脑脊液常规、生化、压力是否正常。

2.本病病情评估 白血病和骨髓增生异常综合征：骨髓检查包括形态、微小残留病灶检测；AA：骨髓形态、活检、免疫分型、染色体和 MDS 相关基因，PNH 克隆检测；MM：乳酸脱氢酶、血清钙、β_2-微球蛋白、血清免疫球蛋白定量、血清蛋白电泳及血免疫固定电泳、NT-proBNP 及 cTnI/TnI、24h 尿总蛋白及白蛋白定量、24h 尿轻链定量、尿免疫固定电泳、骨髓细胞形态学及微小残留病灶检测。染色体脆性和彗星试验（儿童或年轻 AA 患者），基因突变筛查（必要时）。

3.实验室检查 HLA 分型、抗群体抗体和 DSA 筛查（HLA 单倍型相合及脐血移植供者需要进行）、血尿便常规、ABO 及 Rh 血型、血型抗体效价（供受者 ABO 血型不合者）、红细胞沉降率、生化全项、凝血、C 反应蛋白、感染筛查（抗 HAV，乙肝五项检查，HBV-DNA，抗 HCV，HCV-RNA，艾滋病病毒，梅毒抗 CMV-IgM、IgG，抗 EBV-IgM、IgG）、巨细胞病毒 DNA、EB 病毒 DNA、血淋巴细胞亚群分析、血清铁蛋白（AA 患者）、育龄妇女必须进行妊娠试验、血气分析（移植前存在肺部疾病者）。

4.影像学检查 胸部 CT、腹部超声、心电图、心脏超声检查、头颅 CT 或 MRI、淋巴瘤 PET/CT

5.相关科室会诊 口腔科、耳鼻喉科、眼科、外科、妇科（女性患者）会诊，尽可能去除感染灶，必要时进行心理评估、生育咨询。

6.全身照射时测量 前后径：头颅、颈部、肩部（肩关节水平、胸骨角水平）、胸部（乳头水平）、腹部（脐水平）、髋关节（髂前上棘水平、股骨粗隆水平）、膝关节、踝关节。

7.造血干细胞移植合并症指数（HCT-CI） 如表 11-46 所示。

表 11-46 造血干细胞移植合并症指数表

合并症	具体疾病	积分（分）
心律失常	心房颤动[a]	1
	心房扑动[a]	
	病态窦房结综合征[a]	
	室性心律失常[a]	
心血管	冠状动脉粥样硬化性心脏病[a]	1
	充血性心力衰竭[a]	
	心肌梗死[a]	
	射血分数 < 50%[b]	
炎性肠病	克罗恩病[a]	1
	溃疡性结肠炎[a]	
糖尿病	需要胰岛素和（或）口服降糖药治疗[a]	1
脑血管疾病	短暂性脑缺血发作（TIA）[a]	1
	缺血性或出血性卒中[a]	
心理异常	需要心理咨询和（或）特殊治疗[b]	1
肝脏疾病，轻度	慢性肝炎[b]	1
	胆红素：> ULN，但 < 1.5×ULN[b]	
	AST/ALT：> ULN，但 < 2.5×ULN[b]	

续表

合并症	具体疾病	积分（分）
肥胖	BMI ≥ 35kg/m² （成人）[b] BMI ≥该年龄95%上百分位数（儿童）[b]	1
感染	预处理前需要持续抗生素治疗[b]	1
风湿免疫性疾病	需要治疗[a]	2
消化性溃疡	内镜证实且需要治疗[a]	2
肾病，中重度	血肌酐 > 2mg/dl（177μmol/L）[b] 需要血液透析[b] 前期肾移植[a]	2
肺脏疾病，中度	血红蛋白纠正的D_LCO 66% ～ 80%预计值[b] FEV_1 66% ～ 80%预计值[b]	2
肺脏疾病，重度	血红蛋白纠正的D_LCO ≤ 65%预计值[b] FEV_1 ≤ 65%预计值[b]	3
心脏瓣膜病	无症状的二尖瓣脱垂除外[b]	3
前期实体肿瘤	需要手术、化疗和（或）放疗（非黑色素瘤的皮肤肿瘤除外）[a]	3
肝病，重度	肝硬化[b] 胆红素 > 1.5×ULN[b] AST/ALT > 2.5×ULN[b]	3
		总分：

a.在患者既往的任何时间诊断。

b.取预处理开始前最近的一次检验值或疾病情况。

注：ULN.正常值上限；D_LCO.肺一氧化碳弥散量；FEV_1.第一秒用力呼气量；AST.天冬氨酸转氨酶；ALT.丙氨酸转氨酶；BMI.体重指数。危险分级（总分）：低危，0分；中危，1 ～ 2分；高危，3分及以上。血红蛋白（Hb）校正D_LCO ＝ D_LCO/［Hb（g/dl）×0.069 65］。

（三）供者评估

①详细病史询问及体格检查：免疫、住院、手术、妊娠、过敏，心、肺、肝、肾、血液、精神、传染病史。②HLA配型情况。③检查，血尿便常规、ABO及Rh血型、血型抗体效价（供受者ABO血型不合者）、红细胞沉降率、生化全项、凝血功能、感染筛查（抗HAV，乙肝五项检查，HBV-DNA，抗HCV、HCV-RNA，艾滋病病毒，梅毒抗CMV-IgM、IgG，抗EBV-IgM、IgG）、巨细胞病毒DNA、EB病毒DNA、胸部X线检查或CT、腹部超声、心电图。④如果无特异性植入标志，建议做限制性片段长度多态性分析。⑤如果需要采集骨髓，提前3周联系输血科进行循环采血储备自体血。

二、造血干细胞移植合并症评估

（一）急性移植物抗宿主病

根据移植物抗宿主病发生的时间，一般100天内发生的为急性移植物抗宿主病，100天以后发生的为慢性移植物抗宿主病，但慢性移植物抗宿主病也可在100天以内发生，随着降低剂量预处理和供体淋巴细胞输注的广泛开展，急性移植物抗宿主病也可迟至移植后4 ～ 6个月发生。

1.临床表现

（1）皮肤：最早和最常累及，表现为手掌和足掌的斑丘疹，是急性移植物抗宿主病发生的标志，伴瘙痒和（或）疼痛，然后皮疹范围扩大，可以累及全身，甚至表皮坏死、皮肤剥脱和水疱形成，严重者发生皮肤广泛大疱性表皮松解坏死。

（2）肝脏：是另一个最易受损的器官，主要是肝胆管系统，常见为胆汁淤积性肝病，伴有或不伴有黄疸，转氨酶升高是非特异性改变，肝活检显示肝胆管损害是特征性改变。

（3）肠道：最常见的表现为腹泻，常为墨绿色水样便，严重者为血水样便，伴腹部痉挛性疼痛、恶心、呕吐、厌食，严重者可累及整个消化道。

（4）其他部位：眼受损常表现为畏光、结膜出血、假膜形成等，急性移植物抗宿主病也可伴有出血性膀胱炎，肺部也可以出现急性移植物抗宿主病表现，要和间质性肺炎等相鉴别，其都可以表现为免疫性肺损伤。

2.分级 急性移植物抗宿主病是一组累及皮肤、肝和肠道的临床病理综合征，移植后早期特征性病理发现，如皮肤嗜酸性小体、肝脏胆管的损害、肠道隐窝细胞的坏死等，严重度分级是以器官受累类型和临床征象确定的，常用标准为西雅图Glucksberg分级系统。按受损组织和症状的严重度分为4级：Ⅰ级，斑丘疹占体表皮肤面积25%～50%；未涉及肠和肝。Ⅱ级，皮疹占体表皮肤面积50%～100%；血清胆红素＜51μmol/L和（或）腹泻量＜1000ml/d。Ⅲ级，皮损占体表面积50%～100%；血清胆红素51～256μmol/L和（或）腹泻量＞1000～2000ml/d。Ⅳ级，广泛性皮损和（或）剥脱性皮炎、疱疹；血清胆红素＞256μmol/L和（或）腹泻量＞2000ml/d，伴血便或肠梗阻。

（二）异基因移植期间感染特点

感染是异基因造血干细胞移植后最常见的合并症，是导致死亡的主要原因，是决定移植成败的主要因素之一，感染与多种因素相关，如患者移植前的基础疾病类型及健康状态、预处理方案的选择等，严重的感染还能诱发或加重其他移植并发症如移植物抗宿主病，感染的风险贯穿整个移植过程，在移植的不同时期，感染的性质有所不同，需要区分对待处理，尽量减少感染所导致的移植失败。

1.移植早期 指移植后1个月内，预处理化疗开始后，患者已行中心静脉置管，皮肤的完整性受到破坏，皮肤表面的细菌如表皮葡萄球菌、链球菌等均可沿着管道进入体内引发感染，同时患者移植期间接受大剂量化疗，免疫功能受到严重的破坏，口腔、肠黏膜屏障也受到损害，使消化道的细菌迁移发生感染，粒细胞缺乏时，患者的免疫功能低下，免疫细胞功能受到抑制，极易发生严重感染，死亡率很高，移植早期主要是细菌感染，也可以发生真菌感染，多为曲霉菌感染，病毒感染主要是疱疹病毒感染，移植早期感染相关死亡主要因为菌血症、肺炎及真菌感染三大因素

2.移植中期 指移植后1～3个月，患者造血功能已基本重建，中性粒细胞数目恢复正常，病毒感染是移植中期最常见的合并症，主要表现为活动性巨细胞病毒感染，发生原因为患者自身的病毒再活化，也可以来自移植的供者或输血，病毒感染还可以导致出血性膀胱炎，需要早期诊断、预防性治疗、抢先治疗降低死亡率。细菌及真菌感染主要见于移植后发生排斥而出现持续粒细胞缺乏的患者，一般造血重建后的患者并不多见，移植中期由于使用免疫抑制剂，又可以诱发或加重感染，患者仍然存在细胞或体液免疫缺陷，免疫损伤的程度与很多因素有关，如移植的类型、配型的相合程度、是否去T、预处理方案的选择、移植物抗宿主病的程度等有关。

3.移植晚期 指移植3个月后，慢性移植物抗宿主病是该时期影响免疫恢复的重要因素，患者常有T/B细胞功能异常，存在免疫球蛋白缺陷，细胞及体液免疫恢复的时间在不同类型的移植患者有差异，此阶段感染的发生率和严重程度与是否发生慢性移植物抗宿主病密切相关，感染可反复发作，有时会出现严重感染，但没有合并慢性移植物抗宿主病的患者发生感染的概率较低。

4.感染特点 移植患者合并感染的临床表现常不典型，发热和肺炎是感染的两大特征，尤其发热普遍存在，有的时候是移植期间诊断感染的唯一指征。移植期间感染特点：①进展迅速，感染容易扩散，败血症、肺炎等严重感染的发生率高，以移植早期最为突出。②缺乏相应的症状和体征，不容易形成局部的化脓性病灶，影像学检查有时可以出现阴性。③大多是混合感染，常规抗菌的效果差。④病原菌培养的标本的阳性率低，有时需要通过支气管镜、组织穿刺等有创检查明确感染部位及病原菌。

（三）口腔黏膜炎

常见症状有口腔黏膜水肿、红斑、水疱、溃疡和感觉麻木等，按照程度分为四级（Ⅰ级：黏膜疼痛、红斑；Ⅱ级：红斑、溃疡，仍可进食固体食物；Ⅲ级：溃疡，进流食；Ⅳ级：不能进食）。

（四）中性粒细胞缺乏伴发热

1.移植早期中性粒细胞缺乏伴发热的初发感染中，一般90%以上都是细菌感染，感染的细菌以革兰氏阴性杆菌最为常见，主要为肺炎克雷伯菌、铜绿假单胞菌等，近年来鲍曼不动杆菌等阴性杆菌有所上升。

2.中性粒细胞缺乏伴发热所致的感染进展很快，很容易发生感染性休克，导致患者死亡，由于移植期间预防性使用抗生素，中心静脉导管广泛使用，革兰氏阳性菌的感染率也有上升，最常见的为金黄色葡萄球菌、表皮葡萄球菌等。

3.感染的症状及体征在粒细胞缺乏期均不明显，寒战和发热是患者仅有的早期表现，局部化脓灶不易形成，常发生败血症、肺炎、中心静脉导管部位感染、蜂窝织炎等。

（五）侵袭性真菌感染

（1）侵袭性真菌感染是造血干细胞移植后常见的严重并发症，发病率有逐渐增高的趋势，已成为移植后重要的死亡原因之一，应尽早诊断和治疗。侵袭性真菌感染又称深部真菌感染或系统性真菌感染，是指真菌开始即侵犯深部组织器官或病变从局部开始发展到深部器官。

（2）侵袭性真菌感染的发生与移植期间患者中性粒细胞缺如、T细胞功能障碍、长期应用激素或者大剂量化疗预处理等因素有关，临床特征缺乏特异性，早期诊断困难，一旦发生，预后很差。移植的患者发生侵袭性真菌感染的病原菌中曲霉菌的发生率超过念珠菌。

（3）侵袭性真菌感染发生的时间主要出现在2个阶段：移植早期（移植后1个月内），这时患者中性粒细胞减少、广谱应用抗生素和黏膜屏障受损是发生侵袭性真菌感染的主要危险因素，病原菌中以曲霉菌和念珠菌最常见。第2个容易发生的阶段是移植中期（移植后2～3个月），该时期发生侵袭性真菌感染的主要危险因素是应用糖皮质激素等抗排异药，同时这个时期的患者可能会合并移植物抗宿主病或巨细胞病毒感染等情况，这时发生曲霉菌的感染比例最高，念珠菌的比例显著下降。

（4）当然移植预处理强度越大，免疫抑制剂应用得更多，发生侵袭性真菌感染概率越大，如果患者移植前就有真菌感染病史，在移植过程中出现侵袭性真菌感染的风险会明显增加。

（六）巨细胞病毒感染

巨细胞病毒感染是移植后最严重的并发症之一，可以引起多器官损害。巨细胞病毒感染引起的间质性肺炎病死率高达90%以上，造血干细胞移植高危人群包括大剂量使用激素、应用免疫抑制剂的患者，采用去T淋巴细胞清除的移植或者使用过抗胸腺细胞球蛋白药物的移植发生率显著增高，另外还与移植的方式有关，半相合移植、单倍体移植、女性供者、移植期间高剂量的照射均显著增高发生率。

根据巨细胞病毒感染是否出现症状，分为巨细胞病毒感染和巨细胞病毒疾病，巨细胞病毒感染一般仅表现为持续低热，可表现为肺炎、胃肠炎、肝炎、脑膜炎等，临床最常见的是巨细胞病毒肺炎，死亡率很高，巨细胞病毒肺炎可发生于移植期间的任何时候，临床症状主要表现为缺氧，胸部CT显示为间质性改变，并没有特异性的临床和影像学表现，诊断最终是通过支气管镜活检或者肺组织穿刺查出巨细胞病毒，结合临床表现才可以诊断为巨细胞病毒肺炎，通常发生于免疫缺陷的患者，肺组织活检是诊断巨细胞病毒肺炎的金标准。合并巨细胞病毒血症时，实时荧光定量PCR测定巨细胞病毒，应用体外诊断试剂盒采用由标准曲线计算病毒拷贝量的探针PCR法检测出巨细胞病毒DNA，可启动抗巨细胞病毒抢先治疗的时机，从而不延长抗病毒治疗的疗程及不增加进展为巨细胞病毒疾病的风险。

（七）肝静脉闭塞病

1.肝静脉闭塞病多在移植后1个月发生，临床表现为肝大和右上腹疼痛、黄疸、体液潴留，需要进一步排除其他可能会引起肝大、黄疸的原因。公认的标准一般是西雅图标准，移植后20天内至少有2项以上的表现：胆红素超过2mg/dl、右上腹肝大或肝区疼痛、体重增加大于2%的基础体重。

2.肝静脉闭塞病可分为急性、亚急性和慢性。急性型突发腹痛伴肝大、腹水，所以常因为肝衰竭死亡；亚急性型是腹水和肝大逐渐发生，这种类型可以转为慢性；慢性型仅表现为非门静脉性肝硬化，常因食管静脉曲张破裂死亡。

（八）出血性膀胱炎

根据出血性膀胱炎的轻重不同，临床表现可以从轻微血尿、尿急、尿频、尿痛到无法控制的大量血尿甚至出现尿路阻塞，导致急性肾衰竭。出血性膀胱炎分四度：Ⅰ度，镜下血尿；Ⅱ度，肉眼血尿；Ⅲ度，肉眼血尿伴小血凝块；Ⅳ度，肉眼血尿伴血凝块甚至阻塞尿道。出血性膀胱炎按照时间可以分为急性和迟发型，迟发型就是在移植后1个月以后，急性是刚刚预处理化疗后发生。

总结

血液系统肿瘤是最常见的恶性肿瘤之一，是影响人们健康的重要疾病。根据中国国家癌症中心2015年数据，血液系统肿瘤的发病率和病死率均位居恶性肿瘤前十位。近年来，血液疾病研究在发病机制、分子标志物等方向均取得了长足的进步，更利于对其进行精准诊断、危险分层、疗效评估，并进一步构建血液肿瘤的精准诊治体系，应用于临床诊疗中，做到更规范化、个体化、精准化诊治。本部分内容为大家汇集近年来血液系统肿瘤的相关评估，有望在一定程度上补充国内血液肿瘤精准诊疗的空白。

（郭　智　王淡瑜）

参考文献

郭智，2019. 临床移植实践及血液肿瘤诊断与治疗［M］. 昆明：云南科技出版社.

中国抗癌协会淋巴瘤专业委员会，中国医师协会肿瘤医师分会，中国医疗保健国际交流促进会肿瘤内科分会，2021. 中国淋巴瘤治疗指南（2021年版）［J］. 中华肿瘤杂志，43（7）：707-735.

中国抗癌协会淋巴瘤专业委员会，中华医学会血液学分会. 2020. 中国滤泡性淋巴瘤诊断与治疗指南（2020年版）［J］. 中华血液学杂志，41（7）：537-544.

中国抗癌协会血液肿瘤专业委员会，中华医学会血液学分会，中国华氏巨球蛋白血症工作组. 2022. 淋巴浆细胞淋巴瘤/华氏巨球蛋白血症诊断与治疗中国指南（2022年版）［J］. 中华血液学杂志，43（8）：624-630.

中国抗癌协会血液肿瘤专业委员会，中华医学会血液学分会，中国霍奇金淋巴瘤工作组，等，2022. 中国霍奇金淋巴瘤的诊断与治疗指南（2022年版）［J］. 中华血液学杂志，43（9）：705-715.

中国抗癌协会血液肿瘤专业委员会，中华医学会血液学分会，中国慢性淋巴细胞白血病工作组，2022. 中国慢性淋巴细胞白血病/小淋巴细胞淋巴瘤的诊断与治疗指南（2022年版）［J］. 中华血液学杂志，43（5）：353-358.

中国抗癌协会血液肿瘤专业委员会，中华医学会血液学分会白血病淋巴瘤学组，2021. 中国成人急性淋巴细胞白血病诊断与治疗指南（2021年版）［J］. 中华血液学杂志，42（9）：705-716.

中国抗癌协会血液肿瘤专业委员会，中华医学会血液学分会淋巴细胞疾病学组，中国滤泡淋巴瘤工作组，等，2023. 中国滤泡性淋巴瘤诊断与治疗指南（2023年版）［J］. 中华血液学杂志，43（7）：529-534.

中国抗癌协会肿瘤与微生态专业委员会，2022. 肠道微生态与肿瘤治疗相关消化系统并发症管理中国专家共识［J］. 国际肿瘤学杂志，49（12）：711-717.

中国抗癌协会肿瘤与微生态专业委员会，郭智，刘启发，等，2021. 肠道微生态与造血干细胞移植相关性中国专家共识［J］. 国际肿瘤学杂志，48（3）：129-135.

中国临床肿瘤学会指南工作委员会，2023. 恶性血液病诊疗指南2023［M］. 北京：人民卫生出版社.

中国临床肿瘤学会指南工作委员会，2023. 造血干细胞移植治疗血液系统疾病指南2023［M］. 北京：人民卫生出版社.

中国医师协会血液科医师分会，中华医学会血液学分会．2022．中国多发性骨髓瘤诊治指南（2022年修订）［J］．中华内科杂志，61（5）：480-487.

中华医学会血液学分会，中国医师协会血液科医师分会，2018．中国急性早幼粒细胞白血病诊疗指南（2018年版）［J］．中华血液学杂志，39（3）：179-183.

中华医学会血液学分会白血病淋巴瘤学组，王建祥，魏辉，2021中国成人急性髓系白血病（非急性早幼粒细胞白血病）诊疗指南（2021年版）［J］．中华血液学杂志，42（8）：617-623.

Brown PA, Shah B, Advani A, et al, 2021. Acute Lymphoblastic Leukemia, Version 2. 2021, NCCN Clinical Practice Guidelines in Oncology［J］. J Natl Compr Canc Netw, 19（9）：1079-1109.

Cao XX, Yi SH, Jiang ZX, et al, 2021. Treatment and outcome patterns of patients with Waldenström's macroglobulinemia：a large, multicenter retrospective review in China［J］. Leuk Lymphoma, 62（11）：2657-2664.

DiNardo CD, Erba HP, Freeman SD, et al, 2023. Acute myeloid leukaemia［J］. Lancet, 401（10393）：2073-2086.

Döhner H, Wei AH, Appelbaum FR, et al, 2022. Diagnosis and management of AML in adults：2022 recommendations from an international expert panel on behalf of the ELN［J］. Blood, 140（12）：1345-1377.

Garcia-Manero G, 2023. Myelodysplastic syndromes：2023 update on diagnosis, risk-stratification, and management［J］. Am J Hematol, 98（8）：1307-1325.

Lakshman A, Rajkumar SV, Buadi FK, et al, 2018. Risk stratification of smoldering multiple myeloma incorporating revised IMWG diagnostic criteria［J］. Blood Cancer J, 8（6）：59.

Pollyea DA, Altman JK, Assi R, et al, 2023. Acute Myeloid Leukemia, Version 3. 2023, NCCN Clinical Practice Guidelines in Oncology［J］. J Natl Compr Canc Netw, 21（5）：503-513.

Treon SP, Xu L, Guerrera ML, et al, 2020. Genomic landscape of waldenström macroglobulinemia and its impact on treatment strategies［J］. J Clin Oncol, 38（11）：1198-1208.

Wang J, Liang J, He M, et al, 2022. Chinese expert consensus on intestinal microecology and management of digestive tract complications related to tumor treatment（version 2022）［J］. J Cancer Res Ther, 18（7）：1835-1844.

第十二章

肿瘤中医病机辨识与评估

第一节 肿瘤中医病因病机概述

中医对肿瘤的认识有数千年历史，最早可以追溯到3500年前的殷商时期，甲骨文中"瘤"的记载被认为是对肿瘤的最初认识。凡是可以导致人体相对平衡状态紊乱或破坏人体生理功能，使其变性坏死、异常增生、恶变，以致产生有形之癌瘤或癌性病理产物，都称为致癌病因。在整体观思想指导下，结合中医对病因、病机的认识，中医对肿瘤的病因主要概括为原发性病因、继发性病因、先天及体质因素。原发性病因包括外感六淫之邪、七情内伤、饮食劳伤。继发性病因主要包含痰浊、瘀血。

外感六淫之邪入侵，由表入里，停留于经络之中，使气血凝滞，痰毒结聚，经络及脏腑功能失调，以致肿瘤发生。六淫之邪可以单独留滞经络导致气血不运而发癌瘤，也可同时或合并其他因素共同致病。喜、怒、忧、思、悲、恐、惊七种情志的变化包括了人体对客观外界一切事物的不同反映，属于正常思维和精神活动的范畴，并不会导致疾病发生，如长期持久或突然强烈的情志刺激则会导致体内气血运行失常及脏腑功能失调，致气虚血瘀、气滞血瘀、痰凝毒结，形成癌瘤。过食膏粱厚味、生冷瓜果、热饮嗜酒，易影响脾胃功能，导致津伤气结痰滞，变生肿块。无论劳力、劳神，还是房劳过度，皆能耗伤正气，导致正虚致机体气血失调，阴阳失衡，最终气滞血瘀，津枯痰结，形成肿瘤。

除了正气虚弱、六淫邪毒、忧思恼怒、饮食劳伤外，痰浊、血瘀亦是肿瘤形成的关键因素。人体水液代谢的过程无论何种原因遭到损坏，都会导致痰浊停聚。结合其他病理因素，在特定的生理病理条件下发生肿瘤。痰的流动性，使癌毒可随痰播散周身；痰的留着、黏滞特性，又使癌毒易于在身体器官组织中形成转移灶。痰滞体内，血行受阻，而成瘀血。痰饮、瘀血作为津液代谢的病理产物，其本身皆能化毒为害，形成痰毒、瘀毒。同时，痰瘀互结，郁久腐化，久则凝聚成毒，从而形成痰瘀毒相互交结，促使癌症发生。

病机，指疾病发生、发展及其变化的机制，又称病理，包括病因、病性、证候、脏腑气血虚实的变化及其机制，是用中医理论分析疾病现象，从而得到的对疾病内在本质规律性的认识，它揭示了疾病发生、发展与变化、转归的本质特点及其基本规律，是防治疾病的依据。结合病因学说，目前中医病机主要形成了"邪正盛衰、阴阳失调、精气血津失常"为主的基本病机；亦有"脏腑、经络"系统病机；亦有"六经、卫气营血、三焦"角度疾病病机；更有病证病机、症状病机等。近几十年又丰富发展了新病机理论如病机层次说、痰瘀同源说、体质病机说等。病证种类繁多，其临床表现亦错综复杂，但从整体来说，大多数的病证都有某些共同的病机过程。

第二节 肿瘤中医病机历史与演变

先秦两汉时期是中医肿瘤学术思想的萌芽时期。"病机"之名，首见于《素问·至真要大论》和《神农本草经》。《灵枢·刺节真邪》中对"筋溜""昔瘤""肉疽""肠溜""骨疽"等的记载是现存中医学文献中最早记载的有关瘤的文献。《灵枢·五变》论述了积聚证的病因病机，《难经》在《黄帝内经》理论的基础上，对积证和聚证明确了定义，并提供了鉴别的方法，提出"五脏积"理论。从《黄帝内经》《难经》时代，尽管未能对肿瘤形成整套的病因病机、发生发展诊断治疗体系，但已经对肿瘤的病因、病机、证候有了一定的认识。

汉唐时期是中医肿瘤学术思想的形成时期。东汉张仲景《伤寒杂病论》发展了六经病机，发挥了脏腑、经络、气血、痰饮病机。书中所记各种变症、坏症、杂病与恶性肿瘤临床表现相似。隋代巢元方《诸病源候论》为最早的中医病因病机专著。该书对肿瘤的病因及证候的论述也极为详细，并将肿瘤进行了较为详细的分类，对类似肿瘤的病证也有很多论述。唐代孙思邈著《千金方》，在治癥瘕积聚中汇集了许多方药，尤其值得注意的是有较多虫类药，如蜈蚣、蜥蜴、斑蝥、蛴螬等，为后世用虫类药物治疗癥瘕积聚及癌肿提供了宝贵的借鉴。《千金方》还有五瘿七瘤之说。所谓五瘿，即石瘿、气瘿、劳瘿、土瘿和忧瘿。所谓七瘤，即肉瘤、骨瘤、脂瘤、石瘤、脓瘤、血瘤、息肉，但缺乏具体的论述。

宋金元时期是中医肿瘤学术思想的初步成熟时期。1170年，东轩居士在《卫济宝书》中第一次用"癌"字，"癌"字的应用说明医家对恶性肿瘤有了基本的认识。《太平圣惠方》可反映宋代以前中医对有关肿瘤方面的认识概况和研究成果。金元时期刘完素认为"六气皆从火化"（主火派）为肿瘤的清热解毒治疗提供了依据；张子和用"汗、吐、下三法治病"（攻下派），认为肿瘤是邪毒瘀结于内，所以临床用以毒攻毒、破坚散结等方药；李东垣认为"内伤脾胃、百病由生"（补土派），"扶正固本"为治癌一大要法；朱震亨提倡"相火论"，提出"阳有余、阴不足"及阐发"六郁"病机（滋阴派），认为积聚痞块是由痰饮、血块积滞而成，所以治疗当用消积药使之融化，则根除矣。

明清时期是中医肿瘤学术思想的深入发展时期。《医宗必读》用攻补兼施法治疗各种肿瘤，被后世誉为经典。它首先提出将肿瘤分为3个阶段，即初、中、末期，以分期治疗，根据病史长短、邪正盛衰、伴随症状辨明虚实，然后分别论治。清代叶天士《临证指南医案》治疗肿瘤以养胃阴以扶正，清代王清任《医林改错》血瘀证的提出为后世以活血化瘀方法治疗肿瘤提供依据。

近现代是中医肿瘤学术思想的创新与拓展时期。明确提出"气滞血瘀，痰结湿聚，热毒内蕴，脏腑失调，气血亏虚，经络瘀阻"是恶性肿瘤的基本病机，并指出，由于各种肿瘤病因不一，阶段不同，因此在临床上变化多端，虚实夹杂，故必须审证求因。在"痰、毒、瘀、虚"传统肿瘤发生发展的病理理论上提出了"癌毒"理论、燥湿相混致癌论等许多创新性理论。

中医学对肿瘤病机的认识有数千年历史，积累了丰富而宝贵的临床经验，并经过不断的总结与创新逐渐形成了独立的、较为完备的学术思想。

第三节 肿瘤中医病机辨识与评估

一、肿瘤中医病机辨识与评估现状

随着我国社会老龄化来临，恶性肿瘤发病率及死亡率不断升高，中医药在肿瘤病变不同病理阶段发挥着积极治疗作用，受到医患的广泛关注，尤其是近年来，借助现代医学生理病理机制的微观认识，揭示中医理论的生物实质及科学内涵，有力促进了恶性肿瘤中医病因病机理论的分化、深入及创新。

肿瘤是多因素交互错杂而导致的疾病，其病机有很大的研究空间，有更加宽广的辨证、治疗思路；四诊采集为中医辨证的基础，始终坚持以疾病概念为辅来分析患者；由于肿瘤是多因素、多病机错杂所生成的疾病，不同因素及病机在不同患者或同一患者的不同病程上也有轻重主次之分；就正不胜邪而论，正邪盛衰，彼此胜负也是动态变化的，因此诊断思路更需要讲究个体化、分病程阶段化；同时恶性肿瘤通常会伴有诸如胸腔积液、腹水等并发症，中医内外治法均可取得良好的效果。

由此可知肿瘤病机复杂，中医治疗需要讲究个体化论治，拓宽治疗思路，临床不应以"肿瘤"之局部概念先入为主，而忽略了整体辨证论治的根本原则。肿瘤中医病因病机可高度概括为正不胜邪，癌瘤内生，在体内进一步耗伤正气，正气愈衰而邪气愈盛，故肿瘤至中晚期阶段病情难以控制。针对具体的"正虚"及"邪实"，现代中医肿瘤学者凭借各自的临床观察及经验总结而各有见解。

目前针对恶性肿瘤中医病机理论亦各有千秋，主要分为本体病机与转化病机两个层面。

针对恶性肿瘤本体病机学说：一是癌邪-元气异化说，气血衰败，邪毒内陷，经脉败漏，阴阳失于冲和，元气异化异流，癌邪渐生；二是痰瘀郁毒说，癌毒多起于气机郁滞，气滞不行，则津液、血液运行不畅，癌毒与痰瘀互结则形成肿瘤；三是阴阳不接说，肿瘤病位在厥阴，表现为寒热虚实错杂，从本质而言是"阴阳气不相顺接"导致；四是络病说，恶性肿瘤形成及转移的基本病机为由气及血、痰瘀癌毒郁积络脉，可概括为气络、血络等依次转变过程；五是阳虚火郁说，认为阳虚火郁为恶性肿瘤的基础病机，先因虚致积，后因郁热成癌；六是耗散病机说，从更深层次揭示中医肿瘤病机本质，即肿瘤患者自始至终表现正气耗散、正虚失于固摄的过程，同时癌毒本身具有易于扩散转移的特性；七是肿瘤微环境说，在正虚前提下，"癌毒"与痰浊瘀血等病理因素互为因果兼夹为病，通过局部免疫抑制、诱导新生血管形成、孕育肿瘤干细胞等途径促进肿瘤增殖及转移。

恶性肿瘤在发展演化过程中常发生远处转移，并发多器官功能衰竭，病机复杂多变，主要涉及以下病机研究领域：一是癌性疼痛病机。癌痛病机特点在于虚实夹杂，"虚"责之于正气损伤、阳气亏虚、阴血不足，"实"为气滞、血瘀、痰结、毒聚、寒凝等。此外，心主神志有关乎疼痛的感觉、认知和反应，心神不守导致各脏腑功能失调，外邪不去而使癌痛难愈并扰乱心神，形成恶性循环。二是癌性悬饮病机。胸腔积液是恶性肿瘤播散的常见并发症，属痰饮病证范畴，但有别于一般外感及内伤痰饮，为痰浊瘀毒聚结癌瘤，邪流胸胁，阻滞三焦，水饮积结，称为癌性悬饮。三是复发转移病机。恶性肿瘤的复发及转移病机是中医肿瘤学的研究热点及难点，主要围绕复发转移的诱发条件、病机特点、转移途径、传变规律等方面展开讨论。如认为正虚是肿瘤转移的促进因素，邪毒互结是肿瘤转移的必要条件。五行传变、五体内脏传变、表里脏腑传变、经络传变为主要转移形式，肝风引动伏邪为关键脏腑病机。四是分期演化病机。恶性肿瘤具备典型的分期特征，如消化系统肿瘤可分为早、中、晚期。庞德湘则结合中西医治疗手段，将恶性肿瘤分为"两类、四群体、十三段"论治。

综上所述，恶性肿瘤的病因病机可概括为正不胜邪，导致气、痰、瘀、毒凝聚而形成有其形之癌肿；其中对气、痰、瘀、毒等病理物质交结形成癌肿的观点大部分学者无明显争议。而"正气不足，邪乘正虚""正气不虚，邪气强盛"均可导致正不胜邪的局面。就肿瘤发病而言，大致分为"正虚为本""邪实致病"两类观点。

二、肿瘤中医病机辨识与评估

肿瘤患者病情复杂，其基本病机以本虚标实为主，我们临床在四诊合参、八纲辨证、气血津液辨证、脏腑辨证基础上梳理症状，结合面色、舌象、脉象组成症候群，与其病机、治则、治法及方药相对应，同时将症状量化评估，依据其变化评价治疗效果。认为肿瘤患者中医病机乃虚实相兼，虚证多为气虚、阳虚、阴虚、血虚，实证多为气滞、痰湿、血瘀、热毒。故抓住主要病机对症施治，充分发挥中西医整合治疗作用，使患者更大程度受益。

（一）病机辨识

1.气虚证

（1）概念：气虚证是指肿瘤患者机体元气不足，脏腑组织功能减退，以神疲乏力、少气懒言、脉虚等为主要表现。

（2）临床表现

主症：神疲乏力，气短懒言，自汗，易感冒，舌淡（胖）嫩苔白，脉虚。

兼症：面色淡白或萎黄，咳喘无力或咯吐清涎，腹胀纳呆，疼痛绵绵，二便无力，夜尿频多，脉沉或迟。

（3）治法：益气固本。

2.阳虚证

（1）概念：阳虚证是指人体阳气亏损，其温养、推动、气化等功能减退，以畏寒肢冷为主要表现。

（2）临床表现

主症：面色㿠白，畏寒肢冷，进凉物后易腹泻，喜温喜按、遇热痛减，小便清长或夜尿频多，大便稀溏或五更泄泻，舌淡胖，边有齿痕，苔白滑，脉沉迟或无力。

兼症：精神萎靡，头晕、嗜睡，自汗，口淡不渴，痰涎清稀，腰膝酸软，小便淋漓、尿流渐细、尿少水肿，舌胖大苔滑，脉细弱。

（3）治法：温阳散寒。

（4）方药：阳虚证调体中药的选择既要注意补气升阳，还要注意平补气血。常用的单味补气中药有人参、西洋参、生黄芪、党参、太子参、山药、白术、甘草、大枣、饴糖及蜂蜜等。常用的方剂有四君子汤、六君子汤、补中益气汤（丸）、玉屏风散、参苓白术散等。

3.阴虚证

（1）概念：阴虚证是指人体阴液亏少，其滋润、濡养等功能减退，或阴不制阳，阳气偏亢，以口咽干燥、五心烦热、潮热盗汗等为主要表现。

（2）临床表现

主症：咽干口燥，五心烦热，盗汗，小便短黄，大便干结，舌红少苔，脉细数。

兼症：消瘦，头晕耳鸣，失眠多梦，干咳少痰或痰中带血丝，嘈杂、反酸，腰膝酸软，隐痛，舌干裂，苔薄白，脉沉细数。

（3）治法：滋阴清热。

4.血虚证

（1）概念：血虚证是指血液亏虚，不能濡养脏腑、经络、组织，以面、睑、唇、舌色淡白，脉细为主要表现。

（2）临床表现

主症：面、唇、甲色淡，头晕眼花，失眠健忘，心悸怔忡，舌淡，脉细。

兼症：出血（色淡），疼痛隐隐，肢麻拘挛，苔白，脉沉细弱。

（3）治法：益气养血。

5.气滞证

（1）概念：气滞证是指人体某一部位，或某一脏腑、经络的气机阻滞，运行不畅，以胀闷、疼痛、脉弦为主要表现。气滞证又称气郁证、气结证。

（2）临床表现

主症：胸胁、脘腹、少腹等处胀闷疼痛，痛无定处，疼痛常随情绪变化而增减，或随嗳气、呃逆、矢气、太息等减轻，平素情绪敏感、脆弱，善叹息，烦躁易怒，口苦咽干或伴呕吐，舌淡暗，脉弦。

兼症：眩晕，咳嗽气喘，嗳气、呃逆，腹胀纳呆，或见大便不利，舌边齿痕，苔薄白或薄黄、白腻或黄腻，脉弦细。

（3）治法：行气解郁。

6.痰湿证

（1）概念：痰湿证是指痰浊停聚或流窜于脏腑、组织之间，临床以痰多、胸闷、呕恶、眩晕、体胖、包块等为主要表现。

（2）临床表现

主症：头身困重，胸脘痞闷，呕恶纳呆，呕吐痰涎、痰多，大便黏滞或溏薄，舌淡苔白腻，边有齿痕，脉滑或濡缓。

兼症：头晕目眩，身目发黄，包块，口中黏腻，口淡不渴或渴不欲饮，里急后重，舌淡苔白厚腻，脉浮滑、弦滑或濡滑。

（3）治法：化痰祛湿。

7.血瘀证

（1）概念：血瘀证是指瘀血内阻，以疼痛、肿块、出血、瘀血、脉涩为主要表现。

（2）临床表现

主症：刺痛、放射痛，包块质硬，色暗或紫，唇甲发绀，出血色暗或夹血块，舌质紫黯，或有瘀斑、瘀点，舌下脉络迂曲，脉涩。

兼症：面色黧黑，肌肤甲错，皮下紫斑，肢体麻木，脉沉弦、脉结代、脉弦涩、脉沉细涩或牢脉。

（3）治法：活血化瘀。

8.热毒证

（1）概念：热毒证是指因气滞、痰湿、血瘀之邪蕴结化火，以身热、面赤、舌红、斑疹色红、体表肿瘤红肿、灼痛，尿赤、便结为主要表现。

（2）临床表现

主症：面赤，斑疹色红，体表肿瘤红肿、灼痛，多伴溃疡及出血（色红），日晡潮热，持续低热或高热，干咳、咳黄痰或脓血腥臭痰，口臭、口干，牙龈肿痛、咽痛，尿赤便结，舌红，脉数。

兼症：急躁易怒，坐卧不安甚或神昏谵语，身目发黄或伴口苦、口黏，胸胁灼痛。舌红绛、舌边红或尖红，苔黄燥或厚腻甚焦黑，脉滑数或弦数。

（3）治法：清热解毒。

（二）病机评估

临床中对肿瘤患者症候群进行梳理，主症为A级推荐，兼症为B级推荐。同时对症状打分进行量化（表12-1），动态评价治疗效果。

表12-1　肿瘤中医病机辨识评估表

气虚											
A级推荐											
症状	评分（分）										
	0	1	2	3	4	5	6	7	8	9	10
神疲乏力											
气短懒言											
自汗											
易感冒											
舌淡（胖）嫩苔白*											
脉虚*											
B级推荐											
面色淡白或萎黄*											
咳喘无力或咯吐清涎											
腹胀纳呆											
疼痛绵绵											
二便无力、夜尿频多											
脉沉或迟*											
阳虚											
A级推荐											
症状	评分（分）										
	0	1	2	3	4	5	6	7	8	9	10
面色㿠白*、畏寒肢冷											
进凉物后易腹泻											
喜温喜按、遇热痛减											
小便清长或夜尿频多，大便稀溏或五更泄泻											
舌淡胖，边有齿痕，苔白滑*											

续表

脉沉迟或无力*											
B 级推荐											
精神萎靡，头晕、嗜睡											
自汗											
口淡不渴											
痰涎清稀											
腰膝酸软											
小便淋漓，尿流渐细、尿少水肿											
舌胖大苔滑*											
脉细弱*											

阴虚

A 级推荐

症状	评分（分）										
	0	1	2	3	4	5	6	7	8	9	10
咽干口燥											
五心烦热											
盗汗											
小便短黄、大便干结											
舌红少苔*											
脉细数*											

B 级推荐

消瘦											
头晕耳鸣											
失眠多梦											
干咳少痰或痰中带血丝											
嘈杂、反酸											
腰膝酸软											
隐痛											
舌干裂，苔薄白*											
脉沉细数*											

血虚

A 级推荐

症状	评分（分）										
	0	1	2	3	4	5	6	7	8	9	10
面、唇、甲色淡*											
头晕眼花											
失眠健忘											
心悸怔忡											
舌淡*											
脉细*											

B 级推荐

续表

出血色淡											
疼痛隐隐											
肢麻拘挛											
苔白、苔薄白*											
脉沉细、脉细弱*											

<table>
<tr><td colspan="12" align="center">气滞</td></tr>
<tr><td colspan="12" align="center">A级推荐</td></tr>
<tr><td rowspan="2" align="center">症状</td><td colspan="11" align="center">评分（分）</td></tr>
<tr><td>0</td><td>1</td><td>2</td><td>3</td><td>4</td><td>5</td><td>6</td><td>7</td><td>8</td><td>9</td><td>10</td></tr>
<tr><td>（胸胁、少腹）胀痛、痛无定处</td><td></td><td></td><td></td><td></td><td></td><td></td><td></td><td></td><td></td><td></td><td></td></tr>
<tr><td>情绪敏感、善叹息，发病与情绪有关</td><td></td><td></td><td></td><td></td><td></td><td></td><td></td><td></td><td></td><td></td><td></td></tr>
<tr><td>烦躁易怒</td><td></td><td></td><td></td><td></td><td></td><td></td><td></td><td></td><td></td><td></td><td></td></tr>
<tr><td>口苦咽干或伴呕吐</td><td></td><td></td><td></td><td></td><td></td><td></td><td></td><td></td><td></td><td></td><td></td></tr>
<tr><td>舌淡暗*</td><td></td><td></td><td></td><td></td><td></td><td></td><td></td><td></td><td></td><td></td><td></td></tr>
<tr><td>脉弦*</td><td></td><td></td><td></td><td></td><td></td><td></td><td></td><td></td><td></td><td></td><td></td></tr>
<tr><td colspan="12" align="center">B级推荐</td></tr>
<tr><td>眩晕</td><td></td><td></td><td></td><td></td><td></td><td></td><td></td><td></td><td></td><td></td><td></td></tr>
<tr><td>咳嗽气喘</td><td></td><td></td><td></td><td></td><td></td><td></td><td></td><td></td><td></td><td></td><td></td></tr>
<tr><td>嗳气、呃逆</td><td></td><td></td><td></td><td></td><td></td><td></td><td></td><td></td><td></td><td></td><td></td></tr>
<tr><td>腹胀纳呆</td><td></td><td></td><td></td><td></td><td></td><td></td><td></td><td></td><td></td><td></td><td></td></tr>
<tr><td>大便不利</td><td></td><td></td><td></td><td></td><td></td><td></td><td></td><td></td><td></td><td></td><td></td></tr>
<tr><td>舌边齿痕，苔薄白或薄黄，白腻或黄腻*</td><td></td><td></td><td></td><td></td><td></td><td></td><td></td><td></td><td></td><td></td><td></td></tr>
<tr><td>脉弦细*</td><td></td><td></td><td></td><td></td><td></td><td></td><td></td><td></td><td></td><td></td><td></td></tr>
<tr><td colspan="12" align="center">痰湿</td></tr>
<tr><td colspan="12" align="center">A级推荐</td></tr>
<tr><td rowspan="2" align="center">症状</td><td colspan="11" align="center">评分（分）</td></tr>
<tr><td>0</td><td>1</td><td>2</td><td>3</td><td>4</td><td>5</td><td>6</td><td>7</td><td>8</td><td>9</td><td>10</td></tr>
<tr><td>头身困重</td><td></td><td></td><td></td><td></td><td></td><td></td><td></td><td></td><td></td><td></td><td></td></tr>
<tr><td>胸脘痞闷</td><td></td><td></td><td></td><td></td><td></td><td></td><td></td><td></td><td></td><td></td><td></td></tr>
<tr><td>呕恶纳呆</td><td></td><td></td><td></td><td></td><td></td><td></td><td></td><td></td><td></td><td></td><td></td></tr>
<tr><td>呕吐痰涎、痰多</td><td></td><td></td><td></td><td></td><td></td><td></td><td></td><td></td><td></td><td></td><td></td></tr>
<tr><td>大便黏滞、大便溏薄</td><td></td><td></td><td></td><td></td><td></td><td></td><td></td><td></td><td></td><td></td><td></td></tr>
<tr><td>舌淡苔白腻，边有齿痕*</td><td></td><td></td><td></td><td></td><td></td><td></td><td></td><td></td><td></td><td></td><td></td></tr>
<tr><td>脉滑或濡缓*</td><td></td><td></td><td></td><td></td><td></td><td></td><td></td><td></td><td></td><td></td><td></td></tr>
<tr><td colspan="12" align="center">B级推荐</td></tr>
<tr><td>头晕目眩</td><td></td><td></td><td></td><td></td><td></td><td></td><td></td><td></td><td></td><td></td><td></td></tr>
<tr><td>身目发黄*</td><td></td><td></td><td></td><td></td><td></td><td></td><td></td><td></td><td></td><td></td><td></td></tr>
<tr><td>包块*</td><td></td><td></td><td></td><td></td><td></td><td></td><td></td><td></td><td></td><td></td><td></td></tr>
<tr><td>口中黏腻、口淡不渴或渴不欲饮</td><td></td><td></td><td></td><td></td><td></td><td></td><td></td><td></td><td></td><td></td><td></td></tr>
<tr><td>里急后重</td><td></td><td></td><td></td><td></td><td></td><td></td><td></td><td></td><td></td><td></td><td></td></tr>
<tr><td>舌淡、苔白厚腻*</td><td></td><td></td><td></td><td></td><td></td><td></td><td></td><td></td><td></td><td></td><td></td></tr>
</table>

续表

脉浮滑，脉弦滑、脉濡滑*										

血瘀										

A级推荐										

症状	评分（分）									
	0	1	2	3	4	5	6	7	8	9	10
刺痛、放射痛										
包块质硬，色暗或紫*										
唇甲发绀*										
出血色暗或夹血块										
舌质紫黯或有瘀斑、瘀点，舌下脉络迂曲*										
脉涩*										

B级推荐										
面色黧黑*										
肌肤甲错*										
皮下紫斑*										
肢体麻木										
脉沉弦、脉结代、脉弦涩、脉沉细涩或牢脉*										

热毒										

A级推荐										

症状	评分（分）									
	0	1	2	3	4	5	6	7	8	9	10
面赤，斑疹色红*										
体表肿瘤红肿、灼痛，多伴溃疡及出血色红*										
日晡潮热，持续低热或壮热										
干咳、咳黄痰或脓血腥臭痰										
口臭、口干，牙龈肿痛、咽痛										
尿赤便结										
舌红*										
脉数*										

B级推荐										
急躁易怒，坐卧不安甚或神昏谵语										
身目发黄*或伴口苦、口黏										
胸胁灼痛										
舌红绛，舌边红或尖红，苔黄燥或厚腻甚焦黑*										
脉滑数或弦数*										

*条目为医师评估，其他条目为医师询问患者完成评估。

（三）病机指导下治疗与调摄

1. 气虚证

（1）中医药及适宜技术：气虚证调体中药的选择既要注意补气升阳，还要注意平补气血。常用的单味补气中药有人参、西洋参、生黄芪、党参、太子参、山药、白术、甘草、大枣、饴糖及蜂蜜等。常用的方剂有四君子汤、六君子汤、补中益气汤（丸）、玉屏风散、参苓白术散等。

1）艾灸：气虚证患者容易出现晕针、不耐刺激等现象，故多以灸法为主，根据患者自身情况可选用督灸或艾灸。艾灸常用穴位可选取足三里、中脘、气海、神阙、关元、内关、涌泉、命门、肺俞、脾俞、肾俞等。另外气虚者修复能力较弱、结痂慢，尽量避免瘢痕灸，即不要让局部产生水疱或化脓。

2）推拿：气虚证患者可通过自我保健按摩，达到舒筋活络、畅达气血、预防疾病、强身健体的效果。①摩耳：先将双手手掌摩擦生热，搓热后手掌盖住耳廓，前后上下对双耳轻柔按摩，令其发热，注意力度不要太强，连续做50～100次。此法有利于增强听力，清心养肾，促进脏腑功能。②摩腹：用手掌面按在腹部，在脐周围按照顺时针方向按摩50～100次。此法有利于饮食消化和吸收，畅通肠胃，理气健脾。③摩涌泉：用左手拇指指腹按摩右足涌泉穴，右手拇指指腹按摩左足涌泉穴，力量由轻渐渐加重，连续做20～50次，以足心感觉发热为度。此法有利于调养肝肾，健脾养心。

3）耳穴：气虚证患者亦可采用耳穴疗法，其用于日常保健。常用取穴：过敏区、内分泌、肾上腺、内鼻、肺、脾等。方法：耳廓常规消毒后，将王不留行籽贴压在所选耳穴上，由轻到重按压数十下。气虚证用中刺激补法。患者每天自己按压耳贴3～5次，双耳交替，每次每穴按压1～2min。

另外气虚证患者可采用三九、三伏贴以补肺健脾，培补元气进行养生调理。

（2）膳食调摄：气虚证患者应补气养气，平素宜多吃大枣、山药、龙眼肉、莲子、薏苡仁、黄芪、党参、白扁豆、粳米、马铃薯、栗子、鸡肉、兔肉、牛肉、扁豆、蜂蜜、乌鸡、鲫鱼等补气益气、易消化的食物；忌食生冷性凉、油腻厚味等耗伤脾胃的食物，如西瓜、香瓜、水梨、香蕉、黄瓜、苦瓜等。尽量少吃或不吃槟榔、生萝卜等耗气的食物。常用药膳推荐：黄芪红枣山药蒸全鸡，可以补益气血，健脾养胃；黑豆莲藕乳鸽汤，可以补益气血，肠热便秘者少食，孕妇慎食；洋参甲鱼汤，可以益气养阴，滋阴润燥，适用于阴虚内热、津伤口渴、腰膝酸软等症；桂圆归枣粥，可以气血双补；小米山药粥，可以健脾和胃。

（3）情志调摄：气虚证宜保持稳定乐观的心态，不可过度劳神，避免过度紧张。宜欣赏节奏明快的音乐，如《流水》《阳春》《长清》《鹤鸣九皋》等。且可选择散步、旅游、读书等方式，放松身心。

（4）起居调摄：气虚证患者应提倡劳逸结合，不要过于劳作，避免熬夜，保持充足的睡眠，养成良好的作息规律，以免损伤正气。平时应避免汗出受风。居室环境应采用明亮的暖色调。另外气虚证患者抵抗力差，故要注意防寒保暖，出汗后及时更衣，开空调时室内外温差不宜过大，避免空调风口对着头部和背部直吹。

（5）运动调摄：气虚证患者体能偏低，易因过劳而耗气，故不宜进行强体力运动，应采用低强度、高频度的运动方式，做到"形劳而不倦"，可选用散步、慢跑等，也可选用一些轻慢舒缓的功法，如太极拳、八段锦等，有助于逐渐改善体质。

2.阳虚证

（1）中医药及适宜技术：可经常进行相关穴位针灸，阳虚证针刺或艾灸常选的穴位或经络有关元穴、神阙穴、肾俞穴、三阴交穴、足三里穴、涌泉穴、督脉。亦可经常进行相关穴位按摩，如以适中力量用拇指指端揉气海、涌泉、足三里、三阴交等，每天揉数次，每次3～5min。

（2）膳食调摄：阳虚证者应以温性食物为主，辅以养胃补气食物，如糯米、黄米、荔枝、龙眼、大枣、韭菜、羊肉、牛肉、海参、茴香等。少食生冷、苦寒、黏腻食物，如螃蟹、海带、紫菜、芹菜、苦瓜、西瓜、柿子、梨、柚子、绿豆、绿茶、冷冻饮料等。减少食盐的摄入，以避免肥胖、肿胀、小便不利、高血压。常用药膳推荐：当归生姜羊肉汤可以温中补血，祛寒止痛；韭菜炒胡桃仁可以补肾助阳；莲子补骨脂猪腰汤可以补肾助阳，驻颜美容；韭菜滚花蛤汤可以益气助阳。

（3）情志调摄：阳虚证者性格多沉静、内向，常情绪不佳，易于低沉。应调节自己的情感，要善于自我排遣或与人倾诉，以愉悦改变心境。

（4）起居调摄：居住环境应空气流通，秋冬注意保暖，夏季避免长时间待在空调房间，平时注意足下、背部及腹部等部位的防寒保暖。防止出汗过多，在阳光充足的情况下适当进行户外活动，运动时要避风寒。

（5）运动调摄：古语有云"动则生阳"，故阳虚证者应每天进行1次运动，时长30min以上，具体项目因体力而定。最好做有氧运动，如慢跑、骑自行车、打太极拳等一些舒缓柔和的运动。且夏天不宜做过分剧烈的运动，冬天避免在大风、大寒、大雾、大雪及空气污染的环境中锻炼。

3.阴虚证

（1）中医药及适宜技术：阴虚证患者一般水少火旺，所以在调养过程中应滋阴与清热并用。用药方面可用滋阴清热、滋养肝肾之品，如女贞子、五味子、墨旱莲、麦冬、熟地黄、生地黄、天冬、枸杞、阿胶、龟甲、牡丹皮、南沙参等。可服用调补肺阴虚的百合固金丸、月华丸，调补心阴虚的天王补心丹，调补肝阴虚的一贯煎，调补胃阴虚的益胃汤，调补肾阴虚的六味地黄丸、左归丸等。

1）针刺、按摩：阴虚证患者针刺选穴常可选取肺俞、心俞、肝俞、肾俞、阴陵泉、三阴交、太溪等穴位，还可以利用阳中求阴的方法，针灸气海、关元等穴位。按摩选穴与针刺选穴相同。

2）刮痧：根据阴虚证患者受力程度而定，一般可采取平补平泻手法，选阴经轻慢刮，以滋阴降火。年老体弱者宜采取补法刮拭，手法宜轻且缓，以免耗津伤精。一般3～7天刮拭1次，每次20～30min。

3）耳穴疗法：常用取穴为肝、脾、胃、枕、内分泌、神门、肾、肺。

4）穴位贴敷：常用穴位为取双侧涌泉、肝俞及肾俞穴。

常用药物：选取有养阴生津、滋阴清热、补血柔肝、益肾填髓等功效的药物，如吴茱萸、决明子等。

（2）膳食调摄：肾阴是一身阴气的根本，阴虚体质者应该多食一些滋补肾阴的食物，如燕麦、黑豆、荞麦、黑芝麻、黄豆、豆腐、枇杷、兔肉、鸭肉、蛤蜊等；少食油腻食物，如肥肉、甜品；忌食辛辣刺激、温热香燥食物，如狗肉、羊肉、锅巴、炒花生、荔枝、杨梅、大蒜、韭菜、生姜、胡椒、肉桂等。常用药膳推荐：蜂蜜银耳蒸百合，可以清心润肺；莲子百合煲瘦肉，可以清心润肺、益气安神；冬瓜薏仁煲鸭汤，可以滋阴补血，清热利湿、养胃生津；枸杞炖银耳，可以润肺补肾、生津益气；五豆粥，可以健脾和胃、补肾益肺、宽肠利气。阴虚证患者体内通常烦燥，所以适合饮用偏凉性质的茶，可多饮绿茶、黄茶、白茶、苦丁茶，另外可搭配枸杞、山药、石斛、麦冬同泡饮，慎喝红茶、黑茶。

（3）情志调摄：阴虚证患者常性情较急躁，心烦易怒，故应遵循《黄帝内经》中"恬淡虚无，精神内守"之养神大法，即加强自我涵养，做到遇事不慌，冷静沉着。平时宜修身养性，克制情绪，少参与争胜负的竞争活动，忌五志过激，减少紧张情绪，可以练书法、下棋等陶冶情操，闲暇时间多听曲调悠扬舒缓、轻柔抒情的音乐。

（4）起居调摄：阴虚证患者应保证充足的睡眠，以藏养阴气。避免熬夜、剧烈运动、高温酷暑的工作生活环境，秋冬季节更应注意保护阴精。肾阴是一身阴气之本，阴虚证患者要节制房事，惜阴保精，并戒烟限酒，保持大便通畅，防止便秘。

（5）运动调摄：阴虚证患者适合做中小强度，间断性身体练习，不宜进行剧烈运动，且应避免在炎热的夏天或闷热的环境中运动，以免出汗过多，损伤阴液。可选择太极拳、八段锦、气功等动静结合的传统健身项目，锻炼时要控制出汗量，及时补充水分。

4.血虚证

（1）中医药：血虚证患者体内血液不足，肢体、脏腑、五官、百脉失于濡养而出现全身性衰弱的证候。由于气与血有密切关系，故血虚易引起气虚，而气虚不能化生血液，又为形成血虚的一个因素。血虚主症为面色萎黄、眩晕、心悸、失眠、脉虚细等。中医治疗血虚常在补血药中配以益气之品。血虚的治疗原则为补脾肾、益气血。常用的方剂有八珍汤、归脾汤、当归补血汤、十全大补汤等；常用的补气药有黄芪、人参、党参、白术、黄精、山药、大枣等；配以养血之药，如当归、白芍、阿胶、熟地黄等。

（2）针刺：血虚证治疗选穴足三里、三阴交、膈俞、脾俞、中脘、肾俞、太溪。方法：针刺得气后，提插补泻为基础，以补为主，可温和灸足三里、公孙。留针15～30min，隔日1次，15次为1个疗程，疗程期间可根据患者具体情况休息7～10天。

（3）膳食调摄：桂圆栗子粥适宜于气血不足的病症；红豆花生粥具有补脾生血、益胃补体的作用，脾胃虚弱、面色苍白、气短乏力、头晕目眩者可食之；红枣花生汤具有补脾和胃、养血止血的作用，适用于气血不足、头晕目眩、不思饮食、失血等；当归生姜羊肉汤对血虚身寒、腹痛连胁的血虚体质者有较好的补益效果。

（4）情志调摄：血虚之人的情志调摄要针对其性格偏内向、沉静的心理特征，采用振奋精神、开阔胸怀、修身养性、兴趣广泛的方法进行调摄。血虚体质的人，时常精神情绪不振奋，烦闷不安，失眠健忘，注意力不集中。在情绪不佳时，应采用振奋精神的方法。例如，与知心朋友聊聊天，解除郁闷；或做一些娱乐游戏活动，或在庭院、湖畔、河边等自然风景秀美的地方散散步，做一些柔性的健身活动。还可听音乐，欣赏戏剧，或养花植木，观赏花草，消除郁闷心情，开阔胸怀。

（5）起居调摄：血虚之人需要保持生活规律，起居有常，保证睡眠质量，改变不良生活习惯，避免过度劳心，阴血暗耗。血虚之人应注意在工作和生活中养成良好的看书学习和工作的习惯，在电视或电脑前不要持续超过1h，并经常做眼保健操以缓解眼疲劳。用眼过度会导致血虚体质偏颇过度。要保持生活规律，适当参加运动锻炼。在完成工作和学习任务后，适当参加休闲娱乐活动，怡情养性，振奋精神。还要养成良好的睡眠习惯和作息时间，避免熬夜，尤其是保证夜间"子觉"的睡眠质量。汗为心液，血虚之人夏季应做好防暑降温，以免损伤心血。

（6）运动调摄：血虚证的人应该选择适合自己的运动方式经常进行运动锻炼。运动量不要太大，运动形式太猛烈，防止多汗伤血。应选择动作柔和的运动，如散步及练太极拳、八段锦、内养功、保健气功等锻炼身体，冬季练习静功较为适宜。

5.气滞证

（1）中医药及适宜技术：气滞证患者以气机不畅为特征，调理时以畅达为要，不宜用寒凉阻遏气机，常以疏散之品调理气郁，常用柴胡、陈皮、青皮、枳实、枳壳、木香、沉香、檀香、川楝子、乌药、荔枝核、香附、佛手、香橼、玫瑰花、大腹皮、九香虫等行气理气。调理气郁体质遵循"理气行气"治则，结合不同表现，可用逍遥散、柴胡疏肝散、四逆散、越鞠丸、甘麦大枣汤等方剂进行调理，使气滞证患者肝气得疏，气机畅达，血行正常，脏腑失调诸症自解。

针刺："调气"是针刺治疗的关键，气机郁滞是气滞证患者的病机关键，在气滞证患者针刺调治中可选膻中、气海、天枢、期门、肝俞、太冲等有疏肝理气行气之效的穴位，配合健脾和胃等，同时根据具体病证进行加减。

（2）膳食调摄：气滞证患者平素要多食有行气解郁作用的食物，如荞麦、大麦、高粱等杂粮；佛手瓜、香菜、茴香、葱、萝卜、洋葱、海带、紫菜等蔬菜；金橘、橙子、柚子、槟榔等瓜果。少食收敛酸涩食物，如乌梅、泡菜、青梅、杨梅、酸枣、李子、柠檬等，以免阻滞气机；亦不可多食冰冷、肥甘厚腻食品。常用药膳推荐：橘皮粥，有理气、健脾之功，用于脘腹痞闷、食少吐泻等；玫瑰茶，有理气解郁、调和气血之功，可用于胸胁胀满、情志抑郁、月经不调、经前乳发胀痛等；合欢茶，有解郁安神之功，可用于心神不安、忧郁失眠等；百合莲子汤，有养心安神、健脾和胃之功，可用于气郁日久，化火扰神，心烦失眠、不思饮食、胸胁脘腹胀闷等。

（3）情志调摄：气滞证患者较为敏感，容易受外界因素影响，易出现精神抑郁、闷闷不乐的不良情绪。因此，要尽量保持心态平和，控制情绪过度波动，避免不良环境刺激。可以常听轻松的音乐和相声，多参加有益的社会活动，培养开朗、豁达的性格。

（4）起居调摄：气滞证患者要做到生活起居要有节律。一日三餐定时定量、营养合理搭配、保持不熬夜的良好作息规律。高强度的生活工作节奏可使精神长期高度紧张，加重气滞证患者的情绪抑郁，因此要做到劳逸结合，劳作不过度。可培养一些打球、下棋、游泳等兴趣爱好，释放减轻压力。

（5）运动调摄：气滞证患者应多参加体育锻炼，既可以增强体质，又可以转移注意力，分散对工作、生活甚至疾病所带来的不良影响，放松身心。在身体条件允许的情况下，坚持较大量的运动锻炼，如跑步、登山、游泳、打球、武术等。老年人可适当进行下棋、气功、太极拳、五禽戏等放松训练以调息养神。

6. 痰湿证

（1）中医药及适宜技术

1）针刺：痰湿证的患者多脾胃功能受损，故在针刺选穴时以脾经、胃经穴位为主，常可选用中脘、大横、阴陵泉、丰隆、脾俞、肾俞、肺俞、足三里、太白等，亦可选取穴位埋线，常用穴位为中脘、上脘、天枢、大横、关元、气海、中极等。

2）推拿、刮痧、艾灸：痰湿证患者推拿疗法常选取脾经、肾经、肺经、三焦经等，顺着经脉循行方向进行推按，可点按相关穴位（与针刺选穴相同）。刮痧时要顺着经脉循行方向刮，不要来回刮，力量要均匀合适，速度保持一致，维持70～80下/分频率，刮拭至局部出痧（红色或紫红色斑点或斑块）即止。另外痰湿证患者可选取督灸疗法或艾灸（穴位选取同针刺）。

3）拔罐：拔罐法，包括走罐法、留罐法。经络及穴位的选择：足太阳膀胱经穴及肺俞、脾俞、胃俞、肾俞、三焦俞。

（2）膳食调摄：张子和《儒门事亲》载："凡膏粱之人，起居闲逸，奉养过度，酒食所伤，以致中脘留饮胀闷"。可见过食膏粱厚味，损伤脾胃或过于安逸，气血运行不畅，皆易形成痰湿证。因此，痰湿证患者应以温补脾胃、化痰化湿的食物为主，如粳米、薏苡仁、玉米、芡实、红小豆、蚕豆、白萝卜、海蜇、包菜、山药、冬瓜仁、牛肉、鸡肉、鲢鱼、鳟鱼、泥鳅、黄鳝等。少食肥甘油腻、酸涩食物及寒凉酸味水果，并且忌过饱食，避免饮酒及经常食用炙烤的食物。常用药膳推荐：赤豆鲤鱼汤，可以健脾除湿化痰；荷叶粥，可以清暑利湿、降血压、降血脂；山药冬瓜汤，可以清热解毒、利水消痰、除烦止渴。

（3）情志调摄：痰湿证者比较懒散，平时可多参加社交活动，培养广泛的兴趣爱好，平时可多听一些激情高亢的音乐，如二胡《赛马》等，或多看一些表现力量、对抗性强的体育比赛，避免久卧、久坐、久躺。

（4）起居调摄：居住环境宜干燥，不宜潮湿，穿衣面料以棉、麻、丝等透气散湿的天然纤维为佳，尽量保持宽松，有利于汗液蒸发，祛除体内湿气。早睡早起，晚上睡觉枕头不宜过高，防止打鼾加重。

（5）运动调摄：痰湿证患者多形体肥胖，身重易倦，故应长期坚持体育锻炼，散步、慢跑、球类、游泳、武术、八段锦、五禽戏，以及各种舞蹈等均可选择。活动量应逐渐增强，让疏松的皮肉逐渐转变成结实、致密之肌肉。避免在阴雨季节、湿冷的气候中运动。

7. 血瘀证

（1）中医药及适宜技术：血瘀证患者通过服用药物调整体质时，宜选用味甘，辛温，具有活血散瘀、化瘀止血、行气益气之品。常用药物有红花、川芎、桃仁、三七、鸡血藤、当归、丹参、皂角、蒲黄、赤芍、玫瑰花、泽兰、益母草、香附、桔梗、牛膝等。常用方剂如血府逐瘀汤、少腹逐瘀汤、四物汤等。

针灸：血瘀证患者在采用针刺调理时，常选取手足阳明经上的穴位，搭配手少阴心经、足太阴脾经、足少阴肾经。基本选穴有内关、尺泽、委中、极泉、足三里、三阴交。气虚血瘀者，可加用血海、气海、关元益气调血；气滞血瘀者，加用膻中、手三里行气调血；阴虚致瘀者，可加用太溪、照海养阴调血；阳虚致瘀者，可加用肾俞、命门、关元温阳调血；血虚致瘀者，可加用脾俞、肝俞等养血调血；痰湿致瘀者，可加丰隆、阳陵泉等化痰调血；气郁致瘀者，可加用期门、行间、肝俞等理气调血；痰瘀阻络者，可酌加丰隆、中脘祛痰通络调血。

（2）膳食调摄：血瘀证患者可选择具有活血祛瘀功效的食材，如山楂、花生、黑木耳、洋葱、生姜、西红柿等，还可选用疏肝理气的食物，如萝卜、玫瑰花、佛手瓜等，可适当饮酒，少食醋、盐、动物脂肪、煎炒油炸等食品。女性经期可服用红糖水、玫瑰花粥等行气止痛之品，或日常少量饮用玫瑰花茶。

（3）情志调摄：中医学认为，气行则血行，气滞则血瘀。血瘀证患者本已有血行不畅的基础，若再有情志不畅、气机郁滞，血行不畅势必会加重。正如《养性延命录》中所说："喜怒无常，过之为害。"故血瘀证患者必须保持心态平和，避免情志刺激，这样才能气血双调，使血行通畅，改善血瘀证。血瘀证患者常心烦、急躁、健忘，或郁闷、多疑等，故应保持胸襟开阔，豁达开朗，热爱生活，积极向上。

（4）起居调摄：在起居方面，应注意随四时季节、气候的不同变化，采取不同的预防措施。例如，春天寒温时变，风木当令，应避免外邪入侵，适当运动，以适应春天生发之性；夏天天气炎热，人体出汗较多，应注意防暑，多饮温水，以免血液黏稠，使血管运行不畅，长夏天气炎热潮湿，又需要防湿热淋雨，居处宜干燥；秋天天气肃降，气候干燥，宜适当保暖，多饮开水，增加身体锻炼，活动筋骨，以促进血液循环，缓解血瘀证患者状态；冬天寒邪当令，应注意保暖，避免寒邪侵袭。

（5）运动调摄：小强度有氧运动可以有效预防与控制心血管疾病发生。现代研究表明，血瘀证患者可通过适当的体育锻炼，如4种传统导引养生术，即五禽戏、易筋经、六字诀、八段锦等，另沐浴阳光，吐纳生新，提高身体功能，促进血液循环，也可防止瘀血病症发生。锻炼身体应注意劳逸结合，不宜过急过量，尤以慢走、打太极拳为宜，时间宜选择在早晨，因为血瘀证患者，体内已有血行不畅的基础，经过一夜卧床，血液势必更加凝滞，故早晨宜进行身体锻炼，以使血行通畅。另外脑力劳动者，经常精神高度集中，运动时间少，身心疲惫，容易导致血液运行不畅，若能适当增加户外活动，可以缓解精神压力，舒畅气血，改善血行，对血瘀证患者的改善极有帮助。

8.热毒证

（1）中医药及适宜技术：热毒证者治疗以清热利湿为主，常用的中药为黄柏、车前子、海金沙、猪苓、苍术、牛膝、神曲、大黄、泽泻等，在药物配伍中既要注重清热与利水渗湿的配伍，也不可忽略理气、化痰、泻下药物的配伍。

1）针刺：热毒证者常因湿热蕴结体内，引发各类不适，及时采用针刺疗法祛湿除热，疗效确切。例如，针刺会阴、中极、阴陵泉、三阴交可治疗非细菌性前列腺炎；针对年轻人痤疮可针刺合谷、曲池、足三里、阴陵泉；针刺白坏俞、会阳、阴陵泉、三阴交穴治疗湿热内蕴型的功能性阳痿；针刺箕门、血海、曲泉、蠡沟可治疗湿热下注型阴囊湿疹；选用水泉、肾俞、志室、膀胱俞、中极、三阴交针刺治疗泌尿系结石急性发作，另外针刺秩边可主治湿热淋证。

2）刮痧：可以调理热毒证，如沿督脉和膀胱经从第7胸椎棘突下旁开1.5寸（膈俞穴）区域自上向下刮痧至第12胸椎胃俞区域；3～7天1次，可以明显改善热毒证。刺激强度由轻到重，刮至皮肤出现紫红色瘀点、瘀斑，且以患者能忍受为度。

（2）膳食调摄：热毒证者可选用清热利湿的食物，如薏苡仁、莲子、茯苓、红小豆、鸭肉、鲤鱼、鲫鱼等。另外还可选用冬瓜、葫芦、苦瓜、荠菜、卷心菜、莴笋、空心菜、萝卜、竹笋、紫菜等。忌食辛辣燥烈、大热大补、肥甘厚腻的食品，如酒、奶油、动物内脏、辣椒、生姜、大葱、大蒜等，且应戒除烟酒。常用药膳推荐：红豆薏苡仁粥，可以清热利湿；冬瓜薏米汤，可以祛湿除热；玉米须泥鳅汤，可以补肝益肾，祛湿消渴。

（3）情志调摄：热毒证者常会出现暴躁、烦闷及发怒等情绪，故日常生活中需要保持心态稳定，合理安排自己的工作、学习，培养广泛的兴趣爱好。可多听一些具有舒缓精神作用的音乐等。

（4）起居调摄：热毒证者居室环境宜通风，避免居住在低洼潮湿的地方，不要长期熬夜，或者过度疲劳，保持充足而有规律的睡眠、二便通畅。注意个人卫生，预防皮肤病变。盛夏暑湿较重的季节，减少户外活动的时间。

（5）运动调摄：热毒证适合做大强度、大运动量的锻炼，如中长跑、游泳、爬山、各种球类运动、武术等。可以消耗体内多余的热量，排泄多余的水分，达到清热除湿的目的。可以将力量练习和中长跑结合进行锻炼。

第四节　中医病机辨识与评估的信息化建设

当前以国家重点扶持关于名老中医经验理论、学术思想的专题项目为依托，运用逐步成熟的大数据、人工智能等科学方法，对名老中医经验传承及思想发展发挥切实可行的重要作用。以大数据技术为基础实现名老中医诊疗医案数据化，对病名、病因、病位、证型、方药等实施标准规范化保存和处理分析。以算法技术为支撑实现相关数据的深度挖掘分析和统计释义，得出蕴含在数据表面的深层用药规律。以系统自我优化提升技术为依托实现规律的实际运用与自我学习提升，通过对临床实践的新数据实施深度迭代挖掘与自我优化，实现中医数据"收集—储存—分析—挖掘—应用—提升"的持续性迭代升级。

中医辨证主要依赖临床专家的感官采集患者的四诊信息，并在中医理论指导下进行分析和判断，因而受到较多主观因素的影响；加上不同医家学术流派、知识结构和临证经验等存在差异，导致临床上常会出现辨证不准、辨证不一等问题。而统一规范的中医辨证模式是中医辨证智能化的基础，也是中医现代化发展的重要内容之一。借助信息技术建立标准化的四诊采集和分析系统，有望实现中医辨证的规范化和标准化。

随着1956年达特茅斯会议开启人工智能元年，人类进入了人工智能新时代。各个学科走上了数字化和智能化探索之路。美国斯坦福大学在1976年成功研制了用于鉴别细菌感染及治疗的医学专家系统MYCIN系统，开启了医学专家系统研究的序幕。国内也于1978年开始中医专家系统的研制，之后各种专家系统如雨后春笋般出现。随着信息化发展，中医临床大数据也呈指数级增长，海量的数据推动了中医智能化朝着以数据为驱动的新方向发展。在国家中医药发展政策的大力支持下，现代科技的大力推动下，中医现代化发展的迫切需求下，中医辨证的智能化发展迎来了前所未有的机遇。

与西医指标量化的定量分析诊疗方式不同，中医"望、闻、问、切"诊疗方式更加倾向定性分析，与医者的学识水平、见识广度、行医方式等密切相关。此外，中医以世家传承和经验沿袭为重要发展方式，存在地域差异、人文区别、结构异化、方剂调适等互异之处，导致智能化评价系统难以做到普适兼容，也常难以建立明确的指标量化体系。中医智能化标准体系建立过程中，数据输入层的变量标准化识别分析与输出层的规范化表述，都需要统一标准进行量化和规范，但规范化证候标准与实践过程中临床证候多样性变化、规范化治则治法标准与临床实践动态性变化、规范化处方标准与个性化临床诊疗之间的复杂矛盾难以有效调和，导致中医智能化体系构建困难重重。

我们根据肿瘤疾病进行针对性改进，提出了"八分类"病机辨证，整个评估体系各环节均经科学规范论证，符合伦理及安全性要求。肿瘤中医病机辨识依托人工智能技术及大数据基础，构建以状态为中心的中医诊疗模式体系，促进四诊信息全面收集、分类整理与深度融合，实现智能自主辨识健康状态，以科学化客观化诊疗评价解决四诊合参与辨证方法量化难、重复难、评价难等问题，为中医智能化理论研究创造稳定技术平台。以要素全面、信息准确的数据库为基础，构建更加规范化、系统化、科学化的诊疗知识模型，以深度学习自我提升为技术基础，构建区别于西医因果性算法的更加适合于中医诊疗体系发展的相关性经验算法，结合中医辨证论治思维开发出符合中医诊疗理念的计算机诊疗系统，并通过算法优化进行系统自学习自提升，在系统科学准确发展的基础上真正实现系统类人化思维判断分析。

在传统中医"实践探索－理论总结－经验传承"模式基础上，借鉴西医"实验验证－实践检验－调整修正－发展提升"建设思路，基于B/S三层结构体系、PHP技术及MSOL关联式数据库设计肿瘤中医病机辨证系统，构建"规范化数据信息收集－智能化病症辨识－自主化预案匹配－实时化反馈评价"的智能化中医特色模式。从疾病症状、病位证素与治法方药等角度为着力点，搭建"病－症－法－方"智能化诊疗模型，构建"内服、外治、药膳、中医药适宜技术治疗"等平台的多功能模块化及整体认知框架，通过云系统中的辅助方剂生成系统、名老中医数据库系统、国医大师辅助诊疗系统等模块，全面提升诊疗系统结果与"肿瘤中医病机八分类"结果的吻合性，以海量数据库支撑、以高效运行辅助，在提携基层年轻中医师成长进步的同时，促进经典高效诊疗全面铺陈推广。当前时期，以人工智能技术为代表的科学技术发展步入新时期、新阶段，中医发展也迎来"智能升级"挑战与"弯道超车"快速发展的机遇并存的严峻挑战。应实现高科技人工智能技术与传统中医模式深度融合发展，强化中医文化传承、规范中医诊疗发展、提升中医诊疗全面发展。规范化、量化的肿瘤中医病机辨证系统＋数字化智慧平台利于日后科研工作开展，进而反哺临床。模块化整合科室其他评估需求，建立结构化综合分析平台，巩固科室"六大评估"及中西医整合肿瘤数据库特色。信息化、标准化方便医患，提高中西医整合肿瘤综合诊疗效率。

该评估系统开发不局限于中医辨证系统的智慧化，同时加入患者的健康宣教、营养教育、康复指导、院后指南等模块，形成一个综合诊疗平台。气虚证为其他证型的基础表现，在此以气虚证为代表进行图例展示（图12-1，图12-2）。

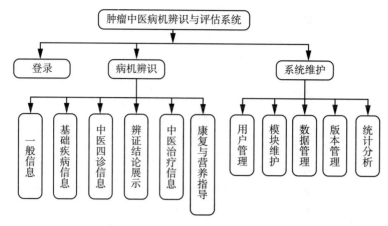

图12-1 肿瘤中医病机辨识与评估系统示例

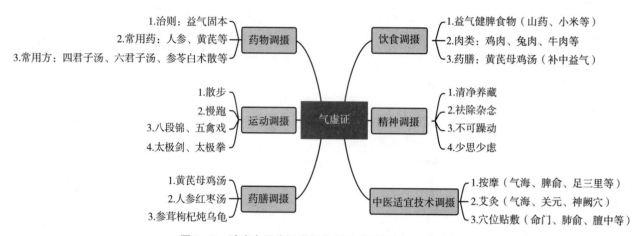

图12-2 肿瘤中医病机辨识与评估系统示例——气虚证

（郑 瑾 赵参军 史翔宇 张 锦）

参考文献

2009，中医体质分类与判定（ZYYXH/T157-2009）［J］. 世界中西医结合杂志，4（4）：303-304.

郭仪，许斌，胡楠，2021. 人工智能在辅助中医临床领域的研究现状与展望［J］. 中华中医药学刊，39（6）：76-78.

何伟，2019. 恶性肿瘤现代中医病因病机研究现状及问题分析［J］. 中国中医基础医学杂志，25（6）：848-850.

胡镜清，江丽杰，2015. 从病机原义解析辨证识机论治［J］. 中医杂志，56（24）：2098-2100，2103.

康骏，王飞，章文春，等2017. 中医痰湿体质研究进展［J］. 中医药导报，23（19）：111-113.

李灿东，2016. 中医诊断学［M］. 4版. 北京：中国中医药出版社.

林传权，谢海媚，黄也，等，2020. 基于辨识病机探讨中医精准辨证论治［J］. 广州中医药大学学报，37（8）：1589-1593.

林洪生，2014. 恶性肿瘤中医诊疗指南［M］. 北京：人民卫生出版社.

刘亚娴，2005. 中西医结合肿瘤病学［M］. 北京：中国中医药出版社.

刘阳，2018. 中医瘀血体质的养生研究［D］. 长沙：湖南中医药大学.

孟红茹，李翠娟，2021. 中医智能化发展思考［J］. 中国医药导报，18（19）：64-67.

王琦，2005. 9种基本中医体质类型的分类及其诊断表述依据［J］. 北京中医药大学学报，28（4）：1-8.

王琦，朱燕波，薛禾生，等，2006. 中医体质量表的初步编制［J］. 中国临床康复，10（3）：12-14.

王维广，陈子杰，王慧如，等，2017. 当代中医病机概念的演变［J］. 中医杂志，58（17）：1441-1443，1457.

吴时礼，徐振晔，2020. 近十年恶性肿瘤中医病因病机进展［J］. 吉林中医药，40（7）：976-980.

严辉，2018. 中医体质量表应用现状的文献计量与内容分析［D］. 北京：北京中医药大学.

杨涛，朱学芳，2021. 中医辨证智能化研究现状及发展趋势［J］. 南京中医药大学学报，37（4）：597-601.

于淼，狄舒男，周妍妍，等，2022. 现代医学背景下建构恶性肿瘤中医病机［J］. 世界中医药，17（9）：1311-1315，1321.

张伯礼，吴勉华，2017. 中医内科学［M］. 北京：中国中医药出版社.

张惜燕，2019. 当代中医病机创新理论研究［D］. 成都：成都中医药大学.

赵翌，刘基巍，Xin Shelly Wang，等，2008. 肿瘤常见症状及中医症状调查量表的设计［J］. 中华肿瘤防治杂志，（11）：861-863.

第十三章

儿童肿瘤评估

近年来，儿童恶性肿瘤的发病率和死亡率逐渐上升，据报道，全球80%以上的儿童恶性肿瘤发生在中低等收入国家。在我国，目前恶性肿瘤是儿童第二大死亡原因，仅次于意外伤害，给社会及家庭带来极大经济负担。目前普遍认为环境因素在成年人肿瘤的发病中起着重要的作用，这些后天因素包括个人生活习惯、环境污染、特殊感染暴露等。在儿童肿瘤中可能涉及更多的先天因素，即基因因素等。

目前不管是成人还是儿童肿瘤的治疗，关键在于多学科合作诊疗模式的开展，在肿瘤的诊疗及防治过程中，由肿瘤团队主导，整合肿瘤防治相关的多学科团队成员共同进行。在防治的全过程中，评估尤为重要，评估不仅是诊断的基础，更是治疗的关键。在全面评估的基础上，才能进行精准的决策及施治。

生物多样性的存在要求我们在治疗疾病时，必须进行全面评估，包括疾病本身、心理、躯体及社会功能等各个方面。此外，不同患者、不同年龄及不同疾病都具有明显的异质性，这种异质性不仅表现在临床症状和体征，更表现在基因水平上。另外个体的年龄、种族差异、社会家庭关系、文化背景、经济状况等均会影响治疗的决策及治疗效果。因此我们要评估不同患者的下述相关内容，即在疾病生物学上的特点、对不同药物的疗效差异、重要器官对治疗的耐受程度、营养水平、家庭和社会支持、遗传风险、对生育的影响、患者和监护人期望的生活质量及经济状况等因素。同时评估要动态进行，根据评估的结果动态调整防治策略。

肿瘤治疗过程中，评估在任何一种肿瘤治疗决策中均是重要的第一步，一方面评估患者的体能、疾病、心理状况及遗传风险，另一方面需要评估肿瘤治疗可能带来的局部和系统性损伤、并发症的风险及患者本人和监护人的实际需要。评估发生在肿瘤治疗前、治疗中及治疗后的肿瘤治疗的全过程中。评估既是一个诊断的过程，也是防治肿瘤治疗带来的局部和系统性损伤的过程。全面评估患者的实际情况，采用多学科诊疗的模式，制订个体化综合治疗策略，最终达到提高肿瘤患者生存率、改善生活质量的目的。

第一节 儿童定义

联合国《儿童权利公约》将"儿童"界定为"18岁以下的任何人"。我国法律根据《中华人民共和国未成年人保护法》及联合国《儿童权利公约》规定，儿童是指"18岁"以下的任何人。联合国大会将"青年"定义为年龄介于15～24岁（含15岁和24岁）的人。根据以上定义，儿童是指年龄不足14岁的人。

儿童阶段都处在不断发育的动态过程中。儿童阶段，包括新生儿期（出生后28天内）、婴儿期（出生后28天至1周岁）、幼儿期（出生后第2年和第3年）、学龄前期（3～6岁）、学龄期（小学以后到青春发育期前这一年龄阶段，一般自6～7岁至11～12岁），青春期是童年过渡到成年的发育阶段。未成年之前，尤其是14周岁以前是生理、性情、心理逐渐发育成熟的关键时期。

在医学上，儿童和成人相异之处甚多，儿童在解剖方面如体重与身长、头围与身长的比例与成人不同；呼吸管道狭窄，容易阻塞；骨骼发育尚未完善等。在生理方面，如年龄越小，生长越快等。在病理方面，病理变化通常和年龄有关，如幼儿稍受疾病的刺激，即可出现异常血象，甚至出现肝大、脾大、恢复到胎儿造血状态。免疫方面，婴儿期对不少感染有易感性。诊断方面，不少疾病的临床表现虽为同一种疾病，可因年龄差别而大不相同。预后方面，小儿病情变化多样，有正反两方面的倾向，如小儿急性白血病的长期缓解率较成人高。从反面讲，小儿的危重症未见显著症状而猝然死亡，大多数这类患儿属于小婴儿（6个月以下），年龄越小，差别越大，年长儿则与成人差别较小。

第二节　儿童肿瘤流行病学

儿童肿瘤（childhood cancer）是指发生于儿童期的良性和恶性肿瘤。本节所指儿童肿瘤为儿童恶性肿瘤。多数儿童恶性实体肿瘤起源于神经外胚层、中胚层间叶组织、生殖细胞或胚胎残余组织，主要有中枢神经系统肿瘤、神经母细胞瘤、间叶组织来源的各种肉瘤、胚胎性肿瘤、生殖细胞恶性肿瘤等。儿童中上皮来源的肿瘤占极少数，而成人以上皮源性肿瘤为主。在儿童尤其是婴儿期的肿瘤，无论是良性或恶性，有自行消退的可能性。如毛细血管瘤大部分可自行消退；婴儿期的神经母细胞瘤部分也有自行消退或转化为良性神经节细胞瘤的病例。

我国儿童肿瘤缺乏发病情况的全国性统计。上海市肿瘤研究所报道2002～2004年上海全市共新诊断儿童恶性肿瘤447例，粗发病率为112.5/100万，标化发病率为120.3/100万。男、女性儿童恶性肿瘤发病率接近，分别为118.2/100万和122.6/100万。不同年龄组发病率不同，0～4岁组发病率最高，达148.7/100万。白血病是最常见的儿童恶性肿瘤，约占全部病例的1/3，主要为淋巴细胞白血病（66.7%）。中枢神经系统肿瘤为第二常见肿瘤（21.9%），其次为淋巴瘤（9.6%）。不同性别和不同年龄患者发病率不同，且瘤别分布也不同，提示儿童恶性肿瘤病因的复杂性。而据北京市肿瘤防治研究所、北京市肿瘤防治研究办公室提供的资料，1988年0～14岁小儿恶性肿瘤在北京城区的发病率男性为85/10万，女性为69/10万，合计为77/10万，1990年男性为65/10万，女性为26/10万，合计46/10万，两个年份中均为男性发病率显著高于女性。1993年北京0～14岁小儿恶性肿瘤死亡率为31/10万。

2022年9月，由国家儿童医学中心首都医科大学附属北京儿童医院教授倪鑫团队深入分析国家儿童肿瘤监测网络的监测数据及国家相关领域数据库信息，完成的首个针对我国儿童与青少年癌症发病率和卫生服务可及性的现状研究在《柳叶刀》发表。该研究统计了2018年1月1日至2020年12月31日中国儿童（0～14岁）和青少年（15～19岁）的癌症发病率。研究结果显示，2018～2020年平均每年新发儿童和青少年癌症患者4.038万名；3年平均总发病率为126.48/100万；0～14岁儿童癌症的发病率为122.86/100万。在儿童中，排名前三位的癌症仍旧依次为白血病（42.33/100万）、中枢神经系统肿瘤（19.59/100万）和淋巴瘤（11.54/100万）；统计显示在疾病种类分布上儿童和青少年明显不同。

2021年4月由W.T.Johnston等在《癌症流行病学》上发表的关于儿童癌症的区域和全球发病率。该报道指出世界上大多数人口没有被癌症监测系统或生命体征登记所覆盖，世界/联合国区域的癌症发病率是使用各种方法估计的，量化儿童的癌症负担比成人更具挑战性。该团队开发了一个全球儿童癌症模型，在该模型中，他们推断了各地区和发展水平相似的国家组内的现有癌症发病率数据和卫生系统测量。通过该模型，他们估计了全球观察到和未观察到的儿童癌症发病率，并描述了儿童癌症潜在风险和诊断不足水平的区域差异。该模型估计2015年全球共有360 114例儿童癌症发生；亚洲为54%，非洲为28%，该模型估计儿童肿瘤的标准化发病率从欧洲和北美约178/100万例到西非和中非218/100万。白血病是所有地区最常见的癌症（总体28.8%，范围为25.6%～30.4%），其次是中枢神经系统肿瘤（总体24.0%，范围为20.3%～25.3%）和淋巴瘤（总体11.2%，范围为8.8%～17.7%）。

儿童肿瘤的发病与年龄密切相关，多见于出生后5年内，根据国内5所儿科医院1805例恶性肿瘤的统计显示，1176例（65.2%）诊断时年龄小于5岁。小婴儿以神经母细胞瘤为主，1岁以后以肾母细胞瘤和肉瘤为主，但骨肿瘤及卵巢肿瘤多见于青春期前后。颅内肿瘤在婴幼儿发病率低。首都医科大学附属北京儿童医院2705例小儿恶性肿瘤的统计资料显示，儿童恶性肿瘤中，以造血和网状内皮系统肿瘤最常见（35.68%），其中非霍奇金淋巴瘤和霍奇金淋巴瘤最多见，占全部肿瘤的19.26%。

儿童肿瘤的主要致病因素与遗传有关。医学上的不断进步表明，儿童肿瘤是无法预防的。因此，采用更有效和毒性更小的治疗方法改善结果的基石依赖于几个因素，其中早期诊断是非常重要的因素。有很多肿瘤，如神经母细胞瘤、肾母细胞瘤、肝母细胞瘤和视网膜母细胞瘤等，常伴发多种先天性畸形或呈双侧或多发性发病，染色体异常较为常见，且多集中分布于若干条染色体上，如第11对染色体，主要表现为缺失、重复、移位、倒位等。这些肿瘤的发生可为单基因所致。但更多肿瘤的发生受内外环境多种因素调节。儿童患某些疾病时，并发肿瘤的频率增高，如有些先天性畸形患儿较易并发肿瘤。单侧肢体肥大的患儿易发生肾母细胞瘤；小儿有毛细血管扩张性共济失调综合征时，易并发淋巴瘤和白血病。免疫缺陷患儿发生白血病、淋巴瘤频率增加。13号染色体长臂丢失时，易并发视网膜母细胞瘤。因此小儿患恶性肿瘤时，应详细询问家族中有无肿瘤的历史，并检查有无先天畸形及免疫缺陷等异常。成人中很大比例的肿瘤与环境中的致癌因素有关，而小儿肿瘤与外环境有关的，目前只有在伯基特淋巴瘤患儿的恶性淋巴细胞及血清中可找到EB病毒；恶性肿瘤放疗时发生第二恶性肿瘤的概率增加。

多种儿童恶性肿瘤，如淋巴瘤、神经母细胞瘤、尤因肉瘤等，在疾病早期就可发生转移，当患者初诊已存在广泛转移时，原发灶和转移灶的确定可能有困难。与青少年及成人相比，不同原发部位的常见肿瘤也有一定差异，如在儿童中，头面部常发生非霍奇金淋巴瘤、横纹肌肉瘤、组织细胞增生症；颈部常见的肿瘤有淋巴瘤、神经母细胞瘤；纵隔常见的肿瘤有淋巴瘤（前中纵隔）、神经母细胞瘤（后纵隔）、胸腺瘤（前纵隔）、生殖细胞性肿瘤（前纵隔）；腹腔常见的肿瘤有淋巴瘤（回盲部、淋巴结）、神经母细胞瘤（后腹膜、肾上腺或脊柱旁）、肾母细胞瘤（后腹膜肾原发）、生殖细胞性肿瘤、横纹肌肉瘤；盆腔常见肿瘤有生殖细胞瘤、横纹肌肉瘤、神经母细胞瘤、淋巴瘤；骨常见的肿瘤有骨肉瘤、尤因肉瘤；骶尾部常见肿瘤有生殖细胞瘤、神经母细胞瘤、淋巴瘤；软组织常见肿瘤有横纹肌肉瘤、尤因肉瘤、非霍奇金淋巴瘤、未分化肉瘤、其他软组织肉瘤。不同的原发肿瘤，也有其不同的好发部位及常见的转移部位。几乎所有儿童恶性肿瘤，常见的转移部位均包括肺部和肝脏。

第三节　儿童肿瘤评估

儿童所发生的肿瘤谱系通常与中老年人所见的不同，也与青少年的常见的肿瘤谱系不同；不仅在生物学特征和行为方面有很大不同，而且在其症状概况、表现方式、治疗方案和结果方面也存在很大差异。大多数儿童肿瘤通常表现出可能与其他病症和疾病混淆的一般症状，如果没有先进的技术，就无法诊断，如果没有有效的肿瘤治疗和支持性护理，就无法治疗；在所有情况下都需要临床专家识别和做出诊断（如病理学专家和影像科专家），并管理病情（如儿科肿瘤专家和血液专家）。

与青少年及成人相比，儿童处于生长发育期，目前随着诊疗技术水平的进步，儿童恶性肿瘤治愈率高、生存期长，因此更可能由于治疗对生长发育中的机体器官损伤，造成生长发育障碍及远期器官功能不良，包括成年后不育，所以在制订治疗方案时应进行全面评估，尽可能减少远期并发症风险，避免不必要的过度治疗。

一、儿童肿瘤评估原则

儿童作为区别于成人及青少年的独特的群体，儿童肿瘤是一组异质性恶性肿瘤，由一系列截然不同的疾病组成，具有不同的发生模式、病因学、治疗和支持性治疗、生存率及急性毒性副作用和迟发效应的风险。由于儿童肿瘤生存率提高，成年后儿童肿瘤幸存者的数量正在稳步增加。随着年龄增长，儿童肿瘤幸存者面临各种躯体和心理健康状况的风险。儿童肿瘤幸存者在以后的生活中可能遇到广泛的躯体和精神迟发效应及社会经济困难，长期随访护理相当必要，通过治疗后的评估促进健康问题的早期发现和社会支持。

在儿童恶性肿瘤的治疗决策过程中、护理过程中、随访过程中，应当充分考虑儿童肿瘤患者疾病的生物学特性及与年龄相关的问题（如生长发育、远期生育能力、长期副作用、儿童护理、社会心理支持等）。将这些内容纳入儿童肿瘤治疗的整体评估中。

（一）肿瘤评估原则

肿瘤本身的生物学特征是精准诊治的核心依据，对不同肿瘤的性质、分期、转移部位、分子生物学特点、肿瘤标志物、治疗后反应进行全面准确评估，以制订个体化治疗及支持治疗方案。

（二）患者评估原则

所有儿童肿瘤患者都应进行全面的评估，包括一般状态、生长发育及营养状况、器官功能、完整出生史、家族史及母亲妊娠期烟草、酒精和药物等暴露史，父母职业、家族中特殊病史、心理状况、家庭和社会支持情况。

（三）医务人员评估原则

同任何年龄段的肿瘤治疗相同，儿童肿瘤患者整体评估应由一支多学科团队实施，团队成员间要有科学便利的转诊机制，工作人员应具备儿童肿瘤治疗全流程中应有的专业知识，包括生长发育、营养、心理、社会、行为等方面。针对不同的年龄段，与患儿或其监护人展开沟通与交流。

二、儿童肿瘤评估内容

（一）遗传风险评估

环境因素在成年人肿瘤的发病中起着重要作用，这些后天的环境因素包括个人的生活习惯、环境污染、特殊感染暴露等。在儿童肿瘤的发病中可能涉及更多的先天性因素即基因因素。

遗传因素致家族性发病倾向，由亲代遗传获得某一致病基因，成为某些肿瘤的基础，并由此导致肿瘤形成。这一因素在各种肿瘤中的比例不同，如40%视网膜母细胞瘤患者有遗传因素，而在白血病中仅有2.5%的患者可能有遗传因素参与。

虽然遗传性肿瘤仅占很小的比例，但变异的肿瘤易感基因会改变其易感性，极大提升个体患癌风险。

遗传性肿瘤综合征是种系基因突变导致个体具有肿瘤易感倾向的一类疾病。遗传性肿瘤综合征临床表现特点为肿瘤发生年龄早，双侧或多病灶原发肿瘤，伴各种先天形态学异常或智力低下，并有显著的二次肿瘤发生风险和家族癌症易感倾向。研究显示，在所有儿童肿瘤中，遗传性肿瘤综合征所占比例为5%～10%，其中以视网膜母细胞瘤最为常见。一项关于儿童遗传性肿瘤风险评估的研究指出，符合肿瘤遗传咨询条件的儿童肿瘤幸存者高达29%，虽然其中明确诊断为遗传性肿瘤综合征的比例未有统计，但已表明重视对儿童遗传性肿瘤综合征的认识和管理具有重要价值。

目前认为，导致遗传性肿瘤综合征的种系突变基因可归为3类，即原癌基因、抑癌基因及稳定基因。例如，范科尼贫血互补群（Fanconi anemia complementation group，*FANC*）基因属稳定基因范畴，其种系异常是范科尼贫血（Fanconi anemia，FA）发病的重要原因。利用体细胞融合杂交技术和FA细胞对DNA交联剂高度敏感性的互补分析研究，目前已发现15个FA互补群基因，这15个互补群基因共同参与FA/BRCA（Fanconi anemia/breast cancer pathway）的DNA修复通路。研究显示，正常人在某些因素如DNA交联剂或紫外线等导致DNA损伤时，可启动FA/BRCA通路对损伤的DNA进行修复，而FA患者由于*FANC*的失功能性突变导致FA/BRCA通路无法启动或关键点受阻，不能修复DNA损伤。各互补群基因中，任一基因的双等位突变均能影响FA/BRCA通路功能而导致FA发生，其中以*FANCA*、*FANCC*、*FANCG*、*FANCD2*的突变比例最高。*FANC*的双等位突变导致FA患者除有典型再生障碍性贫血和进行性骨髓衰竭的临床表现外，还极易罹患恶性肿瘤。据国际FA登记处对北美754例FA患者的研究结果显示，FA患者至40岁时罹患血液系统和非血液系统肿瘤的风险分别为33%和28%。其中，易罹患的血液系统肿瘤主要为急性髓细胞性白血病（AML），还包括骨髓增生异常综合征（MDS）、急性淋巴细胞白血病（ALL）和伯基特淋巴瘤等，发生年龄通常在20岁之前，中位年龄为11.3岁。非血液系统肿瘤主要为头颈部、肛门生殖器官及皮肤鳞癌，还包括肝、脑、肾肿瘤及乳腺癌、基底细胞癌等，多于成年以后发生。FA患者头颈部鳞癌的罹患风险是常人的500倍。不仅如此，即使是*FANC*携带者也有强烈的肿瘤易感性。

视网膜母细胞瘤（retinoblastoma，*Rb*）基因是最早克隆的肿瘤抑制基因，定位于13号染色体长臂（13q14）。目前已知，*Rb*基因的双等位突变是导致视网膜母细胞瘤发生的重要原因。RB分为遗传型和非遗传型2类，遗传型为*Rb1*基因种系突变所致，属遗传性肿瘤综合征的范畴，以常染色体显性方式遗传，外显率为90%，后代有45%的RB发病风险。非遗传性仅在肿瘤细胞中存在*Rb1*基因异常，不属于遗传性肿瘤综合征的范畴，后代RB发病风险低于1%。少数情况下，*Rb1*基因种系突变导致RB发生也会有低外显情况出现，临床表现为隔代遗传、单眼发病，或为良性视网膜细胞瘤等，多为发生于剪接位点、启动子等区域的突变或不涉及主要功能区的错义突变等。

*Rb1*基因种系突变不仅导致遗传性RB发生，更使患者具有强烈的二次肿瘤发生风险。其中最易罹患的二次肿瘤类型为软组织肉瘤，其次为骨肿瘤、黑色素瘤、膀胱癌等。

1%～2%的神经母细胞瘤患者有家族史，即发生胚系变异。约20%为多原发灶。最常见的胚系变异为*ALK*突变、*PHOX2B*突变和1p36或11q14—23缺失等。导致致癌基因激活的突变同样存在于5%～15%的神经母细胞瘤患者的体细胞中。散发或家族性神经母细胞瘤的患儿，若同时联合先天性低通气综合征或先天性巨结肠或两者兼有，则通常存在同源框基因*PHOX2B*失活。因此只要患者有神经母细胞瘤家族史或其他强烈提示可遗传突变的临床症状，如双侧原发性肾上腺肿瘤，就需要对*ALK*和*PHOX2B*处的突变进行基因检测。

越来越多的证据表明，横纹肌肉瘤（rhabdomyosarcoma，RMS）与多种肿瘤易感综合征有关，包括Li-Fraumeni综合征、DICER1综合征、Beckwith-Wiedemann综合征，以及各种RAS通路病，如Costello综合征、Noonan综合征、Ⅰ型神经纤维瘤病等。这类遗传性肿瘤易感综合征的特点是肿瘤谱广、发病早、对基因毒性药物异常敏感、多种肿瘤的高发生率。存在肿瘤易感基因的RMS，罹患第二肿瘤的风险明显升高，因此制订手术及放化疗随访策略很重要。对其家系筛查，有助于对其家族中其他携带胚系突变的家庭成员进行遗传咨询，即监测指导。

胚胎型RMS较腺泡型RMS更易见胚系突变。对于年幼RMS患儿，病理类型为胚胎型，具有间变性特征，不论有无恶性肿瘤家族史，均应进行肿瘤易感基因，如*TP53*突变的遗传学检测。对于发生于泌尿生殖系统如膀胱、宫颈部位的胚胎型RMS，应注意*DICER1*肿瘤易感基因的筛查。

以往的很多研究提示，部分遗传性疾病是肝母细胞瘤发病的高危因素，主要包括贝–维综合征、家族性腺瘤性息肉病和18-三体综合征。为早期发现肿瘤，建议对这部分患儿于出生后定期进行腹部超声检查和血清甲胎蛋白检测，以便尽早发现肿瘤。

遗传性肿瘤综合征的临床管理要求其是多学科、以家庭为中心的管理模式，通过对遗传性肿瘤综合征患者进行评估，包括识别、遗传学检测、遗传学咨询、肿瘤筛查，更好防治肿瘤。儿童肿瘤治疗团队成员要对遗传性肿瘤综合征的特点具有高度识别能力。对于可疑者，通过遗传学检测，诊断或筛查出家族种系基因突变携带者，以便在遗传咨询时，根据先证者家族史及遗传检测结果，评估先证者二次肿瘤发生风险及家族成员癌症易感风险，并制订长期的肿瘤靶向监督和预防措施，降低家族肿瘤发生率和病死率。

（二）生育力保护评估

恶性肿瘤是威胁儿童和青少年生命健康的重大疾病。现有数据显示，全球儿童癌症发病率均呈上升趋势。随着近年早期诊断、联合化疗方案的优化及靶向免疫治疗等医疗技术的进步，儿童恶性肿瘤的5年无病生存率已超过80%，20年生存率达44.9%。肿瘤特异性不育是影响恶性肿瘤幸存者整体生活质量的重要因素，恶性肿瘤患儿生育力保存已成为现代社会的重要公共卫生及科学问题。根据2017年世界卫生组织报道，儿童恶性肿瘤的主要类型是白血病、中枢神经系统肿瘤、淋巴瘤、交感神经系统肿瘤、软组织肉瘤、肾脏肿瘤、骨肉瘤、生殖系统肿瘤、上皮肿瘤/黑色素瘤和视网膜母细胞瘤。其中，白血病所占比例最高，其次是脑肿瘤。目前儿童恶性肿瘤的治疗方式，主要有化学药物、放射治疗、手术、造血干细胞移植（hematopoietic stem cell transplantation，HSCT）、靶向治疗和免疫治疗。治疗目标是提高生存率，同时最小化毒性和保持良好生活质量，采取综合治疗方案有利于取得期望目标。例如，手术和化疗的使用提高了儿童实体肿瘤（如骨肉瘤）的生存率。联合放疗和化疗可以提高霍奇金淋巴瘤患儿生存率。造血干细胞移植在许多恶性肿瘤和骨髓功能缺陷性疾病中的作用被广泛认可。对肿瘤幸存者的调查表明，绝大多数幸存者是希望将来能建立家庭并拥有自己的子女，特别是进入成年期的幸存者，对生育能力的渴望更显著，但大多数人在肿瘤诊断时没有就肿瘤治疗的不良反应及关于生育力保存的选择进行充分认识和专业咨询，从而错失了保存生育力的最佳时机。

急性淋巴细胞白血病（acute lymphoblastic leukemia，ALL）是儿童期最常见的恶性肿瘤，占所有儿童恶性肿瘤的25%。2020年国家儿童肿瘤监测中心发布的《国家儿童肿瘤监测年报2020》显示，我国儿童ALL发病率为（4～5）/100万，占儿童肿瘤发病率的第1位。化疗仍是目前儿童ALL的主要治疗方式，随着目前化疗方案的不断完善，ALL患儿的总体生存率可达90%，长期无病生存率达80%。对于儿童成熟B细胞非霍奇金淋巴瘤（non-Hodgkin's lymphoma，NHL）（包括伯基特淋巴瘤、弥漫性大B细胞淋巴瘤、原发纵隔B细胞淋巴瘤），主要化疗方案包括COPAD方案（环磷酰胺＋长春新碱＋泼尼松＋多柔比星），经过高强度、短疗程的化疗，成熟B细胞NHL患儿的2年总体生存率已接近90%。目前一项国际性前瞻性研究显示，利妥昔单抗和化疗联合应用可使中高危患儿成熟B细胞NHL的无事件生存率显著提高。髓母细胞瘤（medulloblastoma，MB）是儿童最常见的中枢神经系统恶性肿瘤，经手术、放疗和辅助化疗等规范的综合治疗，目前标危型的5年无复发生存率为70%～80%，而高危型5年无复发生存率约60%。神经母细胞瘤（neuroblastoma，NB）是影响儿童最常见的颅外实体瘤。高剂量化疗（high-dose chemotherapy，HDC）加自体干细胞移植（autologous stem cell rescue，ASCR）已成为改善高危儿童癌症预后的重要治疗策略，尤其是高危神经母细胞瘤（high-risk neuroblastoma，HR-NB），在确诊病例中35%为高危，长期生存率为50%左右。国内外报道，自体外周血造血干细胞移植（HSCT）治疗能改善HR-NB患儿的预后，5年无复发生存率为50%以上。

恶性肿瘤治疗显著提高患者的生活质量，帮助他们积极面对自身疾病，并给患者提供未来生育希望，是目前恶性肿瘤治疗的策略之一。近40年，儿童恶性肿瘤的生存率出现大幅提高，恶性肿瘤患儿的生育力评估越来越受到重视。恶性肿瘤幸存者在一生均面临着恶性肿瘤本身或治疗所致的并发症风险。2017年一篇刊登在 Lancet 杂志上的队列研究表明，多达99.9%的儿童恶性肿瘤幸存者罹患至少一种长期疾病，包括性腺损害，可能导致永久性无精子症或卵巢功能不全。2016年国外一项孕产情况比较队列研究，共纳入儿童时期患恶性肿瘤的10 938例生存者与其无恶性肿瘤病史的3949例兄弟姐妹，报道显示，恶性肿瘤存活者中位随访8年的受孕率为38%，而其健康兄弟姐妹中位随访10年的受孕率为62%。也有研究表明，儿童急性淋巴细胞白血病女性幸存者的妊娠率或出生率低于普通人群，同时接受放疗和化疗的男女性幸存者妊娠率显著降低。一项德国队列研究显示，在存活5年或更长时间的霍奇金淋巴瘤女性患儿中，接受盆腔放疗比没接受过盆腔化疗的患儿生育率低。St Jude 终身队列研究报道，在214例未经放疗的儿童肿瘤成年男性幸存者中，环磷酰胺当量剂量（cyclophosphamide equivalent dose，cED）与精子浓度呈负相关，同时生育力受损还体现在精子运动能力下降和形态学改变。

导致生育力损害的原因：①恶性肿瘤对生育力的影响，恶性肿瘤细胞本身及其浸润，可以直接导致生殖腺、生殖干细胞和支持细胞损害。②化疗对生殖系统的影响，恶性肿瘤对患儿生育力的影响主要还是后续治疗引起的生殖损害。青春期前睾丸似乎比成人睾丸对肿瘤治疗更敏感，因为睾丸内的早期生殖细胞处于不断更新的状态。不同化疗药物对睾丸表面上皮的细胞毒性作用及对生育能力造成的受损程度受化疗的剂量和持续时间、患者年龄及其敏感度的影响。化疗药物根据对生殖功能的损害程度分为高危（＞80%致不育率）、中危和低风险药物（＜20%致不育率）。高风险类药物包括烷化剂，如环磷酰胺、美法仑和异环磷酰胺。中危类药物包括紫杉类微管抑制剂，以及蒽环类抗生素。回归分析表明，儿童急性白血病的治疗中，环磷酰胺当量剂量＞4000mg/m² 的儿童急性白血病治疗会导致精子发生障碍、精子耗竭和生育力下降。目前的普遍研究认为，累积剂量的化疗药物可直接破坏卵母细胞并导致卵泡耗竭，还可引起皮质纤维化和血管损伤。在青春期前接受化疗的ALL女性患儿中，有报道卵巢功能早衰发病率为10%。而且随着累积剂量的增加，化疗药物对恶性肿瘤女性幸存者的性腺毒性风险增加，活产率降低，但就目前的化疗药物来说，暂时没有一个明确的致"不孕症"的安全剂量下限。③放疗对性腺的毒性损害，放疗也与不孕症有关，因为卵巢和睾丸对辐射的有害影响都非常敏感，而且在相对低剂量下有可能导致永久性不育症。在青春期前的男性患者中，给睾丸6Gy的辐射剂量可导致永久性无精子症。研究表明，全身照射超过7.5Gy会增加恶性肿瘤男童幸存者的不育率。当卵巢直接处于辐射场中时，低剂量的辐射也会影响卵巢功能。在青春期前的女性患者中，＞15Gy的辐射剂量与不孕症有关，在青春期后及成年女性中，阈值分别是＞10Gy和＞6Gy。此外，青春期前子宫对放疗辐射也比成年子宫更敏感，有研究显示，放疗对6岁以下恶性肿瘤患儿的子宫损伤比卵巢严重。④HSCT对生育功能的影响，HSCT会增加患者不育症的风险。儿童期HSCT治疗后的女性恶性肿瘤幸存者出现进行性卵巢功能丧失和绝经期提前风险较大。一项关于儿童异基因造血干细胞移植后男性性腺功能的横断面研究显示，移植后生育能力的恢复与移植前的处理方案有关，同时还可伴有急、慢性移植物抗宿主病和长期免疫抑制剂的应用，进一步加重生育能力的损害。

对于处于生长发育期的儿童肿瘤患者，在制订治疗方案时，应对所涉及的治疗方案进行充分评估，以减少成年后对生殖功能的损伤。

生育力保存的防治策略：①治疗方案的优化与选择。大多数情况下，细胞毒性治疗对精子发生和卵泡发育造成的损害是暂时的，少数导致不育。化疗产生的性腺毒性在很大程度上取决于所使用的药物组合和给予的药物累积剂量。烷化剂常与其他化疗药物联合使用，显著增加烷化剂的生殖细胞毒性作用及细胞毒性作用。②生殖细胞保护性药物的合理应用。有几种实验性和已建立的技术可用于保存恶性肿瘤儿童的生育能力。粒细胞集落刺激因子已被证明能显著减少环磷酰胺、白消安和顺铂对原始卵泡的破坏，动物实验证明可提高生育率。③生殖细胞的保存。美国临床肿瘤学会（American Society of Clinical Oncology，ASCO）关于癌症患者生育能力保存的指南提出了几种适合肿瘤患者保持生殖功能的方法。对于在青春期前无法产生精液样本的男性而言，可以选择睾丸组织冷冻保存，在适当的时候进行自体移植完成完全的精子发生。对于青春期前的女孩，卵巢组织冷冻保存被认为是最具有可行性的生育力保存方法。

（三）肿瘤生物特征评估

肿瘤本身的生物学特征是制订肿瘤治疗决策的核心依据，对肿瘤的性质、分期、转移部位和分子生物学特点的准确评估，有利于判断预后和确定治疗目标，以上也可称为诊断性评估，即定性、定位和定量诊断，最终整合所有评估结果，提出科学的治疗方案。

1.肿瘤分期 目前使用最为广泛的TMN分期系统由美国癌症联合委员会（AJCC）和国际癌症控制联盟（UICC）共同开发。基于以下4个主要因素对肿瘤分期进行评估：原发肿瘤的解剖位置，并结合肿瘤大小和范围（T）、淋巴结受累（是否已扩散至附近淋巴结）（N）和有无远处转移（M）进行评估。TMN分期为生存预测、初始治疗的选择、临床试验中患者的分层、医疗保健提供者间的准确沟通和肿瘤管理的最终结果的统一报告提供了基础。TNM分期系统采用数字分级的方式表示肿瘤的侵及范围，分别采用：T代表原发肿瘤，N代表区域淋巴结，M代表远处转移。然后使用0～4等不同数字，根据肿瘤局部大小、淋巴结转移情况及远处转移程度，分别对T、N、M进行分层，数字越大，代表疾病进展越严重。

实际上，每个部位肿瘤都对应两个TNM分期：临床分期和病理分期。

临床分期（cTNM）：依据首次治疗前所获资料（体格检查、影像学检查、内镜检查、组织活检及手术探查）并在治疗前明确，用于初步指导治疗方案，且不应根据随后所得资料改动，一旦决定不再对患者进行治疗，临床分期也随之终止。

病理分期（pTNM）：根据临床分期确定，并根据手术分期和病理检查结果加以补充修订。

TNM分期基本目的是分类新诊断患者，也可用来评估新辅助治疗后或系统性全身治疗（化疗、靶向治疗或免疫治疗）后肿瘤病灶范围，用yTNM或ypTNM表示。如果肿瘤在治疗后复发，复发或再治疗分期用rTNM或rpTNM表示，初始诊断的分期应保持不变。

对于儿童某些常见肿瘤，有其特有的分期系统。例如，肝母细胞瘤，根据疾病所处的阶段不同，采用不同分期评价标准，在确诊时需要对患者进行详细评估，明确原发病灶大小、局部侵犯情况（血管、淋巴结、相邻组织）、转移部位，以及是否伴有肿瘤破裂（采用PRETEXT分期，分为Ⅰ～Ⅳ期）。在治疗过程中需要多次评估，包括化疗后手术前（采用POST-TEXT分期，分为Ⅰ～Ⅳ期）和术后（采用COG分期）。PRETEXT分期通过增强CT或MRI评估治疗前肿瘤累及肝脏的范围，主要用于评估初诊手术完整切除的可行性。POST-TEXT分期则是指化疗后肝脏肿瘤累及范围，主要用于评估新辅助化疗后、延期手术完整切除的可行性。COG分期也称Evans分期，是根据手术切除情况进行定义，评估肿瘤是否完整切除，分为

Ⅰ～Ⅳ期。关于PRETEXT分期和POST-TEXT分期进行进一步注释因子，这些注释因子分别为V（侵犯肝静脉或下腔静脉）、P（侵犯门静脉）、E（肝外腹部疾病）、F（肝脏多发病灶）、R（肿瘤破裂）、C（尾状叶受累）、N（淋巴结受累）、M（远处转移）。国际上不同的协作组对确诊的肝母细胞瘤患者根据不同的危险因子进行了分组，根据术前及术后分期、病理学类型和注释因子的结合，进一步进行肝母细胞瘤危险度分组，分为极低危组、低危组、中危组和高危组。中国抗癌协会小儿肿瘤专业委员会（CCCG）也建立了中国儿童肝母细胞瘤自己的危险度分组标准。

随着对神经母细胞瘤分子生物学及临床特性的研究发掘及医疗经验的积累，被广泛使用的神经母细胞瘤分期原则有1971年提出的Evans分期，1988年的INSS分期（神经母细胞瘤国际委员会临床分期），1993年对INSS分期进行修改并被世界各地医疗机构接受。2004年由美国、澳大利亚、欧洲及日本等倡导成立国际神经母细胞瘤危险度协作组（INRG），建立了目前国际公认的神经母细胞瘤国际委员会危险度分期系统（INRGSS），该分期系统根据术前影像定义风险因素（IDRF），并根据年龄、疾病影像学累及范围等，分为L1（局限性肿瘤，限于1个间室内，不具有影像学定义的危险因子）、L2（局限区域性病变，具有一项或多项影像学定义的危险因子）、M［任何原发肿瘤伴远处淋巴结、骨髓、肝、皮肤和（或）其他器官播散］、MS［仅限于皮肤、肝和（或）骨髓转移，且年龄小于18个月婴儿，原发肿瘤可以是1期、2期或3期］四个分期。

肾母细胞瘤临床分期是在诊断时评估疾病扩散状态、指导选择相应治疗方案、判断预后的基本依据。其与成人肿瘤常用的分期方式稍有区别。目前应用较广泛的为美国肾母细胞瘤研究组（NWTSG）与欧洲国际儿童肿瘤学会（SIOP）制定的按照解剖学来分的临床分期，两者大致一致，但因手术时期的不同而存在部分差异，SIOP常采用手术前化疗，NWTSG常采用手术后化疗，两种分期方案均为Ⅰ～Ⅴ期（Ⅴ期是指双侧肾肿瘤，每侧单独分期）。

2.肿瘤分子特征　与肿瘤预后及疗效预测关系越来越紧密。也逐步从单一分子特征影响预后的模式，逐步向多因素模式发展。不仅如此，某些肿瘤分子特征在特定肿瘤中既可是预后因素，也可是疗效预测因子。

发病率位于儿童常发肿瘤第3位的神经母细胞瘤，仅次于白血病和脑瘤。神经母细胞瘤具有异质性，临床上表现为低危患儿未经过治疗可以自愈，而高危患儿即使经过各种强化治疗后，生存率仍低于50%。此差异主要与神经母细胞瘤有显著的基因组变异有关。基因组变异包括染色体数目异常和染色体结构的改变。染色体数目的改变包括整倍体和非整倍体畸变，染色体数目增多、减少和出现三倍体等。染色体倍性状态是其重要的预后因素。近二倍体和近四倍体者侵袭转移能力强，临床预后不良，而近三倍体的患儿预后较好。染色体结构的改变包括染色体插入、缺失、重复、倒位、易位等。神经母细胞瘤最显著的特点是基因拷贝数的变异，这种变异通常发生在包含有多种基因的大的基因组区域，常发生基因拷贝数变异的区域主要有2号染色体短臂扩增（拷贝数≥5），17号染色体长臂增益（3～4拷贝数）。1P、11q缺失和17q增益均为重要的预后指标，已被用于神经母细胞瘤不同的预后类型分类，通过其有无制订治疗方案，指导治疗。

目前，已经发现与神经母细胞瘤密切相关的基因包括 *MYCN*、*ALK*、*ATRX*、*NRA* 和 *PHOX2B* 等。其中 *MYCN* 和 *ALK* 基因异常是治疗最常见的2个靶点。*MYCN* 基因是 MYC 癌基因家族的成员之一，神经母细胞瘤患儿中25%～30%发现 *MYCN* 基因扩增，50%高危患儿出现 *MYCN* 基因扩增。*MYCN* 基因扩增是神经母细胞瘤预后不良的标志之一，*MYCN* 基因的表达量已成为神经母细胞瘤临床病理分期的参考指标之一。*MYCN* 基因已成为治疗神经母细胞瘤和其他相关肿瘤的重要靶点。

间变性淋巴瘤激酶（anaplastic lymphoma kinase，ALK）基因位于2号染色体短臂23区域（2p23），其编码蛋白为受体型酪氨酸激酶 ALK 蛋白。ALK 在肿瘤细胞的异常表现为基因重排、突变、扩增和蛋白的过表达。多数肿瘤中，ALK 异常主要表现为基因重排。神经母细胞瘤中 *ALK* 基因异常主要表现为点突变、基因扩增及蛋白表达增加。*ALK* 基因是原发性和复发神经母细胞瘤的驱动基因，*ALK* 基因突变是神经母细胞瘤预后不良的标志之一。因此，ALK 抑制剂将是临床治疗神经母细胞瘤的一个重要药物，如目前在神经母细胞瘤患者中，使用劳拉替尼、克唑替尼等开展的临床试验。

肿瘤异质性是肿瘤分子分型的基础，肿瘤分子分型目的是通过二代基因测序、蛋白质组等组学技术，对肿瘤进行分子谱的系统描绘，逐渐在儿童肿瘤诊治中根据分子特征谱进行肿瘤精准分类及精准诊疗研究，以指导儿童肿瘤治疗决策。

3.肿瘤预后　是指基于疾病发病程度，结合临床表现、血液检验、影像学检查结果、病因、病理（必要的基因检测分析）、患者身体状况及治疗情况，对疾病后期发展和结果（包括近期疗效、远期疗效、转归或进展程度）进行评估。影响预后的相关因素主要包括肿瘤类型、肿瘤分期、遗传因素、年龄、性别、基础疾病、并发症等，患者免疫状态和精神状态也可能会影响肿瘤预后。对于大多数类型肿瘤，肿瘤负荷和远处转移（临床特征）被认为是最可靠生存预测因素。随着肿瘤研究的不断深入，肿瘤诸多分子特征也逐渐被发现，部分肿瘤的分子特征还被用于评估肿瘤预后及疗效预测。

4.治疗目标　不同分期肿瘤治疗目标不同。在儿童肿瘤患者中，根据所患肿瘤的不同，儿童肿瘤治疗目标主要包括治愈、延长生存期和控症治疗。

（1）治愈：一直是我们长期努力的目标。多种儿童肿瘤如肾母细胞瘤、肝母细胞瘤、横纹肌肉瘤等可通过手术切除辅以术后辅助性化疗和（或）放疗等整合治疗达到治愈目标。例如，肾母细胞瘤随着化疗、手术、放疗等多种治疗手段的综合应用，目前总体生存率已经达到85%以上。随着科学技术的飞速发展，儿童肝母细胞瘤的总体生存率已由40年前的30%上升到80%左右。

（2）带瘤生存：是指患者经过全身有效的抗肿瘤治疗后，常见的肿瘤症状消失，瘤体局部进一步缩小，肿瘤细胞不再扩散，病情长期稳定并趋于好转，患者一般状况良好。晚期或部分复发性肿瘤已失去治愈机会，治疗目标主要是带瘤生存。常用化疗、放疗、分子靶向治疗、免疫治疗等整合治疗措施，通过控制肿瘤细胞生长，达到延缓疾病进展、延长生存期的目标。在儿童恶性肿瘤中，部分无法完全治愈的肿瘤患者，如某些促结缔组织增生性小圆细胞肿瘤患儿，在常规治疗的基础上，加用免疫治疗、靶向治疗等综合治疗方法，使患儿总生存期明显延长。

（3）控症治疗：对于不能完全治愈的儿童肿瘤患者，尤其是中晚期肿瘤患者，常伴有不同临床症状，严重降低了其生活质量。在诊疗过程中，对这部分患儿，不仅包括对肿瘤相关症状和并发症的管理（如恶心、呕吐、疼痛、营养不良等），也包括姑息性手术、姑息性放疗、化疗、分子靶向治疗和免疫治疗等。姑息治疗目标是减轻症状，缓解痛苦，提高生活质量。

5.治疗获益　主要通过以下几个指标进行评估，即生存期、客观肿瘤大小或肿瘤标志物变化及患者主观症状改变。

（1）生存期：是评价肿瘤治疗是否获益及获益程度的最重要指标。总生存期是指从使用某一治疗方案开始至因任何原因导致死亡的时间，可用于评价所有患者总体生存获益；无进展生存期是指从采用某一治疗方案开始至疾病进展的时间，主要用于转移性和不可切除疾病的评价；无病生存期是指在接受某种根治性治疗（如手术或放疗）并达到完全缓解至疾病复发的时间，常用于辅助治疗的评价。

（2）客观肿瘤大小或肿瘤标志物的变化：在有效治疗早期常会发生肿瘤缩小或肿瘤标志物下降，肿瘤消退情况常用于早期疗效评估。肿瘤消退可通过肿瘤大小或其产物的变化来评价。

1）客观肿瘤的大小：儿童实体肿瘤常用《实体瘤疗效评价标准》（RECIST 1.1）评估客观肿瘤变化情况。

2）肿瘤标志物：儿童肿瘤治疗效果的评价方法中，除了使用客观肿瘤大小评价疗效外，对于部分有特殊肿瘤标志物的某些儿童期肿瘤，也可通过测定标志物评价肿瘤治疗获益情况。例如：肝母细胞瘤患儿血中甲胎蛋白水平，某些生殖细胞肿瘤中甲胎蛋白或绒毛膜促性腺激素（HCG）水平，在治疗过程中的动态变化，可以间接反映肿瘤变化及评价治疗效果。

（3）主观症状：患儿主观症状的改善也是治疗效果评价的一个重要方面。

（四）营养评估

肿瘤是一种消耗性疾病，患者因机体储存的脂肪组织迅速丢失，肌肉组织过度分解，造成营养不良，有的甚至发展成恶病质。严重营养不良造成患者生活质量下降、器官功能障碍和并发症增加甚至威胁生命。营养不良会增加肿瘤患者术后并发症和放化疗不良反应的发生率，增加住院费用，降低控瘤疗效，缩短生存时间。因此，提高对肿瘤患者营养状况的关注，选择适合的营养不良诊断方法与标准，制订个体化整合治疗方案，有助于更好改善患者的预后和生活质量。

儿童肿瘤和成人肿瘤的区别之一，就是儿童肿瘤治疗期间不仅需要改善患儿的营养状况，还要考虑儿童的生长发育，因此美国肠内肠外营养学会（ASPEN）工作组将儿童营养不良定义为"营养需求和摄入量之间的不平衡，导致能量、蛋白质或微量营养素累积不足，可能对生长发育和其他相关结果产生负面影响"。这包含5个重要的方面：人体测量变量、生长发育、慢性营养不良、营养不良的病因和营养不良对功能状态的影响。营养不良不仅影响肿瘤患儿的预后和生长发育，在肿瘤的放疗、化疗期间，营养不良改变机体构成，引发药代动力学改变，严重的可加重化疗药物毒性问题。此外营养不良还与放、化疗期间感染率增加有关。

营养不良的诊断缺乏统一的标准，尤其是早期营养不良的诊断通常非常困难。传统的营养评估方法包括人体测量、血生化指标、临床检查和饮食史。人体测量，包括身长（0～24个月）、身高（大于24个月）及体重、体重增长速度、头围、中上臂周长（mid-upper arm circumference，MUAC）、肱三头肌皮褶厚度，还有一些补充的检查指标，如膝高、臂长、胫骨长度等，通过这些数值可以进一步得出z值。相关指标，如MUAC、体重指数（BMI）的z值可以查阅WHO网站得出。目前WHO推荐测量身高、体重及BMI值，相关测得值再置入WHO生长曲线或数据表中，得出对应的年龄别身高（height for age，HFA）、年龄别体重（weight for age，WFA）、理想体重比（weight for height，WFH）、年龄别体重指数（BMI for age，BMI/A）、年龄别中上臂周长（MUAC for age，MUAC/A）百分数或者z值，可根据z值确定患儿是否存在发育迟缓和营养不良。

儿童营养评估的方法较多，血液肿瘤患儿的营养评估可综合病史、膳食调查、人体测量、实验室检查等多项指标进行判断。各种营养评估的方法总结如下。

人体测量包括：①BMI，是2岁以上患儿目前最常用的测量方法之一。WHO将BMI < 5%定义为营养不良。②WFH，即患儿体重与同等身高的健康儿童的体重比值，也称理想身体体重（ideal body weight），作为诊断小儿营养不良的指标，能够早期发现患儿处于营养不良状态。③MUAC，即测量儿童中上臂周长，适用于6～60个月的儿童营养监测，对于大于5岁的儿童，也同样适合，是公认的反映营养不良的较好指标。④HFA，相较于MUAC，被认为能够更好地鉴定早期发育迟缓，HFA有助于指导临床及时干预发育迟缓，尤其是对2岁以内的患儿，对儿童的早期认知和运动功能发育有益。⑤日常饮食摄入量，可以作为轻度营养不良较好的补充指标。⑥体重增长速度和体重损失量。体重增长速度适用于2岁以内患儿，规定少于75%的预定标准体重增量为轻度营养不良，少于50%的预定标准体重增量为中度营养不良，少于25%的预定标准体重增量为重度营养不良。体重损失量，适用于2～20岁患者，体重减轻5%左右视为轻度营养不良，体重减轻7.5%左右视为中度营养不良，体重减轻10%左右视为重度营养不良。体重损失量与体重增长速度可以作为对营养不良诊断的辅助指标，对怀疑营养不良，或考虑轻度营养不良的儿童，应进一步结合这些辅助指标，确定是否真实存在营养不良。

血生化指标：可在一定程度上反映患儿的营养状态，一般可分为以下几类。①蛋白标志物：血清白蛋白、前白蛋白、运铁蛋白、视黄醇结合蛋白等；②器官功能指标：血清尿素氮、肌酐、肝酶等；③骨骼健康指标：血清钙、镁、维生素D等；④贫血相关指标：血红蛋白、血清铁、铁蛋白等；⑤炎症指标：血清C反应蛋白等；⑥其他营养素指标：血清总胆固醇、甘油三酯、矿物质及维生素水平等。尽管上述指标的变化与肿瘤患儿营养状况的改变相关，但同时也受肝脏合成、清除速率、感染及某些化疗药物的影响。因此，仍需要结合患儿自身情况进行营养评估。

病史：评估肿瘤患儿肿瘤确诊时间和目前所处阶段；既往史；用药史和过敏史；预期治疗方案。

饮食摄入情况：详细采集喂养史；经口饮食种类、频次、量；肠内营养制剂种类、频次、量；肠外营养；膳食补充剂使用。全面了解肿瘤患儿的饮食摄入情况。

营养评估量表：2015年，澳大利亚学者Murphy等提出了肿瘤患儿营养筛查工具（nutrition screening tool for children cancer，SCAN），适用于18岁以内的肿瘤患儿，其内容包含了6个问题。①患儿是否患有高风险肿瘤（高风险肿瘤患儿包括采用高风险治疗方案的患儿、婴儿、合并并发症的患儿等），1分；②患儿目前是否正在接受强化治疗（强化治疗包括化疗、放疗、骨髓移植等），1分；③患儿最近是否存在胃肠道有关的症状，2分；④过去一周患儿的经口摄入量是否不足，2分；⑤患儿过去1个月是否有体重减轻，2分；⑥患儿是否存在营养不良的表现（如消瘦、水肿、皮肤干燥、微量营养素缺乏等），2分。根据各问题对营养风险的影响权重，回答为"是"时，给予1分或2分，总分≥3分为高风险（具体见表13-1）。

表13-1　肿瘤患儿营养筛查工具SCAN评分细则 （单位：分）

内容	否	是
患儿是否患有高风险肿瘤	0	1
患儿目前是否正在进行强化治疗	0	1
患儿是否存在消化道症状	0	2
在过去1周患儿是否存在经口摄入不足	0	2
在过去1个月患儿是否存在体重丢失	0	2
患儿是否存在营养不良的表现	0	2

注：高风险肿瘤患儿包括采用高风险治疗方案的患儿、婴儿、合并并发症的患儿等；强化治疗包括化疗、放疗、骨髓移植等；营养不良表现包括可见的肌肉萎缩、水肿、皮下脂肪菲薄、皮肤皱褶增多、头发稀疏等。

儿童肿瘤患者在治疗中，经筛查发现存在高营养风险的，需由营养医师对其营养状况进行全面评估，以给予个体化营养支持，改善临床结局。

（五）治疗决策评估

儿童肿瘤的治疗通常包括手术、化疗和放疗三大基本治疗手段，随着科学的发展，造血干细胞移植治疗、免疫治疗和靶向治疗等新技术处在不断发展中。

儿童肿瘤患者对治疗的反应和疗效与成人有所不同：①对化疗的敏感性优于成人。儿童肿瘤总体上对化疗、放疗的敏感性高于成人，因此儿童肿瘤的长期无病生存率也高于成人，在合理治疗下，儿童肿瘤的总体治愈率明显高于成人。由于有些儿童肿瘤对治疗很敏感，因此高肿瘤负荷的患者在初始化疗时容易发生肿瘤溶解综合征，出现水和电解质紊乱、肾功能不全、弥散性血管内凝血等情况。②对化疗的近期耐受优于成年人。由于儿童有相对小的心理压力和较高的药物代谢能力，因此对儿童采用的化疗药物剂量相对较大，有些药物剂量成人无法耐受。③远期不良反应高于成人。儿童处于生长发育期，治愈率高而生存期延长，因此更可能由于化疗药物及放疗对生长发育中的机体器官损伤进而引起生长发育障碍及远期器官功能不良，包括成年后不育、身材矮小、骨骼发育不良及畸形、第二肿瘤等。所以在制订治疗方案时，要进行充分的评估，选择最佳的治疗方案，尽可能减少远期并发症风险，避免不必要的过度治疗，尤其是放疗，同时又要避免治疗不足，以免造成肿瘤复发。

因此临床上要进行充分的评估，根据各个病例存在的不同危险因素，进行临床危险度分组，并根据危险程度给予不同强度的治疗方案。同一种肿瘤有不同病理形态或免疫、细胞遗传学亚型，它们对同样的治疗手段可有不同的敏感性，因此需要细致评估这些差异，并分别给予相应的治疗。同一亚型肿瘤在诊断时处于不同的疾病阶段［分期和（或）临床分组］，需要接受不同强度的治疗，甚至采取不同的治疗策略。通过充分的评估，做到避免治疗不足及治疗过度。

1.手术评估　手术是非血液淋巴系统恶性肿瘤主要的治疗手段之一。手术目的包括病理活检、根治性肿瘤完全切除术、减负性不完全大部分切除术和解除或减轻症状的姑息性手术。术前应有充分准备，明确手术目的，在预知不能完全切除时主张先行病理活检以明确诊断，然后行化疗，使肿瘤缩小，最后再行手术。术前要充分评估儿童所患肿瘤的具体特性、诊断方法、手术指征和禁忌证等。儿童肿瘤外科医师要积极参与儿童肿瘤诊治的全过程。以儿童横纹肌肉瘤患者为例，横纹肌肉瘤的外科原则为完全广泛切除原发肿瘤、保证安全切缘，保留美观和功能。横纹肌肉瘤的外科治疗又因肿瘤发生部位不同，通过充分评估，而采取的手术策略不同，要根据具体肿瘤部位讨论手术决策。对于原发部位在眼眶的横纹肌肉瘤，手术方案为活检，眼眶内容物清除术选择性地用于复发性疾病；非眶/非脑膜旁部位肿瘤，手术方案选择原发肿瘤的广泛切除（在没有功能损害的情况下）、临床诊断淋巴结受累情况下行同侧颈部淋巴结取样。对于睾丸旁横纹肌肉瘤，手术方案选择根治性睾丸切除术，对侧睾丸移位术（需要阴囊放疗时，可暂时移位到相邻的大腿）；外阴/阴道/子宫部位横纹肌肉瘤，采取保守的局部肿瘤切除术（延迟切除），或仅活检，放化疗后再次活检的方式。膀胱/前列腺横纹肌肉瘤，采取膀胱部分切除术（膀胱顶）、保留膀胱的肿瘤局部切除术（延迟初次切除）或根治性膀胱全切术（延迟术后残留活性肿瘤、复发）。躯干/四肢横纹肌肉瘤，手术方式为一期广泛局部切除术（可切除肿瘤）、初次再切除（扩大切除术）。胸腔/腹膜后/盆腔横纹肌肉瘤，手术方式采取一期局部切除术（可切除肿瘤）和延迟初次切除（不可切除肿瘤）。不同手术方式及手术时间的选择均建立在对儿童肿瘤患者全身状况、肿瘤具体情况充分评估的基础上。

2. 放疗评估　多种儿童肿瘤对放疗敏感，如神经母细胞瘤、肾母细胞瘤、部分脑肿瘤、尤因肉瘤、横纹肌肉瘤、淋巴系统恶性肿瘤均对放疗敏感。但放疗有明确的近期及远期不良反应，并可能影响长期生存者的远期生活质量。只有在明确放疗能改善肿瘤预后或利大于弊的条件下才采用放疗。

对于大多数儿童恶性肿瘤来说，放疗是非常有效的治疗手段。对于儿童患者（特别是处于发育期的儿童）采用放疗需要综合考虑和权衡疾病的适应证和治疗能带来的益处与放疗的长期潜在的不良反应。最佳使用放疗方案是将放疗作为单独一种治疗方式或作为肿瘤综合治疗方案。

3. 全身治疗评估　除一些特定的神经母细胞瘤外，对未完整切除或有残留可能的儿童恶性肿瘤一般均有指征给予不同强度的化疗，以减少复发率，增加治愈率。化疗是综合治疗的一部分，化疗前后应与其他相关专业（如外科、影像科、病理科）充分沟通，以确定术前、术后的化疗时间和强度。①多专业协作，化疗作为儿童肿瘤整体治疗的一部分，应与手术、放疗等治疗综合考虑，相互协作，合理安排。②准备分型分组精准化化疗。同一种肿瘤有不同的病理形态或免疫、细胞遗传学亚型，它们对同样的治疗手段可能有不同的敏感性，因此治疗前需要同病理科充分沟通，共同进行充分评估，了解这些差异，给予不同的治疗。同一肿瘤在诊断时通过影像、病理等评估，确定肿瘤处于不同的疾病阶段，进一步指导接受不同强度的治疗。避免治疗过强影响远期生活质量及近期严重毒副作用，同时避免出现接受过弱的治疗而使治愈机会减少。因此，在化疗前需要进行全方位、多学科评估，根据不同的分期或危险度分组给予不同强度及不同方案的治疗。

（六）治疗毒性评估

化疗、放疗、手术治疗的有机结合，化疗方案的逐渐优化、靶向治疗及免疫治疗研究的不断深入，使越来越多的肿瘤患者得到长期生存。随着生存者的日益增多，生活质量逐渐受到人们的关注。许多长期生存者生活质量受到一定程度影响。许多治疗相关的不良反应与接受治疗时患者年龄明显相关，不良反应发生时间与所选用的治疗方案也有明显关系。放疗相关的不良反应，将在放疗后很长时间才体现出来；相对而言，化疗的不良反应出现较早，持续时间也较为短暂，但因儿童处于生长发育期，其远期对生长、生殖和神经心理功能的影响较大。

1. 心功能　肿瘤患者常因心肌病变和心包炎而出现心功能不全，多柔比星、柔红霉素等蒽环类药物是最容易引起心肌损害的药物。治疗过程中，急性期可出现急性发作的心肌炎、心包炎；心功能影响也可以发生在化疗停止多年以后，可以为自发性发作，也可以发生在较剧烈的运动或妊娠后。心力衰竭的发生率与使用蒽环类药物的累积剂量有关。若累积剂量大于 $600mg/m^2$，30% 的患者会出现心功能不全。

有一些因素会增加蒽环类药物对心肌的毒性作用，如纵隔放疗、潜在的心脏疾病、难以控制的高血压、其他化疗药物的联合应用（如环磷酰胺、放线菌素D、平阳霉素、甲氨蝶呤、长春新碱等）。单纯放疗可以引起慢性心脏毒性。对于儿童常用超声心动图评估患者心功能，结合心电图和肌钙蛋白、脑钠肽等血清学指标可早期发现亚临床心脏毒性，必要时可行冠状动脉CT血管成像、冠状动脉造影、心脏MRI等检查。对于高危人群，每个肿瘤治疗周期之前、结束、结束后的3～6个月和1年应行心脏超声检查测量心肌应变，整个肿瘤治疗过程中可监测心脏超声、心电图、肌钙蛋白的变化。高危人群需要进行长期跟踪，至少每年进行一次体检并询问相关病史。

2.**肺功能**　抗肿瘤治疗无论是对气道还是对肺间质都可能引起明显的晚期不良反应，其中以肺部放疗最为显著。肺放疗后很容易导致肺纤维化，肿瘤治疗如化疗药（如博来霉素、吉西他滨）、靶向治疗（如抗体偶联药物）及免疫治疗有引起肺功能受损的风险，相关性肺损伤以浸润性肺病为主要表现，包括肺间质纤维化、非特异性间质性肺炎、弥漫性肺泡损伤及肺泡出血所致的急性呼吸窘迫综合征（ARDS）等。对于存在慢性咳嗽、气急的患者，应密切随访，定期进行肺功能测定、胸部X线检查。必要时需要进行胸部高分辨率CT检查，评估肺功能。

3.**肝功能**　肿瘤治疗前通过评估肝功能包括肝脏合成（如白蛋白）、肝细胞损伤（如 AST、ALT）及胆汁淤积和导管功能（如胆红素），患者既往存在常见肝病如慢性病毒性肝炎（乙型肝炎和丙型肝炎）、少见疾病如自身免疫性肝病、肝豆状核变性等均会影响肝功能储备。除化疗所致急性期肝损害外，肝纤维化也是抗肿瘤治疗后较为常见的晚期并发症。不做活检很难发现早期肝纤维化，在肿瘤幸存者中，体格检查发现肝大、黄疸及肝部分切除者都应密切随访。

4.**肾功能**　对维持机体电解质稳定及酸碱平衡至关重要。手术创伤、失血和低血压等因素均可致肾血流减少，麻醉药因抑制循环而影响肾灌注，一些化疗药物（如烷化剂、铂类、抗代谢类药物等）具有肾毒性，抗血管生成靶向药物可能改变肾小球血管通透性，免疫治疗可能有引起免疫相关性肾炎的风险。肿瘤治疗过程中常见的并发症为急性肾损伤（AKI），晚期慢性肾炎是较常见的并发症。肾小球滤过率（GFR）是反映肾小球滤过功能的客观指标，在临床上常被用于评价肾功能损害程度，目前常用指标为肌酐、尿素氮等。在治疗中及治疗后定期评估，并尽可能避免使用肾损伤相关药物。

5.**血液和免疫功能**　抗肿瘤治疗对血液和免疫功能的影响表现为骨髓储备功能减弱及免疫功能紊乱。骨髓具有造血、免疫防御、创伤修复的功能，其中造血为主要功能。80%以上的化疗药物和放疗可致骨髓抑制，以中性粒细胞、血小板减少为主。靶向治疗药物、免疫治疗药物所致骨髓抑制的发生率明显低于化疗，以贫血、血小板减少为主。患者本身因素和疾病状态也是引起骨髓功能抑制的重要危险因素。因此，在抗肿瘤治疗前需要行血常规检查，必要时需要行骨髓穿刺活检以明确骨髓功能或查找异常原因。对于长期生存者，进行免疫功能的监测，对于免疫功能低下者，应给予一定的预防措施。

6.**生长发育**　肿瘤患者治疗期间生长速率下降是普遍现象，虽然化疗结束后许多患者可出现生长加速现象，但一般最终身高仍达不到正常水平，仍有不少患者发生永久性生长落后。化疗与放疗相比引起的生长迟滞一般是短暂的。脊柱放疗直接影响脊柱的生长，使生长受到明显影响，这在脑瘤患者接受了大于3500cGy放疗者中很易见到。根据放疗时年龄、接受放疗的剂量、放疗的范围，决定生长发育所受影响。

除了身高受到影响之外，体重也是很容易受影响的因素。患者可因长期肠道吸收不良而消瘦，但另有一些患儿却走向极端，出现肥胖。肥胖多半发生在停止治疗后1年之内，曾发现放疗会使患者出现肥胖和学习困难。

目前治疗儿童肿瘤的方案已注意到尽量减少生长受影响的不良反应，如从化疗方案的选择、放疗的指征及通过放疗的分段、分次等方面减少不良反应。

评估儿童生长情况应以正常儿童的生长曲线为标准，应在疾病初未进行治疗前检测患者的生长指数，并在开始治疗后第1年内每1～3个月评估，以后每6个月评估1次，最好请内分泌专科医师协助检查。只有系列的动态评估才能得出可信的结果。对于生长落后的患者，应进行严密随访，通过动态的评估适时干预。但即使对骨骺融合前生长激素缺少的患者用生长激素替代，有时临床也得不到很理想的效果。更因很多患者面临复发的风险，常使轻微的生长落后不那么受到重视。

（七）家庭和社会支持评估

肿瘤对患儿及其家属造成诸多心理社会问题，患儿诊疗过程中产生的经济负担可导致其家庭成员产生焦虑、抑郁等症状，影响患儿的预后，且患儿的心理问题和经济因素可能导致患儿产生不良的健康行为，但患儿及其家属的心理社会需求在临床工作中未得到医护人员足够的重视。在处理肿瘤带来的这些影响时，家庭社会支持非常重要。狭义的社会支持指社会关系中重要成员提供的支持及帮助，包括工具、信息及情感，广义的社会支持还包含客观社会支持，如收入、环境、医疗资源等。

家庭社会支持系统为儿童肿瘤患者提供认知、情感和物质服务。直接或间接影响肿瘤患者治疗疗效和预后。因此，临床在进行肿瘤诊断相关评估的同时，也应重视肿瘤患者家庭和社会支持评估。

1.个体需求评估　家庭和社会支持对肿瘤患者有积极作用，尤其对儿童阶段的肿瘤患者，个体对家庭和社会有更强烈的依赖和需求。儿童肿瘤患者通常需要面对长时间的治疗和恢复过程，其中包括各种不适和副作用。这对他们心理健康产生巨大影响。因此为儿童肿瘤患者提供心理支持和情感护理至关重要。

另外，年长的儿童肿瘤患者通常需要长时间停学接受治疗，这对他们的学习产生很大影响。因此我们应该重视他们的教育和学习需求，为他们提供适当的支持和帮助。

2.家庭支持评估　肿瘤诊断给患儿和家庭带来的压力巨大，对于儿童患者来说，承受更大心理压力和经济压力的是家庭和父母。父母是患儿的主要照顾者，也应是帮助患者应对疾病的最重要资源。问询患儿的家庭情况，包括患儿年龄、性别、肿瘤原发部位和分期，家庭成员年龄、文化程度、是否有宗教信仰、家庭人均月收入、结构类型、所在地、主要照顾者对病情的态度等。恶性肿瘤性疾病，一般来说治疗周期相对较长，治疗费用相对来说较高，另外，肿瘤诊断还常与社会污名及肿瘤是致命疾病的信念有关。肿瘤诊断给患者和家庭带来的压力巨大，包括经济压力及心理压力，患者和家属都需要调整自己适应疾病和疾病的治疗过程。良好的家庭支持可很大程度改善患者的生活质量和健康结果。因此，对家庭支持的评估应是社会评估最重要的部分。通过对家庭支持的评估为以后的诊疗过程中更好的救治患儿做准备。

3.家庭照顾者评估　患肿瘤后，患儿父母要为患儿提供数月至数年照顾，涉及身体、社交、情感或经济等方面，并要协助日常生活活动、参加和协调医院预约和管理、提供家庭医疗护理及协助决策。患儿父母在肿瘤患儿医疗照护中占很大比例，他们通常面临许多不良风险。焦虑和抑郁最为普遍，还常因经济压力、社会支持不足、患儿病情恶化和患儿父母本身地位下降而加剧。因此在进行患者评估时，应注意家庭照顾者的全面评估。

在收治肿瘤患儿时，要问询患儿家庭成员基本资料、家庭类型和结构、家庭成员的角色作用、家庭经济状况、家庭压力等，以及是否有其他人也会提供帮助。评估家庭照顾者提供护理的能力和意愿也至关重要。以全程更好地对患儿进行治疗。

4.经济毒性评估　儿童肿瘤治疗不仅费用高，还常影响照顾者的就业和收入，对照顾者和家庭造成影响。肿瘤治疗药物和治疗技术进步虽然提高了肿瘤患儿生存率，但也进一步增加了患儿家庭的经济负担，又称经济毒性。经济毒性可增加肿瘤患儿及家庭成员的抑郁和焦虑程度，降低患儿及家庭的生活质量，甚至降低其生存率。

经济毒性包括肿瘤患儿家庭因治疗而承受的物质经济负担和心理经济负担。物质经济毒性包括医疗费用与非医疗费用。医疗费用主要是与诊断和治疗相关的自付费用，也可包括收入损失。非医疗费用包括看病的交通费等。就业改变也是非常重要的压力因素。所有这一切都是物质和心理经济负担的压力源。心理经济负担是负面情绪和认知的组合，是对预期未来物质经济负担及其原因产生焦虑所致。

在开始治疗时及治疗过程中，要问询患者家庭收入情况、医疗服务使用情况（医疗保险或商业保险）、费用意愿和心理压力情况。通过医疗费用与收入的比较评估经济负担，以保证治疗顺利实施。

5.社会支持系统　社会支持分为情感支持、物质支持、信息支持及陪伴支持。支持可来源于家人、朋友、合作伙伴、医务工作者和其他患者。政府、基金会、家庭、保险公司、捐赠者和其他人员可提供物质支持。由于疾病和治疗特点，肿瘤患者及家庭常需要更多、更高水平的支持。因此，评估肿瘤患者及家庭需求，根据肿瘤患者及家庭需求提供尽可能多的社会支持也是肿瘤整体评估中非常重要的组成部分。

通过对从患者到家庭再到社会支持网络评估结果分析，精准把握患者不同层面需求。并从个人层面、家庭层面、社会层面、政府层面，发挥各自的属性功能，协助患者建立更多的支持网络。

儿童处于生长发育期，儿童肿瘤患者作为一类特殊的群体，在肿瘤治疗的过程中，持续整合肿瘤防治的多学科团队成员，在防治的全过程中，保持动态评估，根据评估的结果动态调整防治策略，制订个体化综合治疗策略，最终达到提高肿瘤患者生存率、改善生活质量的目的。

（苗丽霞　刘　嵘）

参考文献

蔡威，2019. 儿科临床营养支持［M］. 上海：上海交通大学出版社.

曾值，邓窈窕，2019. 儿童心理社会肿瘤学临床研究进展［J］. 中国全科医学，22（6）：626-632.

汤静燕，李志光，2011. 儿童肿瘤诊断治疗学［M］. 北京：人民军医出版社.

王天有，申昆玲，沈颖，2022. 诸福堂实用儿科学［M］. 9版. 北京：人民卫生出版社.

Bhatia KP，Ganguly S，Sasi A，et al，2023. Sex disparity in childhood cancer in India：a multi-centre，individual patient data analysis［J］. Lancet Oncol，24（1）：54-63.

Chen L，Dong Z，Chen X，2023. Fertility preservation in pediatric healthcare：a review［J］. Front Endocrinol（Lausanne），14：1147898.

Fusco P，Esposito MR，Tonini GP，2018. Chromosome instability in neuroblastoma［J］. Oncol Lett，16（6）：6887-6894.

Green Corkins K，Teague EE，2017. Pediatric nutrition assessment［J］. Nutr Clin Pract，32（1）：40-51.

Huang M，Weiss WA，2013. Neuroblastoma and mycn［J］. Cold Spring Harb Perspect Med，3（10）：a014415.

Johnston WT，Erdmann F，Newton R，et al，2021. Childhood cancer：estimating regional and global incidence［J］. Cancer Epidemiol，71（Pt B）：101662.

Murphy AJ，White M，Viani K，et al，2016. Evaluation of the nutrition screening tool for childhood cancer（SCAN）［J］. Clin Nutr，35（1）：219-224.

Ni X，Li Z，Li X，et al，2022. Socioeconomic inequalities in cancer incidence and access to health services among children and adolescents in China：a cross-sectional study［J］. Lancet，400（10357）：1020-1032.

Rosenberg PS，Greene MH，Alter BP，2003. Cancer incidence in persons with Fanconi anemia［J］. Blood，101（3）：822-826.

Tonorezos ES，Cohn RJ，Glaser AW，et al，2022. Long-term care for people treated for cancer during childhood and adolescence［J］. Lancet，399（10334）：1561-1572.

Trehan A，Viani K，da Cruz LB，et al，2020. The importance of enteral nutrition to prevent or treat undernutrition in children undergoing treatment for cancer［J］. Pediatr Blood Cancer，67 Suppl 3：e28378.

Ward ZJ，Yeh JM，Bhakta N，et al，2019. Estimating the total incidence of global childhood cancer：a simulation-based analysis［J］. Lancet Oncol，20（4）：483-493.

Wieringa FT，Gauthier L，Greffeuille V，et al，2018. Identification of acute malnutrition in children in Cambodia requires both mid upper arm circumference and weight-for-height to offset gender bias of each indicator［J］. Nutrients，10（6）：786.

Yu EY，Cheung IY，Feng Y，et al，2019. Telomere trimming and DNA damage as signatures of high risk neuroblastoma［J］. Neoplasia，21（7）：689-701.

第十四章

青少年及青年肿瘤评估

    青少年和青年（adolescent and young adult，AYA）患者的肿瘤死亡率随着肿瘤诊疗的进步不断下降，然而由于在病因学、基础生物学、治疗和生存方面的知识差距，青少年和青年肿瘤患者在全程管理照护方面仍面临着重大挑战。造成这些认识上的差距是由于疾病生物学上的差异、治疗方法缺乏一致性、对治疗的依从性差或不耐受、临床研究参与比率低等。

    影响AYA患者的生物学、流行病学和临床结果通常不同于影响儿童和年长的癌症患者。与AYA患者相关的遗传、生理和药理变化可能会影响他们对癌症治疗的耐受能力和对治疗的反应。此外，影响年轻患者的短期和长期毒性（包括治疗对生育能力和性功能的影响）可能会限制了治疗的积极性，导致依从性差距和不良结果。相较于老年肿瘤患者，老年综合评估有助于医师制订合理的治疗计划，并满足已知的老年患者的功能需求，而AYA患者没有类似的评估。指导AYA患者治疗的循证资料仍然较少。被诊断为癌症的AYA患者应被视为一个具有独特医疗和心理需求的独特年龄组。在治疗决策过程中，以及从儿科医疗团队到成人医疗团队的照护过渡过程中，应当考虑AYA患者疾病的独特生物学特性及与年龄相关的问题（如生育能力、长期副作用、保险/财务问题、社会心理支持和治疗依从性）。

第一节　青少年及青年定义

    青少年时期是人类发展的一个独特阶段，是儿童转变成人角色的过渡时期。从心理学、生理学、历史、社会学、教育学及人类学不同角度来看，很难给"青少年"下一个准确的定义。根据世界卫生组织确定的年龄分段，年轻人（young people）的年龄范围为10～24岁，青年（youth）为15～24岁，青少年（adolescence）为10～19岁。2017年我国中共中央、国务院发布的文件《中长期青年发展规划（2016～2025年）》中所指的青年，年龄范围是14～35周岁（规划中涉及婚姻、就业、未成年人保护等领域时，年龄界限依据有关法律法规的规定）。根据美国国家癌症研究所（NCI）专家建议，通常将在最初癌症诊断时年龄在15～39岁的个体统称为青少年和青年（AYA）肿瘤患者。NCCN指南也为这一年龄群体制定单独的肿瘤指南《NCCN临床实践指南：青少年和年轻成年人肿瘤》。本章节评估也沿用了这一年龄范围。

    处于儿童到成年的过渡期的青少年，生理发育出现了高峰，同时在心理、行为方面都发生着急速的变化，并开始了社会化的过程。主要表现在独立性及自我意识增强、性意识的觉醒和发展、缺乏判断力、情绪不稳定易冲动、易两极化、智力发展日益成熟、心理向成熟过渡、道德意识和价值观念逐渐形成。这是一个处于身心脆弱敏感时期。

    肿瘤的诊断将彻底改变患者的生活方式，影响到其生理、心理、教育、社交等多个方面，且青少年患者的应对方式、心理状况与成人存在差距，因此，他们是一个具有独特流行病学、临床需求和社会影响的独特亚群，需要全面评估青少年肿瘤患者的情感体验和内心需求，以发展适用于青少年肿瘤患者的整体评估模式，以期为青少年癌症患者提供个性化、规范化的评估，服务于肿瘤诊疗。

第二节　青少年及青年肿瘤流行病学

    2020年9月，*CA：A Cancer Journal for Clinicians* 在线发表《2020年青少年和青年人癌症统计》，对青少

年不同年龄段的癌症发病率和死亡率进行了分析。这也是该刊首次对青少年癌症数据进行独立分析。该研究按年龄段（15～19岁、20～29岁、30～39岁）、性别、种族，对美国青少年人群的癌症发病率和死亡率进行了分析。在最近10年中（统计数据记录的是2007～2016年），美国所有年龄段的青少年的癌症发病率都在不断上升，主要是由甲状腺癌驱动的。每10万人口中男女性的癌症发生例数：15～19岁年龄段，分别为23例和24例；20～29岁年龄段分别为42例和55例，女性癌症发病率比男性高30%；30～39岁年龄段，分别为84例和161例，女性癌症发病率比男性几乎高出1倍。这主要是因为这个年龄段女性乳腺癌、甲状腺癌及皮肤黑色素瘤高发。该研究统计了自1975年以来的各年龄段癌症发病率和死亡率，所有年龄段的癌症死亡率几乎一直在下降，不可否认这归功于癌症早期筛查和医疗水平的进步。根据2009～2015年统计数据，15～39岁年轻人癌症患者的5年生存率为83%～86%，远超40岁以上癌症患者的66%。除30～39岁的妇女外，白血病和脑肿瘤是所有性别和年龄组的主要死亡原因。

　　2022年《柳叶刀-肿瘤学》发布了全球青少年和年轻成人的癌症负担综合评估，分析了2019年全球疾病、伤害和风险因素研究（GBD）的结果，重点关注残疾调整生命年（DALY）的结果，以为全球青少年和青年癌症控制措施提供信息。在这项分析中，使用15～39岁的年龄范围定义青少年和青年。数据显示，2019年全球15～39岁人群中有119万癌症病例和39.6万例癌症死亡。进一步的数据也确实显示，癌症是全球青少年和年轻成人死亡的第四大原因。癌症导致死亡人数低于交通伤害及心血管和循环系统疾病，但高于艾滋病病毒感染和性传播疾病、呼吸道感染和肺结核及意外伤害的死亡人数。从具体癌种来看，青少年和年轻成人癌症从儿童常见癌症（如急性淋巴细胞白血病）到成人常见癌症（如上皮细胞来源的恶性肿瘤）的转变。15～39岁女性癌症负担（DALY）的前五位原因是乳腺癌、宫颈癌、"其他恶性肿瘤"、胃癌、脑和中枢神经系统癌症；其中，乳腺癌和宫颈癌占DALY负担比例高达33.6%。男性癌症负担（DALY）的前五位原因是"其他恶性肿瘤"、脑和中枢神经系统癌症、结直肠癌及气管、支气管和肺癌与胃癌。"其他恶性肿瘤"主要包括骨和软组织肉瘤。报告总结指出，就DALY而言，全球青少年和年轻成人的癌症负担是巨大的。而且，与儿童和成人相比，青少年和年轻成人癌症的流行病学模式处于转变阶段，是独一无二的，需要特定的战略和诊疗研究解决这一人群的癌症负担。《柳叶刀-肿瘤学》同期评论文章指出，在目前世界卫生组织和国际癌症研究机构的一系列倡议下，更好地理解疾病生物学、更好地表征和加强诊疗，将对青少年和年轻成人患者产生重大影响。

　　由于缺乏高质量的儿童癌症登记数据，以及超过16%的流动人口的存在，导致数据缺失，我国之前报道的儿童和青少年癌症发病率被低估。2022年9月，首个针对我国儿童与青少年癌症发病率和卫生服务可及性的现状研究在《柳叶刀》发表。该研究是在国家卫生健康委员会指导与支持下，由国家儿童医学中心首都医科大学附属北京儿童医院教授倪鑫团队完成的。研究深入分析国家儿童肿瘤监测网络的监测数据及国家相关领域数据库信息，估算了2018年1月1日至2020年12月31日中国儿童（0～14岁）和青少年（15～19岁）的癌症发病率。基于儿童肿瘤国际分类标准，报道了12个主要诊断组、47个亚组和81种癌症亚型的最新发病率。研究结果显示，2018～2020年平均每年新发儿童和青少年癌症患者4.038万例；3年平均总发病率为126.48/100万；0～14岁儿童癌症的发病率为122.86/100万、15～19岁青少年癌症的发病率为137.64/100万。在儿童中，排名前三位的癌症依次为白血病（42.33/100万）、中枢神经系统肿瘤（19.59/100万）和淋巴瘤（11.54/100万）；而在青少年中，恶性上皮癌症和黑色素瘤位居第一（30.39/100万），其次是白血病（30.08/100万）和中枢神经系统肿瘤（16.75/100万）。其中将近60%的患者是实体肿瘤患者。该项研究成果不仅为卫生行政部门精准优化儿童癌症资源配置和我国儿童癌症防控措施及政策制订提供了可量化的数据证据，而且为近年来我国推进国家医学中心、区域医疗中心建设的必要性和重要性提供了客观佐证。倪鑫团队建议，在推进分级诊疗进程中，充分考虑将儿童癌症卫生服务能力建设作为设立和评价区域儿童医疗中心和区域癌症中心的标准之一，从制度上要求各地区配备高质量的儿童癌症卫生服务资源，确保癌症患儿在区域内甚至在省内享受便捷的医疗服务，减少异地就诊所带来的非医疗费用支出现象。同时，加强基层医疗卫生机构/妇幼保健院与国家医学中心及区域医疗中心的联动，提升各地儿童癌症早期识别与早期诊断能力。

　　影响AYA人群的肿瘤发病类型是独特的，与影响儿科和老年人群不同。甲状腺癌、淋巴瘤、黑色素瘤、睾丸癌、宫颈癌、骨和软组织肉瘤、白血病、中枢神经系统癌症、乳腺癌和结直肠癌在这个年龄段的癌症中占大多数。

与儿童相比，急性淋巴细胞白血病（ALL）、急性髓细胞性白血病（AML）、霍奇金淋巴瘤（HL）、非霍奇金淋巴瘤（NHL）、星形细胞瘤、尤因肉瘤、横纹肌肉瘤或骨肉瘤的AYA患者的5年相对生存期较差。此外，对于尤因肉瘤，<18岁患者的预后比≥18岁患者的预后更差。然而，AYA神经管母细胞瘤和生殖细胞肿瘤患者的5年相对生存期优于患肿瘤的儿童，可能反映了各年龄组肿瘤的生物学差异。与≥40岁的成人相比，除了乳腺癌和结直肠癌，AYA患者的生存率更高。在AML、NHL、伯基特淋巴瘤和伯基特样淋巴瘤或横纹肌肉瘤的AYA患者中，年龄的增长与预后较差相关。

第三节　青少年及青年肿瘤评估

影响青少年患者的生物学、流行病学和临床结果通常不同于影响年轻和年长的癌症患者。另外，与青少年患者相关的遗传、生理和药理变化可能会影响他们对控瘤治疗的耐受能力和对治疗的反应。此外，影响年轻患者的短期和长期毒性（包括治疗对生育能力和性功能的影响）可能会限制了治疗的积极性，导致依从性差距和不良结果。

一、青少年及青年肿瘤评估原则

与老年肿瘤整体评估不同的是，老年肿瘤整体评估有助于医师制订合理的治疗计划，并满足已知的老年患者的功能需求，而青少年患者没有类似的评估报告。指导青少年肿瘤患者治疗的循证资料仍然较少。青少年肿瘤患者应被视为一个具有独特医疗和心理需求的独特年龄组。在治疗决策过程中，以及从儿科医疗团队到成人医疗团队的护理过渡过程中，应当考虑青少年肿瘤患者疾病的独特生物学特性及与年龄相关的问题（如生育能力、长期副作用、保险/财务问题、就诊的便利、儿童护理、社会心理支持和坚持治疗）。

对AYA肿瘤诊疗与尽早发现和及时治疗、治疗依从性及获得多学科医疗专业人员团队的支持有关，因而作为诊疗基础的整体评估专业人员，应精通该患者群体相关的特定年龄相关/发展问题。这些问题包括但不限于生育能力和性功能；长期副作用；行为、社会心理和社会经济问题；维持学校和工作的社会职能；治疗依从性；以及这种疾病的独特生物学特性。但这些评估内容由于AYA的广泛年龄范围而会有很大的差异。

（一）患者评估原则

所有AYA患者都应进行全面评估，包括心理社会评估、讨论控瘤治疗及治疗对生育和性功能的影响，生育保护方法和避孕教育的使用，完整家族史的评估，如果需要，由遗传顾问进行后续的遗传和家族风险评估。应提供与癌症有关的年龄和发育适当的信息。根据要求，考虑在每个治疗周期之前进行妊娠试验。

（二）医务人员评估原则

AYA患者整体评估应由多学科团队进行，团队成员间建立程序完备、沟通便利的转诊机制，该小组的工作人员应具备在AYA肿瘤治疗和具体发展问题管理方面的专业知识，如心理、社会、行为、生育和性功能、教育、职业发展、就业、妊娠等方面。应鼓励探索AYA肿瘤患者整体评估的工具开发与验证。建议单独与每个患者交谈，没有照顾者或伴侣在场，咨询任何问题或担忧，并给患者一个充分讨论和发言的机会。

二、青少年及青年肿瘤患者评估内容

（一）遗传评估

除极少数病例外，大多数AYA肿瘤患者为家族史阴性的散发患者。在AYA中诱发因素包括但不限于：儿童或青年期接受癌症化疗和（或）放疗（RT）导致的患者发生第二恶性肿瘤（SMN）；母体接触己烯雌酚，与阴道或宫颈透明细胞腺癌相关；以及紫外线/阳光照射引起的黑色素瘤。使AYA易患癌症的感染包括暴露于人乳头瘤病毒（HPV）后的宫颈癌，EB病毒（EBV）感染后的HL和伯基特淋巴瘤，以及艾滋病患者的卡波西肉瘤和NHL。

与多种基因胚系突变相关的家族性癌症综合征，只影响少数AYA患者。然而，这些综合征显著增加了青少年和青年期患癌症的风险。8%～9%的癌症患者会有一种致癌基因的胚系突变。

*BRCA1/2*胚系突变的年轻个体易患遗传性乳腺癌和卵巢癌综合征，而*TP53*（Li-Fraumeni综合征）、*PTEN*（Cowden综合征）或*ATM*（共济失调–毛细血管扩张症）突变的人，或接受斗蓬野放疗治疗HL的人在年轻成年期患乳腺癌的风险增加。对于有遗传性或家族性危险因素的AYA患者，乳腺癌筛查可能是必要的。

在年轻人中，遗传性息肉病和非息肉病综合征、炎性肠病和辐射暴露是发生结直肠癌的易感因素。遗传性非息肉病性结直肠癌（HNPCC或Lynch综合征）是由4个*MMR*基因（*MSH2*、*MLH1*、*MSH6*或*PMS2*）之一的突变引起的常染色体显性综合征，与早发性结直肠癌有关。家族性腺瘤性息肉病（FAP）是一种由*APC*基因胚系突变引起的常染色体显性疾病。在大多数40岁的患者中，这种综合征与成千上万的结肠息肉和结肠癌的发展有关。硬纤维瘤被认为是FAP最常见的结肠外表现，可能是AYA患者FAP的主要表现。大肠癌筛查可能适用于具有遗传或家族风险因素的AYA患者。

患有Li-Fraumeni综合征（由*TP53*肿瘤抑制胚系突变引起）或视网膜母细胞瘤（RB）胚系突变的AYA患者，发生骨肉瘤和横纹肌肉瘤的风险在*TP53*突变携带者中更高，25%的肿瘤为肉瘤。*Rb*基因胚系突变的AYA通常在儿童早期诊断为视网膜母细胞瘤。有Li-Fraumeni综合征家族史的AYA在40岁之前不仅有较高的肉瘤风险，而且有多种恶性肿瘤的风险，包括白血病、脑瘤、乳腺癌和肾上腺皮质癌等。

琥珀酸脱氢酶（SDH）基因突变的患者有副神经节瘤和嗜铬细胞瘤、胃肠道间质瘤（GIST）、肾透明细胞癌和甲状腺乳头状癌的风险。对于缺乏*KIT*或*PDGFRA*突变的野生型GIST AYA患者，应考虑检测SDH亚单位的胚系突变。神经纤维瘤病Ⅰ型（NFⅠ）胚系突变患者一生中发生恶性周围神经鞘肿瘤的风险为10%，同时发生其他恶性肿瘤的风险也增加，包括GIST和早期乳腺癌。

多发性神经内分泌瘤（MEN）综合征（MEN1和MEN2）是以多发性内分泌肿瘤发展为特征的常染色体显性综合征。MEN1是由胚突变或肿瘤抑制基因*MEN1*的失活引起的，而MEN2与RET原癌基因的胚系突变有关。MEN1与垂体、甲状旁腺和胰腺神经内分泌肿瘤的发生有关。对于患有两种或两种以上MEN相关性肿瘤的患者，或患有一种MEN相关性肿瘤且有MEN1亲属的患者，应考虑检测*MEN1*。MEN2又进一步细分为MEN2A和MEN2B。这两种亚型都与发生甲状腺髓样癌（MTC）的高风险相关。大多数MEN2B患者除MTC外还伴有黏膜神经瘤或肠神经节神经瘤和嗜铬细胞瘤。对于两种或两种以上MEN2A相关肿瘤或有MEN2A相关肿瘤近亲的患者，应考虑进行*MEN2A*检测。MTC、嗜铬细胞瘤、唇舌黏膜神经瘤、角膜神经纤维髓质、特殊相伴唇部肿大、"马方综合征"体型、流泪障碍应考虑检测*MEN2B*。更多信息请参阅神经内分泌和肾上腺肿瘤NCCN指南。HPV感染与宫颈癌和少数其他非宫颈癌有关，包括肛门和口咽癌。随机临床试验表明，在15～25岁的患者中，HPV疫苗对预防宫颈上皮内瘤变、肛门上皮内瘤变和口腔HPV感染有疗效。在PATRICIA试验中，HPV疫苗对所有与HPV-16/18相关的宫颈上皮内瘤变的疗效在15～17岁的人群中最高，在18～20岁和21～25岁的人群中逐渐降低，这表明早期接种HPV疫苗可以大大降低AYA人群中HPV相关癌症的发病率。然而，研究表明，童年或AYA癌症的幸存者与同龄人相比，接种HPV疫苗的比率较低。此外，幸存者的医疗团队推荐接种HPV疫苗与疫苗接种呈正相关，因而强调向AYA患者及其照顾者推荐HPV疫苗的重要性。免疫实践咨询委员会（ACIP）建议对所有11岁或12岁的青少年进行HPV免疫接种（如果以前没有实施过），并可在9岁的患者中实施。建议不论性别在26岁之前补充接种疫苗，因为该疫苗已被证明可以预防宫颈癌和肛门上皮内瘤变。美国癌症协会建议所有9～12岁的青少年接种HPV疫苗，以提高按时接种率。卫生保健提供者也被鼓励在9岁或10岁时开始提供HPV疫苗。ACIP还建议有特定危险因素的人，或有免疫损害疾病（如癌症）的人在26岁之前接种疫苗。

（二）治疗决策评估

部分AYA患者可能比老年患者耐受更多的强化治疗，因为他们有较少的限制老年人治疗强度的共病条件。某些剂量强化和剂量密集治疗与改善预后相关。因此，对于某些AYA患者，如所患肿瘤有其标准治疗方案，并且没有禁忌证，则可以考虑对其进行更强化的治疗。在可能的情况下，AYA患者应参加针对其特定疾病的临床试验。

由于疾病的生物学特性不同，AYA患者的治疗相关问题可能因儿童或老年患者不同生理和生理上的变化而不同，如身体组成、器官大小和成熟度的变化，以及青春期正常相关的激素变化，可能直接影响AYA患者的药物配置、药物疗效和化疗毒性。

因而，治疗前肿瘤发展及预后的评估、症状评估、治疗不良反应评估应是AYA患者整体评估的重要部分。手术、放疗、化疗和造血细胞移植（HCT）是能够耐受治愈治疗的患者的主要治疗选择，所有这些治疗都与急性和晚期副作用有关，AYA患者尤其注意远期不良反应的评估。

1. 手术评估　AYA患者手术在癌症处理中起着重要的作用，特别是该患者群体中更常见的乳腺癌、甲状腺癌、黑色素瘤、骨和软组织肉瘤、结直肠癌和中枢神经系统癌症。青少年患者的身体还在发育，可能比身体大小相近的老年患者更受某些手术的影响。手术的范围取决于癌症的类型和位置。在某些情况下，需要切除部分或整个器官或肢体的广泛手术可能是必要的。随着手术技术和化疗的进步，对于大多数肢体肉瘤和骨肉瘤患者，保肢手术是可行的。手术应在经验丰富的中心进行，由具有AYA肿瘤治疗专业知识的外科医师主导进行，并由多学科团队提供康复评估，以确保尽可能多地保留功能。

2. 放疗评估　放疗与迟发的并发疾病和死亡风险增加相关；第二肿瘤的发生；肺、心脏和甲状腺功能障碍；慢性健康状况和生长异常。接受睾丸或卵巢放疗的AYA患者在以后的生活中有生育能力受损和生殖内分泌疾病的风险。10～30岁接受胸部放疗的HL患者，患乳腺癌的风险增加。颅内放疗与身材矮小、听觉缺陷、认知处理困难、身体功能差和少数严重偏头痛有关，这导致了儿童期癌症幸存者的低就业率、独立生活率和结婚率。放疗诱导的脊髓功能障碍被认为在青少年中更普遍，可能与生长突增期间脊髓的延伸相关，应考虑多学科会诊以确定减少辐射诱发不良反应的最佳方法。对于预测有辐射诱发对周围组织而不是靶组织的晚期效应风险的患者，考虑咨询放射肿瘤学家进行质子放射治疗。对于接受过放疗的患者，也建议进行皮肤病学评估（即由皮肤科医师每年进行1次皮肤检查）。

3. 全身治疗评估　疼痛、疲劳、恶心、呕吐、黏膜炎、脱发、感染和骨髓抑制是化疗的一些急性副作用。可逆毒性不一定需要减少剂量。有关治疗相关毒性的管理，请参阅器官保护章节。除非有禁忌证，否则应尽量保持剂量强度。剂量减少通常是基于避免严重的、不可逆的器官损伤。显著的靶器官损伤可能会损害AYA患者的长期功能和生活质量。当遇到某些终身暴露与不可逆器官损伤和生育问题相关的药物，应建立最大累积剂量参数，监测累积剂量和时间表。

预期性恶心呕吐评估，预期性恶心呕吐也称为条件恶心、习得性恶心和呕吐或心理恶心和呕吐。据报道，在任何一个化疗周期中，约20%的患者在化疗前发生，在第4个化疗周期中25%～30%的患者发生。年轻的患者（＜50岁）可能更容易发生预期性恶心呕吐，因为他们通常接受更强效的化疗，并且比年长的患者对呕吐的控制更差。预期性恶心呕吐的其他危险因素包括但不限于女性、既往预期性恶心呕吐、晕车史和妊娠晨吐。预防策略包括行为治疗、针灸和服用抗焦虑药物。

疲劳症状评估：有研究报道AYA患者比老年患者经历更多的癌症相关疲劳。疲劳是这个年龄段最普遍、最严重和最痛苦的症状之一。此外，一些关于该主题的研究表明，针对癌症或癌症幸存者的AYA患者的疲劳干预是有益的，但还需要进一步研究有效的管理策略。

药物毒性评估：以烷化剂为基础的化疗可增加患者不孕的风险，参见本讨论中关于癌症影响及其治疗对生育能力的部分。蒽环类化疗与不可逆的心功能障碍有关，而神经毒性化疗如甲氨蝶呤和阿糖胞苷可导致中枢神经系统功能障碍。使用含博来霉素化疗方案治疗的HL患者中，博来霉素引起的肺毒性有充分的记录，较高累积剂量的顺铂、异环磷酰胺或鬼臼毒素类分别与听力损失、周围神经病变、肾功能障碍和继发性AML相关。以铂类为基础的化疗药物治疗后可能发生耳毒性，虽然这种副作用不会危及生命，但它可能对AYA患者的生活质量产生不利影响。2022年，美国FDA批准使用硫代硫酸钠（STS）降低年龄≥1个月的局限性、非转移性实体肿瘤儿童患者与顺铂相关的耳毒性风险。这一适应证的批准是基于两项开放标签Ⅲ期随机对照试验的数据，这些试验在接受顺铂治疗的儿童癌症患者中进行；接受STS治疗的患者的听力损失发生率低于未接受STS治疗的患者。然而，对于在转移性疾病中使用STS的担忧仍然存在。ACCL0431试验数据的试验分析表明，在转移性疾病患者中，STS与未接受STS治疗的患者相比，3年总生存率显著降低（45% vs 84%；$P = 0.009$）。

免疫疗法正成为癌症患者治疗的重要组成部分。这些制剂可能具有长期毒性；然而，还需要更多的AYA人群数据充分了解其影响。

4.造血干细胞移植毒性评估　对于越来越多患有白血病和淋巴瘤的AYA患者来说，HCT是一种潜在的治疗选择。与HCT相关的移植后主要并发症为移植物抗宿主病（GVHD）、慢性免疫抑制和与高剂量化疗和放疗相关的性腺功能障碍。

慢性移植物抗宿主病（GVHD）已被确定为HCT幸存者非复发死亡率的主要病因。AYA患者患慢性移植物抗宿主病的风险高于年幼的儿童患者。> 15岁（儿童< 5岁的患者与> 15岁的患者概率相比为< 14% vs 44%）和全身照射（TBI）与异基因HCT后发生慢性移植物抗宿主病（GVHD）的可能性增加显著相关。

HCT幸存者发生晚期并发症的风险也在增加，包括复发感染、继发性癌症、心功能障碍、器官衰竭、体重减轻、神经认知延迟和其他靶器官功能障碍。此外，HCT幸存者中严重或危及生命的慢性疾病、内分泌并发症或继发性癌症的发生率也高于非癌症人群和接受常规治疗的癌症患者。同种异体的HCT幸存者在照射≤ 30岁时发生继发性实体癌的风险更高。这些发现突出表明，人们越来越认识到需要对患有HCT的AYA幸存者进行筛查和监测。

（三）治疗依从性评估

依从性被定义为一个人的行为符合卫生保健提供者给予建议的程度。在AYA癌症患者中，不坚持推荐的治疗和后续照护会导致不良的临床结果。依从性差可能导致副作用、并发症或继发性癌症的诊断延误。

治疗方案依从性差，青少年患者不遵守治疗方案的发生率始终高于年轻或年长的癌症患者。不坚持口服化疗可降低治疗效果，增加复发风险。包括白血病和淋巴瘤的AYA患者的临床试验的现有证据表明，相当一部分AYA患者患有癌症（27% ～ 63%）难以坚持他们的口服治疗方案。药物依从性的困难也延伸到生存中，23.8%的AYA癌症幸存者报道依从性差，而对照组为14.3%（$P < 0.001$）。幸存者也更有可能说他们负担不起药物，没有保险的幸存者比有私人保险的幸存者更有可能无法坚持治疗。

在AYA患者中也发现了癌症治疗依从性差的其他原因（如不遵守治疗或随访的预约，拒绝体检，未行检查或治疗准备）。临床试验中的治疗依从性差也会干扰对给定治疗方案疗效的充分评估，这反过来可能使临床试验的结果无效。

在AYA患者中，治疗依从性差的风险因素包括患者的情绪功能（抑郁和糟糕/低自尊）、个人信仰（感知到癌症诊断的严重程度和干预的必要性）、日益增长的独立性、相互竞争的义务（学校、工作和家庭），以及缺乏保险和适当的社会心理支持在一项随机对照试验中，电子游戏干预显著改善了急性白血病、淋巴瘤和软组织肉瘤的AYA患者预防性抗生素使用的依从性。

AYA患者治疗依从性差的风险评估：应包括患者的心理成熟度、独立性、未满足的心理和生理需求及治疗的副作用。对于被认为依从性差风险高的AYA患者，实施个体化干预措施，如提供额外的支持性照护资源（如社会工作、心理学、姑息治疗）以促进依从，可能改善AYA癌症患者的预后。应动员和教育患者的个人支持系统（家人和朋友），以帮助减轻照护负担，并积极鼓励患者坚持治疗。在缺乏评估干预措施改善AYA癌症患者坚持治疗效果的研究数据的情况下，对其他慢性疾病的AYA患者的研究结果可能可以推知到这一患者群体。

（四）肿瘤及其治疗对生育的影响评估

1. 生育力损伤评估　生育力损伤是肿瘤及其治疗的一个主要不良后果。癌症治疗对生育力的影响与患者在诊断和治疗时的年龄有关，并取决于治疗的类型、持续时间和剂量强度。以烷基化剂为基础的化疗、下丘脑-垂体功能的高剂量颅放疗、子宫、卵巢或睾丸的靶向放疗等都是性腺功能障碍和生育力下降的主要危险因素。性腺暴露于低剂量放疗可导致睾丸患者少精症或无精症。高剂量放疗与卵巢和子宫功能障碍相关。

接受化疗的年轻女性HL患者有发生卵巢早衰的风险，与治疗时的年龄无关（年龄在30～40岁的患者为38%；在9～29岁的患者为37%）。给予以烷化剂为基础的化疗后卵巢早衰的累积风险要高得多。在一组年龄15～40岁接受过HL治疗的女性中，以烷化剂为基础的化疗导致卵巢早衰的累积风险为60%，而非烷化剂为基础的化疗仅为3%～6%。急性卵巢衰竭的独立危险因素包括卵巢放疗剂量增加和在13～20岁时暴露于丙卡巴嗪和环磷酰胺。对590名18岁前诊断为HL的女性的分析显示，骨盆放疗与降低生育发生率相关［风险比（HR）0.66；95% CI 0.48～0.90；$P=0.01$］。

在接受辅助化疗的年轻女性乳腺癌患者中，35岁并接受化疗的新诊断乳腺癌患者绝经期提前的风险显著增加。同样，在14～40岁诊断为HL的幸存者中，第一次治疗时年龄在22～39岁的患者在治疗后发生过早绝经的风险高于年轻患者（14～21岁）。使用MOPP（氮芥、长春新碱、丙卡巴嗪和泼尼松）/ABV（多柔比星、博来霉素和长春碱）治疗可显著增加卵巢衰竭的风险。治疗后10年，高累积剂量（＞8.4g/m²）丙卡巴嗪后绝经早的精算风险为64%，低剂量（≤4.2g/m²）丙卡巴嗪后绝经早的精算风险为15%。

在以烷化剂为基础的睾丸肿瘤化疗和放疗治疗的患者中，生殖细胞功能障碍导致不孕比间质细胞功能障碍和睾酮不足更为常见。Leydig细胞功能障碍的特征是血浆黄体生成素（LH）浓度升高并伴有低水平睾酮。生殖细胞功能障碍与睾丸体积减小、卵泡刺激素（FSH）浓度增加和血浆抑制素B的浓度降低有关。在放疗剂量高于生殖细胞功能障碍时，发生Leydig细胞功能障碍。接受睾丸放疗大于或等于20Gy治疗的AYA患者有发生睾丸间质细胞功能障碍的高风险，而睾丸放疗大于或等于2Gy可损害精子形成，导致永久性无精子症。作为HCT前大剂量调理治疗的一部分，全身放疗也会影响睾丸，导致大多数睾丸肿瘤的AYA患者永久性不孕。

无精子症与化疗和放疗有关。一过性或永久的损伤取决于所涉及的治疗方式，据报道辐射和烷化剂造成长期损害的风险最大，90%以上接受以丙卡巴嗪为基础的化疗方案（如MOPP）的男性无精子症，并不能随着时间的推移而缓解，导致永久性不育。另外，ABVD（多柔比星、博来霉素、长春碱和达卡巴嗪）方案的性腺毒性较低，绝大多数患者在完成治疗后恢复正常生育能力。

考虑到性腺功能不全/性腺毒性是癌症治疗的一个众所周知的副作用，儿科倡议网络（PIN）提出了一个标准化的风险分层模型，将性腺功能不全/不孕症的风险细分为最小增加风险、显著增加风险和高水平增加风险。这种分类是基于暴露于烷化剂或重金属、HCT和辐射暴露。不同于女性受试者，男性受试者也纳入了手术风险评估，但没有根据青春期状况对风险进行分层。尽管存在局限性，但该模型旨在估计和标准化不孕风险，并促进关于生育保存的探讨研究。

建议在诊断时，在开始治疗之前，与所有患者讨论由于癌症及其治疗而导致的生育力受损的风险。这对于将开始初始治疗的患者来说尤其重要，因为他们有很高的风险影响生育能力，如上所述。

2. 生育力保留评估　由于AYA年龄范围包括生殖年龄，保存生育力是一个至关重要的问题，应该是癌症管理的一个重要部分。美国临床肿瘤学会（ASCO）临床实践指南建议对所有癌症新诊断患者提供保留生育力选择的评估和讨论。一项研究回顾了231名白血病/淋巴瘤、肉瘤、乳腺癌或睾丸癌的AYA患者的记录，结果显示，26%的人讨论了不孕风险，24%的人讨论了生育力保留的选择。当然可能有更多关于不孕症的讨论没有被记录下来。另一项研究分析了某癌症中心454名AYA患者的电子病历，结果显示，83%的患者讨论了不孕的风险，女性比男性更可能被告知［优势比（OR）3.57；95% CI 1.33～9.60；P＝0.01］。一项针对8个不同儿童肿瘤中心的146名因接受癌症治疗而有生育力受损风险的青少年男性的研究发现，只有53.4%的人试图储存精子，43.8%的人成功储存了精子。父母或医疗团队的推荐与精子库的完善相关。

一项系统回顾研究报告指出，以下因素可能阻碍女性癌症患者的决策过程：①缺乏关于保留生育力选择的信息；②担忧接受生育风险治疗（如推迟癌症治疗、激素敏感型癌症的激素治疗）；③缺乏医师转诊；④情绪困扰；⑤关系/父母状况；⑥财务问题。

建议有关生育的评估应由一个跨学科的医疗团队进行，该团队由经过生育保留方法培训的肿瘤学家、生殖内分泌学家、泌尿科医师和生殖外科医师组成。评估治疗方案和相关生殖风险的最初方法由肿瘤医师负责，肿瘤医师随后可以根据需要进行转诊。社会心理提供者可以帮助患者及其家属做出保留生育力的决策，特别是当AYA患者对癌症治疗可能导致的生育力受损感到沮丧时，关于生育的谈话对情感的影响，特别是对年轻的AYA患者，必须考虑在内。最后，还可以咨询遗传顾问和财务咨询，分别评估遗传性疾病传播的风险和概率，并审核保留生育能力的财务选择。

理想情况下，应在治疗开始前就开始生育力保留的评估和保存生育力的替代方法利弊的评估。

（五）症状困扰评估

青少年癌症患者在治疗期间经历着较高的症状困扰，但他们通常自己承受、不予关注，直至症状恶化才寻求家人或医护的帮助，因此早期识别青少年癌症患者的症状困扰并及时进行管理有利于减轻患者痛苦，提高生活质量。症状困扰是指者由于疾病或治疗引起的生理、心理、社会或精神改变而产生的一种主观、复杂伴有情绪困扰的痛苦体验。大量研究表明，AYA癌症患者治疗期间存在不同程度的症状困扰，有效管理AYA癌症患者的症状困扰是提高其生活质量的关键，正确评估其症状困扰则是有效管理的前提，但目前国内外尚无统一的青少年癌症患者的症状困扰评估工具，缺乏对其症状评估的金标准。

1. 记忆症状评估量表（10～18岁）（MSAS 10～18） 该量表在成人记忆症状评估量表的基础上改编而成，用于评估10～18岁癌症人群。过去7天内的症状困扰，涵盖生理和心理两个方面。生理评估包括疼痛、疲乏、恶心、呕吐、咳嗽、便秘、口干、昏昏欲睡、食欲下降、体重下降和口味改变等症状及其困扰，心理评估包括悲伤、焦虑或担忧、难以集中注意力、容易急躁，感到紧张、难以入睡等。该量表呈现两种评估形式，其中23个症状条目评估其发生率（"有"和"无"）、频率（Likert 4级评分，从"很少"到"几乎持续出现"）、严重程度（Likert 4级评分，从"轻度"到"很严重"）和困扰度（Likert 5级评分，从"完全没有"到"很多"），8个症状条目评估了发生率、严重程度和困扰度，每个症状得分为该症状各评估维度得分的平均值，如有无发生者不计入症状得分，总分越高提示患者的症状困扰越大。MSAS 10～18是目前较为成熟的适用于10～18岁癌症人群的症状困扰评估量表，但由于对每个症状的多重评估，在临床应用中存在一定的局限性。在研究中发现，青少年癌症患者完成MSAS 10～18填写大概需要15min。由于年龄和认知能力有限，受试者在填写量表时不能准确区分症状的频率、严重程度和困扰度，同时多维度测量增加了受试者的问卷填写负担。

2. 安德森症状调查量表（MDASI） 该量表由美国安德森癌症中心于2000年在文献回顾、专家咨询和癌症患评估的基础上编制形成，包括26个症状条目和6个日常生活干扰条目。终稿确定为13个核心症状条目和6个日常生活干扰条目。13个症状条目评估了过去24h疼痛、疲乏、睡眠障碍、苦恼、气短、健忘、口干、悲伤感、麻木感、昏昏欲睡，恶心、呕吐和纳差的严重程度，6个日常生活干扰条目分别评估了上述症状对一般活动、情绪、工作、与他人关系、走路和生活乐趣的干扰程度。MDASI采用了0～10的11分制数值评分方法，0表示没有该症状，10表示症状能想象的最严重程度，分数越高，表示症状越严重。MDASI条目简单，对理解力和文化水平要求不高，自评时间不超过5min，能够有效减少数据的缺失率。目前，MDASI已被翻译成29种语言，应用于多个国家，且已形成多个癌症的特异型模块，如肺癌、头颈部癌、胃肠道肿瘤等。

3. Rotterdam症状自评量表儿童版（RSCL-C） 该量表是在RSCL成人版的基础上改编而来，原量表包含39个条目，涉及生理、心理、活动水平和总体生活质量4个方面。根据8～18岁儿童和青少年的发展特征，删除有关性生活和静脉疼痛等条目，同时部分条目下附有便于儿童和青少年理解的注释。改编后的量表共计23条目，包括疼痛、疲乏、饮食改变、口咽部症状、发热、呼吸系统症状、肢体麻木、出血、便秘、皮肤改变、脱发、恶心12个分量表。RSCL-C采用Likert 5级评分，0表示没有该症状，4表示症状最为严重，分数越高提示总体症状越严重。RSCL-C采用患儿自评与家长代评相结合的评估方法，有利于照顾者及时对患儿进行症状评估监测，并采取一定的缓解策略，但其结果是否充分体现患儿的症状体验还需要进一步研究。

4.青少年癌症困扰量表（ACSS） 量表的编制与内容以Ferrell的生活质量定义为理论框架，在文献回顾、临床医护专家咨询和患者访视的基础上设计而成。ACSS由41个条目和1个开放式问题组成，具体条目涵盖了生理、心理、社会、精神、认知和总体困扰6个方面，开放式问题允许青少年癌症患者表达他们所经历，但未出现在量表内的疾病困扰。该量表采用Likert 4级评分法，1表示从来没有，4表示一直存在，得分越高提示患者的症状困扰越大。ACSS是欧洲第一个有关评估青少年癌症困扰的量表，整个评估过程需要持续5～10min，可以应用于临床工作的交接与随访。

5.儿科症状筛查量表（SSPedi） 该量表于2014年通过临床调研修改完善。该量表包含15个症状条目，评估了患儿过去24h失望或伤心、害怕或担忧、暴躁或生气、思考或记忆障碍、身体或面部变化、头痛、受伤或疼痛（不包括头痛）、四肢麻木或刺痛、呕吐、胃口变化、口味改变、便秘、腹泻和口腔溃疡等症状的困扰程度，同时附有一个开放式问题以调查患儿其他潜在的症状困扰。采用Likert 5级评分，0表示不存在困扰，4表示相当困扰。该量表所需的平均填写时间为2min左右，适合在青少年癌症患者中使用。SSPedi量表是第1个针对癌症患儿症状的筛查工具，对早期识别青少年癌症患者症状困扰具有重要意义。

（六）社会心理及行为问题评估

AYA肿瘤患者有不同于儿童和成人患者的心理和行为问题。20～29岁AYA患者使用专业心理健康服务的可能性明显低于30～39岁的青少年和老年患者。20～29岁年龄组的AYA患者也更有可能在接受与年龄相适应的肿瘤信息方面的需求未得到满足。AYA患者和幸存者面临的一些挑战，包括保持积极独立的生活方式、应对与治疗相关的副作用和压力、寻求和了解信息、接受肿瘤诊断、保持积极的心态等。AYA的发展阶段以认知和情感成长的快速变化为标志，为AYA患者提供适合发展的心理社会支持时，需要进行评估。建议AYA肿瘤患者的社会心理需求应通过以下领域进行评估：①个体功能（社会心理、情绪和行为问题）；②人际关系（家人、同伴和医护人员）；③社会经济问题。

1.情感问题评估 肿瘤相关的问题，如面对死亡和丧失生育力，会导致AYA患者出现严重的情绪困扰和精神症状，如抑郁和焦虑。这些感觉与患者理解疾病严重程度的认知能力有关，而有时缺乏完全成熟的认知和情绪应对能力。与老年人相比，AYA患者的心理压力明显更大，AYA幸存者中抗焦虑药物和催眠药的处方率高于同龄人，这表明他们的情绪负担增加。

如果患者对认知功能（如注意力、记忆力、执行功能）和（或）教育和职业转换（包括治疗后重返学校/工作）有顾虑，应将AYA患者转诊至专科进行神经心理评估。考虑向社区医务人员、照护者和为AYA患者提供教育，以筛查或自身初步评估任何抑郁、焦虑、自杀意念/行为和自残行为的症状。

在一项纵向研究中，215名AYA肿瘤患者（15～39岁）在诊断后第1年的心理困扰患病率远超过了人口标准。在这项研究中，12%的AYA患者在诊断后的前12个月报道了临床显著的慢性痛苦，另有15%报道了迟发性痛苦。痛苦在AYA肿瘤幸存者中也很普遍；然而，大多数AYA有痛苦的幸存者报道说，他们没有与心理健康专业人员交谈与评估（74.7%的中度痛苦，52.2%的重度痛苦）。

除了痛苦之外，AYA肿瘤幸存者通常会经历抑郁和焦虑。一项来自儿童癌症幸存者研究（CCSS）的分析显示，与兄弟姐妹的比较（$n=391$），AYA癌症的幸存者（$n=2589$）报道了更高的抑郁率（OR 1.55；95% CI 1.04～2.30）和焦虑（OR 2.00；95% CI 1.17～3.43）。另一项对5341名年龄≤25岁的癌症幸存者的研究发现，与年龄和性别相匹配的对照组相比，幸存者更有可能被开抗抑郁药（幸存者26.9/1000人年 vs 对照组22.5/1000人年；HR 1.19；95% CI 1.12～1.28）。

在癌症诊断后12个月，分别有57%、41%和39%的AYA患者报道需要信息、咨询和实际支持。心理问题也与肥胖和不良健康行为风险增高相关，这可能会增加未来慢性健康状况和继发性肿瘤的风险。因此，建议诊断为癌症的AYA在诊断后立即应进行心理评估，并动态跟踪评估，以及早发现并解决患者可能对治疗或程序的担忧，并协助应对减少焦虑。

2.个体行为问题评估 AYA肿瘤患者可能会有情感高危行为（如烟草、酒精等使用），这些行为可能会损害他们的健康。肿瘤诊断年龄较大、家庭收入较低、受教育程度较低、未接受过肺部相关肿瘤治疗、未接受脑部放疗与吸烟的相对危险度独立相关。与酒精使用障碍相关的风险因素包括自我评估健康状况一般或较差、抑郁、焦虑、躯体化、活动限制及与肿瘤相关的恐惧和不确定性。虽然AYA患者在治疗过程中可能会意识到与烟草、酒精等有关的并发症，但他们可能不会在整个治疗过程中避免这些习惯，因为这些习惯可能会使他们感到"正常"，并像同龄人一样。临床医师应该意识到这些问题，进行评估风险因素的存在。

由于治疗和生活方式相关的因素，据报道与普通人群相比，青少年患心血管疾病的风险增加了5~15倍。因此，生活方式和饮食习惯改变是提高AYA癌症幸存者生存率的关键。AYA患者有不同于儿童和成人的营养问题，特别是在这一人群中的年轻患者中。在INAYA的试验中，由18~39岁的AYA组成，在3个月的强化个人营养评估后，他们的营养行为得到改善。因此，饮食/营养信息评估中AYA患者未得到需求的满足。促进健康的生活方式行为评估还包括体育活动，有规律的体育活动与AYA肿瘤照护相结合也可以减少癌症相关的疲劳。

3.人际关系评估 AYA肿瘤患者通常在陪护人员的监督下忍受长时间的住院治疗，导致与家庭成员和（或）同辈群体严重隔离。在被诊断患有肿瘤的青少年中，孤立和疏离是很常见的，因为他们经常错过与健康同龄人分享的生活经历。加强与家庭成员、同伴和卫生专业人员的关系是AYA患者生活的一个重要方面，因而人际关系评估有其重要的实施意义。

家庭支持和凝聚力、同龄人（健康的同龄人及其他AYA患者幸存者）在帮助AYA患者应对癌症和克服孤独感方面发挥着重要作用。在一项研究中，AYA癌症患者（年龄16~22岁）将社会支持（包括家庭成员、朋友、医疗服务提供者和其他患者）作为他们主要的应对策略。

同伴支持计划帮助AYA患者和幸存者与他们健康的同伴及其他AYA癌症患者建立和维持关系，提供机会实现与年龄相关的发展任务（建立人际关系和解决问题的能力），并促进积极的社会心理成长。同伴的支持也为AYA患者提供了一个解决共同关注的领域的机会，如对未来的不确定性、在越来越依赖家人和朋友的同时建立自主权、性别认同和受损的生育力，从而减少社会孤立感。同伴支持小组形式多样，包括面对面的会议、营地式会面或在线支持小组等。通过提供建议和同情其他面对癌症的AYA患者，专注于支持AYA患者的社交网络团体对交流支持、信息和情感尤其有帮助。夏令营和冒险项目的参与者身体受到挑战，从而提高了他们的自信心、独立性和社会交往能力。许多AYA患者可能对传统癌症支持项目不感兴趣，但愿意参与与其他AYA患者、幸存者和家属有关的社交网络活动。

4.经济问题评估 童年患肿瘤的年轻成年幸存者与他们的兄弟姐妹相比，更有可能出现与健康有关的失业，医疗保险覆盖率较低，获得保险的难度更大。失业和缺乏医疗保险似乎是儿童癌症幸存者心理困扰的重要预测因素。AYA HOPE研究是一项以523名AYA癌症患者（2007~2009年诊断时年龄在15~39岁）为基础的人群队列研究，其结果表明，缺乏医疗保险也与AYA癌症患者较差的健康相关生活质量有关。

经济毒性是一个令人关切的问题，需要承担与治疗相关的大量医药费用，还包括治疗相关的交通费用、住宿、饮食等费用。在经济上独立的AYA患者，由于在治疗期间无法工作，也不得不面临额外的收入损失负担。一旦治疗完成，AYA肿瘤患者还需要长期的随访护理，以监测和治疗晚期效应。必要时应咨询心理健康专家，以评估财务问题带来的社会心理影响（如失业、辍学、因收入减少而无法与朋友交往）。

（七）幸存青少年及青年肿瘤患者评估

AYA肿瘤幸存者与肿瘤治疗相关的延迟风险增加，风险取决于初始诊断时的年龄和治疗类型。此外，也可能受家族史、生活方式行为和共病健康状况的影响。接受治疗时的年龄可以改变某些延迟效应的风险

（如胸部放疗后的乳腺癌，蒽环类药物化疗后的心肌病等），但不会改变其他的风险（如胸部放疗后的缺血性冠状动脉疾病）。

目前还没有大规模的队列研究涉及年龄在22～39岁的年轻成年患者与肿瘤诊断相关的生存问题。在儿童和青少年肿瘤的成年幸存者中，在诊断后的30年，慢性疾病的累积发生率为73%，严重、致残或危及生命或死亡的累积发生率为42%。重要的是，那些在青春期和儿童期被诊断为原发性癌症的人患慢性健康状况（即长期或晚期影响）的风险是相似的。在一项对年轻成人癌症（$n=902$）5年幸存者的回顾性分析中，幸存者中至少存在一种导致住院的晚期发病率高于对照组（分别为50.4%和37.9%），且幸存者这种发病率的调整后风险是对照组的1.4倍。其他年轻成人癌症幸存者的分析显示，在上消化道肿瘤、白血病、泌尿系统恶性肿瘤、脑癌和HL的幸存者中住院率最高。

4054名AYA肿瘤幸存者健康状况的报告显示，目前吸烟的流行率明显更高（26%vs18%）；肥胖（31%vs27%）；心血管疾病（14%vs7%）；高血压（35%vs29%）；哮喘（15%vs8%）；残疾（36%vs18%）；与健康者相比，AYA癌症幸存者的心理健康状况不佳（20%vs10%）和身体健康状况不佳（24%vs10%）。在另一项包括成年肿瘤幸存者的大型队列研究中（245例患者，15～19岁和12例患者，诊断时年龄为20～24岁），器官功能障碍受损（肺、听觉、内分泌和神经系统）是所有不良健康结果中最普遍的。8375名AYA癌症幸存者（被诊断患有癌症的年龄为15～39岁）的生活质量结果，与相同年龄的对照组相比，AYA癌症幸存者报道总体健康状况尚可或较差的可能性是对照组的2倍。生活质量的限制存在于性别、种族、民族和年龄之间。

由于缺乏与青少年和青年期肿瘤有关的生存问题的文献，增加对长期随访评估可能有助于改善AYA癌症幸存者的健康状况。

1.继发性肿瘤评估　AYA肿瘤幸存者（诊断时年龄为15～39岁）与普通人群及儿童或成年后诊断的癌症幸存者相比，具有患上各种继发性肿瘤（secondary malignant neoplasm，SMN）的重大风险。虽然继发性癌症可能由遗传综合征引起，但也可能是由治疗暴露引起的。继发性癌症的风险和具体类型广泛依赖于最初癌症诊断和治疗的类型，最常见的继发性恶性肿瘤是乳腺癌、胃肠道癌、生殖器癌和黑色素瘤。放疗与继发性癌症的风险尤其相关。在一项由10 574名癌症幸存者组成的回顾性匹配队列研究中，20年SMN累积发病率为12.5%。在乳腺癌、黑色素瘤和睾丸癌的幸存者中，发现SMN与原发肿瘤在同一部位的风险升高。在这项研究中，发现SMN的危险因素是诊断时年龄较大、女性、白种人、首次肿瘤诊断时处于晚期，以及放疗。确诊患有SMN的AYA肿瘤幸存者的死亡率是未患SMN者的7倍，这突出了在AYA人群中适当SMN评估的重要性。

21～39岁被诊断为HL的AYA幸存者发生继发性肿瘤的风险增加，最常见的继发性肿瘤是乳腺癌、肺癌、甲状腺癌和胃肠道癌。接受胸部放疗的AYA HL患者继发乳腺癌风险显著增加，HL幸存者继发乳腺癌风险与诊断时年龄和纵隔放疗剂量相关。在一项由770名41岁前确诊为HL的幸存者组成的队列研究中，随着放疗剂量的增加（≥38.5Gy），发生乳腺癌的风险增加。Travis及其同事在一项以3817名确诊年龄≤30岁的HL幸存者为基础的国际人群研究中报道，对于在25岁时接受至少40Gy胸部放疗且不使用烷基化剂的患者，到35岁、45岁和55岁时发生乳腺癌的累积绝对风险估计分别为1.4%、11.1%和29.0%。

以烷化剂为基础的HL化疗与≤40岁诊断的患者继发性肺癌风险轻微增加有关，且风险随烷化剂周期次数和累积剂量的增加而增加。在这项研究中，吸烟的幸存者患继发性肺癌的风险要高得多（9.6%是因为单独治疗，而63.3%是因为治疗和吸烟的结合）。在一项合作的英国队列研究中，评估了5798名15～34岁诊断为HL的患者发生继发性肿瘤的风险，单独化疗和联合化疗的20年累积继发性肿瘤风险分别为13%和18%。单纯化疗后继发性肺癌、非霍奇金淋巴瘤和白血病的风险显著增高，而联合治疗与这些肿瘤和其他几种肿瘤的风险增高相关。睾丸癌的幸存者患继发性癌症的风险也显著增加，包括对侧睾丸癌、白血病、恶性间皮瘤及肺癌、结肠癌、食管癌、胃癌和胰腺癌。在一项以29 515名睾丸癌幸存者为基础的人群研究中，15年的累积患对侧睾丸癌风险几乎为2%，比一般人群高12倍。在一项以40 576名睾丸癌幸存者为基础的国际人群研究中，在75岁时，精原细胞瘤患者发展为实体瘤的累积风险略高于35岁时确诊为精原细胞瘤的患者（分别为36%和31%）。化疗与放疗联合比单纯放疗发生继发性实体瘤的风险更大，尽管差异无统计学意义。与拓扑异构酶Ⅱ抑制剂和烷化剂化疗相关的继发性白血病在睾丸癌幸存者中也有报道。在一项研究中，在接受高剂量化疗（依托泊苷累积中位剂量为 $4.9g/m^2$ ）和自体HCT治疗后2年，继发性AML的累积发生率为0.5%。在另一项涉及 42 722 名1年睾丸癌幸存者的研究中，估计在诊断睾丸癌30年后，白血病的额外累积风险为0.23%化疗患者发生继发性AML的风险高于单纯放疗患者。

宫颈癌和乳腺癌、NHL和黑色素瘤幸存者继发恶性肿瘤的风险仅在少数队列研究中进行了评估。在 104 760 名宫颈癌1年幸存者中，接受放疗的患者在40年的随访后，在靠近子宫颈的部位发生继发性癌症的风险增加。50岁前确诊的患者40年继发性癌症的累积风险高于50岁后确诊的患者（分别为22.2%和16.4%）。在一项来自斯堪的纳维亚癌症登记处的 376 825 名1年乳腺癌幸存者的人群队列研究中，在 ≤ 40 岁诊断为局部疾病的患者在乳腺癌诊断后30年或更长时间内发生继发性癌症的风险特别大。对来自瑞典癌症登记处的 28 131 名患者进行分析后发现，20～39岁的患者中，与诊断时 ≥ 40 岁的患者相比，NHL后第一个十年发生实体瘤的风险更高。在监测、流行病学和最终结果（SEER）数据库对 89 515 名黑色素瘤幸存者的分析中，在 < 30 岁诊断的患者在最初诊断后20年以上发生继发性癌症（最常见的癌症是乳腺癌、前列腺癌和NHL）的风险最高。头部和颈部的HCT和放疗也增加了随后发生口腔癌症的风险。

儿童为主的癌症，包括ALL、AML、中枢神经系统肿瘤、骨和软组织肉瘤的长期AYA幸存者也有发生继发性癌症的风险。在ALL和AML幸存者中，中枢神经系统肿瘤是最常见的继发性癌症（24%），其次是甲状腺癌（22%）。在初步诊断后生存至少5年的患者中，ALL和AML在30年期间的继发性肿瘤累积发生率分别为3.9%和4.3%。

年轻患者（ ≤ 17岁 ALL和CNS肿瘤； ≤ 18岁骨、软组织肉瘤）在骨癌诊断后25年的长期幸存者中，诊断为尤因肉瘤的患者继发癌症的累积发病率高于诊断为骨肉瘤的患者（分别为9.0%和5.4%）。为AYA癌症幸存者提供护理的临床医师必须实施和评估提高SMN意识。他们还必须实施适当的监测策略以早期发现这些恶性肿瘤。对于接受胸部放疗大于或等于 10Gy 的幸存者，包括 < 30 岁的人，建议每年进行一次乳房X射线摄影和乳房磁共振成像检查以进行二次乳腺癌筛查。对于接受腹部或盆腔放疗或TBI治疗的患者，建议在知情的基础上，从30岁或放疗完成后5年开始进行结肠镜检查（即每5年或每3年进行多靶点粪便DNA检测），以二次筛查结直肠癌为目的。继发性AML或骨髓增生异常应根据临床症状进行全血细胞计数（CBC）和骨髓检查。对于接受任何治疗的长期AYA癌症幸存者，建议进行内分泌、眼科和牙科评估（每6个月进行1次牙科检查和清洁）。

2. 器官功能损伤评估

（1）心血管并发症评估：与普通人群相比，心血管并发症[包括但不限于充血性心力衰竭（CHF）、心肌梗死（MI）、心包疾病和瓣膜异常]是AYA肿瘤幸存者的主要非恶性死亡原因。此外，AYA人群特有的生活方式因素，包括缺乏体育活动和饮食习惯，增加了心血管死亡的风险。一项回顾性队列研究比较了 5673 名2年的AYA癌症幸存者与 57 617 名对照组，结果显示癌症幸存者更有可能发展成心血管疾病[调整发病率比（IRR）2.37；95% CI 1.93～2.93]，乳腺癌幸存者（调整后 IRR 3.63；95% CI 2.41～5.47）和白血病幸存者的风险最高（调整后 IRR 4.23；95% CI 1.73～10.31）。一项对64项研究的系统回顾和荟萃分析显示，在 143 606 名儿童或青少年癌症幸存者中，特定心血管晚期效应的加权平均患病率为高血压19.7%和脑卒中2.3%。

纵隔放疗和蒽环类化疗是AYA HL幸存者晚期心血管并发症的最强危险因素。儿童肿瘤组（COG）长期随访指南建议根据累积蒽环类药物和（或）放疗剂量酌情进行心脏显像。在英国一项对 7033 名HL患者的队列研究中，35岁的患者在膈肌以上放疗时死于MI的风险最高。接受蒽环类药物治疗的患者在首次治疗后1年内发生MI的风险增加，而在未接受蒽环类药物治疗的纵隔放疗和长春新碱治疗的患者中，MI的风险在第1年随访后急剧增加。在另一项研究中，1474例 < 41 岁的HL患者在接受治疗后存活患者，纵隔放疗增加了MI、CHF和瓣膜疾病的风险，而在放疗的基础上添加蒽环类药物则增加了CHF和瓣膜疾病的风险。纵隔放疗和蒽环类药物治疗后25年CHF的累积发生率为8%。对 15 815 名儿童癌症幸存者的分析（包括来自CCSS的参与者（ $n = 12\ 407$ ）]表明，蒽环类柔红霉素可能比多柔比星的心脏毒性更小[HR 0.45；95% CI 0.23～0.73）。减轻蒽环类药物毒性的方法包括使用心脏保护剂右丙亚胺，以及使用持续输液

治疗而不是快速滴注，优先使用表柔比星或脂质体阿柔比星，酌情使用β受体阻滞剂和血管紧张素转化酶抑制剂。

以顺铂为基础的化疗与睾丸癌幸存者心血管并发症的长期风险相关。荷兰一项对2512名睾丸癌幸存者的研究显示，诊断为30年的非半生质睾丸癌幸存者在接受纵隔放疗和顺铂、长春碱、博来霉素化疗后，在20年的治疗中发生MI的风险增加。Haugnes及其同事报道，顺铂、博来霉素、依托泊苷和（或）放疗治疗与睾丸癌幸存者患心血管疾病的风险增加相关；化疗单独或联合放疗显著增加了MI的风险。

接受过蒽环类药物和心脏照射的脑肿瘤、白血病、非霍奇金淋巴瘤、骨和软组织肉瘤的幸存者发生不良心血管并发症的风险也显著增加。然而，这些研究中包括的大多数患者在诊断时＜21岁。最近的报道也记录了淋巴瘤、脑瘤、白血病和睾丸癌幸存者中心血管并发症的增加。

（2）肺部并发症评估：肺部并发症（如哮喘、慢性咳嗽、肺气肿、肺纤维化）在肿瘤幸存者（$n=20\ 690$）中比同龄对照组（$n=4027$）更常见。因此，必须就如何避免吸烟和适当戒烟对AYA进行评估并提供咨询。化疗（如博来霉素和烷化剂，如白消安、卡莫司汀和洛莫司汀）、胸部放疗和颅脊髓照射与肺毒性相关，可损害AYA肿瘤幸存者的肺功能。诊断时年龄（15～21岁与15岁相比）和肺毒性化疗单独或联合胸部放疗与肺纤维化和胸膜炎的相对风险显著增加相关。在确诊后，15～20年累积发病率增加。其他并发症包括慢性肺炎、慢性咳嗽、呼吸短促等。

一项大型国际研究报道称，与普通人群相比，接受化疗的睾丸癌幸存者中呼吸系统疾病的死亡率显著增加。肺毒性的危险因素包括诊断时的年龄、博来霉素累积剂量、肾小球滤过率降低、肾功能不全和Ⅳ期疾病。Haugnes及其同事报道，1049例睾丸癌幸存者，接受化疗联合肺手术或大累积剂量顺铂治疗的患者，与单纯手术治疗的患者相比，肺功能显著降低。博来霉素剂量与限制性肺部疾病无关。相反，在多变量模型中，顺铂剂量（$P=0.007$）和诊断时年龄（$P=0.008$）与限制性肺部疾病的风险相关。因此，AYA肿瘤幸存者，特别是接受放疗和化疗药物引起肺毒性的患者，建议进行基线和动态的肺功能评估。

（3）神经系统并发症评估：脑肿瘤的AYA幸存者尤其是接受过鞘内化疗、中枢神经穿透性化疗和（或）颅放疗的患者发生神经系统和（或）神经心理并发症的风险增加，包括听力障碍、白内障和其他视觉问题、癫痫、偏头痛、协调和运动控制问题，与≤21岁的幸存者相关。建议所有AYA肿瘤幸存者在学习或工作中遇到困难时进行神经心理学评估，以便早期确诊。特别是，脑肿瘤患者，或接受颅/颅脊髓放疗、鞘内化疗和（或）高剂量甲氨蝶呤治疗的患者，应进行神经心理学评估。

长期接受顺铂化疗的睾丸癌AYA幸存者有发生神经系统并发症的风险，如感觉神经病变、耳鸣、听力损伤和雷诺病。挪威的一项观察性研究包括1814名睾丸癌幸存者，接受化疗的患者与未接受化疗的患者相比，雷诺样现象是最常见的并发症（39%），其次是手或足感觉异常（29%），以及耳鸣和听力障碍（分别为22%和21%）。在接受放疗的患者中，足部感觉异常的发生率也较高。

接受长春新碱、多西他赛或紫杉醇治疗的患者也有发生长期周围神经病变的风险。一项对80名接受长春新碱治疗的所有幸存者的横断面研究发现，根据电生理学测量，33.75%的人有神经病变，但该研究报道随着时间的推移有显著改善。另一项对37名曾接受长春新碱治疗的所有幸存者的研究报道称，29.7%的患者在神经传导研究中显示异常。一项对诊断后至少2年的605名乳腺癌幸存者的研究报道称，接受多西他赛或紫杉醇治疗的幸存者比未接受这些化疗的患者（未接受化疗的为17%，接受其他化疗的为20%）更有可能发生周围神经病变（多西他赛为31%，紫杉醇为44%）。建议对周围神经病变症状要进行常规评估。

脑卒中，虽然相对少见，但对于接受颅放疗的脑肿瘤和白血病的AYA幸存者和接受颅内放疗的HL幸存者来说，是一种毁灭性的神经系统并发症。在一项对HL患者（$n=2201$）的5年生存率的回顾性队列研究中，颈部和纵隔接受放疗的患者发生卒中和短暂性脑缺血发作的风险特别高。诊断时＜21岁的患者的发病率高于诊断时21～30岁的患者。标准化发生率分别为3.8%和3.1%。在对CCSS数据的分析中，271名报道有卒中的幸存者中，26%报道有继发性卒中。卒中复发的预测因素包括脑肿瘤病史、颅内放疗暴露（总剂量≥50Gy）、首次卒中时年龄较大和高血压。

（4）内分泌并发症评估：颅脑和（或）脊柱放疗、TBI及颈部、腹部、骨盆和睾丸的靶向放疗与AYA癌症幸存者的神经内分泌晚期效应相关。最常见的内分泌并发症包括生长激素（GH）缺乏、甲状腺异常、性腺功能障碍、肥胖、糖尿病和生育力下降。放疗剂量大于或等于下丘脑-垂体-肾上腺（HPA）轴18Gy治疗的AYA肿瘤幸存者有GH缺乏的高风险，而放疗剂量大于或等于40Gy下丘脑-垂体-肾上腺（HPA）轴治疗的患者有发生中枢性甲状腺功能减退、促性腺激素缺乏和中枢性肾上腺功能不全的风险。

放疗剂量高于30Gy的治疗后5年内可以观察到GH缺乏，而在低剂量（18～24Gy）治疗的患者中，这可能在10年或更长时间内不明显。继发性甲状腺癌、甲状腺功能减退症和程度较轻的甲状腺功能亢进在脑肿瘤的AYA幸存者中更为常见，包括ALL、HL和接受HCT的患者。据报道接受化疗和放疗的睾丸癌幸存者发生性腺功能低下的风险更大，34%的睾丸癌幸存者睾丸激素水平低，4%的睾丸激素替代。在一项对214名接受烷化剂治疗的成年癌症幸存者精液变量的研究中［以环磷酰胺当量剂量（CED）测量］，发现增加CED和精子浓度呈负相关。其他发现包括无精子症、少精子症和正常精子症的可能性。随着时间的推移，内分泌并发症的风险可能会增加，这表明需要进行适当的终身评估和筛查。

（5）其他器官并发症评估：在睾丸癌幸存者中，膈下部位放疗和顺铂化疗治疗会导致长期肾功能不全。在一项长期随访的研究中，观察到仅接受腹部放疗为8%，而接受化疗或不接受放疗的患者肾损害达14%。治疗年龄和治疗方式与肾功能受损有关。建议高危人群评估肾功能不全和其他肾脏并发症。

接受盆腔放疗的肿瘤幸存者，尤其是同时接受环磷酰胺治疗的肿瘤幸存者，更有可能出现膀胱和肠道症状。出血性膀胱炎可发生于放疗和（或）环磷酰胺治疗（目前在高剂量方案中与美司钠联合使用），在某些情况下可发展为长期膀胱纤维化和挛缩。一项对104名宫颈癌或子宫内膜癌幸存者的研究发现，膀胱和肠道症状的严重程度与盆腔放疗治疗显著相关。两项针对长期妇科癌症幸存者（$n=77$ 和 $n=519$）的研究发现，12%～17%接受盆腔放疗的幸存者出现了肠失禁症状。肠失禁与平均辐射剂量有关，较大的研究报道称，平均剂量大于50Gy的风险最大。由于盆腔放疗治疗而经历膀胱和（或）肠失禁的癌症幸存者报道说，他们的症状导致相当大的痛苦和生活质量下降。适当时可进行膀胱功能筛查。

如上所述，AYA肿瘤幸存者有很大的风险发展成各种各样的延迟毒性。制定AYA肿瘤治疗长期、动态评估，包括定期评估重点病史、体检、基于治疗暴露和治疗相关延迟的风险，应该是AYA肿瘤幸存者全程管理的重要内容。

AYA肿瘤患者应被视为具有独特的医疗、发育和社会心理需求的独特人群。对于医师来说，评估AYA人群的具体问题并建议适当的干预措施是改善临床转归的重要措施。但迄今有关AYA肿瘤患者的评估工具多为国外学者开发，多改编自成人版本。更多探索AYA肿瘤患者为适用人群的评估工具，在量表中应融入该年龄段的身心发展特征，有利于系统整体评估AYA肿瘤患者。同时，研究发现不同的文化背景导致评估存在差异，而目前国内有关研究尚处于起步阶段，相应的评估工具较为缺乏，因此在以后的研究中，应加强对AYA肿瘤患者的评估工具的开发与应用，注重基于评估形式的创新及内容的个体化。

（闵　婕　张　峰　康艳霞　附　舰　李粉婷　崔旭旭　高旭彤）

参考文献

包州州，狄文，2020. 女性儿童与青少年恶性肿瘤生育力保护的探讨［J］. 中国计划生育和妇产科，12（10）：12-15.

方梓荫，马晓莉，2021. 儿童及青少年女性实体肿瘤患者卵巢功能评估及其研究进展［J］. 中国小儿血液与肿瘤杂志，26（6）：379-383.

金蕾，郑利媛，2023. 青少年骨肉瘤患者负性情绪及心理干预策略的研究进展［J］. 中华现代护理杂志，29（22）：3077-3080.

刘砚燕，阮海珊，孙晶，等，2022. 癌症儿童和青少年化疗周期内多症状负担纵向调查分析［J］. 军事护理，39（7）：61-65.

王凡凡，许燕玲，王琼，等，2017. 青少年癌症患者症状困扰评估工具的研究进展［J］. 护理学杂志，32（13）：99-101.

王菁菁，张瑶，吴卫子，等，2020. 青少年恶性肿瘤患者创伤后成长现状及影响因素分析［J］. 中国护理管理，20（9）：1324-1328.

闫寒蕾，李凯，2020. 小儿卵巢恶性肿瘤的生育保护［J］. 中华小儿外科杂志，41（5）：468-472.

Akechi T, Mishiro I, Fujimoto S, 2022 Risk of major depressive disorder in adolescent and young adult cancer patients in

Japan［J］．Psychooncology，31（6）：929-937.

Ameringer S，Elswick RK Jr，Stegenga K，et al，2021．Symptom profiles of adolescents and young adults in active cancer treatment by diagnostic groups［J］．Cancer Nurs，45（4）：306-315.

Appiah LC，Moravek M，Hoefgen H，et al，2023．Reproductive late effects after hematopoietic stem cell transplant in pediatric，adolescent，and young adult cancer survivors［J］．Pediatr Blood Cancer，70 Suppl 5：e30551.

Beauchemin MP，Roth ME，Parsons SK，2023．Reducing adolescent and young adult cancer outcome disparities through optimized care delivery：a blueprint from the children's oncology group［J］．J Adolesc Young，12（3）：314-323.

Berkman AM，Mittal N，Roth ME，2022．Adolescent and young adult cancers：unmet needs and closing the gaps［J］．Curr Opin Pediatr，35（1）：84-90.

Bhatia S，Pappo AS，Acquazzino M，et al，2023．Adolescent and young adult oncology，version 2.2018，NCCN clinical practice guidelines in oncology［J］．J Natl Compr Canc Netw，21（8）：851-880.

Bleyer A，2023．Increasing cancer in adolescents and young adults：cancer types and causation implications［J］．J Adolesc Young Adult Oncol，12（3）：285-296.

Chan A，Cheng I，Wang C，et al，2023．Cognitive impairment in adolescent and young adult cancer patients：pre-treatment findings of a longitudinal study［J］．Cancer Med，12（4）：4821-4831.

Hirayama T，Fujimori M，Yanai Y，et al，2023．Development and evaluation of the feasibility，validity，and reliability of a screening tool for determining distress and supportive care needs of adolescents and young adults with cancer in Japan［J］．Palliat Support Care，21（4）：677-687.

Hoefgen HR，Benoit J，Chan S，et al，2023．Female reproductive health in pediatric，adolescent，and young adult cancer survivors［J］．Pediatr Blood Cancer，70 Suppl 5：e29170.

Ishiki H，Hirayama T，Horiguchi S，2022．A support system for adolescent and young adult patients with cancer at a comprehensive cancer center［J］．JMA J，5（1）：44-54.

Kimberly D Miller，Miranda Fidler Benaoudia，Theresa H Keegan，et al，2020．Cancer statistics for adolescents and young adults［J］．CA：A Cancer J Clin，70（6）：443-459.

Kunisada T，Nakata E，Fujiwara T，et al，2023．Soft-tissue sarcoma in adolescents and young adults［J］．Int J Clin Oncol，28（1）：1-11.

Miller KD，Fidler-Benaoudia M，Keegan TH，et al，2020．Cancer statistics for adolescents and young adults，2020［J］．CA Cancer J Clin，70（6）：443-459.

Ni X，Li Z，Li X，et al，2022．Socioeconomic inequalities in cancer incidence and access to health services among children and adolescents in China：a cross-sectional study［J］．Lancet，400（10357）：1020-1032.

Patterson P，McDonald FEJ，Allison KR，et al，2022．The clinical utility of the adolescent and young adult psycho-oncology screening tool（AYA-POST）：perspectives of AYA cancer patients and healthcare professionals［J］．Front Psychol，13：872830.

Sakurashita H，2022．Support and Challenges for Adolescent and Young Adult Cancer Patients［J］．Yakugaku Zasshi，142（6）：589-591．Japanese.

第十五章

老年肿瘤综合评估

第一节 概 述

根据全球肿瘤流行病统计数据库（GLOBOCAN）2020年数据显示，中国60岁及以上人群癌症的年龄标准化发病率和死亡率分别为1060.2/10万和822.5/10万。恶性肿瘤的发病率随着年龄增长而增加，在75～80岁年龄组达到最高水平，之后有所下降。恶性肿瘤已经成为危害老年人健康的主要原因。

老年肿瘤患者由于机体功能衰退、器官功能降低、免疫功能低下、代谢平衡被破坏、认知功能下降和肢体活动障碍等病理生理特点，常罹患多种不能治愈的慢性疾病，伴发衰弱等多种老年综合征，健康状况和功能储备也有显著差异。老年综合评估（comprehensive geriatric assessment，CGA）全面关注与老年人健康和功能状态相关的所有问题，从医学问题、躯体和认知功能、心理状态和社会支持等多层面对老年患者进行综合评估，并据此制订以维持及改善老年人健康和功能状态为目的的治疗计划，最大程度提高老年人的生活质量。整合医学（holistic integrative medicine，HIM）将医学各领域最先进的知识理论和临床各专科最有效的实践经验加以有机整合，并根据社会、环境、心理的现实进行修正和调整，使之成为更加适合人体健康和疾病诊疗。

老年肿瘤综合评估理念与整合医学思想高度契合，将CGA和肿瘤评估有机结合，从躯体功能、营养、共病/多重用药、认知、心理和肿瘤特点等多维度对老年肿瘤患者进行全方位评估，以科学制订个体化的诊疗策略和方案，减少治疗相关风险和不良反应，提高老年肿瘤患者的生活质量，延长生存。

用于评估肿瘤患者功能状态的常用方法，如ECOG PS评分或KPS评分，不能充分反映老年肿瘤患者的功能损害。研究证实：经CGA，躯体功能、营养、认知等方面评分低于界值的患者的总体生存期显著缩短。在约70%的老年肿瘤患者中，CGA能够发现传统肿瘤评估疏漏的问题。医师可以通过CGA发现的问题（如认知障碍、谵妄、抑郁、营养不良、睡眠障碍、社会问题等），针对性制订个体化干预方案，以维护功能和改善老年人及其家人生活质量为目的，甚至提高患者对治疗的耐受性，使一部分患者获得积极治疗的机会。CGA影响老年肿瘤患者治疗决策的百分比为21%～49%。

因此，在老年肿瘤患者诊疗中应用CGA有助于：

（1）发现常规肿瘤病史采集和体格检查中遗漏的功能障碍；发现常规肿瘤诊疗未能发现的可逆性老年问题。

（2）预测抗肿瘤治疗中可能发生的风险和不良反应，有针对性地使用支持性治疗手段。

（3）获得重要的预后信息，有助于预测生存期，指导治疗决策。

（4）指导进行有针对性的干预，提高抗肿瘤治疗的耐受性和依从性。

广义的CGA包含内容广泛，多维度评估与老年人健康相关的所有问题，包括医学问题、内在能力、外在支持、本人意愿等，其中医学问题包括预期寿命、共病、多药等，内在能力包括运动能力、心理能力（抑郁）、认知能力、感觉能力（视力、听力）及活力（营养状态）5个维度。传统老年综合评估费时费力，美国国立综合癌症网络（NCCN）按照传统CGA概念进行了临床推荐较为复杂。肿瘤科对老年肿瘤患者实施CGA需要考虑实际情况，美国临床肿瘤学会（ASCO）老年肿瘤指南推荐以8个条目进行评估（表15-1），《中国肿瘤整合诊治技术指南（CACA）》（简称CACA指南）老年保护篇从7个维度进行整体评估，并同时考虑患者意愿（表15-2），CGA在临床工作中的应用举例可参见表15-3。

在老年肿瘤诊疗中合理应用CGA充分体现了整合医学的宗旨和理念，能更好地评估老年肿瘤患者的整体健康状态，最大程度让老年肿瘤患者获益。

表15-1　老年肿瘤患者评估内容及工具简表（ASCO 2018年老年肿瘤指南）

1. 预测化疗毒性：癌症及衰老研究组（CARG）化疗风险评估量表及老年化疗风险评估量表（CRASH）

2. 估计（非癌症）预期寿命：在ePrognosis在线获得

3. 功能评估：工具性日常生活活动（instrumental activity of daily living，IADL）能力

4. 共病评估：病历回顾或有效工具

5. 跌倒筛查，一个问题：在过去6个月内（或自上次就诊以来），您跌倒或因跌倒受伤了几次？

6. 抑郁症筛查：老年抑郁量表或其他有效工具

7. 认知障碍筛查：简易认知状态评估表（Mini-Cog）或定向-记忆-注意力测验（blessed orientation-memory-concentration test）

8. 营养不良筛查：体重下降/体重指数（BMI）

表15-2　CACA指南老年保护篇综合评估维度和工具推荐

躯体功能评估	基础性日常生活活动（basic activity of daily living，BADL）能力：Barthel指数评定量表
	工具性日常生活活动（instrumental activity of daily living，IADL）能力：IADL量表
跌倒风险评估	简单问题进行筛查，如过去6个月是否跌倒及跌倒次数、是否自感走路不稳、是否害怕跌倒等
	Morse跌倒风险评估量表
共病及多重用药	共病：Charlson共病指数（charlson comorbidity index，CCI）
	多重用药：用药合理性指数（medication appropriateness index，MAI）量表
营养及症状	营养：微型营养评定简表（MNA-SF）、营养风险筛查2002（nutritional risk screening，NRS 2002）
	症状：埃德蒙顿症状评估量表（the Edmonton symptom assessment scale，ESAS）
抑郁	老年抑郁量表（geriatric depression scale，GDS）
认知功能	简易认知状态评估表（Mini-Cog）
控瘤治疗风险与获益	老年肿瘤术前评估（preoperative assessment of cancer in the elderly，PACE），癌症和衰老研究组（cancer and aging research group，CARG）化疗风险评估量表及高龄患者化疗风险评估量表（chemotherapy risk assessment scale for high-age patient，CRASH）

表15-3　老年综合评估应用举例（ASCO 2018年老年肿瘤指南）

病例1

患者，75岁，男性，存在冠状动脉疾病（最近接受过冠状动脉旁路移植手术）、高血压、高脂血症和骨关节炎。患者形容自己的健康状况为"良好"。服用的药物包括阿司匹林、阿替洛尔和洛伐他汀。实验室检查显示轻度小细胞性贫血。结肠镜检查发现乙状结肠肿块。CT显示没有转移。患者接受左半结肠切除术。病理结果为T3N2（4个淋巴结阳性），ⅢC期。ECOG评分1分，报告有轻度疲劳患者独居，陪他就诊的是一个上白班的女儿

诊疗流程

患者在候诊室完成了基础调查，包括工具性日常生活活动（IADL）能力量表、关于跌倒的问题及老年抑郁量表。癌症和衰老研究组（CARG）化疗风险评估量表和预期寿命计算器ePrognosis所需的信息也包含在调查中。在女儿的帮助下，患者完成调查的总时间不到10min。患者进入诊室后，医疗助理采集了生命体征，并将调查结果提供给肿瘤科护士。护士记录了患者的合并症、体重，同时作为入院评估的一部分，在3min内让患者做完了Mini-Cog。护士（也可以由高年资医务人员或肿瘤学家完成）在网上3min完成CARG评分和ePrognosis计分

老年评估（GA）结果

患者在IADL方面需要帮助（做家务有困难，女儿每周给他填装药盒并管理钱财），最近跌倒了几次，但都没有受伤，也没有严重的威胁生命的合并症或药物问题。此外，患者Mini-Cog评估异常（无法进行3个单词的回忆），老年抑郁量表得分正常（<5分），没有明显的体重下降（体重指数，25kg/m^2）

CARG化疗风险评分

根据患者年龄（72岁以上）、身高和体重（180cm、80kg）、胃肠道肿瘤类型、全剂量单药化疗，血红蛋白10g/dl，听力良好，多次跌倒，服用多种药物，步行一个街区轻度受限，社交活动不受限，肌酐清除率正常

患者CARG化疗风险评分为12分，治疗出现3～5级毒性的风险为82%

非癌症预期寿命（用于65岁以上患者的ePrognosis计算器）

基于患者年龄（75岁）、性别（男性）、体重指数（25kg/m²）、自我报告的健康状况（"良好"）及无慢性阻塞性肺疾病、充血性心力衰竭或糖尿病和既往癌症病史（估计非癌症预期寿命）。患者从不吸烟，在无人帮助的情况下行走1/4英里有困难，在过去的12个月中没有住院，在处理日常家务方面需要帮助，在管理金钱方面有困难，洗澡没有困难，推或拉大型物体有困难

Schonberg指数得分为12分，5年非癌症死亡率为37%

共同商讨治疗决策和针对性干预

与患者及其女儿（指定的医疗代理人）就辅助化疗的利弊进行了积极的讨论。Schonberg指数估计患者非癌症5年死亡风险为37%，而且患者的癌症有很高的复发风险，因此从预后的角度来看，辅助化疗可能仍然是值得的。然而，根据CARG化疗风险评分，3～5级毒性的风险超过80%。在决策能力评估中，患者有轻微的认知障碍，虽然能够在家中生活基本自理，但在服用药物、钱财和家务方面需要女儿帮助。患者能够就癌症病史进行交流、选择治疗（不是氟尿嘧啶单药），以及了解每种治疗选择的意义。患者能够表达自己的意愿，表示理解化疗毒性的高风险，而且了解认知障碍患者在辅助化疗受益方面数据有限，但仍想尝试治疗。大家还讨论了患者需要有人陪住，女儿决定安排休假，并安排家人来陪伴。在第1个疗程中医师进行了频繁的随访，以评估化疗毒性和躯体/认知能力的恶化。由于存在跌倒风险，医师给患者安排了物理治疗，以评估患者的平衡能力和对辅助器具的需求。安排居家护理进行安全性评估并协助用药管理

病例2

本病例一名85岁患者，但GA结果正常

一名健康的85岁老年人有类似的癌症病史，但GA结果正常，无合并症或认知问题；自我报告的健康状况"优秀"；IADL正常

CARG化疗风险评分为6分，全剂量单药治疗发生3～5级毒性的风险为44%

预期寿命（用于65岁以上患者的ePrognosis计算器）

Schonberg指数得分为7分，估计5年非癌症死亡风险为12%

治疗决策和针对性干预

建议这名身体健康、认知完好的85岁老年人接受全剂量单药化疗，基于GA结果，无须采取其他干预措施

第二节　预期寿命

　　老年肿瘤诊疗决策相对复杂，要兼顾肿瘤和老年因素对预期寿命和生活质量的影响，而不仅仅是肿瘤本身的影响，即死亡的竞争风险。老年因素包括共病、失能、老年综合征等，综合判断这些影响寿命的非肿瘤风险因素并与肿瘤相比较，是诊疗决策的一部分。当非肿瘤预期寿命长于肿瘤预期生存时，也就是说肿瘤有可能缩短预期寿命时，原则上要积极考虑抗肿瘤治疗；反之则要慎重，对肿瘤进行观察和定期随访即可，除非临床医师判断患者可能因肿瘤进展出现症状、生活质量受到影响。

　　对于预期寿命评估，国外指南已作出了相关推荐（表15-4）。然而，医师对老年肿瘤患者预期寿命的估计通常并不准确，倾向高估患者的预期寿命，这可能导致过度医疗及临终规划不足，将预期寿命评估纳入肿瘤治疗前评估，可以提高决策质量和安全性。目前常用的预期寿命评估主要包括临床生存预测和预期寿命计算器两种方法。

　　临床生存预测是指临床医师根据现有的临床数据、患者情况，并结合一些非正式的主观方法（如临床经验等），对患者的生存期做出预判的过程。该方法较为灵活方便，但受认知、经验等因素的影响，不可避免地降低了预测的准确性。

　　我们根据我国2020年人口普查数据，计算60岁及以上年龄人群平均预期寿命（图15-1）和预期寿命的四分位数（图15-2）。

　　我国60岁及以上人群均预期寿命计算过程如下：在中国经济社会大数据研究平台下载并获得2020年我国人口普查数据，应用SAS9.4软件版完成，所用方法为WHO推荐的蒋庆琅简略寿命表法，具体计算步

骤如下。

1.计算年龄组死亡率m_x，某年龄组人口数记为P_x，相应的实际死亡人数记为D_x

$$m_x = \frac{D_x}{P_x}$$

公式1

2.计算年龄组死亡率，其中i为年龄组跨度，$q_{100} = 1$

$$q_x = \frac{i \times m_x}{1 + \frac{1}{2}m_x}$$

公式2

3.计算尚存人数l_x　其中$l_0 = 100\,000$。

$$l_x = l_{x-1} - d_{x-1}$$

公式3

4.计算死亡人数d_x

$$d_x = q_x \times l_x$$

公式4

5.计算生存人年数L_x，其中$L_{100} = \frac{l_{100}}{m_x}$

$$L_x = i \times l_{x+i} + \frac{i}{2}(l_x - l_{x-i}) = \frac{i}{2}(l_x + l_{x+i})$$

公式5

6.计算生存总人年数T_x

$$T_x = \sum L_x = T_{x+i} + L_x$$

公式6

7.计算平均期望寿命e_x

$$e_x = \frac{T_x}{l_x}$$

公式7

8.计算中位期望寿命$e_{x\text{-median}}$（基于完全寿命表），其中n为增加的n岁，$n \geqslant x$

$$l_{x\text{-median}} = \frac{l_x}{2}$$

公式8

当$l_{(x+n)-1} < l_{x\text{-median}} < l_{x+n}$

$$e_{x\text{-median}} = n + \frac{l_{x+n} - l_{x\text{-median}}}{l_x - l_{(x+n)-1}}$$

公式9

在临床应用时，如考虑80岁男性的预期寿命时，上四分位数的预期寿命为12.4年，中位数为7.8年，下四分位数为4.0年。尽管很难准确预测特定患者的预期寿命可能属于哪个四分位数，但医师可以通过CGA评估患者与同龄的一般人群相比，健康风险处于较高风险、中等风险还是较低风险，从而对患者的预期寿命做出初步预判。

在预期寿命计算器的开发和应用方面，目前国外已有多种经过验证的工具可用于老年肿瘤患者预期寿命的计算。国际老年肿瘤学会（SIOG）、美国国立综合癌症网络（NCCN）和美国临床肿瘤学会（ASCO）老年肿瘤指南推荐使用ePrognosis网站中经过验证的计算工具，如Schonberg指数或Lee指数。需要指出的是，ePrognosis计算器不是一种决定性的预测手段，上述工具也不应该成为医疗决策的唯一依据。

对老年患者进行生存期预测涉及患者一般状况、体能和功能、共病和社会环境等各种因素。虽然目前已经有多种预测工具和评估手段可供选择，但临床医师不能盲目和机械地照搬应用，理解预期寿命评估的意义和适用人群远比得出的具体数值更重要。

表 15-4　关于老年肿瘤患者预期寿命的指南推荐

美国临床肿瘤学会（ASCO）	国际老年肿瘤学会（SIOG）	美国国立综合癌症网络（NCCN）
<ul><li>使用经过验证的工具计算非癌症预期寿命，以确定患者是否有足够的预期寿命（＞4 年）能从化疗等特定干预措施中获益</li><li>使用 Schonberg 指数或 Lee 指数</li><li>当系统提示以"是否患有癌症"作为变量时，选择"否"，以便估计非癌症预期寿命，从而兼顾到死亡竞争风险</li></ul>	<ul><li>多学科指南建议在管理决策时考虑预期寿命</li><li>老年评估是评估预期寿命的推荐方法</li></ul>	<ul><li>所有与癌症相关的决策制定需要考虑整体预期寿命</li><li>建议使用寿命表（life table）或 ePrognosis 计算器</li></ul>

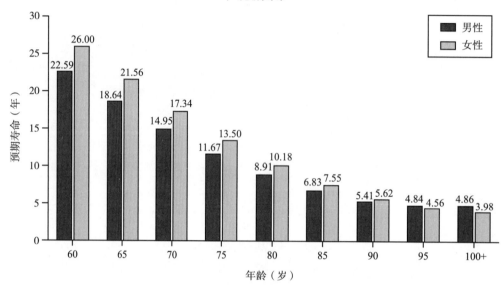

图 15-1　60 岁及以上一般人群平均预期寿命

根据 2020 年人口普查数据计算

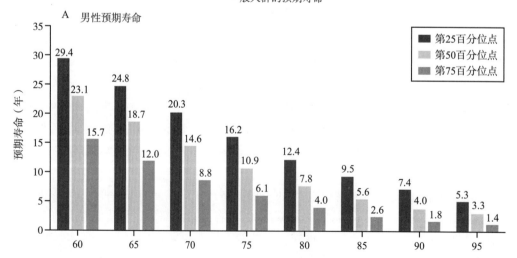

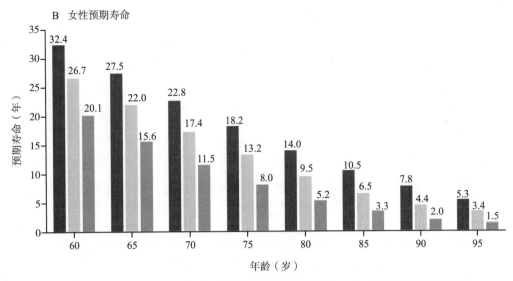

图15-2　60岁及以上一般人群预期寿命四分位数（第25、50及75百分位点）

根据2020年人口普查数据计算

第三节　老年筛查

由于老龄化的加剧和肿瘤高发于老年人的特点，需要接受老年综合评估的老年肿瘤患者越来越多，但是，并非所有患者都能从中受益。身体健壮且没有内科疾病的年龄相对较小的老年人不需要老年综合评估，他们和普通成年人相似，能够耐受通常的抗肿瘤治疗，可以直接按照相应指南接受抗肿瘤治疗。老年综合评估筛查的目的是快捷地找出能够从完整的老年综合评估中获益的老年肿瘤患者，以便下一步针对性开展完整的老年综合评估。

（一）老年筛查的适用人群

我国《中华人民共和国老年人权益保障法》将老年人定义为60周岁以上的公民，临床中，也将60岁作为老年人的年龄界限。因此，老年综合评估筛查的适用人群是60岁以上诊断肿瘤的患者。

（二）老年筛查的工具和结果判断

老年筛查工具包括量表、问卷或躯体功能测试项目。经过与完整老年综合评估进行比较，多项研究证明这些筛查工具能识别出完整老年综合评估将得出异常结果的人群。筛查结果正常，原则上患者可直接进入抗肿瘤治疗；结果异常，提示患者应接受完整的老年综合评估。

系统评价显示，验证过的肿瘤患者老年综合评估筛查的工具包括：G8问卷（geriatric-8）、脆弱老年人问卷13（Vulerable elders survey-13，VES-13）、特需医疗科老年综合评估（abbreviated comprehensive geriatric assessment，aCGA）、GFI（groningen frailty index）、FFC（fried frailty criteria）、SAOP2（revised senior adult oncology program）及TRST（triage risk screening tool）等，常用筛查工具的特点见表15-5。

研究显示，在诸多筛查工具中，G8问卷和VES-13拥有最多的研究证据支持其用于该领域的临床实践。G8问卷具有较高的敏感度（76.5%～97%）；VES-13具有较高的特异度（70%～100%），部分学者对VES-13的判断切点进行调整后，其敏感度得到了提高。G8问卷条目较少，操作简便。VES-13可用于患者自评（表15-6，表15-7）。

表 15-5 肿瘤患者老年综合评估筛查工具的特点

工具名称	条目数	验证研究数目	优点	缺点
aCGA	15	2	从完整老年综合评估量表中提取条目	部分条目评估时间长
FFC	5	2	衰弱诊断的金标准	规范操作流程复杂
G8问卷	8	12	条目少，敏感度较高	不同癌种中敏感度、特异度有差异
GFI	15	2	包含多领域老年医学问题，特异度高	敏感度低
SAOP2	15	1	敏感度高	问卷篇幅较长，特异度较低
TRST	5	1	条目少，特异度较高	敏感度较差
VES-13	13	9	特异度高，可用于自评	原始问卷计分方法较复杂

表 15-6 G8问卷

条目	得分（分，总分17分）
A.过去3个月中，患者是否因为食欲下降，消化道的问题，咀嚼或吞咽困难而进食量减少	0＝进食量严重减少 1＝进食量中度减少 2＝进食量没有减少
B.过去3个月中，患者有体重下降吗	0＝体重下降＞3kg 1＝不知道 2＝体重下降1～3kg 3＝没有体重下降
C.行走能力	0＝只能躺卧或坐着，不能行走 1＝能离开床或椅子行走，但不能出门 2＝可以出门
D.神经精神问题	0＝严重痴呆或抑郁 1＝轻度痴呆 2＝没有精神心理问题
E.体重指数（BMI，kg/m^2）	0＝BMI＜19 1＝BMI 19～21 2＝BMI 21～23 3＝BMI＞23
G.患者每天服用3种以上处方药吗	0＝是 1＝否
H.与同龄人比较，患者如何评价自身的健康状态	0＝更差 0.5＝不知道 1.0＝一样好 2.0＝更好
年龄	0＝＞86岁 1＝80～85岁 2＝＜80岁

结果判断：总分≤14分，判断为异常，需要进行完整老年综合评估。

表 15-7　VES-13

领域	分值	
1.年龄	75～85岁	1分
	＞85岁	3分

问题1得分

2.总体来说，与同龄人相比，您的健康状况如何

	非常好	0分
	很好	0分
	好	0分
	一般	1分
	差	1分

问题2得分

3.平均来说，您从事以下活动有多大困难

	无困难（分）	很小的困难（分）	有些困难（分）	很多困难（分）	不能做（分）
弯腰、下蹲或跪着	0	0	0	1	1
举起或搬动5kg重的物品	0	0	0	1	1
把手臂举到肩膀以上的高度	0	0	0	1	1
写字或拿取抓握小物品	0	0	0	1	1
行走400m	0	0	0	1	1
拖地板或擦玻璃等重体力家务活	0	0	0	1	1

问题3得分（本题累计最高2分）

4.由于您的健康状况，以下活动是否有困难

	无困难（分）	有困难（分）
购买个人用品	0	1
管理个人财务	0	1
在房间内走动（包括使用拐杖或助行器）	0	1
洗碗、整理房间等轻体力家务活	0	1
淋浴或盆浴	0	1

问题4得分（任意一条及以上有困难，本题计4分）

总分（问题1、2、3、4得分之和）

结果判断：总分≥3分，提示受试者为脆弱老年人，需要进行完整的老年综合评估。

第四节　老年综合评估

一、一般医学评估和躯体功能评估

（一）一般医学评估

通过病史采集、体格检查、医学检查等医学手段对被评估人的健康或疾病情况进行评估记录。

（二）躯体功能评估

躯体功能评估包括4个方面，即日常生活能力、平衡与步态、沟通理解能力、感官功能。

　　1. 日常生活能力评估　　包括基础性日常生活活动（activity of daily living，ADL）能力和工具性日常生活活动（instrumental activity of daily living，IADL）能力。ADL能力评估的目的是明确指出老年人的功能缺陷，目前国内医疗机构多采用Barthel日常生活能力评估量表（表2-6）。IADL能力评估用于评估个人的独立生活能力，目前常用Lawton工具性日常生活活动评估量表（表2-7）。ADL、IADL量表均是得分越高，提示被评估者生活能力越高（具体参见第二章第二节）。ADL、IADL能力受损与患者发生肿瘤恶化、复发，不能完成治疗疗程，总生存期下降存在相关性。日常生活能力评估可评价患者是否需要治疗，并影响治疗建议。

　　2. 平衡与步态评估　　简易体能量状况量表（SPPB）广泛应用于老年患者，包括3项内容：平衡试验、步行速度测试及坐立试验。其可以评估老年患者躯体功能，尤其是下肢功能。研究显示，SPPB对老年肿瘤患者的功能衰退、住院、死亡具有可靠、一致的预测性。在流行病学和临床环境中易于管理，具有良好的测试－再测试信度，可以测量干预措施的有效性。也可采用Tinetti步态评估量表进行步态评估，观察其步态，包括步幅、对称度、抬足高度等。

　　3. 沟通理解能力评估　　与被评估者的意识水平、认知功能、听力、语言、教育程度、职业状况等方面相关。对于初步筛查，可以通过被评估者的职业、受教育程度、实际沟通交流能力3个方面进行评估。针对失语或认知功能障碍的患者，可采用中文版功能性沟通评价量表（SFACS）或霍尔顿沟通量表（HCS）。

　　4. 感官功能评估　　是以视力、听力评估为主的评估。

　　（1）视力评估：可采用Snellen视力表，也可采用简便筛检方法检查，只需要被评估者阅读报纸标题和文字进行简单初评。

　　（2）听力评估：可采用问题筛查，是否能在平时交谈中听得清楚别人说话？或站在被评估者后方约15cm，气音说出几个字，若受检者不能重复说出50%以上的字，则表示听力方面存在问题。也可使用音叉进行评估。

二、老年肿瘤患者营养评估

　　老年肿瘤人群一方面存在机体组织器官不可逆的退行性改变，如衰弱、肌肉减少症、消化和神经内分泌等功能障碍，另一方面同时有肿瘤及肿瘤治疗所造成的营养不良风险，导致老年肿瘤患者发生营养失调和营养不良的风险更高。研究数据表明，我国老年肿瘤患者营养风险的发生率高达60%以上，营养不良的发生率为40%以上，其中消化道肿瘤患者重度营养不良的发生率最高。营养不良是老年肿瘤患者预后不良的独立因素，营养不良对老年肿瘤患者的影响包括抗肿瘤治疗的耐受性变差、3～4级的不良反应增加、早期死亡率增加、生活质量降低、住院时间延长及生存期缩短等。

　　2022年中华医学会老年医学分会制定的《老年人营养不良防控干预中国专家共识》提出：所有年龄≥65岁、预计生存期＞3个月的老年住院患者均应进行营养筛查。MNA-SF、NRS 2002是常用的筛查工具。对每一位老年肿瘤患者都应该在诊断之初就进行营养状态评估，并在整个治疗过程中定期进行评估。

（一）老年肿瘤患者营养不良的评估方法

　　老年肿瘤患者营养不良的诊断方法包括营养筛查、营养评估及综合测定等。临床上反映营养状态的指标有非自主体重变化、体重指数（BMI）、皮褶厚度及臂围、血清白蛋白水平等，其中任何单一指标都无法全面反映患者的营养状态，目前多采用综合多项指标的量表进行营养状态评估。

　　常用的营养风险评估量表有NRS 2002、PG-SGA、MNA、MNA-SF、MUST、老年营养风险指数（geriatric nutritional risk index，GNRI）等。

　　NRS 2002是国际公认的住院患者营养风险筛查的工具。营养筛查包含营养受损状况评分、疾病严重程度评分及年龄评分，综合三项总评分，若评分≥3分为具有营养风险。对于老年肿瘤患者来说，体重减轻和体重指数是更为简单的营养风险筛查指标，为多项国际指南所推荐。

　　MNA是专门为老年人设计，目前应用最广泛的营养风险筛查和营养状况评定工具（表2-18）。评估包括人体测量、饮食评价、自我评定和整体评定4项内容，共18个问题。总分30分，得分＞24分说明良好；17～24分说明存在营养风险；＜17分说明营养不良。MNA对老年住院患者营养状况预测精度有限，但对患者预后不良有帮助。MNA-SF从完整MNA中选择了6个问题，在体重指数无法获取时可以用小腿围替代。验证研究证实，相比完整MNA，MNA-SF具有良好的敏感度。MNA敏感度和特异度（分别为＞83%和＞90%）均较高，且可预测不良结局，已得到了广泛验证。

全球营养领导层倡议的营养不良诊断标准（GLIM）为统一目前成年住院患者营养不良诊断标准，提出了一种适合全球范围成人营养不良的诊断方案。中国抗癌协会肿瘤营养专业委员会采用GLIM标准对1192例≥65岁的老年肿瘤患者进行营养评估，经GLIM诊断为中度营养不良和重度营养不良的患者较营养良好者生存期明显缩短。

GLIM由3个表型标准和2个病因标准组成，必须具备至少1个表型标准和1个病因标准才能诊断营养不良。

（1）表现型指标包括：①非自主性体重减轻，6个月内体重丢失＞5%，或6个月以上体重丢失＞10%；②低体重指数（body mass index，BMI）；③肌肉量减少。

（2）评价肌肉量的主要方法：包括生物电阻抗技术、双能X射线吸收法、CT、MRI等。

（3）病因学指标包括：①食物摄入或吸收减少，摄入能量≤50%的能量需求（＞1周），或任何摄入能量减少（＞2周），或存在影响消化吸收的慢性胃肠道症状；②疾病负担/炎症，急性疾病或创伤，慢性疾病相关炎症。

在GLIM中，由于肌肉量检测较为复杂，且缺乏一致性标准，同时肌肉量减少在我国没有结合临床研究的准确"cut-off值"，国内回顾性研究主要用小腿围（男性小腿围≤30cm，女性≤29cm）作为肌肉量减少的替代指标。

（二）老年肿瘤营养评估注意事项

营养筛查及评估的目的是指导营养治疗。无营养不良者，不需要营养干预；可疑营养不良者，进行营养教育；中重度营养不良、恶病质及肌肉减少症的肿瘤患者，给予人工肠内营养和（或）肠外营养；如施行抗肿瘤治疗，应该先进行人工营养1～2周，然后在继续营养治疗的同时，进行抗肿瘤治疗。无论有无营养不良，所有患者在完成1个疗程的抗肿瘤治疗后，应该重新进行营养评估（表15-8）。

表15-8　微型营养评定量表

营养筛检	分数
1.既往3个月内是否由于食欲下降、消化问题、咀嚼或吞咽困难而摄食减少 0＝食欲完全丧失 1＝食欲中等程度下降 2＝食欲正常	
2.近3个月内体重下降情况 0＝＞3kg 1＝1～3kg 2＝无体重下降 3＝不知道	
3.活动能力 0＝需要卧床或长期坐着 1＝能不依赖床或椅子，但不能外出 2＝能独立外出	
4.既往3个月内有无重大心理变化或急性疾病 0＝有 1＝无	
5.神经心理问题 0＝严重智力减退或抑郁 1＝轻度智力减退 2＝无问题	

营养筛检	分数
6.体重指数（BMI，kg/m²）：体重（kg）/身高（m²） 0＝＜ 19 1＝19～21 2＝21～23 3＝≥23	
筛检分数（小计满分14分） ＞12分表示正常（无营养不良危险性），无须以下评价 ＜11分提示可能营养不良，请继续以下评价	

一般评估	分数
7.独立生活（无护理或不住院） 0＝否 1＝是	
8.每天应用处方药超过3种 0＝是 1＝否	
9.压疮或皮肤溃疡 0＝是 1＝否	
10.每天可以吃几餐完整的餐食 0＝1餐 1＝2餐 2＝3餐	
11.蛋白质摄入情况 ＊每天至少一份奶制品 （1）是 （2）否 ＊每周2次或以上蛋类 （1）是 （2）否 ＊每天肉、鱼或家禽 （1）是 （2）否 0＝0或1个"是" 0.5＝2个"是" 1.0＝3个"是"	
12.每天食用2份或2份以上蔬菜或水果 0＝否 1＝是	
13.每天饮水量（水、果汁、咖啡、茶、奶等）（1杯＝200ml） 0＝＜3杯 0.5＝3～5杯 1.0＝＞5杯	
14.进食能力 0＝无法独立进食 1＝独立进食稍有困难 2＝完全独立进食	
15.自我评定营养状况 0＝营养不良 1＝不能确定 2＝营养良好	

续表

一般评估	分数

16.与同龄人相比，你如何评价自己的健康状况

0＝不太好

0.5＝不知道

1.0＝好

2.0＝较好

17.中臂围（cm）

0＝＜21

0.5＝21～22

1.0＝≥22

18.腓肠肌围（cm）

0＝＜31

1＝≥31

一般评估分数（小计满分16分）

营养筛检分数（小计满分14分）

MNA总分（量表总分30分）

MNA分级标准

总分≥24分表示营养状况良好

总分17～24分为存在营养不良的危险

总分＜17分明确为营养不良

三、老年肿瘤共病综合评估

老年肿瘤患者通常同时合并其他慢性基础疾病，即肿瘤的共病。共病（comrobidity）指患有某种索引疾病的人同时存在1种及以上其他慢性健康问题的现象，索引疾病与其共存慢性健康问题之间可能有病理生理的相关性，也可能无相关性，即为一个人同时存在2种或2种以上慢性健康问题（multiple chronic condition，MCC）。随着年龄增长，肿瘤患者共病的发生率也增加。掌握和管理老年肿瘤患者共病对抗肿瘤治疗决策及实施治疗都极为重要。老年肿瘤患者的共病包括以下3类：①慢性躯体疾病；②慢性精神心理疾病；③老年综合征。国内外研究数据表明，50%以上老年肿瘤患者具有至少一种可能会影响其肿瘤治疗的共病。传统的肿瘤临床实用指南通常针对单一疾病，尚未能充分考虑共病对治疗决策和预后的影响，对共病的评估也尚未达成标准化共识。本部分主要阐述老年肿瘤共病的综合评估。

（一）共病对老年肿瘤患者的影响

共病不仅影响老年肿瘤患者的健康及生活质量，而且影响其预后，已有大部分研究表明具有共病的肿瘤患者生存时间短于无共病者。抗肿瘤治疗可能导致新发共病，如心脏毒性、神经病变或肾功能受损，使老年肿瘤患者治疗方案制订更加复杂和困难，并增加老年肿瘤患者的医疗负担。因此，临床医师必须区分治疗前共病与化疗毒性所致的合并症。

（二）老年肿瘤患者的共病评估

共病可影响肿瘤治疗的风险及获益，也可以影响很多治疗决策的风险/获益平衡。因此，在临床实践中需要对共病进行全面评估。老年肿瘤共病的评估尚无统一标准，需要重视并注重积累临床经验，并不断在实践中权衡。在制订肿瘤治疗决策方案中，若没有全面考虑共病的情况，则肿瘤医师可能会高估肿瘤风险或高估抗肿瘤治疗获益，且可能无法区分是治疗副作用还是共病。越来越多的研究已经纳入了共病的评估，但在评估共病种类和程度方面一致性差，且不同研究之间缺乏可比性。因此，临床医师需要重视共病

对治疗及预后的不良影响，对每一种可能存在的共病及其严重程度进行全面评估，整体把握、个体化分类可能会获得更好的效果。

（三）老年肿瘤患者共病的评估原则及流程

老年肿瘤患者共病评估及管理并不是多个专科疾病治疗的简单叠加，要考虑不同共病状态、共病的多样性、个体差异性等特点，要考虑疾病之间、疾病与治疗之间、药物与药物之间的相互关系，还需要考虑年龄、教育水平、经济状况、家庭情况等诸多方面。以改善老年人的功能状态和质量为目标，根据老年人的具体情况进行个体化的全人管理，进行综合干预。评估及干预流程如图15-3所示。

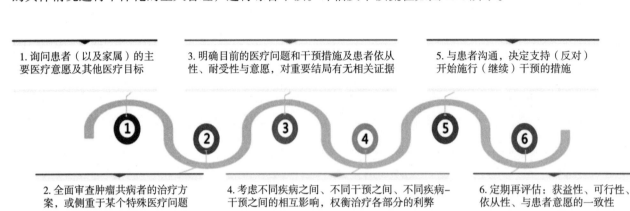

1. 询问患者（以及家属）的主要医疗意愿及其他医疗目标

2. 全面审查肿瘤共病者的治疗方案，或侧重于某个特殊医疗问题

3. 明确目前的医疗问题和干预措施及患者依从性、耐受性与意愿，对重要结局有无相关证据

4. 考虑不同疾病之间、不同干预之间、不同疾病–干预之间的相互影响，权衡治疗各部分的利弊

5. 与患者沟通，决定支持（反对）开始施行（继续）干预的措施

6. 定期再评估：获益性、可行性、依从性、与患者意愿的一致性

图15-3　老年肿瘤患者共病评估及干预流程

（四）共病评估方法

国外一项对肿瘤患者共病的评估中，确定了21项不同的方法，从单一共病的简单相加到加权计算。简单相加法大多是将共病情况指数性合并为单一无加权共病数值，因此其隐含的意义是假定所有的共病对预后的影响是一样的。而加权指数则确定每一种共病对关键预后的相对影响，尽量解释不同共病对预后影响的差异。常用的共病评估工具包括Charlson共病指数（Charlson comorbidity index，CCI）和改良老年疾病累计评分表（modified cumulative illness rating scale，MCIRS-G）。

1. 改良老年疾病累计评分表（modified cumulative illness rating scale，MCIRS-G）　国内应用最广泛，可评估各个系统所有疾病的类型，能作为肿瘤患者病死率的独立预测因素，包括14项内容。每个系统疾病的严重程度均分为5级（分别记1～5分）：1级为没有损坏；2级为轻微损坏，但不干扰正常活动，无须治疗，预后良好；3级为中度损坏，干扰正常活动，需要治疗；4级为重度损害，可能致残，需要立即治疗，预后较差；5级为致命性损害，需要紧急治疗，预后严重。总分是将分项的分数累加得出。若同一系统同时出现一个以上疾病，记录最严重的疾病。MCIRS-G评分是区分老年肿瘤患者人群的评估标准之一，分为功能基本正常（均为1～2级）、功能轻度受损（≥3个3级损坏）和功能重度受损（≥1个4级损坏），给予不同的治疗决策（表15-9）。

表15-9　改良老年疾病累计评分表

疾病	损害				
	1分（无）	2分（轻）	3分（中）	4分（重）	5分（极重）
1.心脏					
2.高血压					
3.血管					

续表

疾病	损害				
	1分（无）	2分（轻）	3分（中）	4分（重）	5分（极重）
4.呼吸系统					
5.眼、耳、鼻、咽、喉					
6.上消化道					
7.下消化道					
8.肝脏					
9.肾脏					
10.泌尿系统					
11.肌肉骨骼系统					
12.神经系统					
13.内分泌代谢					
14.精神心理					

无——没有伤害；轻——有轻微损害，但不干扰正常活动，无须治疗，预后良好；中——中度损害，干扰正常活动，需要治疗，预后良好；重——重度损害，可能致残，需要立即治疗，预后较差；极重——致命性损害，需要紧急治疗，预后严重。

2. Charlson共患病指数（CCI） 对列出16种常见的共患疾病，根据不同的疾病凶险程度分为4个类别，分别为1分，2分，3分或6分，根据不同年龄进行修正形成年龄调整后查尔森合并症指数（aCCI）。aCCI基于患者所患疾病数目及严重程度及年龄的影响，对合并症进行量化，可用于预测共患疾病对患者未来10年的生存率，作为老年肿瘤患者抗肿瘤治疗决策的参考（表15-10、表15-11）。

3. 老年肿瘤共病评估的五步法（图15-4） 对于老年肿瘤患者来说，合并急性发作的疾病时，优先应用急症用药；合并慢性疾病时给予MCIRS-G、Charlson共病指数评分，评估预后，考虑治疗方案的可行性，优化肿瘤治疗决策，调整治疗方案。

4. 计算aCCI的主要方法 首先列出常见的共病，根据不同的疾病凶险程度分为4个类别，分别得分为1分、2分、3分或6分。糖尿病和恶性实体肿瘤分别根据严重程度赋予不同分值。

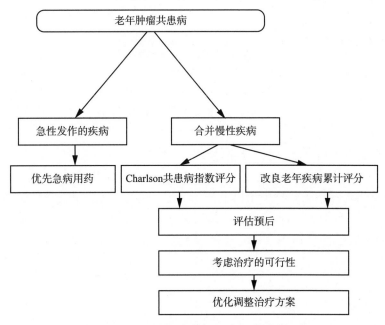

图15-4 老年肿瘤患者抗肿瘤治疗决策参考

表15-10　Charlson共患病指数

评分	危险因素
1分	心肌梗死
	充血性心力衰竭
	周围血管疾病
	脑血管疾病/短暂性脑缺血发作
	痴呆/阿尔茨海默病
	慢性阻塞性肺疾病/哮喘
	结缔组织病
	消化性溃疡
	轻度肝病
	糖尿病，无并发症
2分	偏瘫
	中至重度慢性肾脏病
	糖尿病，伴靶器官损害
	实体瘤，无转移
	白血病
	淋巴瘤
3分	中重度肝病
6分	艾滋病
	实体瘤，伴转移

加上对应年龄分组的评分，一共有5个具有不同风险的年龄组

表15-11　分组评分

年龄	评分
≤40岁	0分
41～50岁	1分
51～60岁	2分
61～70岁	3分
≥71岁	4分

四、老年肿瘤患者多重用药评估

老年肿瘤患者由于身体功能状态变化，器官和组织功能衰退，合并多种慢性病，可能需要长期合并使用多种药物。国内老年肿瘤患者多重用药的研究数据很少，一项针对1340例中老年患者的调查发现，肿瘤/癌前病变患者中多重用药比例达到79.2%，过度多重用药占65.0%。治疗肿瘤的老年患者，多重用药更容易引起潜在不适当用药和药物不良反应。老年肿瘤患者面临非常复杂的多重用药问题。本部分内容定义的多重用药指老年肿瘤患者为治疗已有明确诊断长期合并疾病时，使用5种及以上药品，包括长期用药和临时加用的短期治疗药物。

老年肿瘤患者多重用药评估工具集中于以下3个，包括老年人潜在不适当用药共识Beers标准、老年人潜在不恰当处方筛查工具（screening tool of older people's potentially inappropriate prescribing，STOPP）和用药合理性指数（medication appropriateness index，MAI）量表。分别对3种评估工具阐述如下。

（一）Beers标准

Beers等组织了美国老年医学、药学、护理学及精神药理学等专家，在文献回顾的基础上形成专家共识，建立了判断潜在不适当用药的Beers标准，先后于1997年、2003年、2012年、2015年和2019年进行

了更新修订。2019版Beers标准分六部分：老年人潜在不适当用药、老年人疾病或老年综合征相关的潜在不适当用药、老年人慎用药物、老年人应避免的联合用药、需要根据肾功能调整剂量的药物、具有抗胆碱能特性的药物。基于Beers标准，对老年肿瘤患者的不适当用药评估可参考以下几方面。

1.潜在不适当用药评估：Beers标准评估老年患者使用降压药、心脏病治疗药物、降糖药物（胰岛素、磺酰脲类药物）、中枢神经系统药物（抗抑郁药、苯二氮䓬类镇静催眠药、巴比妥类药物）、感冒咳嗽药（抗组胺药）、消化系统药物及镇痛药方面存在的潜在不适当用药。应用Beers标准可以评估影响老年肿瘤患者治疗的不适当用药。

2.肾功能不全时多重用药评估：肾功能不全老年患者在抗肿瘤治疗时，需要评估原使用的药物是否已经根据肾功能情况进行剂量调整。内生肌酐清除率（Ccr）为评估肾功能的常用指标。Ccr降低的老年肿瘤患者，抗肿瘤治疗时会引起毒性增加，如Ccr < 30ml/min的患者使用曲马多会引起中枢神经不良反应增加，使用速释制剂时需要减量，避免使用缓释曲马多剂型。

3.应避免使用可能产生药物相互作用的药物（表15-12）：如长期服用苯二氮䓬类催眠药的老年人使用阿片类药物，可能会出现过量，合用加巴喷丁和普瑞巴林可能引起呼吸抑制和过度镇静。为避免药物之间相互作用对老年肿瘤治疗造成影响，建议对于有明确相互作用的药物，在治疗期间采用停药、换药或血药浓度监测等方法，避免对治疗产生不良影响。

4.需要较低的起始剂量降低发生副作用的风险。

表15-12　常见的药物品种类

药物种类/药名	使用最低起始剂量/说明
非甾体抗炎药（NSAID）	
洛索洛芬、塞来昔布、布洛芬、吲哚美辛、美洛昔康	最低有效剂量，应经常审查是否需要继续用药 长期使用应密切监测血清肌酐和血压
抗凝药	
华法林	谨慎给药和常规监测年龄会增加抗凝作用的敏感性
降压药	
氢氯噻嗪	起始剂量12.5～25mg，低钾血症和高血糖风险更低
血管紧张素转化酶抑制剂、血管紧张素Ⅱ受体阻滞剂或钙通道阻滞剂	最低起始剂量
抗帕金森病药物	
左旋多巴	最低起始剂量监测直立性低血压
抗精神病药物	起始剂量应为通常成人起始剂量的1/4，最低有效剂量维持
非苯二氮䓬类催眠药	
唑吡坦、右佐匹克隆、扎来普隆	对睡眠模式干扰小，起效快，反弹效应小，第2天效应更小，依赖性更小，老年人的剂量较低
地高辛	起始剂量为0.125mg/d

5.肝功能评估：老年患者肝脏新陈代谢能力下降，尽管ALT、AST可能正常，但血浆蛋白结合药物能力下降，导致血液中游离药物浓度增加，药物作用增强，有些药物需要调整药物剂量。长期服用内分泌治疗药物他莫昔芬和芳香化酶抑制剂需要关注肝酶升高和脂肪肝发生的风险。由于保健需求，使用的中药和膳食补充剂也应考虑作为多种用药的品种，容易引起药物性肝损害。

（二）老年人潜在不恰当处方筛查工具

老年人潜在不恰当处方筛查工具（STOPP）用于评价老年人不合理用药的临床研究和实践，在老年患者入院时更合适，与减少老年人药物不良反应、减少药物滥用联系更紧密。

（三）用药合理性指数量表

用药合理性指数（MAI）量表用于老年患者处方审查，MAI量表设置了适应证、疗效、药物使用方法、药物剂量等评价处方合理性指标。评价老年患者用药合理性及老年患者非必需用药情况。MAI评估流程图如图15-5所示。

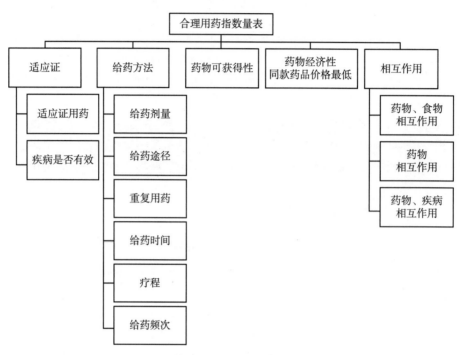

图 15-5　MAI 评估流程

对于老年肿瘤患者多重用药评估，在条件允许的情况下，需要考虑综合应用与重点应用相结合。Beers标准、STOPP、MAI量表几种评估量表分别从长期用药、短期用药、住院时用药评估，从不良反应等不同角度出发，筛选、发现、评价老年肿瘤患者多重用药。临床医师在为多重用药的老年肿瘤患者制订治疗决策时，需要临床药师的帮助，进行专业性评估，为老年肿瘤患者安全、有效的药物治疗提供保障（表15-13）。

表 15-13　用药合理性指数量表[*]

编号	项目	选项		
		合理	基本合理	不合理
1	是否有用药适应证			
2	药物对疾病是否有效			
3	药物剂量是否正确			
4	给药方法（给药时间、途径，与食物的关系）是否正确			
5	给药方法（给药频次、药物可获得性）是否切实			
6	是否存在具有显著临床意义的药物相互作用			
7	是否存在具有显著临床意义的药物疾病/异常状态相互作用			
8	是否存在重复用药			
9	药物疗程是否合理			
10	与其他可替代的同效药物相比，药物价格是否最便宜			

*赋值法：合理 0 分，基本合理 0.5 分，不合理 1 分。分数越高，越不合理。

五、老年肿瘤患者认知功能与心理评估

（一）老年肿瘤患者认知功能评估

65岁以上老年肿瘤患者共病痴呆的发生率为3.8% ~ 7%，我国一项小样本研究（130人）表明老年肿瘤患者轻度认知损害为24.6%。肿瘤和抗肿瘤治疗可加剧潜在的神经认知能力下降。因此，治疗前认知功能筛查有助于检测出这些疾病并考虑其对治疗决策的影响。

认知评估是CGA的关键组成部分，理想的工具应该是简单、快速的，并且对需要进一步专科评估的患者具有高度的敏感度。

在诊断初始，评估所有老年肿瘤患者的基线认知功能，以支持治疗决策。常使用Mini-Cog用于筛查认知功能障碍，包括3个词的延迟回忆（0 ~ 3分）和画钟测试（0分或2分），若总分＜2分，则需要进行更详细的神经心理学测试，以评估是否存在谵妄、轻度认知损害、痴呆等认知功能障碍（图15-6）。

轻度认知损害是介于正常和痴呆之间的一种中间状态，可以使用蒙特利尔认知评估量表（Montreal cognitive assessment，MoCA）判断，它对检测早期认知变化具有更高的敏感度，评分＜26分需要多学科评估及随访并制订个体化肿瘤管理方案。

痴呆起病隐匿、阶梯式发展病程，意识一般无异常，可以用简易精神状态检查（mini-mental state examination，MMSE）筛查痴呆，若评分≤26分（文盲≤19分，最高分30分）需要多学科评估或转诊至专科进一步诊断与管理。

谵妄属于精神科急症，急性起病，波动性病程，意识异常，需要及时识别并尽早寻找病因，可以使用意识模糊评估法（confusion assessment method，CAM）评估。

此外，认知功能障碍与抑郁需要鉴别，临床中，抑郁症患者对认知评估通常会回答"我不知道"，对认知缺陷漠不关心，而认知功能障碍患者通常对自己的认知缺陷感到痛苦（表15-14）。

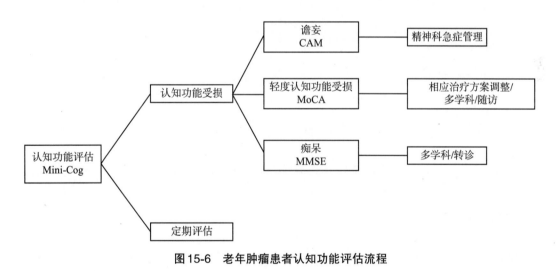

图15-6　老年肿瘤患者认知功能评估流程

表15-14　老年肿瘤患者认知功能评估

	轻度认知功能损害	痴呆	谵妄
定义	正常和痴呆之间的中间状态，主诉或他诉有认知功能下降，无显著日常功能损害	一个或多个认识功能受损，日常功能或社会功能受损，进行性起病	意识障碍 波动性 起病急
筛查工具	Mini-Cog		
进一步评估	蒙特利尔认知评估量表（MoCA）	简易精神状态检查（MMSE）	意识模糊评估法（CAM）

（二）老年肿瘤患者心理状态评估

老年肿瘤患者面临老龄化和癌症的"双重打击"，身体功能下降、共病、丧失等老年问题使患者更加孤立。此外，一系列生存问题，包括失志、存在的绝望、无助及生命意义和目标的丧失对患者接受癌症治疗的能力产生重大影响。因此，需要对老年肿瘤患者进行心理评估（图15-7）。

在选择心理评估工具之前，重要的是要认识到，单纯的临床方法不一定是错误的或不准确的，临床实践方法通常比基于效度的标准化方法更具个体化和灵活性。

因此，可以向所有老年肿瘤患者首先提出开放性问题"您感觉怎么样？"（建议基于当地文化与方言提出类似表述的问题），如果引起患者关注，可以进入下一步评估。

NCCN心理痛苦温度计（distress thermometer，DT）为老年肿瘤患者心理痛苦的筛查工具（单条目，0～10分），评分≥4分时进一步评估，可结合5种不同类型的问题清单使用：实际问题、交往问题、情绪问题、信仰/宗教问题和身体问题。

患者健康问卷2项（patient health questionnaire-2，PHQ-2）用于评估老年肿瘤患者抑郁情况，包括两个抑郁核心条目，即兴趣减退和情绪低落。

广泛性焦虑量表（generalized anxiety disorder-7 item，GAD-7）是用于评估老年肿瘤患者焦虑的工具，7个条目，总分21分，评分≥10分考虑中度焦虑，需要给予关注与管理。此外，要注意临床合并症（如疼痛）和药物（如皮质内固醇）所致焦虑。

如果进行焦虑与抑郁的评估结果为阴性，但临床中仍怀疑患者存在心理问题，可以进一步评估老年肿瘤患者特征性问题，如失智、生存担忧、孤独（表15-15～表15-19，图15-8，图15-9）。

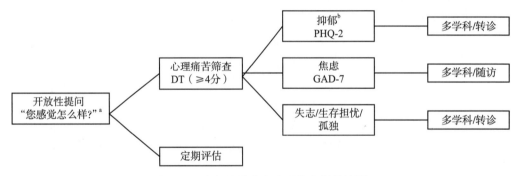

图15-7　老年肿瘤患者心理状态评估流程
[a]建议基于当地文化与方言提出类似表述的问题
[b]推荐"奶奶测试"，询问患者"说说您的孙子吧！"

老年抑郁的临床评估法——"奶奶测试"

"奶奶测试"是临床经验评估法，非标准化工具，适用于有孙辈并且之前与孙辈的关系和睦的老年患者。

临床推荐"奶奶测试"判定老年人是否抑郁了，即询问患者"说说您的孙子吧！"抑郁患者不再能体验到孙辈之乐。

表15-15　简易认知评估表

步骤	内容	评分
第一步	确定患者已集中注意力	
	指导患者认真听并记住3个不相关的词，并跟着重复一遍（确定患者已听清楚）	
第二步（画钟测试）	指导患者在一张白纸上画一个表盘	
	让他在表盘上画出时针和分针，标识一个给定的时间（11：10或8：20最常用，较其他更敏感）	
第三步	让患者重复之前提到的3个词	

续表

步骤	内容	评分
评分 完成画钟测试后，每回忆起一个词得1分（0～3分） 表盘标注正确得2分，有一处不正确得0分 正确标注：所有数字按顺序及位置标注正确，且指针位置能显示所要求的时间 0～2分，筛查阳性，需要进一步评估 3～5分，筛查阴性		

表15-16　意识模糊评估方法

特征	表现
急性发病和病情波动性变化	与患者基础水平相比，是否有证据表明存在精神状态的急性变化 在一天中，患者的（异常）行为是否存在波动性（症状时有时无或时轻时重）
注意力不集中	患者注意力是否难以集中，如注意力容易被分散或不能跟上正在谈论的话题
思维混乱	患者的思维是否混乱或不连贯，如谈话主题分散或与谈话内容无关 思维不清晰或不合逻辑，或毫无征兆地从一个话题突然转到另一个话题
意识水平改变	患者当前的意识水平是否存在异常，如过度警觉（对环境刺激过度敏感、易惊吓）、嗜睡（瞌睡、易叫醒）或昏迷（不易叫醒）

评分标准：
谵妄诊断为必须具备特征1、特征2、并具备特征3或特征4中的一条＝CAM阳性

表15-17　简易精神状态检查表

定向力	分数	最高分（分）
现在是：周几□　几号□　几月□　什么季节□　哪一年□		5
我们现在在哪里：省市□　区或县□　街道或乡□　什么地方□　第几层楼□		5
记忆力		
现在我要说三样东西的名称。在我讲完以后请您重复说一遍（请仔细说清楚，每一样东西1s停顿） "花园""冰箱""国旗" 请您把这三样东西说一遍（以第一次答案计分） 请您记住这三样东西，因为几分钟后要再问您的		3
注意力和计算力		
请您算一算100减去7，然后所得数的数目再减去7，如此一直算下去，请您将每减一个7后的答案告诉我， 　直到我说"停"为止（若错了，但下一个答案是对的，那么只记一次错误） 93□，86□，79□，72□，65□		5
回忆力		
请您说出刚才我让您记住的那三样东西？ "花园"□　"冰箱"□　"国旗"□		3
语言能力		
（出示手表）这个东西叫什么？		1
（出示铅笔）这个东西叫什么？		1
现在我要说一句话，请您跟着我清楚地反复一遍："四十四只石狮子"		1
我给你一张纸，请你按我说的去做，现在开始： "用右手拿着张纸"；"用两只手将它对折起来"；"放在你的左腿上" （不要重复说明，也不要示范）		3
请您念一念这句话，并且按上面的意思去做：闭上您的眼睛		1
请您给我写一个完整的句子（句子必须有主语、动词、有意义） 句子全文：＿＿＿＿＿＿＿＿＿＿＿＿＿＿＿＿＿＿		1
这是一张图，请您在下面空白处照样把它画下来： （只有绘出2个五边形的图案，交叉处形成1个小四边形，才算对，如图15-9）		1
总分：		30

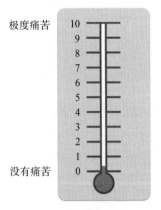

极度痛苦 10
9
8
7
6
5
4
3
2
没有痛苦 1
0

图 15-8　心理痛苦温度计

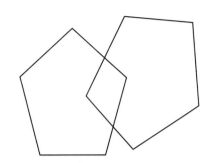

图 15-9　五边形图案

表 15-18　患者健康状况问卷 -2（PHQ-2）　　　　　　　　　　（单位：分）

在过去的2周，您被以下症状困扰的频率	完全没有	几天	一半以上的天数	几乎每天
做事时提不起劲或没有乐趣	0	1	2	3
感到心情低落、沮丧或绝望	0	1	2	3

总分≥3分考虑抑郁

表 15-19　广泛性焦虑量表（GAD-7）　　　　　　　　　　（单位：分）

在过去的2周，您被以下症状困扰的频率	没有	几天	一半以上时间	几乎每天
1.感到不安、担心及烦躁	0	1	2	3
2.不能停止担心或控制不了担心	0	1	2	3
3.对各种事情过度担心	0	1	2	3
4.很紧张，很难放松下来	0	1	2	3
5.非常焦躁，以至无法静坐	0	1	2	3
6.变得容易烦恼或易被激惹	0	1	2	3
7.感到好像有什么可怕的事会发生	0	1	2	3

总分≥10分考虑有中度焦虑

六、老年肿瘤患者症状评估

老年肿瘤患者普遍合并多种症状，需要评估和干预。研究表明，每个老年肿瘤患者平均报告8个症状，70%的患者报告曾经有疲乏和疼痛症状。精准的症状评估不仅有助于减轻患者的痛苦、改善生活质量，还可通过及时发现治疗相关不良反应，提高治疗的安全性和耐受性。美国国立综合癌症网络（National Comprehensive Cancer Network，NCCN）及国际老年肿瘤协会（International Society of Geriatric Oncology，SIOG）针对疼痛和疲乏等症状制定了相关指南，规范了老年肿瘤患者常见症状的筛查、评估及管理。

虽然NCCN及SIOG指南均推荐患者报告结局（PRO）作为症状评估的主要方法，但是，因为年龄和疾病等因素，约30%的老年肿瘤患者症状评估无法自行报告，需要照护者或医护人员帮助报告；同时，60%的老年肿瘤患者更愿意在家完成症状量表，主动报告健康状态的意愿较低。因此，在进行症状评估时，医护人员需要特别关注"沉默"的老年患者。

老年肿瘤患者因多种症状同时发生而存在"症状群"。产生"症状群"的原因包括肿瘤进展、既往治疗毒性累积、衰弱及其他并发症和基础疾病。表15-20为老年综合征的常见症状。

所有症状都可借鉴疼痛评估方法，将其分为轻、中、重度。症状评估应遵循以下步骤：首先进行症状筛查；然后评估症状的严重程度、症状发生的病因（肿瘤本身、肿瘤治疗、伴发慢性疾病或衰弱）、病理学机制、对生活和社会交往的影响、加重或缓解因素、既往治疗和疗效等；在此基础上，进行干预和治疗。以下以疼痛和疲乏为例，说明老年肿瘤患者的症状评估方法（表15-20）。

表15-20　老年综合征的常见症状

老年综合征	躯体症状		精神症状
	疼痛	营养不良	抑郁
	疲乏	遗尿症	痴呆
	骨质疏松	肠道排泄障碍	谵妄
	压疮	听力和视力障碍	睡眠障碍
	跌倒		

（一）疼痛评估

疼痛是一种感官或情感上的不愉快体验，有潜在的或实质的组织损伤，或患者有损伤的经历描述。原发和转移性肿瘤及其治疗均可导致疼痛，而老年癌痛患者除了肿瘤本身导致的疼痛之外，还会伴有其他疾病导致的疼痛。与一般患者不同的是，老年人有可能因认知功能减退或受损，对疼痛不敏感，判断能力减弱、主观表述不清，有时很难进行精准的疼痛评估。

1.疼痛筛查

（1）筛查时机：门诊患者每次就诊，住院患者每次查房。需要护理团队加入疼痛筛查，有条件的医院和科室可在患者每次门诊或住院期间定期开展疼痛筛查。

（2）筛查方式：对于认知和情绪功能正常的患者，以问诊和患者自我报告为主；也可采用安德森症状评估量表（MDASI）进行疼痛及其他症状的全面筛查；有认知功能受损的患者，一定要询问日常照护者。

2.疼痛评估

（1）评估时机：筛查时患者或照护者回答有疼痛，或观察到患者疑似疼痛时都应进一步评估。

（2）评估内容及工具

疼痛部位：通过患者自我报告或临床查体明确疼痛部位。

疼痛强度：一般采用单条目疼痛0～10数字评分（NRS）。根据患者所处的疾病及治疗状态询问，需要询问评估当时、过去24h的最重、最轻和平均疼痛强度，也可进一步了解过去1周的疼痛严重程度。对于合并认知功能障碍的老年患者，采用脸谱法进行评估。将患者的疼痛区分为轻中重度是疼痛评估的目的，这是指导后续治疗的主要依据（图15-10）。

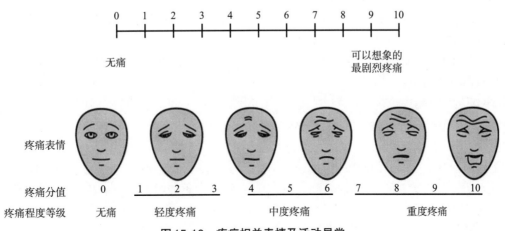

图15-10　疼痛相关表情及活动异常

疼痛经历：包括疼痛频率、持续时间及影响发生、加重或缓解的因素。

老年患者共病：包括可能与疼痛相关的其他疾病，如慢性骨关节炎、慢性腰腿痛等。老年肿瘤患者因身体功能退化，易合并慢性非癌性疼痛，评估时需要鉴别广泛性骨关节炎、骨质疏松、纤维肌痛、肌筋膜疼痛综合征、慢性腰痛和腰椎管狭窄等疾病。

3.疼痛评估流程　如图15-11所示。

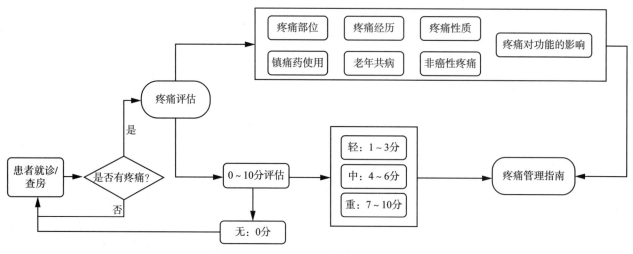

图15-11　疼痛评估流程

（二）疲乏评估

疲乏是肿瘤患者最常见的症状。NCCN指南将肿瘤相关疲乏（cancer related fatigue，CRF）定义为一种痛苦的、持续的、主观的乏力感或疲惫感，与活动不成比例，可能与癌症或癌症治疗相关，并常伴有功能障碍。老年肿瘤患者由于年龄的增长，身体生理功能减退，对手术和放化疗的耐受性差，更容易受到治疗相关毒副作用的影响，表现为年龄相关的多器官损害和并发症增加，从而更易患CRF。但由于老年癌症患者可伴发衰弱等老年综合征，CRF评估时需要考虑，通常进行排他性判断之后，再考虑老年性衰弱综合征，避免忽略导致CRF的重要原因。

对疲乏的评估和管理有助于改善肿瘤患者的生活质量、预警疾病进展或治疗毒副作用。作为一种主观感受，患者报告结局是评估疲乏的标准方法，但需要结合护理团队和照护者的意见，临床医师应在此基础上综合判断。

1.疲乏筛查

（1）筛查时机：患者首次就诊、每次门诊和住院、重要治疗实施之前或临床医师日常查房发现患者疑似疲乏时都应进行筛查。

（2）筛查方法：对于认知和情绪功能无明显异常患者，以患者自我报告为主，参考照护者意见。MDASI除了筛查疼痛，也可筛查其他常见症状，包括乏力。

若患者有认知功能障碍，需要询问照护者，内容包括患者近期体能和活动能力变化、卧床时间变化等，初步判断有无疲乏。

2.疲乏评估

（1）评估时机：筛查时发现的任何疲乏都应重视并予以评估。

（2）评估内容及工具

1）疲乏程度：单条目0～10分数字评分法，评估方法及程度（轻、中、重度）判断方法均同疼痛评估。

2）疲乏经历：包括疲乏的产生及持续时间、变化规律、加重或缓解的因素及对日常功能的影响等。

3）现有肿瘤及治疗情况：要特别注意在癌症幸存者中，突然加重的疲乏可能预示肿瘤进展或复发。需要对患者所采用抗肿瘤治疗方法相关的不良反应及贫血等进行全面评估。

4）家庭社会支持情况：包括是否需要照护者及照护现状、经济负担等。

5）治疗可能性评估：要重视导致疲乏的可逆性因素和多因素累积效应，如有，则尽快给予综合治疗，在此基础上再进行健康教育或心理疏导。

3.疲乏评估流程　如图15-12所示。

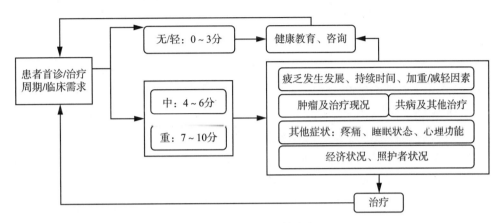

图15-12　疲乏评估流程

七、跌倒风险评估

老年患者跌倒风险较一般患者明显增加，进展期肿瘤带来的局部和全身消耗增加了患者的跌倒风险。研究表明，69%的老年人在进行肿瘤手术、放疗或化疗后的2～3个月，在居家环境或住院期间至少发生过1次跌倒，其中51.4%的老年肿瘤患者至少发生过2次跌倒，远高于全球范围内其他老年人33.3%的跌倒发生率。

跌倒不仅会造成皮肤损伤、骨折等，还会导致老年人因害怕再次跌倒而减少活动，继而导致功能减退，形成恶性循环，影响患者的生活质量、抗肿瘤治疗的耐受性、肿瘤治疗的顺利实施等，甚至导致严重不良事件甚至患者死亡、疾病快速进展至寿命缩短等。NCCN明确指出：评估能有效识别老年肿瘤患者的跌倒风险并预防其跌倒发生。

（一）跌倒风险的筛查和评估

1.筛查

（1）方法：符合下列情况之一的定为存在跌倒风险。跌倒史：过去1年跌倒≥1次；步态平衡：自感走路不稳；跌倒恐惧心理：害怕跌倒。

（2）评估结果应用：没有跌倒风险，结束评估；有跌倒风险，可以应用Morse跌倒风险评估量表进行进一步评估。

2. Morse跌倒风险评估量表（morse fall scale，MFS）

（1）Morse跌倒风险评估量表适用于住院老年人的跌倒风险评估，用于预测跌倒的可能性。该量表内容简明扼要、简便易行，为普适性量表，总分125分，得分越高表示跌倒风险越大。

（2）评估结果应用：根据Morse跌倒风险评估量表评估内容，对评估内容存在"步态"风险因素的患者，应用躯体功能性测试评估工具继续进行评估，不存在"步态"风险的患者直接进入肿瘤专业性评估。

3.躯体功能性测试评估工具及标准

（1）符合下列情况之一的定为躯体功能测试异常，提示跌倒风险。

1）步态平衡：静态/动态失衡，步态异常。

2）下肢肌力：下肢肌力减退。

（2）测试评估方法

1）静态平衡：采用四阶段平衡测试判断是否存在静态失衡。

2）步态平衡：采用计时起立行走测试（time up and go test，TUG）判断是否存在动态失衡和步态异常。

下肢肌力：采用椅子测试或30s坐立测试判断是否存在下肢肌力减退。

（3）评估结果应用：躯体功能性测试评估无风险，结束评估，根据老年人跌倒风险自评量表中跌倒风险因素给予针对性干预措施；有风险，进行肿瘤专业性评估。

4.肿瘤专业性评估内容　符合下列情况之一的定为肿瘤专业性评估异常。

（1）神经毒性化疗药物的应用，如紫杉醇、多西他赛、奥沙利铂等化疗药物。

（2）镇痛药和（或）镇静药的应用，如吗啡、芬太尼、羟考酮等阿片类药物，苯二氮䓬类药物。

（3）疼痛：见疼痛评估。

（二）跌倒风险评估等级划分标准

1.无风险　一般性评估无跌倒风险。
2.低风险　一般性评估有跌倒风险，但躯体功能性测试无异常。
3.中风险　躯体功能性测试有1项或多项异常，但肿瘤专业性评估均正常。
4.高风险　躯体功能性测试异常，且存在1项及以上肿瘤专业性评估结果异常。

（三）跌倒风险评估流程

跌倒风险评估流程如图15-13所示。

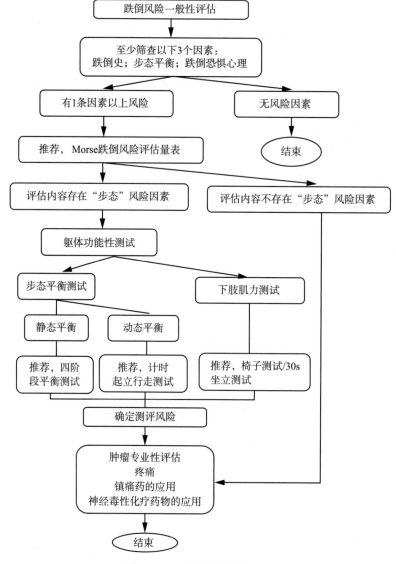

图15-13　跌倒风险评估流程

（四）老年肿瘤患者预防跌倒措施

根据评估风险分级给予对应的预防措施，老年肿瘤跌倒风险分级干预措施如表15-21所示。

表15-21　老年肿瘤跌倒风险分级干预措施

跌倒风险级别	干预措施
低危	熟悉生活环境
	调整常用药物
	调整床的高度，便于起坐
	必要时配备紧急呼叫器，并给予指导正确使用方法
	将手杖等辅助设施放在触手可及的位置
	需要评估是否需要使用助行设施
	穿具有防滑功能的鞋具
	肿瘤骨转移患者必要时穿髋部防护裤
	改善环境因素，降低跌倒风险
	家属与照顾者教育
	采用多角度可视化教育提高老年肿瘤患者对跌倒的认知
中危	教育老年人及照顾者，任何活动都需要旁人帮助，不能独立活动
	老年人所有需要的物品必须在触手可及的地方
	对老年人的监护级别应该提高
高危	宣教肿瘤、镇痛药引起跌倒的防范措施
	疼痛夜间辅助照明设施
	对老年人生活环境进行更高要求的改善
	必须使用助行设施
	在老年人活动时提供必要的帮助
	家庭成员/照顾者必须就老年人跌倒危险因素进行讨论
	不要让老年人单独坐在没有保护措施椅子上及单独停留在浴室
	必须随时有人照看老年人
	必要时可给予行为限制/束缚

八、社会支持评估

研究数据表明，低水平社会支持与死亡风险较高之间存在相关性。社会支持的概念源于鲍尔拜的依附理论，20世纪70年代首次作为专业概念应用于精神病学的研究治疗，现在狭义的社会支持指社会关系中重要成员提供的支持及帮助，包括工具、信息及情感，广义的社会支持还包含客观社会支持，如收入、环境、医疗资源等。社会支持的增加会使人们的心理及心理健康显著提高，适当的支持介入到有压力的环境及其处理过程中，可预防或减少危机的发生，或减少压力所造成的不良影响。因此，了解老年肿瘤患者社会支持水平并分析其需求，避免可能出现的风险，对提高其生活质量具有重要意义（图15-14）。

（一）社会支持网络评估

1.个人层面评估　通过对患者个人生理、心理及社会参与等功能评估，可了解其参与社会事务的能力，进而为其医疗照护等需求提供针对性的干预措施。

（1）评估方式问询和量表评估：问询患者基本资料、一般医学情况、经济状况等。

评估量表有社会参与评估量表（表15-22），根据民政部出台的《老年人能力评估》（MZ/T001—2013），社会参与功能包括生活能力、工作能力、时间/空间定向力、人物定向、社会交往能力等。此量表用于评估个体与周围环境和人群的联系及交流情况。

（2）评估结果应用：如果评分超过3分，患者可能在社会参与能力方面存在问题，进一步使用APGAR

家庭功能评估量表进行评估。

2.家庭层面评估 家庭具有经济支持、情感保护、生活照护等多方面的功能，这些与患者的身心健康有着密切的联系，其各方面的评估对患者具有重要意义。

（1）评估方式问询和量表评估：问询家庭成员基本资料、家庭类型和结构、家庭成员的角色作用、家庭的经济状况、家庭压力等。

APGAR家庭功能评估量表（具体参见第五章）包括适应度A（adaptation）、合作度P（partnership）、成长度G（growth）、情感度A（affection）和亲密度R（resolve），是一个家庭功能综合指数的评估表，在国内广泛应用。

（2）评估结果应用：如果评分低于7分，患者家庭功能可能存在问题，进一步使用社会支持评定量表（SSRS）进行评估。

3.社会支持系统评估 社会支持从性质上可分为三类：客观的，可见的或实际的支持；主观的，体验到的情感上的支持；个体对支持的利用情况。社会支持系统的评估可以明确患者的社会关系、获得支持性资源的程度等，以便采取措施进行干预。

（1）社会支持评定量表（social support rating scale，SSRS）：参考国外相关量表并结合了我国人群所特有的文化和国情，共包含3个维度，即客观支持（患者所接受到的实际支持）、主观支持（患者所能体验到的或情感上的支持）、对支持的利用度（个体对各种社会支持的主动利用），该量表内部一致性系数为0.890～0.940，重测信度为0.920，具有良好的信度和效度。

（2）评估等级划分及结果应用：如果评分低于20分，患者可能获得的社会支持较少。

（二）社会支持评估结果的干预

通过对患者社会支持网络评估结果分析，精准把握患者不同层面需求。并从个人层面、家庭层面、社会层面、政府层面，发挥各自的属性功能，协助患者建立更多的支持网络（图15-14，表15-22）。

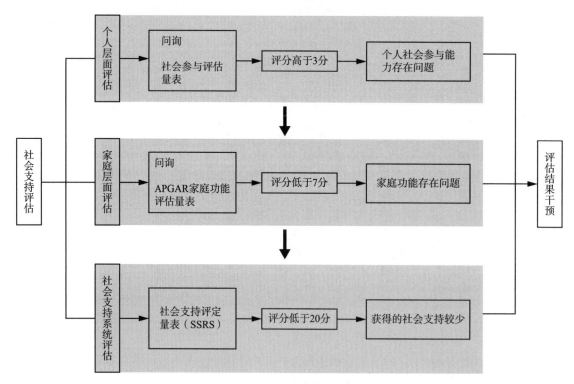

图15-14 社会支持评估流程

表15-22 社会参与评估量表

条目	分值	选项
生活能力	0	除个人生活自理外（如饮食、洗漱、穿戴、二便），能料理家务（如做饭、洗衣）或当家管理事务
	1	除个人生活自理外，能做家务，但欠好，家庭事务安排欠条理
	2	个人生活能自理；只有在他人帮助下才能做家务，但质量不好
	3	个人基本生活事务能自理（如饮食、二便），在督促下可洗漱
	4	个人基本生活事务（如饮食、二便）需要部分帮助或完全依赖他人帮助
工作能力	0	原来熟练的脑力工作或体力技巧性工作可照常进行
	1	原来熟练的脑力工作或体力技巧性工作能力有所下降
	2	原来熟练的脑力工作或体力技巧性工作明显不如以往，部分遗忘
	3	对熟练工作只有一些片段保留，技能全部遗忘
	4	对以往的知识或技能全部磨灭
时间/空间定向	0	时间观念（年、月、日、时）清楚；可单独出远门，能很快掌握新环境的方位
	1	时间观念有些下降，年、月、日清楚，但有时相差几天；可单独来往于近街，知道现住地的名称和方位，但不知回家路线
	2	时间观念差，年、月、日不清楚，可知上半年或下半年；只能单独在家附近行动，对现住地只知道名称，不知道方位
	3	时间观念差，年、月、日不清楚，可知上午或下午；只能在左邻右舍间串门，对现住地不知名称和方位
	4	无时间观念；不能单独外出
人物定向	0	知道周围人们的关系，知道祖孙、叔伯、姑姨、侄子、侄女等称谓的意义；可分辨陌生人的大致年龄和身份，可用适当称呼
	1	只知家中亲密近亲的关系，不会分辨陌生人的大致年龄，不能称呼陌生人
	2	只能称呼家中人，或只能照样称呼，不知其关系，不辨辈分
	3	只认识常同住的亲人，可称呼子女或孙子女，可辨熟人和生人
	4	只认识保护人，不辨熟人和生人
社会交往能力	0	参与社会，在社会环境有一定的适应能力，待人接物恰当
	1	能适应单纯环境，主动接触人，初见面时难让人发现智力问题，不能理解隐喻语
	2	脱离社会，可被动接触，不会主动待人，谈话中很多不实词句，容易上当受骗
	3	勉强可与人交往，谈吐内容不清楚，表情不恰当
	4	难以与人接触

注：能力完好，总分0～2分；轻度受损，总分3～7分；中度受损，总分8～13分；重度受损，总分14～20分。

九、预立医疗计划

预立医疗照护计划（advance care planning，ACP）是安宁疗护的重要内容，我国较公认的理解：患者在意识清醒的前提下，对自身疾病现状、转归、预后充分了解的基础上，凭借个人经验和个体想法，针对未来自己病情恶化不能表达或决策时而提前与医护人员和家庭成员等沟通讨论其治疗意愿的过程。ACP可以减少患者生命末期的决策冲突、改善临终阶段的生活质量，减轻家属的焦虑自责感及促进医疗资源的合理使用。

（一）适用人群

ACP并非只适用于老年人或病重的人，每一个成年人都应该提前准备。

（二）实施流程

1.参与人员　患者、医护人员、医疗决策代理人。医护人员是鼓励患者参与、引导ACP流程的实施者；医疗决策代理人指患者信任的家人、朋友或其他重要的人，不局限于家属。

2. ACP实施内容

（1）ACP实施的首要步骤就是评估患者的ACP准备度，评估结果提示具有较好的准备度则进行ACP，提示准备度较差，不进行ACP的实施。

（2）医护人员在患者意识清醒的情况下，为患者提供充足的信息，如疾病进展、治疗方案、预后情况等，同时要给出具体的临终治疗选择，如是否选择或放弃生命支持治疗，是否接受心肺复苏、机械通气或人工营养等。

（3）患者和（或）亲友了解情况后，表达希望照护计划能达到的目标及未来希望采取的医疗照护措施并形成书面指示，又称预先指示（advanced directive，AD），包括生前预嘱（living will，LW）与代理人持久授权书（durable power of attorney for health care，DPAHC）两部分。

（4）定期回顾更新：根据患者的患病体验、病情、治疗护理意愿、生命价值的认识的改变，随时调整方案。

3. 法律支持　法律制度保障是ACP实施的关键因素。AD在大多数西方发达国家（如美国、意大利等）受到法律保护。我国香港、台湾地区对ACP已相继出台相关政策进行立法支持，2022年6月深圳首次将生前预嘱纳入法律体系。完善立法，可以更好地促进ACP在全国推广及应用。

4. ACP准备度评估　ACP准备度是指个人进行倾听和谈论ACP相关话题的准备状态，包括对疾病医疗状况的了解程度、参与ACP的期望、希望和关注点等。研究表明，医护人员向患者引入ACP的最佳时机与患者参与ACP的准备程度密切相关。有效、客观地评估ACP准备度可以了解不同人群对ACP的认知和参与度情况，帮助医护人员在合适的时机引入ACP，尊重患者的权益。

国内外相继研发多种测评ACP准备度的评估工具，可以采用基于我国文化背景研制出的适合国情的慢性病患者预立医疗照护计划准备度问卷（advance care planning readiness scale，ACPRS，表15-23），包含对医疗决策负担的选择、个人参与ACP的心理倾向和内在动力的评估，文化适应性强，信效度和可行性较高，适用于我国慢性病患者ACP准备度的评估。社区老年人的预立医疗照护计划调查问卷中文版ACPQ问卷（Chinese advance care planning questionnaire，C-ACPQ，表15-24），涵盖了一般人口学资料、健康信息、对ACP的认知和态度、制订ACP计划等，覆盖范围广，用于对我国社区老年人进行ACP认知、态度和行为相关的ACP准备度评估，但目前使用此量表进行相关研究及应用较少，后续需要更多的研究证明其应用效果。

表15-23　慢性病患者预立医疗照护计划（ACP）准备度问卷

（1）对预立医疗照护计划的态度

序号	问题	选择（分）				
		完全不同意	不同意	不确定	同意	完全同意
1	我不相信预立医疗照护计划对我有意义	1	2	3	4	5
2	讨论预立医疗照护计划之后，医师可能过早"放弃治疗"	1	2	3	4	5
3	当身患重病或发生可能威胁生命的紧急情况时，再考虑预立医疗照护计划也不迟	1	2	3	4	5
4	参与预立医疗照护计划会让人徒增烦恼	1	2	3	4	5
5	参与预立医疗照护计划的谈话会让我心情很沉重	1	2	3	4	5
6	我相信命运已经有所安排，而预立医疗照护计划可能会干扰命运的安排	1	2	3	4	5
7	一旦说出我对危重期的医疗选择将意味着治疗可能没希望了	1	2	3	4	5
8	我不希望考虑生命危重时的事情	1	2	3	4	5
9	讨论预立医疗照护计划后，我的生命可能会因此缩短	1	2	3	4	5
10	预立医疗照护计划的谈话是不吉利的	1	2	3	4	5

（2）参与预立医疗照护计划的信念

序号	问题	选择				
		完全不同意	不同意	不确定	同意	完全同意
11	提前说出我想要的医疗措施选择能够节省不必要的医疗花费	1	2	3	4	5
12	预立医疗照护计划可以节省紧急情况下（如抢救时）医务人员与家属沟通治疗措施的时间	1	2	3	4	5
13	预立医疗照护计划能帮助我提前做好医疗救护愿望的安排	1	2	3	4	5
14	提前与家人讨论我的医疗选择，可以减轻他们在紧急情况下做决定的压力和负担	1	2	3	4	5
15	提前选择我想要的医疗措施能够避免不必要的治疗	1	2	3	4	5

（3）参与预立医疗照护计划的动机

序号	问题	选择				
		完全不同意	不同意	不确定	同意	完全同意
16	做好预立医疗照护计划会让我内心平静踏实	1	2	3	4	5
17	我意识到自己可能会因为患重病或受伤而失去做决定的能力	1	2	3	4	5
18	预立医疗照护计划让我参与制订医疗决策的过程，我很希望能够参与其中	1	2	3	4	5
19	我希望尽自己所能为未来做好安排	1	2	3	4	5
20	提前规划危重期医疗措施能让自己在临终阶段保持个人尊严	1	2	3	4	5
21	预立医疗照护计划让我有机会向家人或医务人员倾诉我对疾病治疗的想法	1	2	3	4	5
22	提前与亲友讨论我在紧急情况下的治疗方式，能够帮助他们为我做出决定	1	2	3	4	5

填表说明：我们想了解您对预立医疗照护计划的准备度情况，请您根据最真实的想法在相应"□"内打"√"。

注：总分越高，表明ACP准备度越好。

ACP准备度得分可划分为4个等级：22～43分为低水平；44～65分为中等偏下水平；66～87分为中等偏上水平；88～110分为高水平。

表15-24 中文版ACPQ

A部分人口学资料

请在相应的方框中打钩，或在提供的空白处填写您的答案

A1	性别	男
		女
A2	年龄	岁
A3	婚姻状况	已婚
		离异
		单身
		丧偶
A4	教育程度	初中及以下
		高中及以上
A5	宗教信仰	有
		无

续表

A6	家庭人均月收入	＜1000元
		1000～3000元
		＞3000元
A7	居住情况（与谁共同生活）	独居
		与配偶［和（或）儿女］共同生活
		与保姆（或他人）共同生活

B部分健康信息

B1	健康状况自评	非常好
		很好
		一般
		不好
		非常差
B2	现患疾病	糖尿病
		心血管疾病
		脑血管疾病
		呼吸系统疾病
		消化系统疾病
		肿瘤
		其他

C部分对预立医疗照护计划的认识

C1	您是否听说过预立医疗照护计划	听过并且了解含义
		听过但不了解含义
		没有听过
C2	您是否听说过代理决策者	听过并且了解含义
		听过但不了解含义
		没有听过
C3	您是否听说过临终决策	听过并且了解含义
		听过但不了解含义
		没有听过
C4	您是否听说过生前预嘱	听过并且了解含义
		听过但不了解含义
		没有听过
C5	您是否听说过授权书	听过并且了解含义
		听过但不了解含义
		没有听过
C6	您是从何种途径了解此类信息的	医务人员
		网络媒体
		家人朋友
		其他

D部分对预立医疗照护计划的态度

D1	您认为医院/社区卫生中心是否应该提供预立医疗照护计划相关服务	是
		否
D2	您认为对预立医疗照护计划的讨论是否有意义	是
		否

过去5年中，您是否有以下经历

D3	住院	是
		否
D4	参与治疗决策	是
		否
D5	在医院照护亲友	是
		否
D6	亲友去世	是
		否
D7	亲友接受生命维持治疗（呼吸机/心肺复苏等）	是
		否

在以下疾病状态下您是否更愿意提前表达您的治疗意愿

		非常不同意	不同意	不知道	同意	非常同意
D8	脑卒中					
D9	严重意外事故后处于昏迷状态					
D10	心脏病发作，依赖呼吸机					
D11	肿瘤					
D12	严重的老年痴呆					

当您无法做出医疗决定时，为什么您觉得提前表达自己的意愿会更好

		非常不同意	不同意	不知道	同意	非常同意
D13	我想自己做决定					
D14	我的家人可能想法不统一					
D15	我不想因为我的治疗选择给家人带来负担					
D16	我意识到由于病情恶化或意外创伤，我可能会失去决策能力					

当您无法做出医疗决定时，为什么您觉得不表达自己的意愿会更好

		非常不同意	不同意	不知道	同意	非常同意
D17	我现在身体很健康，没有必要考虑这些					
D18	我无法控制生死，我想顺其自然					
D19	我觉得应该把我的未来交给命运或我的信仰					
D20	一旦提前表达了意愿意味着我的治疗没有了希望					
D21	我认为讨论死亡相关的话题是不吉利的，所以我避免讨论这个话题					
D22	我无法想象自己会失去表达意愿的能力					
D23	我觉得自己将来不会有这个需要					

参与预立医疗照护计划的意愿

D24	当您患病时是否有人鼓励您参与医疗决策	是
		否
D25	您是否愿意将来参与预立医疗照护计划的讨论	是
		否

当您无法做出决定时，您希望就以下哪些医疗照护选择进行讨论

D26	心肺复苏	是
		否
D27	呼吸机	是
		否
D28	鼻饲/人工营养支持	是
		否
D29	静脉输液	是
		否
D30	抽血	是
		否
D31	抗生素	是
		否
D32	血液透析	是
		否
D33	化疗	是
		否
D34	接受医疗照护的地点（医院/临终关怀机构）	是
		否
D35	去世地点	是
		否

您希望如何记录您的预立医疗照护计划

D36	书面文件并交给家人或医护人员	是
		否
D37	面对面交流	是
		否
D38	视频或语音录制	是
		否
D39	其他方式	是
		否

当您不能表达自己的意愿时，您希望谁来帮您做决定

| D40 | 医护人员 | 是 |
| | | 否 |

续表

D41	子女	是
		否
D42	配偶	是
		否
D43	其他	是
		否

计分标准：对ACP的态度部分的16个条目采用Likert 5级计分方法，每一条目从"非常不同意"到"非常同意"分别赋分1～5分，D17～D23采取反向计分。总分越高，表明被试者参与ACP态度越积极。

十、治疗风险与不良反应评估

老年肿瘤患者的抗肿瘤治疗和一般肿瘤患者的治疗存在一定共性，单纯高龄不是患者接受治疗的绝对禁忌，但与年龄相关的生理变化可能影响老年人耐受肿瘤治疗的能力，治疗前应对其风险进行评估，老年肿瘤患者手术前评估见第九章。癌症及衰老研究组（Cancer Aging Research Group，CARG）化疗风险评估量表及老年化疗风险评估量表（CRASH）等可用于预测老年肺癌患者的化疗耐受性。CRASH是第一个针对老年肿瘤患者的化疗不良反应预测工具，CARG主要评估3～5级不良事件。

（一）评估内容

CRASH（表15-25）化疗风险量表用于预测分级3～4级血液学毒性和非血液毒性的发生率，预测血液系统毒性的指标包括：舒张压、IADL评分、乳酸脱氢酶和化疗毒性评分，对于非血液系统不良反应事件，预测因素是ECOG评分、MMSE、MNA和化疗毒性评分。化疗毒性反应评分是根据发生在既往治疗组中的化疗方案的毒性反应而进行定量评估。得分将化疗风险分为4级，通过上述各指标累积数值可分别评价血液学不良反应评分（H评分）：低（0～1）分、中低（2～3分）、中高（4～5分）、高（6分），预测3～4级血液系统毒性发生概率分别为7%、23%、54%和100%；或非血液学不良反应（NH）：低（0～2分）中低（3～4分）、中高（5～6分）、高（7～8分），预测3～4级非血液系统毒性发生率分别为33%、46%、67%和93%。也可将两部分结果相加，评估总体化疗不良反应：低（0～3分）、中低（4～5分）、中高（7～9分）、高（＞9分）。

表15-25 高龄患者化疗风险量表（CRASH）

血液学评分			
	0	1	2
舒张压	≤72mmHg	＞72mmHg	-
IADLs	26～29	10～25	-
LDH	0～459U/L	-	＞459U/L
化学毒性评分	0～0.44	0.45～0.57	＞0.57

非血液学评分			
	0	1	2
ECOG体力评分	0	1～2	3～4
MMSE评分	30	-	＜30

续表

	非血液学评分		
	0	1	2
MNA评分	28～30	-	＜28
化学毒性评分	0～0.44	0.45～0.57	＞0.57

IADLs. 工具性日常生活活动评分；LDH. 乳酸脱氢酶；ECOG. 美国东部肿瘤协作组；MMSE. 简明精神状态评分；MNA. 简明营养状态评分

癌症及衰老研究组（CARG）设计了另一个预测工具。CARG评分（表15-26）应用了11个因子来进行风险分层：年龄≥72岁、肿瘤的类型、标准化疗剂量、摔倒、需要在帮助下服药、只能在一个街区内步行和社交能力减退。这一评分将肺癌患者3～5级毒性反应的发生风险分成低危（0～5分）、中危（6～9分）和高危（10～19分）。量表评估为低危、中危及高危的患者出现3～5级化疗副反应的比例分别为30%、52%和83%（图15-15）。

表15-26　CARG化疗风险评估量表

预测因素（11项目）	GRADE3～5级 化疗毒性OR值	风险评分
年龄≥72岁	1.96	2
消化道肿瘤、泌尿系肿瘤	2.13	2
标准化疗剂量	2.13	2
多种药物化疗	1.69	2
血红蛋白 男性＜11g/dl；女性＜10g/dl	2.31	3
肌酐清除率（CCR）＜34ml/min	2.46	3
听力减退	1.67	2
过去6个月有跌倒史	2.47	3
需要在帮助下服药	1.5	1
只能在一个街区内步行	1.71	2
社交能力减退	1.36	1

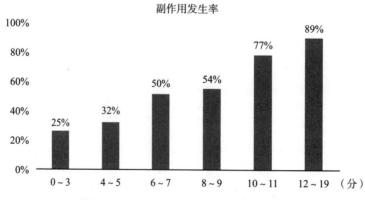

图15-15　CARG评估化疗副作用发生率

（二）风险与获益

老年肿瘤患者因增龄带来的生理变化、共病、衰弱等会使老年人受到更多治疗相关损伤，因此在治疗决策时，要权衡获益与风险。

老年患者与一般患者在肿瘤治疗获益上存在一定共性，但增龄带来的生理变化、共病、衰弱等会使老年人受到更多治疗相关损伤，因此在治疗决策时，要权衡获益与风险。判断抗肿瘤治疗是否有益，需要首先评估肿瘤的侵袭性、肿瘤是否会引起显著影响生活质量的症状；其次，需要预估非肿瘤特异性预期寿命，预测在肿瘤引起显著症状之前死于其他疾病的概率。如果肿瘤可能会影响患者的生活质量，建议多学科讨论基于证据的最佳疗法和耐受性：①相关临床研究是否纳入了类似年龄、合并症和健康状况的患者？②不同年龄分层治疗获益是否有所区别？③研究结果是否能够推广至老年肿瘤患者？④临床研究是否包含改善生活质量或功能的数据？如果没有以上数据，及时与患者及其家属沟通，告知现有治疗方案缺乏老年人的证据及疗效的不确定性。

评估获益同时，对各治疗决策的目标、风险与不良反应分别进行老年评估。制订治疗目标时需要从全人考虑，不能只考虑是否能够治疗某种疾病和近期预后，更要兼顾远期结局，考量患者预期生存时间及共病对生存期的影响。可否延长患者健康预期寿命、维持治疗前功能状态、避免治疗带来生活依赖和生活质量下降等。治疗带来不良结局的高风险因素包括认知功能损害、躯体功能依赖、营养不良及衰弱。

基于风险与不良反应评估结果，肿瘤专科医师应适当调整治疗方案（如降低术式风险等级、减少化疗剂量）或干预老年人的健康问题，在保证治疗获益的前提下，降低抗肿瘤治疗引起的伤害，减少额外的医疗支出。

十一、沟通与决策

医患沟通与决策贯穿老年肿瘤综合评估的整个过程，良好的医患沟通可增加老年患者的参与度并降低风险、改善治疗依从性和临床结局。需要注意的是，老年患者与年轻患者对治疗益处、危害及其相对重要性的看法可能不同。年轻患者的非癌症预期寿命较长，他们通常更愿意承受积极抗肿瘤治疗的风险和负担，以满足生存需求。相比之下，多数情况下老年患者不太愿意牺牲生活质量来换取生存时间。但是具体到每一位老年患者如何进行选择，还需要依据实际情况，尊重个人意愿。

老年患者的医患沟通与决策模式要以患者为中心，以关怀和交流的方式，实现共同决策。确定治疗决策前要了解患者和（或）家属对其健康的价值观和偏好，帮助患者列出优先事项（如保持某种爱好）和担忧恐惧（如无法进食、洗澡或照顾自己），医师与患方共同讨论决策前需要评估的事项如下。

1.患者治疗后有无可能丧失部分/全部躯体功能？

2.是否可能需要长期住院或他人长期照料？为此医院、患者及家属是否有准备？

3.如果不治疗，对患者健康的影响有多大？

4.患者是否知道自己的病情？是否表达过希望/不希望得到什么样的治疗？

5.如果患者已经知晓病情，本人是否愿意接受相应治疗？

6.治疗所能达到的效果是否与患者/患者家属的预期相一致？

在无法同时获得延长生存期与提高/维持生活质量时，要进行权衡和取舍，并确定最终治疗目标，有时也可以在达成某个近期目标后再进行衡量，决定后续治疗方案。老年肿瘤综合评估最好由包括专业人员组成的跨学科团队来执行每一项评估，毫无疑问这项工作耗时耗力，而且需要老年学专家参与。对老年肿瘤患者实施CGA一定要能做到干预，如做不到及时干预不建议进行复杂的CGA。对于肿瘤相关专业人员来说，掌握老年筛查工具和CACA指南推荐有助于改善患者和家属生活质量，同时根据老年患者的实际需求针对性制订个体化治疗决策。

（张宏艳　石丘玲　武文斌　金　帅　李　倩　王　飞）

参考文献

曹毛毛，陈万青，2019. 中国恶性肿瘤流行情况及防控现状［J］. 中国肿瘤临床，46（3）：145-149.

刘晓红，陈彪，2020. 老年医学［M］. 3版. 北京：人民卫生出版社

苏斌斌，马金霞，宋伟，等，2020. 中老年患者共病及多重用药情况分析［J］. 中华医学杂志，100（25）：1983-1987.

Alekseeva YV, Semiglazova TY, Kasparov BS, et al, 2020. The role of comprehensive geriatric assessment in the treatment of cancer patients of elderly and senile age［J］. Adv Gerontol, 33（1）：65-73

Beauplet B, Soulie O, Niemier JY, et al, 2021. Dealing with the lack of evidence to treat depression in older patients with cancer：French Societies of Geriatric Oncology（SOFOG）and PsychoOncology（SFFPO）position paper based on a systematic review［J］. Support Care Cancer, 29（2）：563-571.

Chen SY, Chou WC, Lin YC, et al, 2022. Performance of two frailty screening tools among patients with cancer in Taiwan-［J］. Biomed J, 45（2）：361-369.

Fang EF, Scheibye-Knudsen M, Jahn HJ, et al, 2015. A research agenda for aging in China in the 21st century［J］. Ageing Res Rev, 24（Pt B）：197-205.

Garcia MV, Agar MR, Soo WK, et al, 2021. Screening tools for identifying older adults with cancer who may benefit from a geriatric assessment［J］. JAMA Oncol, 7（4）：616-627.

Hamaker M, Lund C, Te Molder M, et al, 2022. Geriatric assessment in the management of older patients with cancer-A systematic review（update）［J］. J Geriatr Oncol, 13（6）：761-777.

Hanlon JT, Schmader KE, 2022. The medication appropriateness index：a clinimetric measure［J］. Psychother Psychosom, 91（2）：78-83.

Hernandez Torres C, Hsu T, 2017. Comprehensive geriatric assessment in the older adult with cancer：a review［J］. Eur Urol Focus, 3（4-5）：330-339.

Magnuson A, Ahles T, Chen BT, et al, 2021. Cognitive function in older adults with cancer：assessment, management, and research opportunities［J］. J Clin Oncol, 39（19）：2138-2149.

Mandelblatt JS, Small BJ, Luta G, et al, 2018. Cancer-related cognitive outcomes among older breast cancer survivors in the thinking and living with cancer study［J］. J Clin Oncol, 36（32）：JCO1800140.

Mazzone PJ, Lam L, 2022. Evaluating the Patient With a Pulmonary Nodule：A Review［J］. JAMA, 327（3）：264-273.

Mohile SG, Dale W, Somerfield MR, et al, 2018. Practical assessment and management of vulnerabilities in older patients receiving chemotherapy：ASCO guideline for geriatric oncology［J］. J Clin Oncol, 36（22）：2326-2347.

Motzer RJ, Jonasch E, Agarwal N et al, 2022. NCCN Clinical Practice Guidelines in Oncology［J］. J Natl Compr Canc Netw, 20（1）：71-90.

O' Mahony D, O' Sullivan D, et al, 2015. STOPP/START criteria for potentially inappropriate prescribing in older people：version 2［J］. Age Ageing, 44（2）：213-218.

Parker SG, McCue P, Phelps K, et al, 2018. What is Comprehensive Geriatric Assessment（CGA）? An umbrella review［J］. Age Ageing, 47（1）：149-155.

Pashmdarfard M, Azad A, 2020. Assessment tools to evaluate Activities of Daily Living（ADL）and Instrumental Activities of Daily Living（IADL）in older adults：a systematic review［J］. Med J Islam Repub Iran, 34：33.

Schiefen JK, Madsen LT, Dains JE. 2017. Instruments that predict oncology treatment risk in the senior population［J］. J Adv Pract Oncol, 8（5）：528-533.

Shahrokni A, Alexander K, Wildes TM, et al, 2018. Preventing treatment-related functional decline：strategies to maximize resilience［J］. Am Soc Clin Oncol Educ Book,（38）：415-431.

Verduzco-Aguirre HC, Gomez-Moreno C, Chavarri-Guerra Y, et al, 2019. Predicting life expectancy for older adults with cancer in clinical practice：implications for shared decision-making［J］. Curr Oncol Rep, 21（8）：68.

Wang J, Xu L, Huang S, et al, 2021. Low muscle mass and Charlson comorbidity index are risk factors for short-term postoperative prognosis of elderly patients with gastrointestinal tumor：a cross-sectional study［J］. BMC Geriatr, 21（1）：730.

Zhang X, Tang M, Zhang Q, et al, 2021. The GLIM criteria as an effective tool for nutrition assessment and survival prediction in older adult cancer patients［J］. Clin Nutr，40（3）：1224-1232.

Zuccarino S，Monacelli F，Antognoli R，et al，2022. Exploring cost-effectiveness of the comprehensive geriatric assessment in geriatric oncology：a narrative review［J］. Cancers（Basel），14（13）：3235.